《汤头歌诀》评注

第2版

主　编　孙丽英　范明明　侯志涛
副主编　黄金凤　董施秋　王艳丽
　　　　马育轩　史周晶　胡晓阳
　　　　张春芳

科学出版社

北京

内 容 简 介

　　《汤头歌诀》为清代著名医家汪昂编著，全书分门别类，用七言诗体编成歌诀，将每个汤剂的名称、用药、适应证、随症加减都写入歌诀中，简明扼要，音韵工整，便于使用和记忆，深受广大中医学者的欢迎。但由于文体所限，原著让人难以深悟，本书为其白话解，首先简述每类方剂的概念、分类、适用范围、使用注意事项等，然后列正方。每首正方下列方名与来源、方歌、组成、用法、功用、主治、证治机制、方义分析、临床运用等项。在第1版基础上，本次再版增加了医案选录部分，包括案例举隅和辨证思路等内容。

　　本书详略得当，层次分明，是一本科学实用的中医工具书，可供中医师、中医院校学生及中医爱好者学习参考。

图书在版编目（CIP）数据

　　《汤头歌诀》评注 / 孙丽英，范明明，侯志涛主编 . —2 版 . —北京：科学出版社，2022.8

　　ISBN 978-7-03-072447-2

　　Ⅰ . ①汤…　Ⅱ . ①孙…　②范…　③侯…　Ⅲ . ①方歌－汇编　Ⅳ . ① R289.4

　　中国版本图书馆 CIP 数据核字（2022）第 094771 号

责任编辑：于　哲 /责任校对：张　娟
责任印制：赵　博 /封面设计：龙　岩

科学出版社 出版

北京东黄城根北街16号
邮政编码：100717
http://www.sciencep.com

三河市春园印刷有限公司　印刷

科学出版社发行　各地新华书店经销

*

2013年6月第　一　版　由人民军医出版社出版
2022年8月第　二　版　开本：880×1230　1/32
2022年8月第一次印刷　印张：15 1/4
字数：490 000

定价：98.00 元
（如有印装质量问题，我社负责调换）

编著者名单

主　编　孙丽英　范明明　侯志涛

副主编　黄金凤　董施秋　王艳丽　马育轩
　　　　史周晶　胡晓阳　张春芳

编　委（以姓氏汉语拼音为序）
　　　　董清华　董施秋　范明明　韩泰哲
　　　　侯志涛　胡晓阳　黄金凤　姜　毅
　　　　马瑶瑶　马育轩　邱亚静　石雪华
　　　　史周晶　史周莹　孙丽英　王凤儒
　　　　王艳丽　武文杰　谢明倩　袁文婷
　　　　张春芳　张玉国

前　言

方以载药，药以治病。方剂是中医治病的主要武器，一个医生必须掌握足够多的方剂才能应诊看病，所以历代医家都将熟记汤头歌诀作为临床基本功之一。

"汤头"是方剂的俗称。在中国传统的中药方剂中，一副汤剂通常由多味药材组成，制法烦琐，药材名称抽象枯燥，不便记忆和掌握。因此，古人便尝试着将一些传统的灵验药方改成诗歌，使其具有合辙押韵、朗朗上口的特点。此举方便了人们的识记，受到广大中医学者的欢迎。

康熙三十三年，80岁的老中医汪昂，整合古方，编著了《汤头歌诀》，全书选录名方320个，分为20类，用七言诗体编成歌诀，有的将每个汤剂的名称、用药、适应证、随症加减等都写入歌诀中，内容简明扼要，音韵工整，影响颇为广泛，一时成为医界的美谈。

为了使中医学名著得以传承和发扬，更好地服务于人类，编者精心编写了《汤头歌诀》评注，将《汤头歌诀》中晦涩的古诗文以白话文的方式清晰明了地诠释出来，并对其中的部分中药剂量进行了科学的考证和换算，力求为广大读者提供一部全新、科学、实用的中医学工具书。

本书首先对每类方剂首冠概说，简述本类方剂的概念、分类、适用范围、使用注意事项等。每首正方下列方名与来源、方歌、组成、用法、功用、主治、证治机制、方义分析、临床运用、案例举隅和辨证思路等内容。其中，组成，摘自原方所用的药名、制法、用量，以便理解汪昂先生的学术思想和配伍意义。**为了便于临床应用，凡可作汤剂使用的方剂均在原用量之后将现代常用量注于括号内，即括号中的用量一律为汤剂的参考用量，均以"g"为单位。**用法，录用原方用法，凡作汤剂者均按现代用法煎服，不再标明"现代用法"或"水煎服"字样。凡散剂中每次服用量之后，亦用括号注明现代参考用量。主治，首列病证，其次分列症状、舌苔、脉象。主治病证较多的则以1、2、3、4列项分行书写。主治病证的表述，一般以原书为基础，结合后世运用状况综合拟定。证治机制，重点论述该方主治证的病因病机、治则治法、主证兼证及组方思路等，即在辨证的基础上，确定治法，从而依据治法选药组方。方义分析，主要是依据组方原则，阐明药物的配伍意义与配伍要点，归纳组方特点，概括其主要功用，探寻方剂的配伍规律，并阐述类方的鉴别，以及煎服法与剂型的运用意义等。临床运用，首先明确该方主治证的辨证要点及使用注意事项，其次是阐述常用的加减方法，最后是介绍现代临床主治的常见疾病，但仍依据辨证施治为准则。

在第1版的基础上，本次再版增加了医案选录，包括案例举隅和辨证思路等内容，所选择的案例大多数为古代名医大家应用方剂的典型案例，因此疗效更具有说服力。并且通过对历代名家运用《汤头歌诀》中方剂的释义及与之相对应的案例分析，说明其运用特色，突出方剂的实用性，将理论和实践紧密结合，针对中医药人才成长的规律，突出中医思维方式，体现"读经典，做临床"的实践特点，为临床借鉴、运用《汤头歌诀》各方剂提供指导和依据，具有很强的实际应用价值。

本书主编为孙丽英、范明明、侯志涛，副主编由黄金凤、董施秋、王艳丽、马育轩、史周晶、胡晓阳、张春芳担任。"发表之剂""和解之剂""利湿之剂""除痰之剂""经产之剂"由范明明编写；"补益之剂""理血之剂""润燥之剂""泻火之剂"由侯志涛编写；"表里之剂""祛寒之剂""收涩之剂""痈疡之剂""涌吐之剂""祛暑之剂""附录A便用杂方"由黄金凤编写；"攻里之剂""理气之剂""祛风之剂"由董施秋编写；"消补之剂""杀虫之剂""附录B幼科"由孙丽英、马育轩、胡晓阳、王艳丽、黄金凤、范明明、史周晶、史周莹、董清华、董施秋、武文杰、姜毅、邱亚静、王凤儒、张玉国、韩泰哲、张春芳、谢明倩、袁文婷、马瑶瑶、石雪华编写。

医海高深，编者水平有限，加之时间仓促，书中若有不当之处，真诚希望广大读者和医界同仁不吝赐教，批评斧正。

编者

2022年3月

目　　录

一、补益之剂

　　补益之剂是以补益药为主组成的，具有补养人体气、血、阴、阳等作用，治疗各种虚损病证的方剂，属于"八法"中的"补法"。

　　虚损病证的形成，或因先天禀赋不足，或因后天调养失宜（如营养不足、劳倦过度、忧思伤神、产后病后失养、失治误治及外伤仆损等）所致，其临床表现虽有五脏之别，但总不外乎气、血、阴、阳四大方面。而气、血、阴、阳之间又有密不可分的关系，临床亦常见有气血双亏、阴阳两虚及气阴两伤等，皆属补益剂的应用范围。

　　虚证有气虚、血虚、气血两亏、阴虚、阳虚、阴阳两虚等，补益剂亦分为补气、补血、气血双补、补阴、补阳、阴阳并补六类。

　　虚证的治法，通常是气虚者补气，血虚者补血，阴虚者补阴，阳虚者补阳。但气与血相互为用，互相依存，气为血之帅，血为气之母。因此，气虚较重者又应适当补血，使气有所归；血虚较重者亦应适当补气，使气旺血生，《医方考》曾说："有形之血不能自生，生于无形之气故也。"若有血虚急证与大失血所致血虚者，尤当着重补气，此即"有形之血不能速生，无形之气所当急固"之理。阴阳亦然，两者互为其根，无阴则阳无以生，无阳则阴无以化。故在补阴方中常佐以温阳之品，补阳方中每配补阴之味，此即张景岳所云："善补阳者，必于阴中求阳，则阳得阴助而生化无穷；善补阴者，必于阳中求阴，则阴得阳升而泉源不竭。"至于五脏之虚，亦以直接补其虚脏为常法，《难经·十四难》中云："损其肺者，益其气""损其肾者，益其精"。然五脏之间有其相生之规律，除直接补其虚脏外，亦采取"虚则补其母"（《难经·六十九难》）的治疗方法，如肺气虚补益脾土，即培土生金法；肝阴虚补益肾水，即滋水荣木法等。

　　人体气血以流通为顺，虚损患者通常气血流通不畅，且补益之药多有壅滞之弊，故补益剂中常少佐行气活血之品，以使其补而不滞。

　　应用补益剂，首先应注意辨别虚实真假，张景岳云："至虚之病，反见盛势；大实之病，反有羸状。"真虚假实，误用攻伐，必致虚者更虚；真实假虚，误用补益，必使实者更实。其次，因补益剂多为滋腻之品，易碍胃气，且需多服久服，故在应用时必须时时注意脾胃功能，必要时宜酌加健脾和胃，消导化滞之品，以资运化。

（一）四君子汤（附：异功散，六君子汤，香砂六君子汤）

【来源】《太平惠民和剂局方》

【方歌】　四君子汤中和义　　参术茯苓甘草比
　　　　　益以夏陈名六君　　祛痰补气阳虚饵
　　　　　除祛半夏名异功　　或加香砂胃寒使

【组成】　人参去芦、白术、茯苓去皮（各9g），炙甘草（6g）。

【用法】　上为细末，每服二钱（6～10g），水一盏，煎至七分，口服，不拘时候；入盐少许，白汤点亦得（现代用法：水煎服）。

【功用】　补气健脾。

【主治】　脾胃气虚证。面色萎白，语声低微，气短乏力，食少便溏，舌淡苔白，脉虚缓。

【证治机制】　本方所治之证，乃由禀赋不足，或由饮食劳倦，损伤脾胃之气，使其受纳与运化无力所致。《灵枢·营卫生会》谓"人受气于谷，谷入于胃，以传与肺，五脏六腑，皆以受气"。故脾胃为后天之本，气血生化之源。脾胃虚弱，气血生化不足，故气短乏力，语声低微，面色萎白。胃主受纳，脾主运化，胃气虚弱，则纳谷减少；脾失健运，脾湿内生，故大便溏薄。舌质淡，苔薄白，脉虚缓，皆为脾胃气虚之象。正如《医方考》所云："夫面色痿白，则望之而知其气虚矣；言语轻微，则闻之而知其气虚矣；四肢无力，则问之而知其气虚矣；脉来虚弱，则切之而知其气虚矣。"其治，自当补益脾胃之气，脾胃健旺，则诸症除矣。

【方义分析】　本方以人参为君，甘温益气，健补脾胃。脾胃气虚，运化失常，故臣以白术，既助人参补益脾胃之气，更以其苦温之性，健脾燥湿，助脾运化。脾主湿，脾胃既虚，运化无力，则湿浊易于停滞，故佐以补利兼优之茯苓，配白术健运脾气，又以其甘淡之性，渗利湿浊，且使人参、白术补而不滞。伍用炙甘草者，以其甘温益气，助人参、白术补中益气之力，更兼调和诸药，而司佐使之职。四药皆为甘温和缓之品，而呈君子中和之气，故以君子为名，四药合力，重在健补脾胃之气，兼运化之职且渗利湿浊，共奏益气健脾之功。

【临床运用】

（1）本方是补气的基础方。以气短乏力，面色萎白，食少便溏，舌淡苔白，脉虚缓为证治要点。

（2）气虚甚者，加黄芪，以补气升阳；食少不化者，加焦山楂、木香、神曲、麦芽，以消化食积；胃脘痞闷不适者，加枳壳、陈皮，以理气消胀。

（3）常用于慢性胃炎、胃肠神经官能症、胃肠功能减弱、胃及十二指肠溃疡、慢性肝炎等，证属脾胃虚弱者。

【附方】

（1）异功散（《小儿药证直诀》）：人参切，去顶、茯苓去皮、白术、陈皮锉、甘草各等分（各6g）。上为细末，每服二钱（6g），水一盏，生姜五片，枣二个，同煎至七分，食前温服，量多少与之。功用：益气健脾，行气化滞。主治：脾胃气虚兼气滞证。不思饮食，大便溏薄，或呕吐，泄泻等。

（2）六君子汤（《医学正传》）：茯苓一钱（3g），甘草一钱（3g），人参一钱（3g），白术一钱半（4.5g），陈皮一钱（3g），半夏一钱五分（4.5g）。上细切，作一服，加大枣二枚，生姜三片，新汲水煎服。功用：益气健脾，燥湿化痰。主治：脾胃气虚兼痰湿证。食少便溏，胸脘痞闷，呕逆等。

（3）香砂六君子汤（丸）（《古今名医方论》）：人参一钱（3g），白术二钱（6g），甘草七分（2g），茯苓二钱（6g），陈皮八分（2.5g），半夏一钱（3g），砂仁八分（2.5g），木香七分（2g），生姜二钱（6g）。水煎服。功用：益气健脾，行气化痰。主治：脾胃气虚、痰阻气滞证。呕吐痞闷，不思饮食，脘腹胀痛，消瘦倦怠，或气虚肿满。

以上三方均为四君子汤加味而成，皆有益气健脾之功。异功散中加陈皮，功兼行气化滞，适用于脾胃气虚兼气滞证；六君子汤配半夏、陈皮，功兼和胃燥湿，适用于脾气虚兼有痰湿证；香砂六君子汤伍半夏、陈皮、木香、砂仁，功用为益气和胃、行气化滞，适用于脾胃气虚、痰阻气滞证。

【案例举隅】

（1）便血案：一妇人粪后下血，面色萎黄，耳鸣嗜卧，饮食不甘，服凉血药愈甚。诊之，右关脉浮而弱，以加味四君子汤加升麻、柴胡，数剂脾气已醒，兼进黄连丸数剂而愈。（《续名医类案》）

（2）辨证思路：患者每于便后下血，应属便血之证，且兼有面色萎黄、耳鸣嗜卧诸症，又见右关脉浮弱，当知此为脾气虚弱，清气不升，而反下陷，故面色萎黄，脾主统血，统摄无权则便后下血，且服凉药下血更甚，亦合此病机。即为中土之虚，治疗则当以甘平之剂，平补中气升提清阳，使其恢复统摄之权，便血之证可期痊愈。

（二）升阳益胃汤

【来源】　李东垣《脾胃论》

【方歌】　升阳益胃参术芪　　黄连半夏草陈皮
　　　　　苓泻防风羌独活　　柴胡白芍姜枣随

【组成】　黄芪二两（30g），半夏汤洗、人参去芦、炙甘草各一两（各15g），独活、防风、白芍、羌活各五钱（各9g），陈皮四钱（6g），茯苓、柴胡、泽泻、白术各三钱（各5g），黄连一钱（1.5g）。

【用法】　上㕮咀，每服三至五钱（15g），加生姜五片，大枣二枚，用水三盏，煎至一盏，去滓，早饭后温服。

【功用】　益气升阳，清热除湿。

【主治】　脾胃气虚，湿郁生热证。怠惰嗜卧，四肢不收，肢体重痛，口苦舌干，饮食无味，食不消化，大便不调，小便频数。

　　本方为李东垣治疗劳倦伤脾、温热中阻、营卫不和的名方。升阳者，升脾之阳；益胃者，益胃之气。东垣认为脾胃为元气之本，为升降之枢纽，上述诸症皆为清阳不升、浊阴不降所致。故创此方以升发阳气，振奋脾胃运化功能，从而使脾气升而胃气降，维持清阳出上窍，浊阴出下窍；清阳发腠理，浊阴走五脏；清阳实四肢，浊阴归六腑的正常升降运动，故本方名为升阳益胃汤。本方虽名为益胃汤，实则治脾。脾主四肢，脾胃虚弱，清阳不能实四肢，而怠惰嗜卧。脾虚湿注关节，以致体重节痛，脾胃乃气机升降之枢，脾虚无力斡旋气机，阴火内生而口苦舌干，脾胃虚而不思饮食，食不知味。《素问·灵兰秘典论》言："脾胃者，仓廪之官，五味出焉。"大便不调，或干或稀，脾虚无力推动，气机不畅而便干，脾虚清阳不升而下利。脾胃虚弱，中气不足，不能固摄津液则小便频数。《灵枢·口问》载："中气不足，溲便为之变。"

【方义分析】　方中黄芪为君药，取其益气升阳固表之功，人参、炙甘草、半夏为臣，人参补中益气，甘草和中益气，两者与黄芪为伍，《医宗金鉴》称其为保元汤，大有补益元气之功，具有"芪外参内草中央"之妙用，即黄芪偏于补表气，人参偏于补中气，甘草补气介于两者之间，三者合用，可以补一身内外之气。半夏和胃降逆，与人参、黄芪配伍，升中有降，降中有升，升脾阳，和胃气，使清升浊降，脾胃安和；脾肺同补，脾升肺降，气机调畅。佐以防风、羌活、独活，祛风除湿，且可助人参、黄芪升发脾胃清阳；羌活、独活、防风，性辛温升散，皆属风药。东垣为何惯用风药？此即本方之妙处所在。一则风药可以化湿，风药入通于肝，能补肝之用，助肝疏泄。土必得木之疏泄，方能升降而不壅滞，此风能胜湿之理。二则风药能助肝之升发，实乃补肝之药。"中有疾旁取之，中者脾胃也，旁者少阳甲胆也"，肝之少阳之气升则脾之清阳升，全身气机调畅。《素问·六节藏象论》曰："凡十一藏取决于胆"，只有少阳胆气升发，五脏六腑之气才能升发，故取风药以升发少阳之气。佐以白芍、柴胡疏肝解郁，配合补脾药，则有扶土抑木之效，疏肝有助于健脾和胃；白芍作用有二，一为补肝之体，益肝之用；二为敛其逆气，防止风药升散太过。白术、茯苓、泽泻健脾利水渗湿，以祛脾虚所生之湿；陈皮理气，既助半夏和胃，又使气化则湿行。少佐黄连之清热燥湿，以除湿郁所化之热。全方共奏补脾益肺，和胃化湿，疏肝解郁，祛风除湿，兼祛湿热之功。

【临床运用】

（1）脉象：脾胃虚弱脉可见缓滑无力，肝郁不疏则脉弦，清阳不升则寸脉沉。因此脉弦缓滑无力，寸脉弱，即为主证，或见脉缓滑无力，弦濡无力。

（2）舌象：常可见舌质淡有齿痕，苔白腻。

（3）症状：脾胃虚弱常见腹痛、腹泻、纳呆、倦怠乏力、腹胀、便秘等。清阳不升则九窍不利，九窍者五脏主之，五脏皆得胃气乃能通利，故常见清窍失养的病证，如头晕、头痛、耳鸣、鼻塞等。只要见主证，兼证或见一二即可以升阳益胃汤治之，升阳益胃汤不只局限于治疗脾胃病证。

（4）服用方法：早饭后温服。7～9点乃辰时，正值肝当令，阳升之时，肝得时助而更能发挥升发疏泄之功。

（5）本方可用于中虚而外感风湿证候。

（6）对于中虚不运，湿热壅滞肠胃所致的消化不良或肠炎下痢等证亦有较好效果。

（7）如属中焦虚寒、肠胃失调者，可去黄连，加干姜温中祛寒。

【案例举隅】

（1）泄泻案：一妇人五月间患痢，日夜无度，小腹坠痛，发热恶寒。余以为脾气虚弱，用六君子汤送香连丸，二服渐愈。仍以前汤送四神丸，四服全（同"痊"）愈。至七月终，怠惰嗜卧，四肢不收，体重节痛，口舌干燥，饮食无味，大便不实，小便频数，洒淅恶寒，凄惨不乐。此肺脾肾虚而阳气不伸也，用升阳益胃汤而痊。（《校注妇人良方》）

（2）辨证思路：患者曾有脾虚之痢，于五月间为医者投补脾温阳之药六剂而症除，然则七月终怠惰，四肢不用之病，《素问·脏气法时论》有言："脾病者，身重，善肌肉痿，足不收，行善瘈，脚下痛。"又口舌干燥，小便频数，乃肺肾不足，是知，七月终之病，乃前痢后，脾气未复，七月在夏，壮火散气，阳气不伸，便作内陷，内热又伤肺肾。三家之病，根源在脾，治疗当从其本，以升阳益胃、消散阴火为要。

（三）黄芪鳖甲散

【来源】　罗谦甫　《卫生宝鉴》

【方歌】　黄芪鳖甲地骨皮　　苁菀参苓柴半知
　　　　　地黄芍药天冬桂　　甘桔桑皮劳热宜

【组成】　黄芪、鳖甲、天冬各五钱（各15g），地骨皮、秦艽、茯苓、柴胡各三钱（各9g），紫菀、半夏、知母、生地黄、白芍、桑白皮、炙甘草各三钱半（各10.5g），人参、桔梗、肉桂各一钱半（各4.5g）。

【用法】　每次一两（30g），加生姜煎服。

【功用】　益气阴，清虚热。

【主治】　气阴两虚，虚劳内热。症见五心烦热，日晡潮热，自汗或盗汗，四肢无力，饮食减少，咳嗽咽干，脉细数无力。

【证治机制】　劳热指虚劳发热，主要由气血亏损或阳衰阴虚所致，骨蒸潮热、五心烦热等为常见病证。劳热为慢性病，属阴阳气血虚弱证。其发病特点是发热多在下午或夜间，患者感觉骨热酸困，倦怠乏力，常伴有久咳食少、短气、自汗或盗汗等，从发病脏腑看，与脾、肺、肝、肾四脏虚弱有关。由于脾虚食少不能化生气血精华，肝肾失养则阴虚发热。木火刑金，土不生金，致阴虚咳嗽；阴虚则盗汗，阳虚则自汗，治宜以补阴阳，益气血，清劳热为法。

【方义分析】　方中黄芪益气固表，天冬滋肾清肺，鳖甲滋阴除蒸，共为君药。人参助黄芪大补元气；生地黄、知母助天冬滋阴清热；秦艽、地骨皮助鳖甲清虚热，共为臣药。半夏、茯苓、桔梗健脾化痰，宣降肺气；紫菀、桑白皮下气止咳；柴胡、白芍疏肝养血，调畅气机；少用肉桂以促阳生阴长，并防阴药过于滋腻，共为佐药。炙甘草调和诸药，为使药。

【临床运用】

（1）本方适用于气血阴阳俱虚所致的虚劳骨蒸，以骨蒸盗汗、午后潮热、咳嗽、舌红少苔、脉细数为主证。

（2）对于结核病处于气血阴阳虚损阶段而症见午后或夜间发热、盗汗者有效。

（四）秦艽鳖甲散

【来源】 罗谦甫 《卫生宝鉴》

【方歌】 秦艽鳖甲治风劳　　地骨柴胡及青蒿

　　　　　当归知母乌梅合　　止嗽除蒸敛汗高

【组成】 柴胡、地骨皮、鳖甲去裙，酥炙，用九肋者，各一两（各30g）、秦艽、知母、当归各半两（各15g）。

【用法】 上六味为粗末，每服五钱（15g），水一盏，青蒿五叶，乌梅一个，煎至七分，去滓，空心临卧温服。

【功用】 滋阴养血，清热除蒸。

【主治】 风劳。骨蒸盗汗，肌肉消瘦，唇红颊赤，口干咽燥，午后潮热，困倦，咳嗽，舌红少苔，脉细数。

【证治机制】 风劳为慢性病之虚弱证。"肝主风"，所谓风劳，是肝经阴血不足，影响肺肾，致使肝肾阴虚，阴虚火旺，出现骨蒸发热、午后壮热、咳嗽倦怠、脉细数等症。

【方义分析】 方中鳖甲、地骨皮滋阴清虚热，为君药。秦艽、柴胡、青蒿助君药解肌退热，为臣药。当归、知母滋阴养血；乌梅敛阴止汗，为佐药。诸药共用，滋阴养血，散收并用。若汗出过多，再加黄芪益气固表。

【临床运用】

（1）黄芪鳖甲散和秦艽鳖甲散均是治疗骨蒸潮热的方剂，前者适用于阴阳气血俱虚证；后者偏于对肝阴血虚之风劳者有效。

（2）本方适用于以骨蒸潮热、夜寐盗汗、五心烦热、脉细数等为主证的疾病，结核病亦可用。对于阴血虚，易感外风，致劳热骨蒸者效佳。

【案例举隅】

（1）久疟案：汪吉哉久疟不愈。医谓元气已虚。杂投温补。渐至肌瘦内燔。口干咳嗽寝汗溺赤。饮食不甘。孟英视之。曰：此热邪逗留血分也。

予秦艽鳖甲散而瘳［温补劫阴，内燔口干，寝汗溺赤，为热邪逗留血分。左秦艽次入一钱五分。血鳖甲一两杵先煨六句钟（一句钟相当于15分钟）。酒炒知母次入三钱。去当归嫌其温腻。春柴胡次入三钱。地骨皮五钱。乌梅肉一钱五分。鲜青蒿次入八分］。（《王氏医案绎注》）

（2）辨证思路：病者久疟不愈，必寒热频作，寒则伤阳，耗伤卫气；热则消阴，使肌肉渐消，疟由浅及深。又得温补之伤阴药，热势更盛，方见诸症。治疗之法应以滋阴养血、清透虚热为上。

（五）秦艽扶羸汤

【来源】 杨士瀛 《杨氏家藏方》

【方歌】 秦艽扶羸鳖甲柴　　地骨当归紫菀偕

半夏人参兼炙草　　肺劳蒸嗽服之谐

【组成】 柴胡二钱（6g），秦艽、人参、当归、炙鳖甲、地骨皮各一钱半（各4.5g），紫菀、半夏、炙甘草各一钱（各3g）。

【用法】 加生姜三片，大枣一枚，水煎服。

【功用】 清虚热，止劳嗽。

【主治】 肺痨。症见消瘦乏力，潮热自汗，声音嘶哑，咳嗽吐血，胸闷气短，舌红少苔，脉细数无力。

【证治机制】 肺痨是一种慢性虚损病。形成肺痨的原因很多，或因情志忧思所伤，或脏腑功能失调而致火热伤肺，或肺经本脏虚损而致病等。本方肺伤内热，气阴两伤为其主证。气阴亏耗，肺燥劳嗽为其次证。因忧思耗气，阴阳两虚，热邪灼肺，或肺虚，气阴两亏所致的骨蒸潮热、自汗、四肢无力、消瘦纳差；肺气虚，邪热灼肺，碎金不鸣，故声音嘶哑、咳嗽吐血。舌红少苔，脉细数无力皆因气阴两虚所致。

【方义分析】 方以柴胡、秦艽解肌热，退骨蒸，透邪外出为君药。鳖甲、地骨皮补阴血，除虚热，退骨蒸为臣药。佐以人参、当归益气养血；紫菀、半夏除痰止嗽；生姜、大枣益气血，和营卫。炙甘草调和诸药，为使药。

【临床运用】

（1）本方有滋阴养血除蒸，补气培土益肺之功。以肺伤内热，气阴两伤为其主证。气阴亏耗，肺燥劳嗽为其次证。

（2）本方多用于肺结核在蒸热、盗汗、咳嗽阶段。亦适用于慢性病气血两虚而症见体热倦怠，食少无力者。

（六）紫菀汤

【来源】 王好古 《医垒元戎》

【方歌】 紫菀汤中知贝母　　参苓五味阿胶偶
再加甘桔治肺伤　　咳血吐痰劳热久

【组成】 紫菀、阿胶、知母、贝母各二钱（各6g），桔梗、人参、茯苓、甘草各五分（各1.5g），五味子二十粒（1.5g）。

【用法】 水煎温服。

【功用】 润肺化痰，清热止嗽。

【主治】 肺气大伤，阴虚火旺。症见久嗽不止，咳血吐痰，少气懒言，胸胁逆满，以及肺痿变成肺痈。

【证治机制】 本方肺伤气损，阴虚有热，咳血吐痰为其主证。肺金阴虚化燥生热，故久咳不已或痰中带血。肺虚又因脾气不足，不能化生气血滋养其子，亦为"土不生金"，治宜补脾肺，清热止咳为法。

【方义分析】 方以阿胶、紫菀润肺补虚、消痰止嗽，为君药。知母、贝母清肺泻火、润燥消痰，为臣药。人参、茯苓补脾益肺；五味子滋肾敛肺、助止久嗽，桔梗载诸药上行入肺，共为佐药；甘草助人参益气，并调和诸药，为使药。

【临床运用】

（1）肺痿是指肺叶枯萎，以咳吐浊唾涎沫为主的慢性虚弱疾病，多由燥热伤津，久咳伤肺，枯萎不荣所致。若治疗不及时，肺热渐盛，肺阴愈伤，有可能变生肺痈（即肺脓肿），症见口中干燥，咳吐腥臭浊痰，胸中隐隐作痛等，因病机与本方相合，故亦可用本方治疗。

（2）对老年气虚热咳者有效，若兼喘者，可加陈皮、杏仁等。对现代医学所言之肺结核亦有效。

【案例举隅】

（1）咳嗽案：戴氏，元气久削，痰嗽肺痿，寸脉虚数少神，难治之症。紫菀汤三服，阿胶水煨冲服。后去桔梗、知母，加山药、莲子、黄芪，取补土以生金，嗽热渐减。（《类证治裁》）

（2）辨证思路：患者素来嗽痰肺痿，肺主一身之气，久嗽不愈，气乃大伤，又脉虚数少神是肺金久虚，为心火所灼，此痰热又兼肺虚，不得妄用辛温燥烈之药，以防津液被伤，使痰未去而热更盛。欲治此病，可用甘淡温润之药紫菀润肺化痰，山药、莲子、黄芪培土生金，使肺气得复，水道通调，则痰热不再。

（七）百合固金汤（九）

【来源】 汪昂 《医方集解》引赵蕺庵方

【方歌】　百合固金二地黄　　玄参贝母桔甘藏

　　　　　　麦冬芍药当归配　　喘咳痰血肺家伤

【组成】　百合一钱半（6g），熟地黄、生地黄、当归身各三钱（各9g），白芍（6g），甘草一钱（3g），桔梗（6g），玄参八分（3g），贝母（6g），麦冬一钱半（9g）。

【用法】　水煎服。

【功用】　滋润肺肾，止咳化痰。

【主治】　肺肾阴亏，虚火上炎证。咳嗽气喘，痰中带血，咽喉燥痛，头晕目眩，午后潮热，舌红少苔，脉细数。

【证治机制】　本方所治乃肺肾阴虚，虚火上炎之证。肺失濡润，火伤血络，故咳嗽气喘，痰中带血；阴精不足，头目失养，故头晕目眩；阴虚则生内热，故午后潮热，骨蒸盗汗；喉为肺系，肾脉挟咽，肺肾阴亏，津液不能上潮咽喉，加之虚火上攻，故咽喉燥痛。舌红少苔、脉细数，为阴虚内热之象。治宜滋养肺肾之阴，止咳祛痰。

【方义分析】　方中以生地黄、熟地黄共为君药，滋补肾阴亦养肺阴，熟地黄兼能补血，生地黄兼能凉血。臣以百合、麦冬滋养肺阴，并润肺止咳；玄参咸寒，协生地黄、熟地黄滋肾，且降虚火。君臣相伍，滋肾润肺，金水并补。佐以贝母，清热润肺化痰止咳；桔梗载药上行，化痰散结，并利咽喉，配伍甘草，和胃调药；当归、白芍补血敛肺止咳。诸药相合，肺肾同治，金水相生，滋阴凉血，降火消痰，为治肺肾阴亏、虚火上炎、咳痰带血证之主要方剂。

【临床运用】

（1）本方为滋补肺肾，止咳化痰之常用方剂。临症以咳嗽气喘，痰中带血，咽喉燥痛，舌红少苔，脉细数为辨证要点。方中甘寒滋腻药偏多，故脾胃虚寒，食少便溏者慎用。

（2）若肺气不降，肾虚不纳，而咳喘甚者，酌加桑白皮、五味子以降气止咳，纳气平喘；咳血较重者，去桔梗之升提，加白茅根、白及以凉血止血。

（3）常用于慢性支气管炎、支气管扩张性咳血、肺结核、小儿久咳、慢性咽炎等，证属肺肾阴虚而有虚火者。

【案例举隅】

（1）伤风时疫案：病者：陈典常，年二十九岁，广西容县，住乡，体壮，业农。

原因：素因过食生冷果实，以致脾难运化，蓄湿生热。诱因风疫流行，菌毒由口鼻吸入，直接传染。

证候：初起恶寒发热，头目俱痛，腰脊硬疼，四肢痛倦，咳嗽气喘，咽干口燥，痰涎胶粘，咯则困难，间或咯血。继则全体大热，昼夜不休，烦躁已极，痰涎上壅，咯更困难，声破而嘎，不能语言，神识乍醒乍昏，面色紧黑，目白现赤血丝，唇赤黑肿，便结数日不行，溺短赤涩。

诊断：左寸关尺沉伏，右寸浮大而促，关尺洪滑数有力，体温达一百零六度（华氏度），舌卷苔黑燥，深红起刺。脉症合参，此伤风时疫之危症也。由天时不正，夏应热而反凉，秋应凉而反热，实非其时而有其气，疠疫为殃，长幼如是，互相传染。是年仲夏，雨水太盛，湿气最旺，仲秋丽日太炎，燥气最猛，疫气一触，即如爆发。检阅前医诸方，皆用风药，耗津助火，症殊危险，幸右关尺尚存不散，或可救治。

疗法：先用羚犀杏石解毒汤，取杏仁、石膏、知母、桑白皮、天花粉、钗斛、竹沥，润肺降逆，化痰生津为君，羚角、磨犀，清心平肝，凉透伏火为臣，中白、银花、红花，凉血败毒，去瘀生新为佐，芦笋、茅根，清宣透解为使，连进三服，体热略退，形容略润，日则醒而不昏，夜仍谵语昏迷，诊脉数而有力。继用大承气汤，加黄柏、桃仁、红花、生地、石膏、莲心、天花粉、麦冬等，取其荡涤胃肠，清其燥以救津。再进三服，始下燥粪数次，人事已醒，昼夜不昏，谵语已除，津液已复，舌苔黑退，转为粗涩。惟咳嗽声破尚不能除，脉数无力，又用百合固金汤，加石膏、知母、钗斛、洋参，取其润肺生津，活血助气，清肺平胃，滋阴降火，连进二十余服，咳嗽已减，声清不破，略能进食，诊脉微见燥涩。用补肺阿胶汤，加生脉散，取其润燥生津，助气活血，补肺化痰，滋降虚火。（《全国名医验案类编》）

（2）辨证思路：患者向来喜食生冷，久则内生痰湿，郁而生热，又感于不正之时气，内外二热相合，便发此病。外感之热不愈，消烁津液，与内生之湿热相合。津液既为湿阻又被热消，便有咽干口燥，痰涎胶黏，咳则困难诸症，热伤血络则间或咯血。继而热势弥散，病进于里，内生燥热，则见全体大热，昼夜不休，烦躁已极，痰涎上壅，咳更困难，声破而嘎，不能语言，便结数日不行，溺短赤涩，此燥热已在阳明，扰动心神。当以辛凉咸寒，去燥除热，以急救阴液，此《素问·标本病传论》所言："小大不利，治其标，小大利治其本。病发而有余，本而标之，先治其本，后治其标；病发而不足，标而本之，先治其标，后治其本也。"待热势退，神志恢复，继以滋润肺肾，止咳化痰之品，养阴清热。病证若去，再以补养气血之法，以复其本，方为治之正法。

（八）补肺阿胶散

【来源】 钱乙 《小儿药证直诀》

【方歌】 补肺阿胶马兜铃　　鼠粘甘草杏糯停

　　　　　肺虚火盛人当服　　顺气生津嗽哽宁

【组成】 阿胶麸炒，一两五钱（9g），黍粘子（即牛蒡子）炒香，二钱五分（3g），炙甘草二钱五分（1.5g），马兜铃焙，五钱（6g），杏仁去皮尖，炒，七个（6g），糯米炒，一两（6g）。

【用法】 上为细末，每服一二钱（6g），水一盏，煎至六分，食后温服（现代用法：水煎服）。

【功用】 养阴补肺，清热止血。

【主治】 小儿肺虚有热证。咳嗽气喘，咽喉干燥，咳痰不多，或痰中带血，舌红少苔，脉细数。

【证治机制】 本方原治"小儿肺虚气粗喘促"（《小儿药证直诀》），然肺为娇脏而主气，今小儿稚阴未充，阴虚有热，肺失清肃之权，故咳嗽气喘，咽喉干燥；阴津被灼，则咳痰不多；若久咳损伤肺络，则痰中带血。舌红少苔，脉细数，皆为阴虚有热之象。治宜补养肺阴为主，兼以宁嗽化痰、利咽止血之法。

【方义分析】 本方为补养肺阴，清肺宁嗽之方。方中阿胶独重，甘平味厚质腻，善能滋阴润燥，兼有养血止血之功，而用为君药。臣以马兜铃性寒清肺，化痰宁嗽。佐以牛蒡子、杏仁，两者皆能宣利肺气，前者解毒利咽，后者止咳平喘。糯米、甘草既能补脾宁肺，而益于小儿稚阴之体，又能调和诸药，兼作佐使之用，诸药相合滋养肺阴、清肺宁嗽，非专治小儿及成年人肺阴不足，阴虚有热，咳喘而见痰血者亦可应用之。

本方与百合固金汤均治肺阴不足、痰血嗽咳之证。但百合固金汤偏于滋肾养阴润肺，兼以止咳化痰，主治肺肾阴亏、虚火上炎之咳嗽痰血症；而本方偏于养阴补肺，清热止血，主治肺阴不足之咳喘痰血证。

【临床运用】

（1）本方为润肺清热，化痰宁嗽之方。临症以咳嗽气喘，咽喉干燥，舌红少苔，脉细数为辨证要点。外感肺热喘咳，不宜使用本方。

（2）若兼肺气不足可加沙参、西洋参，以补肺气而不助热；阴虚重者加麦门冬、百合；胸闷痰多，加瓜蒌、贝母；咳甚加款冬花、紫菀。

（3）常用于慢性气管炎、支气管扩张等证属阴虚有热者。

【案例举隅】

（1）子嗽案：荔翁夫人，怀孕数月，嗽喘胸痹，夜不安卧，食少形羸。予曰：此子嗽也。病由胎火上冲，肺金被制，相傅失职，治节不行。经云：咳嗽上气，厥在胸中，过在手阳明太阴。夫嗽则周身百脉震动，久嗽不已，必致动胎。古治子嗽，有紫菀散，百合汤法，犹未善。鄙见惟补肺阿胶汤，内有甘草、兜铃、杏仁、牛蒡清金降火，糯米、阿胶润肺安胎，一方而胎病两调，至稳至当。服药两日，咳嗽虽减，喘痹未舒，方内加苇茎一味，取其色白中空，轻清宣痹再服数剂，胸宽喘定，逾月分娩无恙。（《程杏轩医案》）

（2）辨证思路：此由胎动在下，胞脉下通不畅，胞脉者属心而络胞中，致火气上犯，心神不藏故夜不安卧，肺金受制，则咳嗽胸痹。治疗之法，则安胎为本，胎安则胞脉宁，而火自去。再合清金降火之法，以安肺脉，肺者主百脉，肺宁则百脉皆宁，病当可愈。

（九）小建中汤（附：黄芪建中汤，十四味建中汤）

【来源】　张仲景　《伤寒论》

【方歌】　小建中汤芍药多　　桂姜甘草大枣和
　　　　　　更加饴糖补中脏　　虚劳腹冷服之瘥
　　　　　　增入黄芪名亦尔　　表虚身痛效无过
　　　　　　又有建中十四味　　阴斑劳损起沉疴
　　　　　　十全大补加附子　　麦夏苁蓉仔细哦

【组成】　桂枝去皮，三两（9g），炙甘草二两（6g），大枣擘，十二枚（6枚），芍药六两（18g），生姜切，三两（9g），饴糖一升（30g）。

【用法】　上六味，以水七升，煮取三升，去滓，内饴，更上微火消解。温服一升，日三服（现代用法：水煎取汁，兑入饴糖，文火加热熔化，分两次温服）。

【功用】　温中补虚，和里缓急止痛。

【主治】　中焦虚寒，肝脾失调，阴阳不和证。脘腹拘急疼痛，时轻时重，喜温喜按，神疲乏力；或心中悸动，虚烦不宁；或四肢酸楚，手足烦热，咽干口燥，舌淡苔白，脉细弦。

【证治机制】　本方病证是中焦虚寒，肝脾失调，阴阳不和所致。中焦虚寒，阳气失于温煦，肝木侮犯脾土，肝脾失和，故脘腹拘急疼痛，时轻时重，喜温喜按。中焦虚寒，化源匮乏，阴阳俱虚。阳气亏虚，不足以温养精神，故神疲乏力，心中动悸；营阴亏虚，失于濡润，故烦热，口燥咽干；舌淡苔白，脉细弦，亦为气血不足、肝脾失和之象。本方病证临床表现繁杂，但总以脘腹疼痛、喜温喜按为主症；病机涉及诸多方面，但总以中焦虚寒、肝脾失和为首要。治疗当以温补中焦为主，兼以调和肝脾、滋阴和阳，使中气强壮，肝柔脾健，化源充足，诸症自愈。

【方义分析】　方中重用甘温质润之饴糖，其用有二，一者温中补虚；一者缓急止痛。一药而两擅其功，故以为君。臣以辛温之桂枝，温助脾阳，驱散虚寒。饴糖与桂枝相伍，辛甘化阳，温中益气，使中气强健，不受肝木之侮。正如张秉成所言："此方因土虚木克起见，故治法必以补脾为先"（《成方便读》）。更臣以酸苦之芍药，其用有三，一者滋养营阴，以补营血之亏虚；二者柔缓肝急止腹痛，与饴糖相伍，酸甘化阴，养阴缓急而止腹痛拘急；三者与桂枝相配，调和营卫、燮理阴阳。佐以生姜，助桂枝温胃散寒；佐以大枣，助饴糖补益脾虚。生姜、大枣合用，又可调营卫，和阴阳。佐使炙甘草，一则益气补虚，二则缓急止腹痛，其与芍药相配，"具有安脾止痛之神"（《成方便读》）；三则调和诸药。综观本方，饴糖配桂枝，辛甘化阳，温补脾气；饴糖配芍药，酸甘化阴，滋营柔肝。诸药合用，可使脾气强健，肝脾调和，中气建立，阴阳调和，诸症痊愈。正如《金匮要略心典》所云："是方甘与辛合而生阳，酸得甘助而生阴，阴阳相生，中气自立。"本方重在温补中焦，建立中气，故名"建中"。

本方配伍特点为重在甘温，兼用阴柔，温中补虚，柔肝理脾；且辛甘与酸甘并用，滋阴和阳，营卫并调。

本方由桂枝汤倍芍药，重用饴糖而成。然桂枝汤以桂枝为君，有解肌发表、调和营卫之功，主治外感风寒表虚、营卫不和之证；本方以饴糖为君，意在温中补虚、缓急止痛、益阴和阳，主治中焦虚寒、里急腹痛证。

【临床运用】

（1）本方是治疗中焦虚寒，肝脾失和证的常用方剂。临床应用以脘腹拘急疼痛，喜温喜按，舌淡，脉细弦为辨证要点。呕吐严重者不宜使用；中焦胀满明显者，亦应忌用。

（2）若中焦虚寒较重者，加蜀椒以增强温中散寒之力；兼有气滞者，加木香行气止痛；便溏者，加白术燥湿健脾止泻；面色萎黄，精神倦怠明显者，加人参、黄芪、当归补养气血。

（3）常用于胃及十二指肠溃疡、慢性肝炎、慢性胃炎、神经衰弱、再生障碍性贫血、功能性发热等，证属中焦虚寒，肝脾失和者。

【附方】

（1）黄芪建中汤（《金匮要略》）：桂枝去皮，三两（9g），炙甘草二两（6g），大枣擘，十二枚（6枚），芍药六两（18g），生姜切，三两（9g），胶饴一升（30g），黄芪一两半（5g）。煎服法同小建中汤。功用：温中补气，和里缓急。主治：小建中汤证而气虚明显者。症见脘腹拘急疼痛，喜温喜按，形体羸瘦，面色无华，心悸气短，自汗盗汗等。

（2）十四味建中汤（《太平惠民和剂局方》）：人参、白术、茯苓、炙甘草、熟地黄、白芍、当归、川芎、炙黄芪、肉桂、附子、半夏、麦冬、肉苁蓉各等分。研成细末，每次用三钱，加生姜三片，大枣一枚，水煎，温服。功用：补益气血，调和营卫。主治：阴证发斑（阴斑）。症状：手足胸背等部位出现稀疏的淡红色斑点，高出皮肤。

【案例举隅】

（1）产后腹痛案：顾（右　十月二十六日）产后，月事每四十日一行，饭后则心下胀痛，日来行经，腹及少腹俱痛，痛必大下，下后忽然中止，或至明日午后再痛，痛则经水又来，又中止，至明日却又来又去，两脉俱弦。此为肝胆乘脾脏之虚，宜小建中加柴芩。

桂枝三钱　　生白芍五钱　　炙草二钱　　软柴胡三钱

酒芩一钱　　台乌药钱半　　生姜五片　　红枣十二枚

饴糖三两

拙巢注：一剂痛止，经停，病家因连服二剂，全愈。（《经方实验录》）

（2）辨证思路：患者系产后精血不足，血者肝之所藏，古人有"女子以肝为先天"之说，精血不足，则肝不得荣，则筋脉皆急，转克中土。月事每每愆期乃血少之故。行经之前，饭后则心下胀痛，由脾虚所致。行经则腹及少腹俱痛，痛必大下，下后忽然中止，或至明日午后再痛，痛则经水又来，又中止，至明日却又来又去，此乃肝家之急，疏泄不利，故行经挟痛，时来时止。治取疏肝养血、温中补虚、缓急止痛之方，当能奏效。

（十）益气聪明汤

【来源】 李东垣 《东垣试效方》

【方歌】 益气聪明汤蔓荆　　升葛参芪黄柏并

　　　　　再加芍药炙甘草　　耳聋目障服之清

【组成】 黄芪、人参各五钱（各15g），葛根、蔓荆子各三钱（各9g），白芍、黄柏各二钱（各6g），升麻一钱半（4.5g），炙甘草一钱（3g）。

【用法】 水煎服。

【功用】 补中益气，助升清阳。

【主治】 中气不足，清阳不升。症见目内生障，视物昏花，耳鸣耳聋等。

【证治机制】 本方病机以中气不足、清阳不升为主，并兼心火亢盛。脾主升清，胃主降浊，肝开窍于目，肾开窍于耳。耳目者，肝肾所主，乃"乙癸同源"之意。脾胃气虚，不能升清，阴血无化生之源，肝肾失养，致虚生热化火，遂致目内生障、视物昏花、耳鸣耳聋等。

【方义分析】 方中黄芪、人参温补脾阳，意在治本，为君药。葛根、升麻、蔓荆子鼓舞清阳，上行头目；白芍养血平肝；黄柏清热泻火，为佐药。炙甘草调和诸药，为使药。诸药合用，中气得补，清阳得升，肝肾受益，耳目聪明，故名为益气聪明汤。

【临床运用】

（1）适用于中气不足，肝肾失调所致的目内生障，视物昏花，耳鸣耳聋等，适用于中耳炎及视力减退者。

（2）现代多用于老年性白内障、色弱色盲、听力减退等，证属中气虚、清阳不升、相火炽盛者。

【案例举隅】

（1）头痛案：曾魁星，六月由家赴湾，舟中被风寒所客，恶寒头痛，连进发表，头痛愈甚，又与归、附、芎、芷之属，痛愈不耐，呻吟床褥。同事中，见表之加重，补又加重，且有呻吟不已之状，莫敢措手。余诊之，脉来浮缓，二便胸腹如常，问其所苦，仅云头痛，问其畏寒，亦惟点额，又问饮食若何，则曰腹中难过，得食稍可，又不能多食，所以呻吟也。余曰：此中气大虚，清阳不升，浊阴不降，以致头疼不息，过辛过温，非中虚所宜，本宜补中益气，则清阳可升，浊阴自降，而头患自除，中虚自实。但因前药辛温过亢，肾水被劫，故舌苔满黄，小水短赤，故用益气聪明汤，果一剂而愈。可见医贵精思，不可拘泥也。(《得心集医案》)

（2）辨证思路：患者初感风寒之邪，恶寒头痛，给予辛温发表之剂，症状未缓，反加重，可见病机根本不在此，后复诊详问患者，得其中气大虚，清阳不升，浊阴不降，以致头疼不息。脾主运化，主升清，胃主受纳，主通降，脾胃为人体气机的枢纽，为气血生化之源，中气大虚，脾胃气机失调，运化失常，则气血生化无源，清阳不升，头目不得濡养，以致头疼不息，予以益气聪明汤补中益气，使脾胃气机调畅，气血生化有源，则清阳可升，浊阴自降，而头患自除。

增　辑

（一）独参汤

【来源】《伤寒大全》

【方歌】　独参功擅得嘉名　　血脱脉微可返生
　　　　　一味人参浓取汁　　应知专任力方宏

【组成】　人参适量。

【用法】　取人参30～60g，浓煎取汁。

【功用】　大补元气。

【主治】　元气欲脱。症见突然出血不止，大汗出，面色苍白，气短脉微等。

【证治机制】　脾生血，脾能统血，气为血之帅，血为气之母，突然大出血，血脱则可致气脱，阳气越虚，功能越衰，脾不统血则出血不止，形成恶性循环。治宜大补元气。

【方义分析】　人参为治虚劳内伤第一要药，凡一切气、血、津液不足，或暴脱之症皆可用之。人参专补脾肺之气，元气充沛，一身之气得，脱症自除。中医学认为，有形之血不能自生，生于无形之气，故本方亦可用于大失血之救急。人参用量宜大，每次30～60g浓煎。

【临床运用】

（1）本方适用于大出血、创伤休克、心力衰竭及其他危重患者，症见大汗出，面色苍白，气短，肢冷脉微等。

（2）本方取人参大补元气，以重剂浓煎，药力宏大而专，实为挽危之重剂。急者当用，不可久服。

【案例举隅】

（1）狂证案：居士弟樟之妻，瘦长色苍，年三十余。忽病狂言，披发倮形，不知羞恶，众皆谓为心风。或欲饮以粪清，或欲吐以痰药。居士诊其脉，浮缓而濡，乃语之曰：此必忍饥，或劳倦伤胃而然耳。经云二阳之病发心脾，二阳者，胃与大肠也。忍饥、过劳，胃伤而火动矣，延及心脾，则心所藏之神，脾所藏之意，皆为之扰乱，失其所依归矣，安得不狂？内伤发狂，阳明虚也，法当补之。遂用独参汤加竹沥，饮之而愈。（《石山医案》）

（2）辨证思路：此证见狂言，披发倮（同"裸"）形，不知羞恶，患者确为发狂无疑，然脉浮而濡，则非火燥之狂，乃中气虚弱，不能濡润，遂致膈间生热。《素问·调经论》曰："谷气不盛，上焦不行，下脘不通，胃气热，热气熏膈中。"是此理。其热扰动心神，人便发狂，绝非火实，治疗当培补中焦则虚热自去。

（二）龟鹿二仙胶

【来源】 王三才 《医便》

【方歌】 龟鹿二仙最守真　　补人三宝气精神
　　　　　人参枸杞和龟鹿　　益寿延年实可珍

【组成】 鹿角 用新鲜麋鹿鹿杀角，解的不用，马鹿角不用，去角脑梢，角二寸截断，劈开净用，十斤（5000g），龟板 去弦，洗净，五斤，捶碎（2500g），人参 十五两（450g），枸杞子 三十两（900g）。

【用法】 上前二味袋盛，放长流水内浸三日，用铅坛一只，如无铅坛，底下放铅一大片亦可。将鹿角及龟板放入坛内，用水浸高三五寸，黄蜡三两封口，放大锅内，桑柴火煮七昼夜，煮时坛内一日添热水一次，勿令沸起，锅内一日夜添水五次，候角酥取出，洗，滤净去滓。其滓即鹿角霜、龟板霜也。将清汁另放。另将人参、枸杞子用铜锅以水三十六碗，熬至药面无水，以新布绞取清汁，将滓置石臼水捶捣细，用水二十四碗又熬如前；又滤又捣又熬，如此三次，以滓无味为度。将前龟、鹿汁并参、杞汁和入锅内，文火熬至滴水成珠不散，乃成胶也。每服初起一钱五分（4.5g），十日加五分（1.5g），加至三钱（9g）止，空心酒化下。

【功用】　滋阴填精，益气壮阳。

【主治】　真元虚损，精血不足证。全身瘦削，阳痿遗精，两目昏花，腰膝酸软，久不孕育。

【证治机制】　本方所主乃真元虚损，阴阳精血俱不足之证。其病或因先天肾精不足，真元亏损，或因后天脾胃有亏，气血生化不及，或由病后失养，以致阴阳精血俱虚，故见全身瘦削、腰膝酸软、阳痿遗精、两目昏花、久不孕育诸症。治宜培补真元，填精补髓，益气养血之法。

【方义分析】　方用鹿角胶甘咸而温，通督脉而补阳，且益精补血；龟板胶甘咸而寒，通任脉而养阴，滋补阴血。两药俱为血肉有情之品，合而用之，能峻补阴阳、填精补髓、滋养阴血，共为君药。配人参大补元气，健补脾胃，以助后天气血生化之源；枸杞子益肝肾，补精血，以助龟板胶、鹿角胶之力，共为臣药。四药相合，可壮元阳，填真阴，益精髓，补气血，故能益寿延年，生精种子。

【临床运用】

（1）本方为阴阳并补之剂。临症以腰膝酸软、两目昏花、阳痿遗精为证治要点。

（2）素体脾胃虚弱，食少便溏者，当酌配白术、砂仁、鸡内金等健脾助运化之品，以使补而不滞。

（3）常用于免疫功能低下、内分泌失调、贫血、神经衰弱、更年期综合征、性功能减退、男子精少不育、女子虚损不孕等，证属阴阳两虚、气血不足者。

【案例举隅】

（1）脊痛案：卢不远治张二如病瘠脊痛，艰于起拜，形伛偻楚甚。曰：此房后风入髓中，骨气不精，故屈伸不利。用龟鹿二仙胶，服三月以填骨髓，佐透冰丹二十粒，以祛肾风，遂愈。（《中医辞典》）

（2）辨证思路：患者瘠脊痛，身形伛偻，其状似筋将惫，然则诸筋者皆属于节，节即骨节，骨属水，筋属木，正水不生木之理。筋骨皆病故有此症，虚则补其母，治必当添精益髓。

（三）保元汤

【来源】　魏桂岩　《博爱心鉴》

【方歌】　保元补益总偏温　　桂草参芪四味存

男妇虚劳幼科痘　　持纲三气妙难言

【组成】 黄芪三钱（9g），人参一钱（3g），炙甘草一钱（3g），肉桂五分（1.5g）（原书无用量，今据《景岳全书》补）。

【用法】 上加生姜一片，水煎，不拘时服。

【功用】 益气温阳。

【主治】 虚损劳怯，元气不足证。倦怠乏力，少气畏寒；以及小儿痘疮，阳虚顶陷，不能发起灌浆者。

【证治机制】 本方以元气不足为主证，阳气偏虚为兼证。这里所说的"元气"，是指先天之气、后天之气及肺经之气。元气虚即肺脾肾三经亏损所致。然而，肾与肝又是"乙癸同源"的关系，肾虚通常影响到肝；脾与肺又为"母子关系"。因此，元气虚当为肝、肾、脾、肺四脏亏虚。气虚，故倦怠乏力，少气畏寒；气虚无力托毒外出，故小儿痘疮，阳虚顶陷，不能发起灌浆。治宜"补气保元"为法。

【方义分析】 方以黄芪补气升阳，托毒生肌，为君药。人参补益脾肺，大补元气，为臣药。肉桂少量，温暖元阳，为佐药。炙甘草益气和中，调和诸药，为使药。此方温补元气，气充体壮，虚损自复。本方偏于温补，故阴虚血少者慎用。本方是魏氏从李东垣黄芪汤借治痘证发展而来，因加肉桂以助药力，故名为"保元"。

【临床运用】

（1）本方适用于元气不足之虚劳损怯证，且虚寒者为宜。

（2）对于小儿出痘，阳气不足，痘难胀起，或浆汁清晰，皮薄发痒，难灌浆，难收敛等证有效。

（3）亦可以用于再生障碍性贫血及脓肿溃而久不收敛者。

【案例举隅】

（1）吐血案：周慎斋治一女，吐血发热，热甚而喘，用生脉散。热更甚，脉或大或小，或紧或数，或浮或涩，改变不常，知其脾阴虚而脉失信也。脉者血之府，脾统血，血枯故改变不常耳。用保元汤，加北味、山药、枸杞、白茯，人参重用至五钱，二帖效，二十帖愈。（《古今医案按》）

（2）辨证思路：患者发热吐血而喘，其脉大小紧数无常，投生脉散则热势更甚。生脉散以补气为主，投之不中，反致病甚，则应知此吐血，非气之不摄。其脉变化无常，时大时小，便非气血太盛有余之证，况且患者既吐血，则血气必损，是知血少无疑。呕吐而出，病在中焦脾胃，升降失常，脾不统血，故吐血，非热伤胃脉之吐血。

（四）还少丹

【来源】　杨倓　《杨氏家藏方》

【方歌】　还少温调脾肾寒　　茱淮苓地杜牛餐

　　　　　苁蓉楮实茴巴枸　　远志菖蒲味枣丸

【组成】　熟地黄二两（12g），山药、牛膝、枸杞子各一两半（各9g），山茱萸、茯苓、杜仲、远志、五味子、楮实、小茴香、巴戟天、肉苁蓉各一两（各6g），石菖蒲五钱（3g），红枣一百枚（5枚）。

【用法】　炼蜜为丸，如梧桐子大，每日2次，每服三钱（9g），淡盐汤送下。

【功用】　温肾暖脾，阴阳并补。

【主治】　脾肾阳虚。症见身体瘦弱，腰膝酸软，神疲乏力，饮食无味，健忘怔忡，遗精白浊，阳痿早泄，牙齿浮痛等。

【证治机制】　腰膝酸软，遗精白浊，阳痿早泄，牙齿浮痛等为肝肾两虚；健忘怔忡为心虚；身体瘦弱，神疲乏力，饮食无味为脾虚。治宜温补脾肾为主，补心肝为辅。

【方义分析】　脾肾阳虚，精血不足，为本方主证之主要病机。健忘怔忡，遗精白浊，为心肾不交所致。方以肉苁蓉、巴戟天温补肾阳；熟地黄、枸杞子滋补肾阴，阴阳并补，为君药。小茴香、楮实助肉苁蓉、巴戟天散寒补火；杜仲、牛膝补肾强腰膝，为臣药。山药、茯苓、大枣健脾益气；山茱萸、五味子固肾涩精；石菖蒲、远志交通心肾以安神，为佐药。此方水火平调，脾肾双补。服药后影响食欲者，可加砂仁、木香、陈皮理气健胃，增强药力。

【临床运用】

（1）脾肾阳虚，精血不足，为本方主证。健忘怔忡，遗精白浊，为心肾不交之兼证。

（2）对腰痛、遗尿、风湿病、寒疝腹痛、脱肛久痢等因肝脾肾虚所致的慢性劳损杂症。

【案例举隅】

（1）脱发案：陈邃玄令郎，年十六岁，发尽脱落，脉数而大。余曰：肾之合骨也，其荣发也。多食甘则骨痛而发落，此《内经》之言也。及揣

股髀间骨，果觉大痛。用还少丹加生地黄、当归作丸，日服一两。兼进清胃汤，半载而发出。(《里中医案》)

（2）辨证思路：病者年十六而脱发，脉数而大，肾其华在发，又发为血之余，当为精血不足所致，脉大而数，阴不制阳之象，精亏无疑也。年岁二八，天癸方充，本不该有此病，揣测股髀间骨痛是精髓不满，必多食甘味，肾气被伤所致，乃《黄帝内经》"多食甘则骨痛而发落"之理。

（五）金匮肾气丸（附：济生肾气丸，六味地黄丸，八仙长寿丸，都气丸，知柏地黄丸，杞菊地黄丸，归芍地黄丸，参麦地黄丸）

【来源】 张仲景 《金匮要略》

【方歌】 金匮肾气治肾虚　　熟地淮药及山萸
　　　　　丹皮苓泽加附桂　　引火归原热下趋
　　　　　济生加入车牛膝　　二便通调肿胀除
　　　　　钱氏六味去附桂　　专治阴虚火有余
　　　　　六味再加五味麦　　八仙都气治相殊
　　　　　更有知柏与杞菊　　归芍参麦各分途

【组成】 干地黄八两(24～40g)，薯蓣（即山药）、山茱萸各四两(12～20g)，泽泻、茯苓、牡丹皮各三两(9～15g)，桂枝、附子各一两(3～5g)。

【用法】 上为细末，炼蜜和丸，如梧桐子大，酒下十五丸(6g)，日再服（现代用法：蜜丸，每服6～9g，每日2～3次，白酒或淡盐汤送下；汤剂，水煎服）。

【功用】 补肾助阳。

【主治】 肾阳不足证。腰痛脚软，身半以下常有冷感，少腹拘急，小便不利，或小便反多，入夜尤甚，阳痿早泄，舌淡而胖，脉虚弱，尺部沉细，以及痰饮、水肿、消渴、脚气、转胞等。

【证治机制】 本方在《金匮要略》中主治虚劳腰痛、痰饮、消渴、脚气、转胞、小便不利等病证，皆由肾精不足、肾阳虚弱、气化失常所致。虚劳者，阴阳精血俱损，肾为先天之本，主骨藏精，肾中寄命门相火，腰为肾之外府，若肾精不足，失于滋荣，则腰痛而足膝痿软；命门火衰失于温煦，必致半身以下常有冷感，少腹拘急；阳气虚弱，失于蒸化，必致水液代谢失常，故见小便不利，或小便反多，而痰饮、水肿、消渴、脚气、转胞诸证，皆为水液代谢失常之变，而宜温阳化气治之。若阳痿早泄，舌淡而胖，脉象虚弱，尺部沉细，皆为肾精不足，肾阳匮乏所致，治宜滋养肾精，温补肾阳之法。

【方义分析】　方用干地黄（今多用熟地黄）为君，滋补肾阴，益精填髓。《本草经疏》谓："干地黄乃补肾家之要药，益阴血之上品。"臣以山茱萸补肝肾、涩精气；薯蓣（即山药）健脾气，固肾精。两药与干地黄相配，补肾填精之功益著。臣以附子、桂枝温肾助阳，鼓舞肾气。与干地黄相伍，一阴一阳，阳得阴生，阴得阳化，则生化无穷。佐以茯苓健脾益肾，泽泻、牡丹皮降相火而制虚阳浮动，且茯苓、泽泻均有渗湿泄浊，通调水道之功。与干地黄、山药、山茱萸相伍，则补中有泻，补而不滞。诸药相合，阴阳并补，而以补阳为主，阴中求阳，微微生火，鼓舞肾气，即"少火生气"之意。正如柯琴所谓"此肾气丸纳桂、附于滋阴剂中十倍之一，意不在补火，而在微微生火，即生肾气也"。

【临床运用】

（1）本方为补肾助阳之常用方剂，以腰膝酸软，腰以下冷，舌淡而胖，脉沉无力为证治要点。若肾阴不足，虚火上炎者，不宜应用。

（2）现应用本方，多将干地黄易为熟地黄，桂枝改为肉桂，如此则滋阴温阳作用更佳。若用于肾阳虚衰、阳事痿弱者，宜加淫羊藿、巴戟天、韭子等壮阳起痿之品。

（3）常用于肾病综合征、慢性肾炎、性功能低下、精少不育、女子不孕、慢性前列腺炎、尿频遗尿、高血压、糖尿病、更年期综合征、慢性支气管哮喘等，证属肾之阴阳俱虚而偏于肾阳不足者。

【附方】

（1）济生肾气丸（《济生方》）：附子炮，二枚（15g）、白茯苓去皮、泽泻、山茱萸取肉、山药炒、车前子酒蒸、牡丹皮去木，各一两（各30g），肉桂不见火、川牛膝去芦，酒浸、熟地黄各半两（各15g）。上为细末，炼蜜为丸，如梧桐子大，每服七十丸（9g），空心米饮送下。功用：温肾化气，利水消肿。主治：肾（阳）虚水肿。腰重脚肿，小便不利，腹胀便溏等。

（2）六味地黄丸（《小儿药证直诀》）：熟地黄八钱（24～40g），山萸肉、干山药各四钱（12～20g），泽泻、牡丹皮、茯苓去皮，各三钱（9～15g）。上为末，炼蜜为丸，如梧桐子大，空心温水化下三丸（现代用法：蜜丸，每服9g，每日2～3次；汤剂，水煎服）。功用：滋阴补肾。主治：肾阴虚证。腰膝酸软，头晕目眩，视物昏花，耳鸣耳聋，盗汗，遗精，消渴，骨蒸潮热，手足心热，舌燥咽痛，牙齿动摇，足跟作痛，以及小儿囟门不合，舌红少苔，脉沉细数。

（3）八仙长寿丸（《寿世保元》）：即六味地黄丸加麦冬五钱（15g），五味子五钱（15g）。上为细末，炼蜜为丸，如梧桐子大，每服三钱（9g），空腹时用白汤送下。功用：滋补肺肾。主治：肺肾阴虚证。虚烦劳热，咳嗽吐血，潮热盗汗。

（4）都气丸（《症因脉治》）：即六味地黄丸加五味子二钱（6g）。上为细末，炼蜜为丸，如梧桐子大，每服三钱（9g），空腹服。功用：滋肾纳气。主治：肺肾两虚证。咳嗽气喘，呃逆滑精，腰痛。

（5）知柏地黄丸（《医宗金鉴》）：即六味地黄丸加知母盐炒、黄柏盐炒各二钱（各6g）。上为细末，炼蜜为丸，如梧桐子大，每服二钱（6g），温开水送下。功用：滋阴降火。主治：肝肾阴虚，虚火上炎证。头目昏眩，耳鸣耳聋，虚火牙痛，五心烦热，腰膝酸痛，血淋尿痛，遗精梦泄，骨蒸潮热，盗汗颧红，咽干口燥，舌质红，脉细数。

（6）杞菊地黄丸（《医级》）：即六味地黄丸加枸杞子、菊花各三钱（各9g）。上为细末，炼蜜为丸，如梧桐子大，每服三钱（9g），空腹服。功用：滋肾养肝明目。主治：肝肾阴虚证。两目昏花，视物模糊，或眼睛干涩，迎风流泪等。

（7）归芍地黄丸（《症因脉治》）：即六味地黄丸去附子、肉桂，加当归、白芍而成。功用：滋补肝肾。主治：肝肾阴虚，相火内动，头眩耳鸣，午后潮热，或两胁攻痛，手足心热等。

（8）参麦地黄丸（验方）：即六味地黄丸加人参、麦冬而成。功用：滋补肾阴，益气补肺。主治：肺肾两亏，咳嗽气喘，内热口燥等。

【案例举隅】

（1）浮肿案：薛立斋治一产妇，饮食少思，服消导之剂，四肢浮肿。薛谓中气不足，朝用补中益气汤，夕用六君子汤而愈。后因怒腹胀，误服沉香化气丸，吐泻不止，饮食不进，小便不利，肚腹四肢浮肿，用《金匮》加减肾气丸而愈。（《续名医类案》）

（2）辨证思路：患者素有四肢浮肿，脾主四肢肌肉，水泛为肿，本为脾胃之虚，故投补中益气汤而愈。而后大怒，怒则肝乘脾，清浊不分而胀，又服降气药，使清阳不升。《素问·阴阳应象大论》言："清气在下，则生飧泄，浊气在上，则生䐜胀。此阴阳反作，病之逆从也。"遂有吐泻不止，饮食不进，肚腹四肢浮肿。小便不利，肾不能主水也，病在脾肾确矣。

（六）右归饮

【来源】　张景岳　《景岳全书》

【方歌】　右归饮治命门衰　　附桂山萸杜仲施
　　　　　地草淮山枸杞子　　便溏阳痿服之宜
　　　　　左归饮主真阴弱　　附桂当除易麦龟

【组成】　熟地黄二三钱或加至一二两（9～30g），山药炒，二钱（6g），枸杞子二钱（6g），山茱萸一钱（3g），炙甘草一二钱（3g），肉桂一二钱（3～6g），杜仲姜制，二钱（9g），制附子一二三钱（6～9g）。

【用法】　上以水二盅，煎至七分，食远温服。

【功用】　温补肾阳，填精补血。

【主治】　肾阳不足证。气怯神疲，腹痛腰酸，手足不温，阳痿遗精，大便溏薄，小便频多，舌淡苔薄，脉来虚细者；或阴盛格阳，真寒假热之证。

【证治机制】　肾阳虚衰，则命门之火不能温煦脾土，导致脾肾两虚的证候。腰为肾之外府，肾属下焦，肾虚，故腰膝酸软、阳痿。脾主运化，胃主受纳。脾虚，且脾不运化则腹痛、大便溏薄；胃虚不纳则饮食减少，脾肾虚弱，故气怯神疲，治宜以温补脾肾，以肾为主。

【方义分析】　本方主证为肾阳不足，命门火衰。方以制附子、肉桂温养肾阳，为君药。熟地黄、枸杞子培补肾阴，取其"阴中求阳"之意，助君药化生肾气，为臣药。山药、山茱萸补脾益肝，收敛涩精；杜仲强壮益精，为佐药。炙甘草和中益气，调和诸药，为使药。

【临床运用】

（1）适用于以命门火衰所致的腹痛腰酸，手足不温，阳痿遗精，大便溏薄，小便频多，脉虚细为主要脉证者。

（2）常用于肾病综合征、慢性肾炎、性功能低下、精少不育、女子不孕、慢性前列腺炎、尿频、遗尿、高血压、糖尿病、更年期综合征、慢性支气管哮喘等，偏于肾阳不足者。

【案例举隅】

（1）痿软案：临兄女三岁，右肢痿软，不能举动，医作风治。予曰：此偏废证也。病由先天不足，肝肾内亏，药当温补。若作风治，误矣。临兄曰：偏废乃老人病，孩提安得患此。予曰：肝主筋，肾主骨，肝充则筋健，肾充则骨强，老人肾气已衰，小儿肾气未足，其理一也。与右归饮，加参芪鹿角胶，数十服乃愈。（《程杏轩医案》）

（2）辨证思路：幼儿肢体偏废不举，此症病位在筋骨，筋骨不强，自然无力抬举，发于三岁，则非先天之病，乃髓海不足，治疗当从添精益髓、强筋壮骨入手。

（七）当归补血汤

【来源】 李东垣 《内外伤辨惑论》

【方歌】 当归补血有奇功 归少芪多力最雄
更有芪防同白术 别名止汗玉屏风

【组成】 黄芪一两（30～50g），当归酒洗，二钱（6～10g）。

【用法】 上㕮咀，以水二盏，煎至一盏，去滓，温服，空心食前（现代用法：水煎服）。

【功用】 补气生血。

【主治】 血虚发热证。肌热面红，烦渴欲饮，脉洪大而虚，重按无力。亦治妇人经期、产后血虚发热头痛，或疮疡溃后，久不愈合者。

【证治机制】 本方主治之血虚发热，《内外伤辨惑论》谓："此病得之于饥困劳役"，劳倦内伤，血虚气弱，阴不维阳，阳气浮越于外则肌热面赤、脉来洪大，但按之虚软无力，正如李氏所谓"证象白虎，惟脉不长实有辨耳"。血虚气弱，阴津不足，因气不化津，故烦渴欲饮。本证虽谓血虚，而以虚阳浮越之发热为急，故宜重力挽其浮越阳气，所谓"有形之血不能速生，无形之气所当急固"，故治宜补气生血之法。

【方义分析】 方中重用黄芪，大补肺脾元气而善能固护肌表，正如张秉成所云："盖此时阳气已去里而越表，恐一时固里不及，不得不从卫外以挽留之"，且大补肺脾之气，以资气血生化之源。臣以当归，养血和营，两药相伍，一气一血，一阴一阳，而以五倍量之黄芪为主，补正气而摄浮阳，使气旺血生，阳生阴长，虚热自除。

至于妇人经期、产后发热头痛，属血虚发热，用此方益气补血，其症自解。疮疡溃后，久不愈合者，亦为气血不足，用本方补养气血，托疮生肌，疮自收口愈合。

李东垣特别指出"血虚发热，证象白虎"。两者一虚一实，不可不辨。

白虎汤证为外感热病之阳热实证，其身大热面赤，必伴有恶热，且脉洪大有力，大渴而喜冷饮；当归补血汤证为内伤劳损之虚热证，虽亦身热面赤，但不恶热，脉虽洪大而按之无力，其口渴而喜热饮。《内外伤辨惑论》更强调"惟脉不长实有辨耳，误服白虎汤必死"。

本方与补中益气汤均治虚热，补中益气汤证为中气下陷，阴火上乘之气虚发热；本方证为血虚气无所依，虚阳浮越之血虚发热，两者皆可见身热口渴，脉虚大无力，但气虚发热者，尚可见恶寒、面白、自汗，且气短乏力为甚。

【临床运用】

（1）本方为治血虚发热之主方，临症以肌热面红、渴喜热饮、脉大而虚为证治要点。阴虚发热及热病发热均当忌用。

（2）妇女经期失血过多，或产后血虚，而受外邪之发热头痛，宜加荆芥穗或葱白、淡豆豉或生姜、大枣等兼以疏风祛邪。

（3）常用于各种贫血、白细胞计数减少、血小板减少性紫癜、放化疗骨髓抑制、缺血性脑病、子宫发育不良性闭经、功能性子宫出血等，证属血虚气弱者。

【案例举隅】

（1）血虚发热案：石顽治牙行陶震涵子。伤劳咳嗽。失血势如泉涌。服生地汁墨汁不止。门人周子。用热童便二升而止。石顽诊其脉弦大而虚。自汗喘乏。至夜则烦扰不宁。与当归补血汤。四帖而热除。（《古今医案按》）

（2）辨证思路：患者咳嗽咳血，量大，服滋阴止血药不止。后服童便而止，乃知此失血非阴虚火旺所致，夫童便虽滋阴，然其本擅于凉血止血，况脉弦大而虚，自汗喘乏，显然为气虚所致，故知，前医以童便止血，只治其标，未治其本。此乃气不摄血之血症，治疗当补气摄血，血充则烦热自除。

（八）七宝美髯丹

【来源】　汪昂　《医方集解》引邵应节方

【方歌】　七宝美髯何首乌　　菟丝牛膝茯苓俱
　　　　　骨脂枸杞当归合　　专益肾肝精血虚

【组成】　赤、白何首乌各一斤（500g），米泔水浸三四日，瓷片刮去皮，用淘净黑豆二升，以砂锅木甑铺豆及首乌，重重铺盖，蒸之。豆熟取出，去豆晒干，换豆再蒸，如此九次，晒干，为末，**赤**、**白茯苓**各一斤（500g），去皮，研末，以水淘去筋膜及浮者，以人乳十碗浸匀，晒干，研末，**牛膝**八两（400g），去苗，酒浸一日，同何首乌第七次蒸之，至第九次止，晒干，**当归**八两（400g），酒浸，晒，**枸杞子**八两（400g），酒浸，晒，**菟丝子**八两（400g），酒浸生芽，研烂，晒，**补骨脂**四两，以黑芝麻炒香。

【**用法**】 上药石臼捣为末，炼蜜和丸，如弹子大，每次一丸，每日3次，清晨温酒下，午时姜汤下，卧时盐汤下。

【**功用**】 补益肝肾，乌发壮骨。

【**主治**】 肝肾不足证。须发早白，脱发，齿牙动摇，腰膝酸软，梦遗滑精，肾虚不育等。

【**证治机制**】 本方主治诸证，皆由肝肾不足所致。肝藏血，发为血之余；肾藏精，其华在发，故发之荣枯与肝肾关系最为密切。肾主骨，齿为骨之余，故齿为肾所主。肝肾亏虚，精血匮乏，不能上荣于须发、牙齿，故见须发早白、脱发、牙齿动摇。肝肾不足，筋骨不健，故腰膝酸软；肾失封藏，精关不固而梦遗滑精。治宜养肝补肾。

【**方义分析**】 方中重用赤、白何首乌补肝肾，益精血，乌须发，壮筋骨，为君药。赤、白茯苓补脾益气，宁心安神，以人乳制用，其滋补之力尤佳，王孟英《随息居饮食谱》谓人乳能"补血、充液、填精、化气、生肌、安神、益智"，为臣药。佐以枸杞子、菟丝子补肝肾、益精血；当归补血养肝；牛膝补肝肾、坚筋骨、活血脉。少佐补骨脂，补肾温阳，并固精止遗，兼有"阳中求阴"之意。诸药相合，补肝肾、益精血、壮筋骨、乌须发，故以"美髯"名之。

【**临床运用**】

（1）本方为平补肝肾之剂，临症以须发早白、脱发、腰膝酸软为证治要点。

（2）脾胃虚弱者，酌配山药、白术、砂仁等健脾和胃之品。

（3）常用于早衰之白发、脱发，神经衰弱、贫血、牙周病、副睾炎、男子不育、病后体虚等，证属肝肾不足、精血亏少者。

【**案例举隅**】

（1）风痹案：陆（西淮，六十一岁） 人到花甲，下元先亏，嗜酒湿聚便滑，视面色雄伟，精采外露，加劳怒，内风突来，有痹中之象。（精采外露，下元愈亏，内风一动，无根蒂以立基地矣，故痹中也。）

七宝美髯丹加三角胡麻。（《徐批叶天士晚年方案真本》）

（2）辨证思路：患者年近八八，天癸将竭，肾气已衰，又嗜食酒肉，其人必生痰热，使肾水更亏，肾封藏无力，故精华外现。加之劳怒，恐有水不涵木，风从内生之虑。当滋水涵木。

（九）补心丹

【来源】《道藏》

【方歌】　补心丹用柏枣仁　　二冬生地与归身
　　　　　三参桔梗朱砂味　　远志茯苓共养神
　　　　　或以菖蒲更五味　　劳心思虑过耗真

【组成】　酸枣仁、柏子仁炒、当归身酒洗、天冬去心、麦冬去心，各二两（各60g），生地黄酒洗，四两（120g），人参去芦、丹参微炒、玄参、白茯苓去皮、五味子烘、远志去心，炒、桔梗各五钱（各15g）。

【用法】　上药为末，炼蜜丸如梧子大，朱砂用三五钱为衣，空心白滚汤下三钱（9g），或圆眼汤俱佳。忌胡荽、大蒜、萝卜、鱼腥、烧酒（现代用法：上药共为细末，炼蜜为小丸，用朱砂水飞9～15g为衣，每服6～9g，温开水送下，或用桂圆肉煎汤送服；亦可改为汤剂，用量按原方比例酌减）。

【功用】　滋阴养血，补心安神。

【主治】　阴虚血少，神志不安证。心悸怔忡，虚烦失眠，神疲健忘，或梦遗，手足心热，口舌生疮，大便干结，舌红少苔，脉细数。

【证治机制】　本方证多由思虑太过，暗耗阴血，使心肾两亏、阴虚血少、虚火内扰所致。《素问·灵兰秘典论》曰："心者，君主之官，神明出焉。"阴虚血少，心失所养，故心悸失眠、神疲健忘；阴虚生内热，虚火内扰，则手足心热、虚烦、遗精、口舌生疮；舌红少苔、脉细数是阴虚内热之证。治当滋阴清热，养血安神。

【方义分析】　方中重用甘寒之生地黄，滋阴养血，清虚热为君药。天冬、麦冬滋阴清热，酸枣仁、柏子仁养心安神，当归补心血，共助生地黄滋阴补血，以养心安神，俱为臣药。人参补气，使气旺而阴血自生，以宁心神；五味子酸收敛阴，以养心神；白茯苓、远志养心安神，交通心肾；玄参滋阴降火，以制虚火上炎；丹参养心血而活血，可使诸药补而不滞；朱砂镇心安神，兼治其标，共为佐药。桔梗为舟楫，载药上行以使药力上入心经，为使药。本方配伍，滋阴补血，养心安神，标本兼治，重在治本；

心肾两顾，重在补心，共奏滋阴养血、补心安神之功。

【临床运用】

（1）本方为滋补心阴的主要方剂。临床以心悸失眠、手足心热、舌红少苔、脉细数为辨证要点。方中滋阴药较多，脾胃虚弱、食少便溏者慎用。

（2）失眠重者，可酌加龙骨、磁石以重镇安神；心悸怔忡甚者，可酌加龙眼肉、夜交藤以增强养心安神之功；遗精者，可酌加金樱子、煅牡蛎以固肾涩精。

（3）常用于神经衰弱、冠心病、精神分裂症、甲状腺功能亢进等导致失眠、心悸，以及复发性口疮等，证属心肾阴虚血少者。

【案例举隅】

（1）怔忡案：高果哉治钱塞庵相国怔忡不寐，诊得心脉独虚，肝脉独旺。因述上年驿路还乡，寇盗充斥，风声鹤唳，日夜惊惧而致。高用生地黄、麦冬、枣仁、元参各五钱，人参三钱，龙眼肉十五枚，服数剂，又用夏枯草、羚羊角、远志、茯神、甘草、人参，大效。仍以天王补心丹，常服全愈。（《古今医案按》）（注：羚羊角现代以水牛角代）

（2）辨证思路："怔忡"一症，病本在于心气虚怯。患者因日夜惊恐，《黄帝内经》曰："惊则心无所倚，神无所归，虑无所定，故气乱矣"，血者，神气也。心神不藏，心血必亏，故怔忡兼夜不能寐。况肝脉旺而心脉虚，肝者主于惊，结合此脉，病证已定。治疗可从平肝养心，安神定志入手。

（十）虎潜丸

【来源】 朱丹溪 《丹溪心法》

【方歌】 虎潜脚痿是神方　　虎胫膝陈地锁阳
　　　　　　龟板姜归知柏芍　　再加羊肉捣丸尝

【组成】 黄柏酒炒，半斤（240g），龟板酒炙，四两（120g），知母酒炒，二两（60g），熟地黄、陈皮、白芍各二两（各60g），锁阳一两半（45g），虎骨（用狗骨代）炙，一两（30g），干姜半两（15g）[《医方集解》所载虎潜丸尚多当归一两半（45g）、牛膝二两（60g）、羊肉三味煮烂捣丸]。

【用法】 上为末，酒糊丸，一方加金箔一片，一方用生地黄，懒言者加山药。上为细末，炼蜜为丸，每丸重9g，每次1丸，日服2次，淡盐水或温开水送下（亦可水煎服，用量按原方比例酌减）。

【功用】 滋阴降火，强壮筋骨。

【主治】 肝肾不足，阴虚内热之痿证。腰膝酸软，筋骨痿弱，腿足消瘦，步履乏力，或眩晕，耳鸣，遗精，遗尿，舌红少苔，脉细弱。

【证治机制】 肝主筋，肾主骨，肝肾不足则腰膝酸软，筋骨痿弱，腿足消瘦，步履乏力；肾开窍于耳及前后二阴，肾虚则或见眩晕，耳鸣，遗精，遗尿；阴虚生内热故见舌红少苔，加之肝肾不足，故见细弱脉。

【方义分析】 本方主证为阴虚火旺，肝肾不足。方用熟地黄、龟板滋阴养血，生精补髓，为君药。黄柏、知母滋阴降火，以防重伤阴精，是本方特点所在，为臣药。当归、白芍、羊肉养血补肝；虎骨、牛膝、锁阳益精润燥，健骨强筋；陈皮健脾理气，以防滋腻；干姜温中健脾，以防寒凉太过，共为佐药。诸药合用，益肝补肾，滋阴降火，标本兼顾，筋骨健强。虎为国家重点保护动物，严禁捕杀，方中虎骨用豹骨、狗骨代替，用量宜大，一般为1.5～2倍量。

【临床运用】

（1）本方为治肝肾不足、阴虚内热之痿证的常用方剂。临床以腰膝酸软，筋骨痿弱，腿足消瘦，步履乏力，舌红少苔，脉细弱为辨证要点。

（2）适用于小儿麻痹后遗症、脊髓侧索硬化症、肌肉萎缩、慢性关节炎及中风后遗症等筋骨痿软而阴虚有火者，可用本方化裁治疗。

【案例举隅】

（1）痿案：陆养愚治施凤冈母，年及五旬，患四肢削而微肿，腕膝指节间肿更甚，筋外露而青。向来月事后必烦躁一二日，因而吐血或便血一二日，服凉血药牡丹皮、生地、芩、连之类，三剂方止。若不服药则去血必多。近来天癸既绝，血症亦减，而肢节之症作矣，史国公药酒服之无效。数年间，苍术、乌、附、羌、防、豨莶，及活络诸汤，驱寒胜湿之剂皆遍服。今且饮食，便溺，动辄须人，挛痛尤不可忍。脉之，六部微涩，两尺缓弱尤甚。曰：始因过用寒凉，损其肝气，继则多用风燥，耗其肝血。肝主筋，今气血俱虚，筋失其养，故肿露而持行俱废。用人参、川芎、当归、首乌，少佐肉桂、秦艽为煎剂，以虎潜丸料，倍鹿角胶为丸，服月余而减，三月而持行如故，半年全瘳。（《续名医类案》）

（2）辨证思路：患者现四肢瘦削而微肿，腕膝指节间肿更甚，筋外露而青，为主证。饮食便溺，动辄须人，挛痛尤不可忍。脉六部微涩，两尺缓弱尤甚。月事后烦躁致吐血或便血一二日，曾服凉药止血，又服燥热药数年。多服凉药，损耗肝气，肝者藏筋膜之气，肝气不足筋脉不得温养，致骨节间肿，青筋外露，又服燥热药，生风动血，肝血既伤，则筋骨不得濡养，因此挛痛难忍，脉微而涩，气血皆少之象，治疗当气血并补。

（十一）河车大造丸

【来源】 吴球 《诸证辨疑》

【方歌】 河车大造膝苁蓉　　二地天冬杜柏从

　　　　　　五味锁阳归杞子　　真元虚弱此方宗

【组成】 紫河车一具，牛膝、淡苁蓉、天冬、黄柏、五味子、锁阳、当归各七钱（各21g），熟地黄二两（60g），生地黄、枸杞子各一两五钱（各45g），杜仲一两（30g）。

【用法】 共研细末，做丸如梧桐子大，每服三钱（9g），温开水送下。

【功用】 补气养血，滋阴益阳。

【主治】 真元虚弱，精血衰少，虚损劳伤。体弱无力，短气或咳喘，或健忘、神志衰弱等。

【证治机制】 因肝肾同源，故肾元不足累及肝，导致肝肾两虚，肝肾两虚通常又影响心肺，故出现体弱无力，短气或咳喘，或健忘、神志衰弱等症。

【方义分析】 气血精气不足为本方主证。阴阳两虚为其兼证。方用紫河车（即胎盘）补气、养血、益精，为君药。熟地黄、生地黄、当归滋阴养血，为臣药。天冬、枸杞子清肺滋阴；杜仲、锁阳、牛膝、肉苁蓉温补肾阳，强壮筋骨；五味子滋肾涩精，敛肺止咳；黄柏清泻相火，为佐药。诸药相合，益气养血，阴阳双补，寒热并用，为大补真元之良方。

【临床运用】

（1）慢性肾炎、哮喘、肺结核等在病情稳定时，均可用本方以治本。亦可治疗阳痿、遗尿等症。

（2）治疗一切久病虚损，如肺肾阴虚，形体消瘦，咳嗽潮热，自汗盗汗等。

【案例举隅】

（1）偏枯案：钱思赞。下虚上实，眩晕不时。细审六脉尺部浮大，两关歇止。此营卫之气不充，脾肾之阳并亏，偏枯之象已兆，幸调摄得宜，镇之以静，一切有情，早已镜花，虽类不仁之象，犹可斡旋造化，当以河车大造丸填补肝肾之不足，晚进白兔丸，以扶中气之不足，气血充满，乾健转旋，何虑不收之桑榆耶！

大河车　熟地　山药　茯苓　枸杞　湖丹皮　杜仲　归身　白芍　补

骨　鹿角霜。为末，炼蜜为丸。《王应震要诀》

（2）辨证思路：《素问·五藏生成》言："是以头痛巅疾，下虚上实，过在足少阴、巨阳。"少阴巨阳者，肾家也。脉两尺浮大，是肾气不足之象。两关歇止，脾亦不足。肾之不足，则水不涵木，脾之不足，则肝木独盛，恐有中风之弊，虚得三阴并补，气血充盛，方能复健。

（十二）斑龙丸

【来源】　徐春甫　《医统》

【方歌】　斑龙丸用鹿胶霜　　苓柏菟脂熟地黄
　　　　　等分为丸酒化服　　玉龙关下补元阳

【组成】　鹿角胶、鹿角霜、茯苓、柏子仁、菟丝子、补骨脂、熟地黄各等分。

【用法】　上药研末，用酒将鹿角胶溶化，和药作丸，如梧桐子大，每服六七十丸（6～9g），温酒送下。

【功用】　温补肾阳。

【主治】　元阳虚损，肾亏阳痿。

【证治机制】　肾虚，肾精不足致功能不足，阳痿不举。

【方义分析】　肾虚阳痿为本方主证。兼见肾精不足。方中鹿角胶、鹿角霜益肾助阳，补精养血，为君药。补骨脂、菟丝子助君药补火壮阳，涩精止遗，为臣药。熟地黄滋补肝肾；柏子仁养心补脾；茯苓渗湿健脾，养心安神，为佐药。

【临床运用】

（1）本方多与其他地黄类药物合并加减运用，对治疗肝肾两虚所致的慢性虚损证候有较好疗效。

（2）常服本方则元阳充盛，精神倍增。但阴虚火旺之人忌服。

【案例举隅】

（1）虚劳案：形躯丰溢，脉来微小，乃阳气不足体质。理烦治剧，曲运神机，都是伤阳之助。温养有情，栽培生气，即古圣春夏养阳。不与逐邪攻病同例。用青囊斑龙丸。（《临证指南医案》）

（2）辨证思路：形躯丰溢，脉来微小，此形胜气弱，不能任身，气为阳，肾为阳气之根，肾气虚弱，则水湿易生，脾胃亦受病，人即肥胖乏力。当温阳补肾，取少火生气之意。

二、发表之剂

以解表药为主组成，具有发汗、解肌、透疹等作用，用于治疗表证的方剂，统称发表之剂，属于"八法"中的"汗法"。发表之剂是为六淫外邪侵袭人体肌表、肺卫所致的表证而设。此时邪未深入，病势轻浅，可用辛散轻宣的药物使外邪从肌表而出。正如《素问·阴阳应象大论》所云："因其轻而扬之"。如果失时不治，或治不如法，病邪不从外解，必转而深入，变生他证。所以《素问·阴阳应象大论》指出："善治者，治皮毛，其次治肌肤，其次治筋脉，其次治六腑，其次治五脏。治五脏者，半死半生也。"强调外感六淫初起，及时运用解表剂治疗，使邪从外解，能早期治愈，防止传变。

发表之剂主要用于治疗表证，凡风寒外感或温病初起，以及麻疹、疮疡、水肿、痢疾等病初起，症见恶寒、发热、头痛、身痛、无汗或有汗、苔薄白、脉浮等，均为解表剂的运用范围。

由于病性有寒热之异，体质有强弱之别。故表证属寒者，当辛温解表；属热者，当辛凉解表；兼见气、血、阴、阳诸不足者，当配以补益之法，以扶正祛邪。此外，因解表方剂是针对外感六淫袭表之证，故疏散外风、轻宣外燥、祛风胜湿等方剂亦可归属解表剂范畴，学者不必机械地拘泥于上述分类，当前后合参，方能窥其全貌。

发表之剂多用辛散轻扬之品组方，故不宜久煎，以免药性耗散，作用减弱。在服法上一般宜温服，服后宜避风寒，或增衣被，或辅之以粥，以助汗出。取汗程度以遍身微汗为佳，若汗出不彻则病邪不解，汗出太过则耗气伤津。汗出病瘥，即当停服，不必尽剂。同时，应注意禁食生冷、油腻之品，以免影响药物的吸收和药效的发挥。若表邪未尽，而又见里证者，一般原则上应先解表，后治里；表里并重者，则当表里双解。若外邪已入里，或麻疹已透，或疮疡已溃，或虚证水肿，均不宜使用。

（一）麻黄汤

【**来源**】　张仲景 《伤寒论》

【**方歌**】　麻黄汤中用桂枝　　杏仁甘草四般施

　　　　　　发热恶寒头项痛　　伤寒服此汗淋漓

【**组成**】　麻黄去节，三两（9g），桂枝二两（6g），杏仁去皮尖，七十个（6g），炙甘草一两（3g）。

【**用法**】　上四味，以水九升，先煮麻黄减二升，去上沫，内诸药，煮取二升半，去滓，温服八合，覆取微似汗，不须啜粥，余如桂枝法将息（现代用法：水煎服，温覆取微汗）。

【**功用**】　发汗解表，宣肺平喘。

【**主治**】　外感风寒表实证。恶寒发热，头身疼痛，无汗而喘，舌苔薄白，脉浮紧。

【**证治机制**】　本方主治外感风寒表实证，乃风寒束表、肺气失宣所致。风寒之邪侵袭肌表，营卫首当其冲，寒性收引凝滞，致使卫阳被遏，营阴郁滞，即卫闭营郁。卫气抗邪，正邪相争，则恶寒、发热；营卫不畅，腠理闭塞，经脉不通，则无汗、头痛、身痛、骨节疼痛；皮毛内舍于肺，寒邪束表，肺气不得宣通，则上逆为喘；舌苔薄白，脉浮紧，皆是风寒束表之象。根据（《素问·阴阳应象大论》）"其在皮者，汗而发之"的治疗原则，法当发汗解表、宣肺平喘，以外散在表之风寒，宣发闭郁之肺气。

【**方义分析**】　方中麻黄味辛微苦性温，入肺、膀胱经，为"发汗之主药"（《成方便读》）、"肺经之专药"（《本草纲目》），既开腠理，透毛窍，发汗，祛在表之风寒；又轻宣肺气，宣散肺经风寒而平喘，为君药。是证风寒外束，卫阳被遏，营阴郁滞，唯取麻黄发汗解卫气之闭，恐难以尽除营郁之滞。遂臣以桂枝，解肌发表，透达营卫，助麻黄发汗散风寒之力，麻黄、桂枝相须为用，发汗之力较强，可使风寒去而营卫和。肺主宣降，肺气闭郁，宣降失常，故佐以杏仁，利肺平喘，与麻黄相伍，一宣一降，非但达邪利肺气而平喘，且又复肺气宣降之权，使邪气去而肺气和。使以炙甘草，既调和药性，又缓麻黄、桂枝峻烈之性，使汗出而不致耗伤正气。四药相伍，风寒得散，肺气得宣，诸证可愈。

本方的配伍特点有二：一为麻黄、桂枝相须，发卫气之闭以开腠理，透营分之郁以畅营阴，则发汗解表之功益彰，乃辛温发汗之精当配伍；二为麻黄、杏仁相使，宣降相因，则宣肺平喘之效甚著，体现了适合肺之生理特性的配伍模式。

【临床运用】

（1）本方是治疗外感风寒表实证的基础方。以恶寒发热，无汗而喘，脉浮紧为辨证要点。其为辛温发汗之峻剂，故《伤寒论》对"疮家""淋家""衄家""亡血家"，以及外感表虚自汗，血虚而脉兼"尺中迟"，误下而见"身重心悸"等，虽有表寒证者，亦皆禁用。其使用时应注意中病即止，不可过服。否则，汗出过多必伤人正气。柯琴指出："此乃纯阳之剂，过于发散，如单刀直入之将，投之恰当，一战成功，不当则不戢而召祸。故用之发表，可一而不可再"（《伤寒来苏集·伤寒附翼》），可谓有得之言。

（2）若喘急胸闷，咳嗽痰多，表证不甚者，去桂枝，加苏子、半夏以化痰止咳平喘；若鼻塞流涕重者，加苍耳子、辛夷以宣通鼻窍；若挟湿邪而兼见骨节酸痛，加苍术、薏苡仁以祛风除湿；兼里热之烦躁、口干，加石膏、黄芩以清泻郁热；风寒袭表之皮肤瘙痒，加防风、荆芥、蝉蜕以祛风止痒。

（3）常用于感冒、流行性感冒、急性支气管炎、支气管哮喘等属风寒表实证者。

【案例举隅】

（1）外感伤寒案：师曰：予忆得丁甘仁先生逝世之一年，若华之母于六月二十三日亲至小西门外观看房屋。迨回家，已入暮。曰：今夜我不能亲视举炊，急欲睡矣。遂盖被卧，恶寒甚，覆以重衾，亦不温。口角生疮，而目红，又似热证。腹中和，脉息浮紧有力。温覆已久，汗仍不出，身仍无热。当以天时炎暑，但予：麻黄（二钱），桂枝（二钱），杏仁（三钱），甘草（一钱）。

服后，温覆一时，不动声色。再作一剂，麻桂均改为三钱，仍不效。更予一剂，如是续作续投，计天明至中午，连进四剂，了无影响。计无所出，乃请章生次公来商。次公按脉察证，曰：先生胆量，何其小也？曰：如之何？曰：当予麻桂各五钱，甘杏如前。服后，果不满半小时，热作，汗大出，臭气及于房外，二房东来视，掩鼻而立。人立房外内望，见病者被上腾出热气。于是太阳病罢，随转属阳明，口干渴，脉洪大，而烦躁。乃以调胃承气下之。嗣后病证反复，调理月余方愈。周身皮肉多作紫黑色，历久乃退。（《颖师医案》）

（2）辨证思路：患者恶寒甚，盖被不温，无汗，确像太阳伤寒初起之状，然其脉浮紧有力又见目赤，口角生疮，则又兼里热。时之炎暑，用药更应仔细斟酌。暑季伤寒，又兼里热，若用辛温发汗之法，力小则不汗出而反助内热，力大则津液耗伤，易伤阴动血。先投麻黄汤解表无功，即力小之故。后以桂麻五钱，便得大汗，表随汗解，汗后伤津，又本有内热，两者相合，病即转入阳明。仲景有言："阳明居中，主土也，万物所归，无所复传"，即下之，病当痊愈。其后病证反复，皮肉紫黑，即是温药动血，郁结皮肉，方见周身皮肉多作紫黑色。

（二）桂枝汤（附：桂枝麻黄各半汤）

【来源】 张仲景 《伤寒论》

【方歌】 桂枝汤治太阳风　　　芍药甘草姜枣同

　　　　　桂麻相合名各半　　　太阳如疟此为功

【组成】 桂枝去皮，三两（9g），芍药三两（9g），炙甘草二两（6g），生姜切，三两（9g），大枣十二枚，擘（3枚）。

【用法】 上五味，㕮咀，以水七升，微火煮取三升，适寒温，服一升。服已须臾，啜热稀粥一升余，以助药力。温覆令一时许，遍身漐漐微似有汗者益佳，不可令如水淋漓，病必不除。若一服汗出病瘥，停后服，不必尽剂；若不汗，更服，如前法；又不汗，后服小促其间，半日许，令三服尽。若病重者，一日一夜服，周时观之，服一剂尽，病证犹在者，更作服；若汗不出，乃服至二三剂。禁生冷、黏滑、肉、面、五辛、酒酪、臭恶等物（现代用法：水煎服，温覆取微汗）。

【功用】 解肌发表，调和营卫。

【主治】 外感风寒表虚证。恶风发热，头痛汗出，鼻鸣干呕，苔白不渴，脉浮缓或浮弱。

【证治机制】 本方可治外感风寒所致的营卫不和之证，《伤寒论》称之为"营弱卫强"。外感风邪，风性疏泄，卫气因之失其固护之性，"阳强而不能密"，不能固护营阴，致营阴不能内守而外泄，故见恶风发热、汗出头痛、脉浮缓等；邪气郁滞，肺胃失和，则鼻鸣干呕。本方证既见外邪客表、邪实之证，又属营阴受损、营卫失和，故治当解肌发表、调和营卫，即祛邪调正兼顾为治。

【方义分析】 本方以辛温的桂枝为君药，助卫阳，通经络，发汗解表而祛在表之风寒。芍药酸收为臣，益阴敛营，敛固外泄之营阴。桂枝、芍药等量合用，寓意颇深：其针对卫强营弱，体现营卫同治，邪正兼顾之旨；两者相辅相成，桂枝得芍药，则汗不伤阴，芍药得桂枝，则敛阴不留邪，此谓散中有收，汗中寓补之相制相成配伍。此为本方外可解肌发表，内调营卫、阴阳的基本结构。生姜辛温，既助桂枝辛散表邪，又兼和胃止呕；大枣甘平，既能益气补中，又可滋脾生津。生姜、大枣相配，是为补脾和胃、调和营卫的常用组合，共为佐药。炙甘草调和药性，合桂枝、生姜则辛甘化阳以实卫，合芍药、大枣则酸甘化阴以和营，功兼佐使之用。综观全方，药虽五味，但结构严谨，配伍精当，发中有补，散中有收，邪正兼顾，阴阳并调。柯琴在《伤寒来苏集·伤寒附翼》中赞此方"为仲景群方之魁，乃滋阴和阳，调和营卫，解肌发汗之总方也"。

本方证已经有汗出，何以又用桂枝汤发汗？盖本方之自汗，是由风邪外袭，卫阳不固，营阴失守，津液外泄所致。故外邪不去，则汗不能止。桂枝汤虽曰"发汗"，实寓解肌发表与调和营卫双重用意，外邪去而肌表固密，营卫和则津不外泄。故如法服用本方，于遍身微汗之后，则原证之汗出自止。为了区别两种汗出的不同性质，近贤曹颖甫称外感风寒表虚证之汗出为"病汗"，谓桂枝汤服后之汗出为"药汗"，并鉴别指出："病汗常带凉意，药汗则带热意，病汗虽久，不足以去病；药汗瞬时，而功乃大著，此其分也"（《经方实验录》）。此属临证有得之谈。

本方的服法也极为讲究，首先是煎成取汁，"适寒温"服，"服已须臾，啜热稀粥"，借水谷之精气，充养中焦，不但易为酿汗，更可使外邪速去而不致重感。同时"温覆令一时许"，即是避风助汗之意。待其"遍身漐漐，微似有汗"，是肺胃之气已和，津液得通，营卫和谐，腠理复固，所以说"益佳"。至于服后汗出病瘥，停后服，或不效，再服，以及禁生冷黏腻、酒肉、臭恶等，尤其是"不可令如水流漓，病必不除"，均是服解表剂应该注意的通则。

本方的治疗范围，从《伤寒论》《金匮要略》及后世医家的运用情况而言，不仅用于外感风寒表虚证，还可用于病后、产后、体弱等因营卫不和所致的病证。这是因为桂枝汤本身具有调和营卫、阴阳的作用，而许多疾病在其病变过程中，多可出现营卫、阴阳失调的病理状态。正如徐彬所说："桂枝汤，外证得之，解肌和营卫；内证得之，化气调阴阳"（《金匮要略论注》），是对本方治病机制的高度概括。

本方的配伍特点有二：一为发散药与酸收药相配，使散中有收，汗不伤正。二为助阳药与益阴药同用，以阴阳兼顾，营卫并调。

麻黄汤与桂枝汤同为辛温解表剂，均可用治外感风寒表证。麻黄汤中麻黄、桂枝并用，佐以杏仁，发汗散寒力强，又能宣肺平喘，为辛温发汗之重剂，主治外感风寒所致恶寒发热、无汗而喘之表实证；桂枝汤中桂枝、芍药并用，佐以生姜、大枣，发汗解表之力逊于麻黄汤，但有调和营卫之功，为辛温解表之和剂，主治外感风寒所致恶风发热而自汗出之表虚证。

【临床运用】

（1）本方为治疗外感风寒表虚证的基础方，又是调和营卫、阴阳的代表方，以恶风发热、汗出、脉浮缓为辨证要点。凡外感风寒表实无汗者禁用。服药期间禁食生冷、黏腻、酒肉、臭恶等物。

（2）用于外感风寒，若恶风寒较甚者，宜加防风、荆芥、淡豆豉疏散风寒；体质素虚者，可加黄芪益气补虚，助正驱邪；兼见咳喘者，宜加杏仁、厚朴宣利肺气止咳平喘。用于风寒湿痹，宜加姜黄、细辛、威灵仙祛风除湿、通络止痛；项背拘急强痛，加葛根、防风、桑枝散寒、通络、舒筋。用于妊娠呕吐，可重用生姜，再酌加苏梗、白术、砂仁等和胃安胎之品。

（3）常用于感冒、流行性感冒、原因不明的低热、妊娠呕吐、多形红斑、冻疮、荨麻疹等属营卫不和者。

【附方】

桂枝麻黄各半汤（《伤寒论》）：桂枝一两十六铢（4.5g），芍药、生姜、炙甘草、麻黄各一两（各3g），大枣四枚（2枚），杏仁二十四枚（3g）。水煎服。功用：发汗解表，调和营卫。主治：太阳病，如疟状，发热恶寒，热多寒少，其人不呕等症。

【案例举隅】

（1）外感案：余尝于某年夏，治一同乡杨兆彭病。先其人畏热，启窗而卧，周身热汗淋漓，风来适体，乃即睡去。夜半觉冷，覆被再睡，其冷不减，反加甚。次日诊之，病者头有汗，手足心有汗，背汗不多，周身汗亦不多，当予桂枝汤原方：桂枝（三钱），白芍（三钱），甘草（一钱），生姜（三片），大枣（三枚）。

又次日，未请复诊。后以他病来乞治，曰："前次服药后，汗出不少，病遂告瘳。药力何其峻也？"然安知此方乃吾之轻剂乎？（《颖师医案》）

（2）辨证思路：患者汗后即卧，不慎伤风，后有恶寒出现，汗见于手足额头。《伤寒论》曰："太阳病，或已发热，或未发热，必恶寒。"又汗出为中风，知此为太阳中风，桂枝汤治之。

（三）大青龙汤

【来源】 张仲景 《伤寒论》

【方歌】 大青龙汤桂麻黄　　杏草石膏姜枣藏
　　　　太阳无汗兼烦躁　　风寒两解此为良

【组成】 麻黄去节，六两（12g），桂枝二两（6g），炙甘草二两（6g），杏仁去皮尖，四十粒（6g），石膏如鸡子大，碎（18g），生姜三两（9g），大枣十二枚，擘（3枚）。

【用法】 上七味，以水九升，先煮麻黄，减二升，去上沫，内诸药，煮取三升，去滓，温服一升。取微似汗。汗出多者，温粉扑之。一服汗者，停后服。若复服，汗多亡阳，遂虚，恶风烦躁，不得眠也（现代用法：水煎服）。

【功用】 发汗解表，兼清里热。

【主治】 外感风寒，内有郁热证。恶寒发热，头身疼痛，无汗，烦躁，脉浮紧。

【证治机制】 恶寒发热，头身疼痛，无汗，脉浮紧，乃风寒束表，毛窍闭塞所致，证属风寒表证无疑。若为阳盛之体，外受风寒闭郁较重，致使阳气内郁而化热，邪热内扰则烦躁。正如张秉成所言："阳盛之人，外为风寒骤加，则阳气内郁而不伸，而以表实为重，故见烦躁不宁之象"（《成方便读》）。因此，风寒束表、里有郁热是本方证的病机。由于证属表里同病，故治当发汗解表为主，兼清里热。

《金匮要略》用本方治疗外感风寒，水饮内郁化热之溢饮。溢饮乃"饮水流行，归于四肢，当汗出而不汗出，身体疼重"之病证。肺为水之上源，水液运行，有赖肺气宣降，方能输布于表，下输膀胱。风寒外束，肺失宣降，水道壅滞，则聚而为饮，水饮外溢于四肢，则身体疼痛或浮肿，饮邪郁而化热则烦躁。恶寒发热无汗，皆为风寒束表所致。以本方外散表寒，使肺复宣降则溢饮得解，兼清里热则烦躁可除，是为体现异病同治之法。

【方义分析】 本方由麻黄汤加味化裁而成。方中麻黄辛温发汗，解散在表之风寒，是为君药。桂枝为臣，助麻黄发汗解表。石膏辛甘而寒，清泄里热，而除烦躁；杏仁苦平，合麻黄以宣降肺气，通调水道；生姜、大枣调和营卫，生姜辛温，又可助麻黄、桂枝增强散表之力，大枣甘平，又能补脾益气以资汗源，皆为佐药。甘草为使，和中调药。诸药合用，使风寒得解，内热得清，烦躁得止而诸证自除。

本方是由麻黄汤倍用麻黄、甘草，减少杏仁用量，再加石膏、生姜、大枣而成。由于证属风寒重证，加之与辛甘大寒之石膏同用，故倍用麻黄以确保其发汗之力。减杏仁用量，乃因无喘逆之症。甘草倍用，其意有二：一为合生姜、大枣以补脾胃，益阴血，资汗源；二为防止石膏寒凉伤胃。

本方的配伍特点是寒温并用，表里同治，侧重于辛温解表。

本方与麻黄汤同属辛温解表之剂，麻黄汤功能发汗解表，宣肺平喘，为治疗外感风寒表实证之基础方；本方发汗之力强于麻黄汤，且兼内清郁热之功，为治疗风寒表实重证兼里有郁热之常用方。

【临床运用】

（1）本方为治外感风寒兼里有郁热证之常用方。临床以恶寒发热、无汗烦躁、脉浮紧为辨证要点。由于本方发汗之力颇强，故一服得汗者，应停后服，以防过剂。凡属阳虚、表虚及有汗而烦者，均应禁用。

（2）表寒不甚，可酌减麻黄之用量；里热重而身热甚，烦躁、口渴明显者，可增加石膏之用量；若兼见咳喘，咳痰清稀，增加杏仁用量，并配入半夏、苏子、桑白皮等化痰止咳平喘药；若兼浮肿，小便不利，加桑白皮、葶苈子、茯苓、猪苓等泻肺行水，淡渗利湿药。

（3）常用于治疗感冒、流行性感冒、支气管炎、支气管哮喘、过敏性鼻炎、急性肾炎等，证属外寒里热者。

【案例举隅】

（1）外感伤寒案：许妪冬月病伤寒，寒热头痛，医投疏表和解不应，渐致昏谵口渴，更进芩连清之亦不应。便秘经旬，用大黄亦不下。予初望其面赤烦躁，意属阳证，及切脉细涩，又疑阳证阴脉，思维未决，因问其汗自病起，至今未出，扪之肤燥而枯，予曰是矣。且不立方，姑先与药一剂，有验再商。幸彼农家不谙药性，与药即服。次日往视，面红稍退，烦躁略平，肤腠微润。予曰生矣。疏方付之，乃大青龙汤也。又服一剂，更见起色，转为调理而安。渠族人佩之兄与予善，亦知医理。问曰：君治此病，殆有神助，不然如斯重候，何药之奇效之速也。予曰仲圣云，太阳病不罢，面色缘缘正赤者，此阳气怫郁在表，其人躁烦不知痛处，但坐以汗出不彻，更发汗则愈。何以知之？脉涩故也。子能参悟此篇，自知此病之治法矣。（《程杏轩医案》）

（2）辨证思路：患者冬月伤寒发热恶寒，头痛。似是正伤寒之病，服疏表和解药，病不解，反昏谵口渴，以理推求，应为发汗不出，致热势更加，故神昏口渴，又服葛根芩连汤，苦燥之药，热必加重，导致病将入里。但若热邪完全入里，则脉当洪大，现脉细涩，知肠胃中尚无燥热，患者又尚未出汗，面赤烦躁，既无里热燥实，则必是阳气怫郁于表，胃中少津，此亦是表里皆病，当解表清里，热随汗解，胃中津液恢复，大便自通，烦热可愈。

（四）小青龙汤

【来源】　张仲景　《伤寒论》

【方歌】　小青龙汤治水气　　喘咳呕哕渴利慰
　　　　　姜桂麻黄芍药甘　　细辛半夏兼五味

【组成】　麻黄去节，三两（9g），芍药三两（9g），细辛三两（6g），干姜三两（6g），炙甘草三两（6g），桂枝去皮，三两（9g），五味子半升（6g），半夏洗，半升（9g）。

【用法】　上八味，以水一斗，先煮麻黄，减二升，去上沫，内诸药，煮取三升，去滓，温服一升（现代用法：水煎温服）。

【功用】　解表散寒，温肺化饮。

【主治】　外寒内饮证。恶寒发热，头身疼痛，无汗，喘咳，痰涎清稀而量多，胸痞，或干呕，或痰饮咳喘，不得平卧，或身体疼重，头面、四肢浮肿，舌苔白滑，脉浮。

【证治机制】　寒热无汗，咳喘痰稀，是本方主证；外感风寒，内停水饮，是本证病机。《素问·咳论》谓："皮毛者，肺之合也。皮毛先受邪气，邪气以从其合也。其寒饮食入胃，从肺脉上至于肺，则肺寒，肺寒则外内合邪，因而客之，则为肺咳。"小青龙汤证与《素问·咳论》所述恰好相符，其病机涉及外感与内伤两个方面。风寒束表，皮毛闭塞，卫阳被遏，营阴郁滞，故见恶寒发热、无汗、身体疼痛。素有寒饮之人，一旦感受外邪，每致表寒引动内饮，水寒相搏，内外相引，水寒射肺，故咳喘痰多而稀。肺失肃降，津液壅滞，则又可加重饮停。水停于胸，阻滞气机，故胸痞；水留于胃，胃气上逆，故干呕；水饮泛溢肌肤，故浮肿身重。舌苔白滑、脉浮，是为外寒内饮之佐证。由于本方证属表里同病，若不疏表而徒治其里，则表邪难解；不化饮而专散表邪，则寒饮不除。故治宜解表散寒与温化寒饮并举，使外邪得解，内饮得化，一举而表里双解。

【方义分析】 方中麻黄、桂枝相须为君，发汗散寒以解表邪，且麻黄又能宣发肺气而平喘咳，桂枝温阳以利内饮之化。干姜、细辛为臣，温肺化饮，兼助麻黄、桂枝解表祛邪。然而素有痰饮，纯用辛温发散，恐耗伤肺气，故佐用五味子敛肺止咳，芍药和营养血，两药与辛散之品相配，有散有收，既可增强止咳平喘之功，又可制约诸药辛散太过，防止温燥药物伤津；半夏燥湿化痰，和胃降逆，亦为佐药。炙甘草为佐使，既可益气和中，又能调和辛散酸收之品。药虽八味，配伍严谨，散中有收，宣中有降，使风寒解，水饮去，宣降复，则诸症自平。

本方配伍特点有二：一以麻黄、桂枝解散在表之风寒，配白芍酸收敛阴，制麻黄、桂枝而使散中有收；二以干姜、细辛、半夏温化在肺之寒饮，配五味子敛肺止咳，令开中有合，使之散不伤正，收不留邪。

【临床运用】

（1）本方为治疗外感风寒，水饮内停的常用方，以恶寒发热、无汗、咳喘、痰多而稀、舌苔白滑、脉浮为辨证要点。本方辛散温化之力较强，确属水寒相搏于肺者，方可使用，且视患者体质强弱，酌定剂量。阴虚干咳无痰或痰热证，不宜使用。

（2）若外寒证轻者，可去桂枝，麻黄改用炙麻黄；兼有热象而出现烦躁者，加生石膏、黄芩以清郁热；兼喉中痰鸣，加杏仁、射干、款冬花以化痰降气平喘；若鼻塞，清涕多者，加辛夷、苍耳子以宣通鼻窍；兼水肿者，加茯苓、猪苓以利水消肿。

（3）常用于支气管炎、支气管哮喘、肺炎、百日咳、肺源性心脏病等，证属外寒内饮证者。

【案例举隅】

（1）外感案：张志明先生（住五洲大药房）。

初诊（十月十八日） 暑天多水浴，因而致咳，诸药乏效，遇寒则增剧，此为心下有水气，小青龙汤主之。

净麻黄（钱半），川桂枝（钱半），大白芍（二钱），生甘草（一钱），北细辛（钱半），五味子（钱半），干姜（钱半），姜半夏（三钱）。

二诊（十月二十日） 咳已全愈，但觉微喘耳，此为余邪，宜三拗汤轻剂，夫药味以稀为贵。净麻黄（六分），光杏仁（三钱），甘草（八分）。（《颖师医案》）

（2）辨证思路：暑天气热，腠理开泄，浴水过度，则水气自皮毛而入，皮毛者，肺之所主，寒气循脉入肺，气逆而发咳喘。此理与《伤寒论》中所言：
"伤寒表不解，心下有水气，干呕发热而咳……小青龙汤主之。"亦可谓相合。

（五）葛根汤（附：桂枝加葛根汤）

【来源】 张仲景 《伤寒论》

【方歌】 葛根汤内麻黄裹　　二味加入桂枝汤
　　　　　轻可去实因无汗　　有汗加葛无麻黄

【组成】 葛根四两（12g），麻黄三两（9g），桂枝二两（6g），生姜三两（9g），炙甘草二两（6g），芍药二两（6g），大枣十二枚（3枚）。

【用法】 水煎温服。

【功用】 发汗解表，濡润筋脉。

【主治】 外感风寒，筋脉失养。症见恶寒发热，头痛项强，无汗，苔薄白，脉浮紧。

【证治机制】 外感风寒，寒性收引凝滞，经气不利，故出现恶寒发热，头痛项强，无汗等证。

【方义分析】 本方证较麻黄汤多项背强几几，而无喘症，方中重用葛根解表祛邪，濡润筋脉，为君药。麻黄、桂枝助葛根发汗解表，为臣药。芍药助桂枝调和营卫，并可缓和麻黄之性；生姜、大枣和中益气，为佐药。炙甘草调和诸药，为使药。

【临床运用】

（1）本方适用于外感风寒，项背强急，无汗恶风之证。

（2）现代用本方治疗感冒、流行性感冒、麻疹、痢疾初起、关节疼痛等。

【附方】

桂枝加葛根汤（《伤寒论》）：葛根四两（12g），麻黄去节，三两（9g），桂枝去皮，二两（6g），生姜切，三两（9g），甘草二两（6g），芍药二两（6g），大枣擘，十二枚（3枚）。上七味，以水1升，先煮麻黄、葛根，减200ml，去上沫，纳诸药，煮取300ml，去滓，温服100ml。覆取微似汗。调养如桂枝汤法。功用：解肌发表，生津和营。主治：太阳病，项背强几几，反汗出恶风者。

【案例举隅】

（1）外感伤寒案 师曰，封姓缝匠，病恶寒，遍身无汗，循背脊之筋骨疼痛不能转侧，脉浮紧。余诊之曰：此外邪袭于皮毛，故恶寒无汗，况脉浮紧，证属麻黄，而项背强痛，因邪气已侵及背输经络，比之麻黄证更进一层，宜治以葛根汤。

葛根（五钱），麻黄（三钱），桂枝（二钱），白芍（三钱），甘草（二钱），生姜（四片），红枣（四枚）。

方意系借葛根之升提，达水液至皮肤，更佐麻黄之力推运至毛孔之外。两解肌表，虽与桂枝二麻黄一汤同意，而用却不同。服后顷刻，觉背内微热，再服，背汗遂出，次及周身，安睡一宵，病遂告瘥。（《颖师医案》)

（2）辨证思路：患者以恶寒，遍身无汗，循背脊之筋骨疼痛不能转侧为主要症状。脉象浮紧，恶寒无汗，是肌表卫气被遏，外寒袭人，首入太阳，此寒气首先客于皮毛，循经入于太阳之筋，寒凝筋脉，是故疼痛不能转侧。脉见浮紧，病在太阳无疑，应以发汗之法，寒气得散，疼痛可除。病在筋脉，较皮毛更深，以麻黄汤之散佐以葛根升提解肌，最为妥帖。

（六）升麻葛根汤

【来源】 钱乙 《小儿药证直诀》

【方歌】 升麻葛根汤钱氏　　再加芍药甘草是
　　　　 阳明发热与头痛　　无汗恶寒均堪倚
　　　　 亦治时疫与阳斑　　痘疹已出慎勿使

【组成】 升麻、白芍、炙甘草各十两（各300g），葛根十五两（450g）。

【用法】 上为粗末，每服三钱（9g），用水一盏半，煎取一中盏，去滓，稍热服，不计时候，日二三服。以病气去，身清凉为度（现代用法：作汤剂，水煎服，用量按原方比例酌减）。

【功用】 解肌透疹。

【主治】 麻疹初起。疹发不出，身热头痛，咳嗽，目赤流泪，口渴，舌红，苔薄白，脉浮数。

【证治机制】 麻疹多由小儿肺胃蕴热，又感麻毒时疫之邪而致。若麻疹初起，又遇外邪袭表，抑遏疹毒外达之机，以致麻疹透发不出，或疹出不畅。麻毒、外邪犯肺，初起可见肺卫症状，如身热头痛、咳嗽等；风邪疹毒上攻头面，故目赤流泪；热灼津伤，则口渴，舌红。本证之病机为邪郁肌表，肺胃蕴热。麻疹的治疗规律，首贵透发，终贵存阴。本证属麻疹初起，透发不出或透发不畅，故需急开腠理，疏其皮毛，以助疹毒外透，邪有出路，自然热退病除，故拟辛凉解肌，透疹解毒为法。

【方义分析】 方中升麻、葛根皆为解表透疹之要药。升麻入肺、胃经，善于解肌、透疹、解毒；葛根入胃经，善于解肌、透疹、生津，两药相配，为解肌透疹之常用组合，故为君药。白芍和营泄热为臣。炙甘草调和诸药为使。四药合用，共成解肌透疹之功。

【临床运用】

（1）本方为治疗麻疹不出，或透发不畅的基础方。证以疹发不出或出而不畅，舌红，脉数为辨证要点。若麻疹已透，或麻毒内陷则当禁用。

（2）麻疹其邪属热，初起治宜透邪外出为主，清热解毒为辅，本方清疏之力皆弱，可选加薄荷、荆芥、蝉蜕、牛蒡子、金银花等，以增强透疹清热之功。若因风寒袭表不能透发，兼见恶寒、无汗、鼻塞、流清涕、苔薄白等症，宜加防风、荆芥、柽柳以发表透疹；麻疹未透，色深红者，宜加紫草、牡丹皮、大青叶以凉血解毒。

（3）本方除用治麻疹外，亦治带状疱疹、单纯性疱疹、水痘及腹泻、急性细菌性痢疾等病属邪郁肌表，肺胃有热者。

【案例举隅】

（1）痘疹案两则

案例（一）：徐仲光一儿，痘出二三点于左右目胞下。至五朝，复烦躁发热，睡卧不宁，其痘顶平阔大，根红有神，乃感受痘之疠气，先发于外也。若是正痘，既少，必尖突而无前症矣。用升麻葛根汤二帖，痘果复出，匀朗红绽，前症悉平。(《续名医类案》)

案例（二）：万密斋治一女，二岁出痘，遍身红点，大小相杂无空处，此夹疹夹斑痘也。以升麻葛根汤加荆、防、元参、翘、蒡、淡竹叶、木通，一服减，再服再减，三服痘显而愈。(《续名医类案》)

（2）辨证思路：叶天士《温热经纬》卷三·叶香岩外感温热篇有云："大凡看法，卫之后方言气，营之后方言血，在卫汗之可也，到气才可清气，入营犹可透热转气，如犀角、玄参、羚羊角等物。"患儿出痘疹夹斑，可知热邪伤营，故用升麻葛根汤加疏风散表，清热凉血之类以辛凉解肌，透疹解毒。(犀角、羚羊角现代以水牛角代)

（七）九味羌活汤

【来源】 张元素方　录自《此事难知》

【方歌】 九味羌活用防风　　细辛苍芷与川芎

黄芩生地同甘草　　三阳解表益姜葱
阴虚气弱人禁用　　加减临时在变通

【组成】　羌活（9g），防风（9g），苍术（9g），细辛（3g），川芎（6g），香白芷（6g），生地黄（6g），黄芩（6g），甘草（6g）。

【用法】　以上九味，㕮咀，水煎服。若急汗，热服，以羹粥投之；若缓汗，温服，而不用汤投之（现代用法：水煎温服）。

【功用】　发汗祛湿，兼清里热。

【主治】　外感风寒湿邪，内有蕴热证。恶寒发热，无汗，头痛项强，肢体酸楚疼痛，口苦微渴，舌苔白或微黄，脉浮。

【证治机制】　本方证由外感风寒湿邪，兼内有蕴热所致。风寒湿邪侵犯肌表，卫阳被遏，邪正相搏，则恶寒发热。寒为阴邪，其性收引，湿邪重浊而黏滞，太阳主一身之表，其经络行于头顶，过项挟脊，寒湿客于肌表、肌肉，腠理闭塞，经络阻滞，故肌表无汗，头痛项强，肢体酸楚疼痛。里有蕴热，故口苦微渴。苔白或微黄、脉浮，是表证兼里热之佐证。本证多为阳盛之体，感受风寒湿邪，湿郁化热，从而形成表里同病，以表证为主的证候特点。故治当表里兼顾，以发散风寒湿邪为主，兼清里热为辅。

【方义分析】　方中羌活辛苦性温，入太阳经，散表寒、祛风湿、利关节、止痹痛，为治疗风寒湿邪在表之要药。《本经逢原》曰："羌活治太阳风湿相搏，一身尽痛，头痛，肢节痛……乃却乱反正之主帅"，故用以为君药。防风辛甘性温，为风药中之润剂，"祛风燥湿"（《本草经疏》），长于"散风邪，治一身之痛"（《本草正》）；苍术辛苦而温，功可发汗祛湿，为祛太阴寒湿的主要药物。两药相合，协助羌活祛风散寒、除湿止痛，是为臣药。细辛、白芷、川芎祛风散寒、宣痹止痛，其中细辛善止少阴头痛，白芷善解阳明头痛，川芎长于止少阳、厥阴头痛，此三味与羌活、苍术同用，为本方"分经论治"的基本结构。生地黄、黄芩清泄里热，并防诸辛温燥烈之品伤津。以上五味俱为佐药。甘草调和诸药为使。诸药共用，既能治疗风寒湿邪，又可兼顾协调表里，共成发汗祛湿、兼清里热之剂。

原书在用法中提出，若寒邪较甚，表证较重，宜热服，且应啜粥以助药力，以便酿汗祛邪；若邪不甚，表证较轻，则不必啜粥，温服即可。

本方配伍特点有二：一是升散药和清热药的结合运用。正如《顾松园医镜》所说："以升散诸药而臣以寒凉，则升者不竣；以寒凉之药而君以升散，则寒者不滞。"二是体现了"分经论治"的思想。原书服法中强调"视其经络前后左右之不同，从其多少大小轻重之不一，增损用之"，明示本方药备六经，通治四时，运用当灵活权变，不可执一，对后世颇有启迪。

【临床运用】

（1）本方是治疗外感风寒湿邪而兼有里热证的常用方，亦是体现"分经论治"的代表方。本方以恶寒发热、头痛无汗、肢体酸楚疼痛、口苦微渴为辨证要点。本方为辛温燥烈之剂，故风热表证及阴虚内热者不可使用。

（2）若湿邪较轻，肢体酸楚不甚者，可去苍术以减温燥之性；如肢体关节痛剧者，加独活、威灵仙、姜黄等以加强宣痹止痛之力；湿重胸满者，可去滋腻之生地黄，加枳壳、厚朴以行气化湿宽胸；无口苦微渴者，当酌减生地黄、黄芩之量。

（3）常用于感冒、风湿性关节炎、偏头痛、腰肌劳损等属外感风寒湿邪，兼有里热证候者。

【案例举隅】

（1）白癜风案：一男子患白癜风，过饮或劳役，患处色赤作痒。服消风散之类，顿起赤晕，遍身皆痒。砭出血，服祛风药，患处出血。恪服遇仙丹，患处愈欻，元气日虚。先用九味芦荟丸、九味羌活汤，诸症顿愈。用加味逍遥散、加味四物汤乃痊。（《续名医类案》）

（2）辨证思路：患者本患有白癜风，过饮过劳之后，阳气张而散，即转为寒，旧病处色赤作痒，非火热，乃局部寒郁所致，正如刘完素反兼化之论，此即金之清凉之极，而兼火化。因此使用消风散时，若遇仙丹之类凉药，病势不解反剧。治疗之法，须寒热并用，《黄帝内经》有言："火郁发之"，热药发散，以去郁闭之火，寒药清其留热，为万全之法。

（八）神术散（附：太无神术散，海藏神术散，白术散）

【来源】《太平惠民和剂局方》

【方歌】　神术散用甘草苍　　细辛藁本芎芷羌

　　　　　各走一经祛风湿　　风寒泄泻总堪尝

　　　　　太无神术即平胃　　加入菖蒲与藿香

　　　　　海藏神术苍防草　　太阳无汗代麻黄

　　　　　若以白术易苍术　　太阳有汗此为良

【组成】　苍术二两（60g），川芎、白芷、羌活、藁本、细辛、炙甘草各一两（各30g）。

【用法】 上七味，共研细末，加生姜三片，葱白少许为引，水煎温服。

【功用】 辛温发表，散寒除湿。

【主治】 外感风寒湿邪，症见发热恶寒，头痛无汗，身体疼痛，便溏或泄泻等。

【证治机制】 外感风寒湿邪，阻滞经脉，经脉不通致头痛，身体疼痛；脾喜燥恶湿，湿邪伤脾，脾湿不运则大便溏薄或泄泻。治宜以祛风寒湿邪为主。

【方义分析】 方中重用苍术芳香燥烈，外可解表发汗，内可健脾燥湿，为君；羌活助君药散寒、去湿、止痛，为臣；细辛、藁本、白芷、川芎可分入诸经，既可除头身之痛，又可助君臣解表，生姜、葱白亦助解表，共为佐；炙甘草调和诸药，为使。

【临床运用】

（1）本方为治疗外感风寒湿邪的常用方剂，以发热恶寒，头身疼痛，便溏或泄泻为主症。

（2）可用于感冒、流行性感冒、风湿疼痛等证。

【附方】

（1）太无神术散（《医方考》）：苍术、厚朴各一钱（各3g），陈皮二钱（6g），炙甘草一钱半（4.5g）（上四味即平胃散），石菖蒲、藿香各一钱半（各4.5g）。水煎服。功用：祛湿解表，理气和中。主治：时行不正之气所引起的憎寒壮热，周身疼痛，或头面轻度浮肿。

（2）海藏神术散（《阴证略例》）：苍术、防风各二两（6g），炙甘草一两（3g）。加葱白、生姜同煎服。功用：散寒除湿。主治：内伤冷饮，外感寒邪，恶寒无汗等。本方较麻黄汤发汗力缓。

（3）白术散：若将上方苍术换白术，不用葱白，名为"白术汤"，内治伤冷饮，外感风邪，发热有汗之症。因苍术可发汗，白术能止汗，用时酌情选用。

【案例举隅】

（1）胁肋疼痛案：张景岳治一姻家，年力正壮，素饮酒，常失饥伤饱，偶饭后胁肋大痛，自服行气化滞等药，复用吐法，尽出饮食，吐后逆气上升，胁痛虽止而上壅胸膈，胀痛更甚，且加呕吐。张用行气破滞等，（愚哉！）呕痛渐止，而左乳胸胁之下，结聚一块，胀实拒按，脐腹膈间不能下达，每戌亥子丑之时，胀不可当。因呕吐既已，可以用下，凡大黄、芒硝、三棱、巴豆等，及萝卜子、朴硝及大蒜罱等法，毫不应，愈攻愈胀，（势所必然。）因疑其脾气受伤，用补尤觉不便，（庸极。）汤水不入者二十余日，无计可施。只得用手揉按其处，觉肋下一点，按着痛连胸腹。细为揣摩，正在章门穴。章门为脾之募，为脏之会，且乳下肋间正属虚里大络，乃胃气所出大路，而气实通于章门。因悟其日轻夜重，本非有形之积，而按此连彼，则病在气分无疑。（犹属盲猜。）乃用神术散，令日服三四次，兼用艾火灸章门十四壮，以逐散其结滞之胃气，（到底未知为肝病。）不三日胀果渐平，食乃渐进，始得保全。（幸矣。）此其症治俱奇，诚所难测哉。（《续名医类案》）

（2）辨证思路：患者正值壮年，由嗜酒加饮食饥饱无常，脾胃受损，脾虚则中焦气机失常，胃气不能通降，与肝胆相冲，遂见胁肋疼痛。而后自服消导之药，然此病并非食饮壅滞肠中，故无效。又服吐药，尽出饮食，由此可知，谷食尚在胃中，病之本确在胃中。《黄帝内经》言："其高者因而越之"，又言："木郁达之"，故涌吐之后，木郁解而胁痛除。唯胀痛更甚，脾胃受损之气逆，正所谓"浊气在上，则生膜胀"之理。此胀痛呕逆，只需调和肝脾即可（无奈医者又投行气破滞之药，中焦更伤，而肝家又虚，遂前症复发，势必加重。竟继用攻伐，愈攻病愈进，诚医家之误。幸后终服神术散，胃平胃之药，病乃得起）。

（九）麻黄附子细辛汤

【来源】　张仲景　《伤寒论》

【方歌】　麻黄附子细辛汤　　发表温经两法彰
　　　　　若非表里相兼治　　少阴反热曷能康

【组成】　麻黄去节，二两（6g），附子一枚，炮，去皮，破八片（9g），细辛二两（3g）。

【用法】　上三味，以水一斗，先煮麻黄减二升，去上沫，内诸药煮取三升，去滓，温服一升，日三服。

【功用】　助阳解表。

【主治】　少阴病始得之，反发热，脉沉者。症见身发热，恶寒甚，神疲，但欲寐，脉沉弱或微细。

【证治机制】　本方主治肾阳虚衰又外感风寒之邪，属于表里同治。少阴阳虚，复感外寒，内外皆寒，故见发热、恶寒甚；肾阳虚，无以养心，故出现神疲，但欲寐、脉沉弱或微细等。

【方义分析】　本证内外皆寒，若只用麻黄发散外束之风寒，则不只表寒难出，且致阳气更虚，甚至造成亡阳之变，故再用附子大辛大热，温命火，补肾阳，祛里寒；细辛辛温，归肺、肾二经，既助麻黄解表，散表寒，又可助附子除里寒，三药合用，通彻内外，发表、散寒、温里，治少阴阳虚又复感风寒的阳虚表证。

【临床运用】

（1）麻黄附子细辛汤主治肾阳虚衰又外感风寒之邪，属于表里同治。以身发热，恶寒甚，神疲，但欲寐，脉沉弱或微细为主证。

（2）本方可用于治疗风冷头痛、头痛连脑或头痛与眉相引等症。

【案例举隅】

（1）喷嚏不已案：一治忿嚏不已。夫嚏之为病，多缘少阴受寒。麻黄附子细辛汤力能祛少阴之寒，故治之而愈。（盖肾络通于鼻，嚏属肾，故知病在少阴也。）（《医法圆通》）

（2）辨证思路：患者病喷嚏，病位在肺，少阴脉贯肾络肺，少阴受寒，寒气上犯，则肺郁而不降，即发喷嚏。治当用辛温之法，以温肾之寒，散肺之郁。

（十）人参败毒散（附：败毒散，消风败毒散）

【来源】　钱乙　《小儿药证直诀》

【方歌】　人参败毒茯苓草　　枳桔柴前羌独芎

　　　　　薄荷少许姜三片　　四时感冒有奇功

　　　　　去参名为败毒散　　加入消风治亦同

【组成】　柴胡_{去苗}、前胡_{去苗，洗}、川芎、枳壳_{去瓤，麸炒}、羌活_{去苗}、独活_{去苗}、茯苓_{去皮}、桔梗、人参_{去芦}、甘草各三十两（各900g）。

【用法】　上为粗末。每服二钱（6g），水一盏，加生姜、薄荷各少许，同煎七分，去滓，不拘时服，寒多则热服，热多则温服（现代用法：作汤剂煎服，用量按原方比例酌减）。

【功用】　散寒祛湿，益气解表。

【主治】　气虚外感证。憎寒壮热，头项强痛，肢体酸痛，无汗，鼻塞声重，咳嗽有痰，胸膈痞满，舌淡苔白，脉浮而按之无力。

【证治机制】　本方所治证候是正气素虚，又感风寒湿邪所致的气虚外感证。凡老年人、小儿、病后，产后气虚不足之人，感受风寒湿邪，多易罹患此证。风寒湿邪客于肌表，卫阳被遏，正邪交争，故见憎寒壮热、无汗；寒邪郁滞肌肉、经络，故头项强痛、肢体酸痛；肺合皮毛，表为寒闭，肺气郁而不宣，津液凝聚不布，故咳嗽有痰、鼻塞声重；湿阻气机，故胸膈痞闷。舌苔白腻，脉浮按之无力，正是虚人外感风寒挟湿之佐征。法当解表散寒祛湿，气虚者又应益气扶正，方能邪正兼顾，切中病机。

【方义分析】 方中羌活、独活发散风寒、除湿止痛，羌活长于祛上部风寒湿邪，独活长于祛下部风寒湿邪，合而用之，为通治一身风寒湿邪的常用组合，并为君药。川芎行气活血，并能祛风；柴胡解肌透邪，并能行气，两药既可助君药解表逐邪，又可行气活血，加强宣痹止痛之力，共为臣药。桔梗辛散，宣肺利膈；枳壳苦而微寒，理气宽中，与桔梗相配，一升一降，是畅通气机、宽胸利膈的常用配伍；前胡化痰以止咳；茯苓渗湿以消痰，俱为佐药。生姜、薄荷为引，以助解表之力；甘草调和药性，兼以益气和中，共为佐使之品。方中人参亦属佐药，用之益气以扶其正，一则助正气以鼓邪外出，并寓防邪复入之义；二则令全方散中有补，不致耗伤真元。综观全方，用羌活、独活、川芎、柴胡、枳壳、桔梗、前胡等与人参、茯苓、甘草相配，构成邪正兼顾、祛邪为主的配伍形式。扶正药得祛邪药则补不滞邪，无闭门留寇之弊；祛邪药得扶正药，则解表不伤正，相辅相成。

喻嘉言用本方治疗外邪陷里而成之痢疾，意即疏散表邪，表气疏通，里滞亦除，其痢自止。此种治法，称为"逆流挽舟"法。

【临床运用】

（1）本方是益气解表的常用方。临床应用以恶寒发热，肢体酸痛，无汗，脉浮按之无力为辨证要点。方中药物多为辛温香燥之品，外感风热及阴虚外感者，均忌用。若湿热痢疾，切不可用。

（2）若正气未虚，而表寒较甚者，去人参，加荆芥、防风，以祛风散寒；气虚明显者，可重用人参，或加黄芪，以益气补虚；湿滞肌表经络，肢体酸楚疼痛甚者，可酌加威灵仙、桑枝、秦艽、防己等，以祛风除湿、通络止痛；咳嗽重者，加杏仁、白前，以止咳化痰；痢疾之腹痛、便脓血、里急后重甚者，可加白芍、木香，以行气和血止痛。

（3）常用于感冒、流行性感冒、支气管炎、风湿性关节炎、痢疾、过敏性皮炎、湿疹等属外感风寒湿邪兼气虚者。

【附方】

（1）败毒散（《类证活人书》）：假使患者体质不虚，就减去人参，主治与人参败毒散大体相同。

（2）消风败毒散（《证治准绳》）：羌活、柴胡、前胡、独活、枳壳、茯苓、荆芥、防风、桔梗、川芎各一钱五分（4.5g），甘草五分（1.5g）。用水一盅半，煎至八分，温服。功用：发汗解表，消疮止痛。主治：疮肿初起。红肿疼痛，恶寒发热，无汗不渴，舌苔薄白，脉浮数。

【案例举隅】

（1）下痢案：喻嘉言治周信川年七十三岁，平素体坚，不觉其老，秋月病痢，久而不愈，至冬月成休息痢，昼夜十余行，面目浮肿，肌肤晦黑，喻诊其脉沉数有力，谓曰：此阳邪陷入于阴之证也，当用逆流挽舟法，提其邪转从表出，则趋下之势止而病可愈。于是以人参败毒散本方煎好，用厚被围椅上坐定，置火其下，更以布条卷成鹅蛋状，置椅褥上殿定肛门，使内气不得下走，方以前药热服，良久又进前药，遂觉皮间津津微润，再溉以滚汤，教令努力忍便，不得移身。如此约二时之久，病者心躁畏热，忍不可忍，始令连被带汗卧于床上。是晚止下痢二次，以后改用补中益气汤，不旬日而全愈。（《古今医案按》）

（2）辨证思路：患者病主证，日下痢十余行，面目浮肿，肌肤晦黑，脉象沉数有力。面目浮肿，是水气泛溢，肌肤晦暗，应为下痢迁延日久，精华不荣肌肤所致，久病入里，脉沉病在里，数而有力，是阴虚热盛之象。此人表已虚，且年已七十三岁，终究不若壮年。若用下法，则里亦虚，可能引邪入里，是为病进。故当用汗法，使邪气从表而出。

（十一）再造散

【来源】　陶节庵　《伤寒六书》

【方歌】　再造散用参芪甘　　桂附羌防芎芍参
　　　　　细辛加枣煨姜煎　　阳虚无汗法当谙

【组成】　黄芪（6g），人参（3g），桂枝（3g），甘草（3g），熟附子（3g），细辛（2g），羌活（3g），防风（3g），川芎（3g），煨生姜（3g）。

【用法】　水二盅，枣一二枚，煎至一盅，槌法再加炒芍药一撮，煎三沸，温服。

【功用】　助阳益气，解表散寒。

【**主治**】 阳气虚弱，外感风寒。恶寒发热，热轻寒重，无汗肢冷，倦怠嗜卧，面色苍白，语言低微，舌淡苔白，脉沉无力，或浮大无力。

【**证治机制**】 恶寒发热，无汗是外感风寒，邪在肌表之证。热轻寒重与肢冷嗜卧、神疲懒言、面色苍白并见，则是素体阳气虚弱，又感风寒之证。素体阳虚，卫阳亦必不足，四肢不得阳气温煦，故肢冷嗜卧；五脏六腑赖阳气为动力，阳气已衰，以致脏腑怯弱，故见神疲懒言、面色苍白。阳气虚馁，故脉沉细无力。因此，素体阳气亏虚，外感风寒之邪，邪正交争于肌表，为本方的基本病机。

"阳加于阴谓之汗"，汗以阳气为动力，以阴津为材料，若阳气虚馁，无力作汗，即使用麻黄汤等峻汗之剂，亦难汗出表解；若强发其汗，可能导致阳随汗脱，陶氏称此证为"无阳证"，唯有助阳益气与解表散寒兼顾，方为两全之策。

【**方义分析**】 方中羌活、细辛、防风辛温发汗，解散表邪。桂枝辛温发表，温通经脉；川芎活血行气，辛散祛风。阳气虚于内，寒邪束于外，但攻其外，不固其内，非但正不敌邪，且有辛散伤正之虞。故用熟附子温壮元阳，生黄芪、人参补益元气，既助阳气以鼓邪外出，又可预防阳随汗脱。芍药敛阴和营，用以制诸辛热药之温燥，制用酒炒，意在虑其寒凉太过而有碍解表。桂枝、芍药相伍，又寓桂枝汤发汗之中兼和营卫之义。甘草调和诸药，并可缓和发汗之力；煨生姜解表温胃，大枣滋养脾胃，两药相合以升腾脾胃之气，兼具调和营卫之功。诸药合用，具有扶正而不恋邪，发汗而不伤正，标本兼顾，相辅相成的配伍特点。

【**临床运用**】

（1）本方是益气助阳解表的代表方剂。以恶寒重，发热轻，无汗肢冷，舌淡苔白，脉沉无力，或浮大无力为辨证要点。若血虚感寒或湿温初起，均不可使用。

（2）常用以治疗老年人感冒、风湿性关节炎等，证属阳气虚弱、外感风寒者。

【**案例举隅**】

（1）寒疟案：病者：奚小除，年二十岁，业商，住天台东乡灵溪庄。病名：寒疟。原因：秋间先便溏，后发寒热，前医误作实热，妄用五泻心汤数剂，顿致邪闭不出。症候：目闭不语，状若尸厥，四肢发冷，约有四日。诊断：脉缓大，舌苔灰白。此内真寒而外假热，其先大便溏泄者，内有寒也，继即往来寒热者，表未解也。

疗法：非温中散寒不可，宜再造散减芍药。

处方：西党参一钱　生黄芪一钱　老川芎钱半　北细辛七分　青防风钱半　川羌活钱半　嫩桂枝一钱　淡附子二钱　炮干姜三钱　炙甘草八分

效果：先服炮姜三钱，头额微汗。次用前方一剂，服后三时，大汗能言。再服一剂，分出疟疾而愈。(《全国名医验案类编》)

（2）辨证思路：患者先便溏，后发寒热。服泻心汤不愈，致目闭不语，状若尸厥，四肢发冷，脉象缓大，舌苔灰白。若是火热所致便溏，热在于腑，应燥热口渴多见，而不致后现寒热往来。况且，服用泻心汤等苦寒药后，变为闭目不言、四肢发冷等寒症，知此病定为寒。《伤寒论》曰："少阴之为病，脉微细，但欲寐也"，是指阳气微弱不能养神。此人厥冷神微，与少阴病之理相似，治当先温阳散寒，使里寒得除，表寒得散。

（十二）麻黄人参芍药汤

【来源】　李东垣　《脾胃论》

【方歌】　麻黄人参芍药汤　　桂枝五味麦冬襄
　　　　　归芪甘草汗兼补　　虚人外感服之康

【组成】　人参、麦冬各三分（1g），桂枝五分（2g），黄芪、当归身、麻黄、炙甘草、白芍各一钱（各3g），五味子五粒（1g）。

【用法】　水煎温服。

【功用】　散寒解表，益气养血。

【主治】　脾胃虚弱，外感风寒。症见恶寒发热，无汗，心烦，倦怠乏力，面色苍白，或见吐血者。

【证治机制】　平素体弱，气阴两亏，复感受风寒之邪，外邪束表，正气抗邪，故恶寒发热，汗出；风寒束表，不得外透，郁而化热遂致吐血、衄血。

【方义分析】　外感风寒表证为本方主证。气血不足，内有郁热，皆为兼证。方以麻黄发汗散寒，为君药。桂枝助麻黄通达营卫，发汗祛邪，为臣药。人参、黄芪补中益气；当归、白芍补血敛阴；麦冬、五味子滋阴生津，为佐药。炙甘草调和诸药，为使药。诸药相合，益气养血，滋阴清热，外散表邪，扶正解表。

【临床运用】

（1）本方适用于脾胃虚弱，外感风寒。以恶寒发热，无汗，倦怠乏力，吐血者为主证。

（2）本方也适用于气阴两亏，感受风寒而无吐血、衄血者，若吐血、衄血较重者，亦可在方中加入凉血止血药。

【案例举隅】

（1）咳血案：李赓飏先生，苦诵读，馆僧寺，冬月衣被单薄，就炉向火，而严寒外束，虚热内蕴，渐致咳嗽吐血，医者见其神形不足，谬称痨损，日与养阴之药，遂至胸紧减食，卧床不起。余诊其脉，六部俱紧，重按无力，略有弦意，并无数大之象。密室中，揭帐诊脉，犹云恶风，被缛垫盖，尚背心寒凛。按脉据症，明是风寒两伤营卫之病，若不疏泄腠理，则肺气愈郁，邪无出路，法当夺其汗，则血可止。经曰：夺血者无汗，夺汗者无血。奈体质屡弱，加以劳心过度，不敢峻行麻黄，然肺气久闭，营分之邪，非麻黄何以驱逐？考古治虚人外感法，莫出东垣围范。因思麻黄人参芍药汤，原治虚人吐血、内蕴虚热、外感寒邪之方，按方与服，一剂微汗血止，再剂神爽思食，改进异功合生脉调理而安。亦仿古治血症，以胃药收功之意也。然余窃为偶中，厥后曾经数人，恶寒脉紧咳嗽痰血者，悉遵此法，皆获全效。可见古人制方之妙，医者平时不可不详考也。（《得心集医案》）

（2）辨证思路：患者咳嗽吐血，畏寒恶风，脉紧无力，微弦。病起于向火后受寒，火热伤津，腠理开，又感寒气，致使内有郁热，由皮毛入肺，热伤肺络而致咳嗽吐血。脉象脉紧无力，微弦，无数大之象，是寒证之脉，故更肯定，此病以寒为本，以热为标，病位在肺，当宣肺散寒，补益肺气，使病本去则标不再，肺气复则血不出。

（十三）神白散（附：葱豉汤）

【来源】 朱端章 《卫生家宝方》

【方歌】 神白散用白芷甘　　姜葱淡豉与相参

　　　　　　肘后单煎葱白豉　　两方均能散风寒

【组成】 白芷一两（9g），甘草五钱（3g），淡豆豉五十粒（6g），生姜三片（3g），葱白三寸（6g）。

【用法】 水煎温服。

【功用】　解表散寒。

【主治】　外感风寒初起。症见恶寒发热，头痛无汗，舌苔薄白，脉浮。

【证治机制】　外感风寒，腠理闭塞，营阴郁滞，故恶寒发热，无汗；外邪束表，经疏不利，故见头痛，因为外感风寒表证，故表现为舌苔薄白，脉浮。

【方义分析】　本方主证为外感风寒轻证，以恶寒发热、无汗为主要症状。外邪束表，经输不利，故而头痛，为次要症状。方以白芷散风止痛，为君药。葱白、淡豆豉通阳解表，助君药外散风寒，为臣药。生姜散寒和胃，为佐药。甘草调和诸药，为使药。

【临床运用】　本方适用于外感风寒初起之轻症，以恶寒发热、头痛无汗为主者。

【附方】

葱豉汤（《肘后备急方》）：葱白一握（6g），淡豆豉一升（6g）。水煎温服。功用：发汗解表。主治：伤寒初起，恶寒发热，头痛鼻塞，无汗等症。

【案例举隅】

（1）疟病案：吴德和，年四十余，病疟，每发，但恶寒战栗，头疼身重，骨节酸疼，毫不发热，胸闷无汗，舌苔白腻，口和不渴，按其脉沉缓而滑，盖贪凉饮冷太过，风寒外袭，冷滞内停，而为病也。与葱豉汤合平胃散，加桂枝、紫苏，一服，大出冷汗而瘥。（《丛桂草堂医案》）

（2）辨证思路：患者病疟，每发，但寒不热，头身疼痛，乃因其贪凉饮冷太过，寒湿内盛，郁遏中阳，外感寒邪，阳气不能外达肌表。其口和不渴，胸闷无汗，舌苔白腻，是由于寒湿内困，脾胃失于健运，气机不畅。故治以解表散寒和中，燥湿运脾之法。

（十四）十神汤

【来源】　《太平惠民和剂局方》

【方歌】　十神汤里葛升麻　　陈草芎苏白芷加
　　　　　麻黄赤芍兼香附　　时邪感冒效堪夸

【组成】　葛根十四两（12g），升麻、陈皮、炙甘草、川芎、紫苏叶、白芷、麻黄、赤芍、香附各四两（各6g）。

【用法】　加生姜五片，连须葱白三茎，水煎温服。

【功用】 解肌发表，理气和中。

【主治】 感冒风寒，郁而化热。症见恶寒渐轻，身热增加，无汗头痛，口微渴，心烦，胸脘痞闷，不思饮食，舌苔薄白或薄黄，脉浮。

【证治机制】 感冒风寒化热，症见恶寒渐轻，身热增加，无汗头痛，口微渴，心烦。外邪不解，气机不利兼见肝胃气滞，症见胸脘痞闷，不思饮食。

【方义分析】 方用葛根、升麻解肌发表，升津除烦，为君药。麻黄、紫苏叶、白芷散表邪，止头痛，为臣药。香附、陈皮疏肝理脾；赤芍清热和营；生姜、葱白通阳解表，共为佐药。炙甘草和中益气，调和药性，为使药。诸药配合，寒温并用，辛凉为主，兼清里热，调畅气机，配合巧妙。

【临床运用】 本方适用于表证较重的气滞外感，且以头痛，发热，无汗，胸脘痞闷，不思饮食为主证者。

【案例举隅】

（1）腹痛案：万密斋治县丞李天泉，六月中暑腹痛。渠有婢姜，医谓病寒，进理中汤，一剂痛止。乃发热，一身骨节尽痛，又进十神汤发汗，热退身不痛矣。万候之，李称病愈，观其面色带赤，知病未解，请脉之，洪滑而数（色脉相对）。经曰：大则病进。今汗后脉犹洪数，病方进也，而彼自称愈。万未去，食顷而病作矣。满腹急痛，状如奔豚，上下左右，举手按摩。亟延万至，曰：汝先诊脉，不言而去，知我病也，幸急救我。万曰：无伤。乃进建中汤，一服而痛定。次日，有省祭官万朴来问疾。朴善医，诊之，且骇且顾，李亦疑惧。万诊之，谓朴曰：汝怪其脉之促止乎？盖心下怔忡，故脉如是耳。李即应曰：我心下跳乱不宁。即命取药，方用人参、麦冬、甘草、白芍、生地、五味，獖猪心煮汤煎，一服心跳止，脉不促矣。盖心恶热，用热治热，向服理中、十神，俱犯禁，故病复作也。（《续名医类案》）

（2）辨证思路：患者六月中暑腹痛，当为暑病更剧。然见腹痛误认为病寒，故用理中汤定痛，进十神汤解肌发表以除热，后腹痛加剧，面赤脉数歇止，此为暑先入心，热伤心营，且心恶热，故以理中汤、十神汤，以热治热，使暑热不清，腹痛复作更剧。改用人参、麦冬、甘草、白芍、生地黄、五味子等药滋阴清热以除暑热，方使心跳止，脉不促。

增　辑

（一）银翘散

【来源】　吴鞠通　《温病条辨》

【方歌】　银翘散主上焦医　　　竹叶荆牛薄荷豉
甘桔芦根凉解法　　　风温补感此方宜
咳加杏贝渴花粉　　　热甚栀芩次第施

【组成】　连翘一两（20g），金银花一两（20g），苦桔梗六钱（12g），薄荷六钱（12g），竹叶四钱（8g），生甘草五钱（10g），荆芥穗四钱（8g），淡豆豉五钱（10g），牛蒡子六钱（12g）。

【用法】　上杵为散。每服六钱（18g），鲜芦根汤煎，香气大出，即取服，勿过煮。肺药取轻清，过煮则味厚入中焦矣。病重者，约二时一服，日三服，夜一服；轻者，三时一服，日二服，夜一服；病不解者，作再服（现代用法：作汤剂，水煎服，用量按原方比例酌减）。

【功用】　辛凉透表，清热解毒。

【主治】　温病初起。发热，微恶风寒，头痛无汗或有汗不畅，咽痛口渴，咳嗽，舌尖红，苔薄白，脉浮数。

【证治机制】　温病初起，邪在卫分，卫气被郁，两阳相争，故以发热重而恶寒轻为特点。温病初起，邪客肌表，卫气开合失司，毛窍闭塞，可致无汗；若风热袭表，腠理开泄，则可见有汗而不畅。邪自口鼻而入，导致肺气失宣，则咳嗽。风热犯于上焦，则见咽喉红肿疼痛。温邪伤津，故口渴。舌尖红、苔薄白、脉浮数均为温病初起之佐证。因为温热病邪具有发病急、传变快，且多挟有秽浊之气等特点，故治当辛凉透表、清热解毒、芳香辟秽。

【方义分析】　方中金银花、连翘气味芳香，既能疏散风热，清热解毒，又可辟秽化浊，在透散卫分表邪的同时，兼顾温热病多兼挟秽浊之气的特点，故重用以为君药。薄荷、牛蒡子辛凉，疏散风热，清利头目，且可解毒利咽；荆芥穗、淡豆豉辛而微温，解表散邪，两药辛而不烈，温而不燥，配入辛凉解表方中，能增强辛散透表之力。以上四药均为臣药。芦根清热生津，竹叶清上焦热，桔梗开宣肺气而止咳利咽，同为佐药。甘草既可调和药性，护胃安中，又合桔梗利咽止咳，是为佐使之用。本方所用药物均为轻清之品，加之用法强调"香气大出，即取服，勿过煮"，体现了吴鞠通"治上焦如羽，非轻不举"的用药原则。

本方配伍特点有二：一是辛凉之中配伍少量辛温之品，既有利于透邪，又不悖辛凉之旨；二是疏散风邪与清热解毒相配，具有外散风热，兼清热毒之功，构成疏清兼顾，以疏为主之剂。

【临床运用】

（1）本方是治疗外感风热表证的常用方。《温病条辨》称之为"辛凉平剂"，临床以发热、微恶寒、咽痛、脉浮数为辨证要点。凡外感风寒及湿热病初起者禁用。因方中药物多为芳香轻宣之品，不宜久煎。

（2）渴甚者，为伤津较甚，加天花粉生津止渴；项肿咽痛者，为热毒较甚，加马勃、玄参，以清热解毒、利咽消肿；衄者，是热伤血络，去荆芥穗、淡豆豉之辛温，加白茅根、侧柏炭、栀子炭，以凉血止血；咳者，是肺气不利，加杏仁苦降肃肺，以加强止咳之功；胸膈闷者，乃夹湿邪秽浊之气，加藿香、郁金，以芳香化湿，辟秽祛浊。

（3）本方广泛用于急性发热性疾病的初起阶段，如感冒、流行性感冒、急性扁桃体炎、上呼吸道感染、肺炎、麻疹、流行性脑脊髓膜炎、乙型脑炎、腮腺炎等证属风热表证者，以及皮肤病，如风疹、荨麻疹、疮痈疖肿，亦多用之。

【案例举隅】

（1）风温案：病者：荣锡九，年四十八岁，时住川东永邑五间铺观音桥。病名：风温火逆。原因：是年三月，春行夏令，温度太高，继以因公赴县，往来受热，故致此病。症候：四月一日回家，沉睡昏迷、不省人事。延族兄诊视，以锡九素病吐血，身体极弱，误认为阴寒，进以补中汤，身灼如火。是由火逆，病势一变，幸次日发衄，衄后稍苏。诊断：自诊脉浮数擘指。浮为风，数为热，身灼热焦痛干燥，此风温症也。

疗法：拟用银翘散加减，风温身灼，焦燥如火熏，非汗不解，焦燥阴伤，汗之反逆，只得养阴，听其自解。

处方：蜜金银花三钱　青连翘三钱　大力子三钱　苦桔梗二钱　薄荷三钱　淡竹叶三钱　生白芍三钱　生甘草八分

效果：此方稳服一星期，胸腋头面，稍得汗解，得汗处肌肉便活，以外焦灼如前，将前方去大力，加真川柴胡三钱以为输转。又一星期，腰以上得汗，以下无汗。再一星期，汗至足胫，两足无汗、焦痛不敢履地。直服到四星期，全身皆得汗解，安好无恙矣。此症原误服补中汤，故缠绵不

愈有如此久，然犹幸衄后人苏颇能自主，不然病久不解，未有不东扯西挪寒热杂投者，其为病不知胡底矣。(《全国名医验案类编》)

（2）辨证思路：患者得病之时，春行夏令，未至而至，是为太过，其气乃风热相兼。加之忙碌劳顿，便受不正之气，得风温病。沉睡昏迷，即是热盛神昏，仲景有言："风温为病，脉阴阳俱浮，自汗出，身重多睡眠"，正应此人。误服补中汤，导致温热更盛，阴气衰少，故出现身灼热焦痛干燥的症状，此时阴气将竭，已不适合用发汗之法，只能通过养阴退热，待阴阳自和，自汗出可愈。

（二）桑菊饮

【来源】　吴鞠通　《温病条辨》

【方歌】　桑菊饮中桔梗翘　　杏仁甘草薄荷饶
　　　　　芦根为引轻清剂　　热盛阳明入母膏

【组成】　桑叶二钱五分（8g），菊花一钱（3g），杏仁二钱（6g），连翘一钱五分（5g），薄荷八分（3g），苦桔梗二钱（6g），生甘草八分（3g），芦根二钱（6g）。

【用法】　水二杯，煮取一杯，日二服（现代用法：水煎温服）。

【功用】　疏风清热，宣肺止咳。

【主治】　风温初起，邪客肺络证。咳嗽，身热不甚，口微渴，脉浮数。

【证治机制】　本方治证属风温初起，邪伤肺络之轻证。肺为华盖，其位最高，且为娇脏，不耐寒热，温邪上受，首先犯肺，邪伤肺络，肺失清肃，故以咳嗽为主症。本方病证病变中心在肺，肌表症状较轻。正如吴鞠通所言："咳，热伤肺络也；身不甚热，病不重也；渴而微，热不甚也。"治当轻清宣透以散邪，宣降肺气以止咳。

【方义分析】　本方功能疏风清热，宣肺止咳。方中桑叶味甘苦性凉，疏散上焦之风热，且善走肺络，能清宣肺热而止咳嗽；菊花味辛甘性寒，疏散风热，清利头目而肃肺，两药轻清，直走上焦，协同为用，以疏散肺中风热见长，共为君药。杏仁苦降，肃降肺气；苦桔梗辛散，开宣肺气，两药相合，一宣一降，以复肺宣降而能止咳，是宣降肺气的常用组合，共为臣药。薄荷辛凉，疏散风热，清利头目；连翘轻清透邪，清热解毒，既可襄助解表之力，又可清热解毒；芦根清热生津，皆为佐药。生甘草调和诸药，为使。诸药相伍，使上焦风热得以疏散，肺气恢复宣降，则表证解，咳嗽止。

本方从"辛凉微苦"立法，其配伍特点是：一以轻清宣散之品，疏散风热以清头目；二以苦辛宣降之品，理气肃肺以止咳嗽。

银翘散与桑菊饮皆属治疗温病初起的辛凉解表方剂，组成中均有连翘、桔梗、甘草、薄荷、芦根五药，但银翘散用金银花配伍荆芥、豆豉、牛蒡子、竹叶，解表清热之力强，为"辛凉平剂"；桑菊饮用桑叶、菊花配伍杏仁，肃肺止咳之力大，而解表清热作用较银翘散为弱，故为"辛凉轻剂"。

【临床运用】

（1）本方是主治风热犯肺之咳嗽的常用方。临床以咳嗽，发热不甚，微渴，脉浮数为辨证要点。本方为"辛凉轻剂"，故肺热甚者，当予以加味后运用，否则病重药轻，药不胜病。若系风寒咳嗽，不宜使用。由于方中药物均系轻清之品，故不宜久煎。

（2）若二三日后，气粗似喘，是气分热势渐盛，加石膏、知母以清解气分之热；若咳嗽较频，是肺热甚，可加黄芩清肺热；若咳痰黄稠，咯吐不爽，加瓜蒌、黄芩、桑白皮、贝母清热化痰；咳嗽咯血者，可加白茅根、茜草根、牡丹皮凉血止血；若口渴甚者，加天花粉生津止渴；兼咽喉红肿疼痛，加玄参、板蓝根清热利咽。

（3）常用于感冒、急性支气管炎、上呼吸道感染、肺炎、急性结膜炎、角膜炎等属风热犯肺或肝经风热者。

【案例举隅】

（1）咳嗽案：鲍，暑伤肺络，咳而不止，兼之身热口燥。仿吴氏桑菊饮治之。白菊花一钱半，苏薄荷八分，苦杏仁钱半，淡芦根二钱，鲜桑叶五幅，北桔梗八分，连翘壳钱半，生甘草八分，川贝母钱半，鲜竹茹钱半（《阮氏医案》）

（2）辨证思路：患者咳而不止，身热口燥，肺为华盖，肺叶清虚娇嫩，温邪上受，首先犯肺，暑邪侵袭，则肺失清肃，上逆作咳，咳而不止。暑邪为阳邪，其性炎热、升散，外感暑热之邪，伤津耗气，则身热口燥。故仿桑菊饮疏风清热，宣肺止咳之法治之。

（三）防风解毒汤

【来源】 缪仲淳 《先醒斋医学广笔记》

【方歌】 防风解毒荆薄荷　　大力石膏竹叶和

甘桔连翘知木枳　　风温痧疹肺经多

【组成】 防风、荆芥、薄荷、大力子（即牛蒡子）、生石膏、竹叶、甘草、桔梗、连翘、知母、木通、枳实（原书无用量）。

【用法】 水煎服。

【功用】 解表透疹，清热泻火。

【主治】 一切风温痧疹初起，表证重者。症见发热恶寒，咳嗽胸闷，头痛身楚，无汗或有汗甚少，舌苔薄白，脉浮。

【证治机制】 风温痧疹初起表证重者为本方主证。热邪内侵肺胃为其兼证。

【方义分析】 方用荆芥、防风透疹，为君药。薄荷、牛蒡子、连翘助君药辛凉透疹，疏风解毒，为臣药。石膏、知母内清肺胃；竹叶、木通清心利尿；桔梗、枳实宣降气机，化痰利咽，为佐药。甘草调和诸药，为使药。诸药配合，透疹解表为主，兼清里热，以防温邪逆传心包。

【临床运用】 本方为辛凉发表，兼清里热的方剂，用于风温、斑疹以外有表邪，内有里热者为宜。若只有表证，而无口渴等里热现象者不宜使用。

【案例举隅】

（1）痧夹水痘案：病者：徐子青之令媛，年十四岁，住遗风。病名：痧夹水痘。原因：素禀体肥多湿，适逢春末夏初，痧疫盛行，感染其气。先发痧，后发水痘。症候：身热烦闷，咳嗽鼻塞，面目有水红光，喉痛气急，指尖时冷，二日即现痧点，色鲜红，头面先见，颗粒分明。诊断：脉右浮洪搏数，左弦小数，舌红，苔白腻。此虽时痧之顺证，而湿热内郁，所防者水痘之夹发耳。

疗法：先用防风解毒汤加减，发表透痧。

处方：防风八分　炒牛蒡钱半　光杏仁钱半　前胡一钱　生甘草三分　荆芥八分　青连翘钱半　广皮红七分　桔梗七分　青箬尖一钱

次诊：第三日下午赴诊，据述一日三潮，潮则热势盛而烦躁，逾时方退。三日共作九潮，痧已透齐。现已徐徐回退，惟面目手足微肿，小溲短热，渴不喜饮，便溏不爽，脉右软滞，左微弦带数，苔白微黄。此痧毒虽出，而湿热为患也。姑以杏苏五皮饮消息之。

次方：光杏仁钱半　新会皮钱半　冬瓜皮三钱　丝通草一钱　嫩苏梗钱半　浙苓皮三钱　大腹皮钱半　生姜皮一钱

三诊：连服两剂，身又发热，皮肤觉痒，水痘现于头面，渐及周身四肢，小如蚕豆，大如豌豆，状如水泡，中多凹陷，脉浮滑沉缓，舌苔黄白相兼。此内蕴之湿热，化为水痘而发泄也。治以七叶芦根汤透解之。

三方：藿香叶钱半　佩兰叶钱半　炒黄枇杷叶五钱（去毛筋净）薄荷叶一钱　青箬叶二钱　淡竹叶钱半

先用活水芦笋一两、鲜荷叶一钱、北细辛五分，煎汤代水。

四诊：一剂而水痘色淡浆稀，二剂而干燥成为灰色，势将结痂，身热大减，胃动思食，便黄而溏，溺亦渐利，脉转缓滑，舌苔黄薄。此湿热从肌皮而出也。治以调中开胃，兼利余湿。

四方：新会皮一钱　浙茯苓二钱　川黄草二钱　生谷芽一钱　炒谷芽一钱　生薏苡三钱　金橘脯一枚（切片）陈南枣一枚

效果：胃能纳谷，精神复旧而瘥。（《全国名医验案类编》）

（2）辨证思路：水痘多由湿热兼风，郁于肌表而发。患者发病时正值春末夏初，为痦（疹子）疫多发时节，时邪正盛，易感而发病。其人有身热烦闷、喉痛等热证表现，并伴有咳嗽、鼻塞等风邪在表之证，故应在透疹之时配以解表清热。选用防风解毒汤先发表透痦以祛邪。

（四）竹叶柳蒡汤

【来源】　缪仲淳　《先醒斋医学广笔记》

【方歌】　竹味柳蒡干葛知　蝉衣荆芥薄荷司
　　　　　石膏粳米参甘麦　初起风痦此可施

【组成】　西河柳五钱（15g），荆芥穗一钱（3g），干葛一钱五分（4.5g），蝉蜕一钱（3g），薄荷叶一钱（3g），鼠粘子炒，研，一钱五分（4.5g），知母蜜炙，一钱（3g），玄参二钱（6g），甘草一钱（3g），麦冬去心，三钱（9g），竹叶三十片（3g）［甚者加石膏五钱（15g），冬米一撮］。

【用法】　水煎服。

【功用】　透疹解表，清热生津。

【主治】　痦疹初起，透发不出。喘嗽，鼻塞流涕，恶寒轻，发热重，烦闷躁乱，咽喉肿痛，唇干口渴，苔薄黄而干，脉浮数。

【证治机制】　麻疹初起，风寒外束，疹出不畅，故见喘嗽，鼻塞流涕，恶寒轻，发热重；邪热内侵可致烦闷躁乱，咽喉肿痛，唇干口渴。

【方义分析】　方中重用西河柳入血分，善透疹；鼠粘子（牛蒡子）、竹叶清泄上焦为君药。荆芥穗、干葛、薄荷叶、蝉蜕助君药散风热，开腠理、透疹邪，为臣药。玄参、石膏、知母、麦冬清里热，生津液；冬米（粳米）加强石膏和胃清热之力，为佐药。甘草调和诸药，为使药。方中西河柳发泄力强，用量不宜大，疹点已透则不可用。

【临床运用】 本方有透疹清热之功而用治麻疹初起，透发不出。透疹清热之力大，且兼生津止渴之功，是治麻疹透发不出，热毒内蕴兼有津伤的常用方。

（五）华盖散（附：三拗汤）

【来源】《太平惠民和剂局方》

【方歌】 华盖麻黄杏橘红　　桑皮苓草紫苏供
　　　　三拗只用麻甘杏　　表散风寒力最雄

【组成】 紫苏子炒、麻黄去根节、杏仁去皮尖、陈皮去白、桑白皮、赤茯苓去皮，各一两（9g）；甘草半两（5g）。

【用法】 上为末，每服二钱（6g），水一盏，煎至六分，食后温服。

【功用】 宣肺解表，祛痰止咳。

【主治】 风寒咳嗽。咳嗽上气，呀呷有声，吐痰色白，胸膈痞满，鼻塞身重，恶寒发热，苔白润，脉浮紧。

【证治机制】 素体多痰，外感风寒，肺失宣降，可见恶寒发热，咳嗽上气，呀呷有声；痰气不利可见吐痰色白，胸膈痞满，喘咳。

【方义分析】 方用麻黄辛温解表、宣肺平喘，为君药。桑白皮、紫苏子、杏仁泻肺降气、止咳平喘；陈皮、赤茯苓健脾理气、渗湿化痰，为佐药。甘草益胃和中、调和诸药，为使药。肺为诸脏之华盖，故本方名为"华盖散"。

【临床运用】

（1）本方适用于感冒风寒，咳嗽气喘，咳痰不爽，胸膈烦闷，项背拘急，恶寒发热等症。

（2）现代常用于感冒，慢性支气管炎，哮喘等。

【附方】

三拗汤（《太平惠民和剂局方》）：甘草不炙、麻黄不去根节、杏仁不去皮尖。上药等分，㕮咀为粗散，每服五钱（15g），水一盏半，姜钱五片，同煎至一盏，去滓，通口服。以衣被盖覆睡，取微汗为度。功用：宣肺解表。主治：外感风寒，肺气不宣证。鼻塞声重，语音不出，咳嗽胸闷。

【案例举隅】

（1）外感案：窦材治一人，患肺伤寒（别名）头痛发热，恶寒咳嗽，肢节疼，脉沉紧。服华盖散、黄芪建中汤略解。至五日，昏睡谵语，四肢微厥，乃肾气虚也。灸关元百壮，服姜附汤，始汗出愈。（作虚治。）（《续名医类案》）

（2）辨证思路：患者头痛发热，恶寒咳嗽，确似伤寒表证，但病在表，脉应浮紧，而脉反沉紧则绝非表证，又有肢节疼，以脉象推知，是里寒所致，故此发热，应为少阴病所致。然投以华盖散，此辛温发表之药，是不温其里反攻其表，此治之逆也，阳气大伤，故神微肢厥。后之少阴寒证，干姜、附子之类最相宜也。

三、攻里之剂

具有通便、泻热、逐水、攻积等作用，主治里实证的方剂，称为攻里之剂。《素问·阴阳应象大论》云："其下者，引而竭之；中满者，泻之于内"，这些论述均为攻里之剂的立论依据。攻里之剂为治疗里实证而设。由于里实证的病因不同，证候表现有热结、寒结、燥结、水结的区别，同时人体体质有虚实的差异，故立法处方亦随之不同。应用攻里之剂，必待表邪已解，里实已成。若表证未解，里实已成，切不可单纯使用攻里之剂，应视表里的轻重，或先表后里，或表里双解。攻里之剂多属峻烈之剂，妊娠女性、产后、月经期及年老体弱、病后伤津或亡血者均应慎用或禁用，必要时可酌情采用攻补兼施之法。攻里之剂易伤正气，应得效即止，慎勿过剂。同时，服药期间应忌食油腻及不易消化的食物，以防重伤胃气。

（一）大承气汤

【来源】 张仲景 《伤寒论》

【方歌】 大承气汤用芒硝　　枳实厚朴大黄饶

　　　　　救阴泻热功偏擅　　急下阳明有数条

【组成】 大黄四两, 酒洗（12g），厚朴八两, 去皮, 炙（24g），炙枳实五枚（12g），芒硝三合（6g）。

【用法】 上四味，以水一斗，先煮二物，取五升，去滓，内大黄，更煮取二升，去滓，内芒硝，更上微火一两沸，分温再服。得下，余勿服（现代用法：水煎，先煎厚朴、枳实，后下大黄，芒硝溶服）。

【功用】 峻下热结。

【主治】 ①阳明腑实证。大便秘结，频转矢气，脘腹痞满，腹痛拒按，按之则硬，神昏谵语，不恶寒反恶热，身热日晡潮热，手足濈然汗出，舌苔黄燥起刺，或焦黑燥裂，脉象沉实。②热结旁流证。下利清水，色纯青，脐腹疼痛，按之坚硬有块，口舌干燥，脉象滑数。③里热结实证之热厥、痉病或发狂。

【证治机制】 本方所治之阳明腑实证，乃由实热与积滞互结于胃肠而成。热邪之由来，可因外寒入里化热，或温热之邪内侵而成。胃肠统属六腑，以通降为顺。邪热与肠中宿食相结，故见大便不通，腹痛拒按，潮热谵语，手足濈然汗出，舌苔黄燥起刺，或焦黑燥裂，脉沉滑实等。以上诸症前人归纳为"痞、满、燥、实"四字。"痞"是自觉胸脘有闷滞堵塞感；"满"是脘腹胀满；"燥"是肠中粪便既燥且坚；"实"是指热邪与燥屎互结，正盛邪实，腹痛拒按，苔黑，脉数有力等诸般实证。

本方治证关键在于实热燥屎结于肠胃，热盛而津液急剧耗伤。根据"其下者，引而竭之；中满者，泻之于内"《素问·阴阳应象大论》的治疗原则，治当峻下热结，以救阴液，亦即"釜底抽薪""急下存阴"之法。

下利清水，色纯青，脐腹疼痛，按之坚硬有块，为"热结旁流"之证，乃腑热炽盛，燥屎内结不出，迫肠中津液从旁而下所致。故"旁流"是现象，"热结"是本质，应治以寒下通之，即《类经》所谓"火热内蓄，或大寒内凝，积聚留滞，泻利不止，寒滞者以热下之，热滞者以寒下之，此通因通用之法也"。

热厥、痉病或发狂是因邪热积滞，闭阻于内，或阳盛格阴于外，而成厥逆；或伤津劫液，筋脉失养则痉；或热扰神明，心神浮越则狂。其中厥是假象，里实热是其本。在四肢厥逆的同时，必有大便不通、腹痛拒按、口舌干燥、脉滑实等实热症状，故应用寒下法治之，这种以寒下治厥逆的方法亦称为"寒因寒用"。痉病、发狂亦病同此因，情同此理，俱当以寒下之法治之。

上述诸证之候虽异，然病机相同，皆以邪热积滞，阻于肠腑为其症之癥结，遂均用峻下热结之法，乃异病同治之属。

【方义分析】 本方为峻下热结之代表方。方中大黄苦寒泻热，祛瘀通便，荡涤肠胃邪热积滞，消除致病之因，用为君药。芒硝咸苦而寒，泻热通便，润燥软坚，协大黄则峻下热结之力尤增，以为臣药。芒硝、大黄合用，既可苦寒泻下，又能软坚润燥，泻热推荡之力颇峻。积滞内阻，致使腑气不通，则内结之实热积滞，恐难速下，故本方重用厚朴亦为君药，行气消胀除满，即柯琴所谓："由于气之不顺，故攻积之剂必用行气之药以主之……浓朴倍大黄，是气药为君，名大承气"（《伤寒来苏集·伤寒附翼》）。臣以枳实下气开痞散结，与大黄、芒硝相伍，泄其糟粕填塞之壅，推荡积滞，以成速泻热结之功。诚如方有执所云："枳实，泄满也；浓朴，导滞也；芒硝，软坚也；大黄，荡热也，陈之推新之所以致也"（《伤寒论条辨》）。四药合用，使塞者通，闭者畅，热得泄，阴得存，阳明腑实之证可愈。

本方的配伍特点是：泻下与行气并重，泻下以利行气，行气以助泻下，相辅相成，使胃肠气机畅通，共成峻下热结之最佳配伍。

本方煎服法为先煎枳实、厚朴，大黄后下，芒硝溶服，意在增其泻下之力。正如《伤寒来苏集·伤寒附翼·阳明方总论》所云："生者锐而先行，熟者气钝而和缓"。

由于本方具有峻下热结、承顺胃气下行的作用，故以"承气"名之。柯琴云："夫诸病皆因于气，秽物之不去，由于气之不顺，故攻积之剂必用行气之药以主之。亢则害，承乃制，此承气之所由；又病去而元气不伤，此承气之义也"（《伤寒来苏集·伤寒附翼》）。本方的"大"，是与小承气汤相对而言的。吴瑭云："承气者，承胃气也……曰大承气者，合四药而观之，可谓无坚不破，无微不入，故曰大也"（《温病条辨》）。

【临床运用】

（1）本方为急下存阴之剂，临床以大便秘结，腹胀满硬痛拒按，苔黑而干或焦黑燥裂，脉沉数有力为辨证要点。凡气虚阴亏，燥结不甚者，以及年老体弱者均应慎用，妊娠女性禁用。

（2）腑实兼见口唇干燥，舌苔焦黄而干，脉细数者，为腑实兼阴津不足之证，可加玄参、麦冬、生地黄等，以滋阴生津润燥；若腑实兼见至夜发热，舌质紫，脉沉涩等瘀血证，宜加桃仁、赤芍、当归等，以活血化瘀，消除积滞瘀血；若兼气虚者，宜加人参补气，以防泻下气脱。

（3）本方现代常用于急性单纯型肠梗阻、粘连性肠梗阻、蛔虫性肠梗阻、急性胆囊炎、急性胰腺炎、急性阑尾炎等见便秘、苔黄、脉实者，以及某些热性病过程中出现高热、神昏谵语、惊厥、发狂等而见阳明腑实证者。

【案例举隅】

（1）头痛案：师曰，予尝诊江阴街肉庄吴姓妇人，病起已六七日，壮热，头汗出，脉大，便闭，七日未行，身不发黄，胸不结，腹不胀满，惟满头剧痛，不言语，眼张，瞳神不能瞬，人过其前，亦不能辨，证颇危重。余曰：目中不了了，睛不和，燥热上冲，此阳明篇三急下证之第一证也。不速治，行见其脑膜爆裂，病不可为矣。于是遂书大承气汤方与之。

大黄（四钱）　枳实（三钱）　川朴（一钱）　芒硝（三钱）

并嘱其家人速煎服之，竟一剂而愈。（《颖师医案》）

（2）辨证思路：患者"病起已六七日，壮热，头汗出，脉大，便闭，七日未行，身不发黄，胸不结，腹不胀满，惟满头剧痛"，当辨为头痛。《伤寒论》曰："伤寒，若吐，若下后，不解，不大便五六日，上至十余日，日晡所发潮热，不恶寒，独语，如见鬼状，若剧者，发则不识人，循衣摸床，惕而不安，微喘，直视。脉弦者生，涩者死。微者，但发热谵语者，大承气汤主之。"头痛自当不是大承气汤的适应证，但患者出现"不言语，眼张，瞳神不能瞬，人过其前，亦不能辨"，盖阳明燥气上冲巅顶，故头汗出，满头剧痛，神志不清，目不辨人，其势危在顷刻。此与大承气汤证相符而与头痛不同，是另一种疾病。从中医标本关系来看，头痛当为标，阳明燥结则为本，治病当求本。是故无形之气与有形之积，宜加辨别，方不至临诊茫然也。

【治疗经验】 曹颖甫曰："治病必求其本，故医者务识其病根所在，然后可以药到而病除。若泥于病名之殊异，多有首尾两端，始终不敢用药，以致人于死者，岂不惜哉？"但应在中医整体观念及辨证论治思想的指导下进行。曹颖甫果断开了大承气汤，竟然用了一服药，患者就痊愈了。大承气汤是治疗阳明腑实证的有效方。其方证为阳明腑实证。大便秘结，频转矢气，脘腹痞满，腹痛拒按，按之则硬，神昏谵语，不恶寒反恶热，身热日晡潮热，手足濈然汗出，舌苔黄燥起刺，或焦黑燥裂，脉象沉实。或热结旁流证或里热结实证之热厥、痉病或发狂等。若对证用药，通常有覆杯之效，但如果不对证，方中芒硝、大黄，皆为苦寒泻下药，泻下太过则损伤真阴及胃气，"有胃气则生，无胃气则死"，则可能加重病情，出现危证之候。曹颖甫善用诸承气汤，乃有"曹一帖"之尊称，复有"曹承气"之雅号。其用药，麻桂膏黄，柴芩干姜、附子，悉随其证而定之，不同于世之名家，偏凉偏热，以执一为能事者。《伤寒论》中阳明病占全书1/4的篇幅，今日中医却不敢用下药，竟忘了有芒硝、大黄的存在，而西医却在过用下药。凡外感病初起，西医大抵以清涤肠胃为先，不知表未解，有内陷之虞，彼不暇问也。夫先解其表，后攻其里，是乃仲圣之大法，顺之者生，违之者危，中西医各宜矫正也。临床上只要见到使用某方剂的适应证，就可以不拘泥于任何疾病病名及诊断，径投该方予以治疗，且必能取效，实质就是在重复仲景当年的临症经验。颖师在治疗阳明腑实之危重症时加以羚羊角，借鉴恽铁樵治王鹿萍子脑膜炎，用羚羊角（现代用水牛角代）、犀角（现代用水牛角代）奏效之经验，固言"足见治危急之证，原有经方所不备，而借力于后贤之发明者，故治病贵具通识也"。

（二）小承气汤（附：三化汤）

【来源】　张仲景《伤寒论》

【方歌】　小承气汤朴实黄　　谵狂痞硬上焦强

　　　　　益以羌活名三化　　中风闭实可消详

【组成】　大黄酒洗,四两（12g），炙厚朴去皮,二两（6g），炙枳实大者三枚（6g）。

【用法】　以水四升，煮取一升二合，去滓，分温二服。初服汤当更衣，不尔者，尽饮之。若更衣者，勿服之。

【功用】　轻下热结。

【主治】　痞满，实而不燥的阳明腑实轻证。大便秘结，潮热谵语，脘腹痞满，舌苔老黄，脉滑而疾，以及痢疾初起，腹中胀痛，里急后重。

【证治机制】　热邪传入阳明，形成腑气不通、燥屎内结的阳明腑实证。燥邪伤津耗液，故大便秘结。有形之邪内结，气滞不通则脘腹痞满拒按，热邪内扰神明则时有谵语，舌苔老黄，脉滑而疾，均为阳明实热之象。湿热之邪蓄积肠中，气滞血瘀，则致痢疾初起，腹中胀痛，里急后重。

【方义分析】　方用大苦大寒的大黄，寒能清热，苦能燥湿，泻热通便，兼清瘀血为君药。佐以枳实、厚朴行气导滞、消除痞满，而不用软坚润燥的芒硝。

【临床运用】　本方适用于痞满实而不燥的阳明腑实轻证。

【附方】

三化汤（《活法机要》）：羌活、大黄各9g，厚朴、枳实各6g。水煎服。功用：通便散风。主治：类中风外无表证、内有二通不通者。但体壮之人方可服用。

【案例举隅】

（1）咽痛案：史（左），阙上痛，胃中气机不顺，前医投平胃散不应，当必有停滞之宿食，纳谷日减，殆以此也，拟小承气汤以和之。

生川军（三钱，后入）　中川朴（二钱）　枳实（四钱）

拙巢注：服此应手。（《颖师医案》）

（2）辨证思路：患者"阙上痛，胃中气机不顺"，故当诊断为咽痛。《目经大成》曰："阳邪在上则目肿胸满，在中则胀，乘心则狂，溢于胃口则喘。胃实则潮热。潮者，犹江海之潮，其来不失时也。枳、朴去上膈痞满，大黄荡胃中实热，疾消热退，则正气得舒，阳邪自然承服，前症虽逆亦顺，故曰小承气。"前医诊断为胃中气机不顺，投平胃散以燥湿运脾，行气和胃，没有效果。因患者"纳谷日渐"，曹颖甫断定此必是胃中有停滞之宿食，才导致咽喉痛，小承气汤主证为痞满实而不燥的阳明腑实轻证，此证与小承气汤所主治病证一致，所以果断开具小承气汤。

（三）调胃承气汤

【来源】 张仲景 《伤寒论》

【方歌】 调胃承气硝黄草　　甘缓微和将胃保

　　　　　不用朴实伤上焦　　中焦燥实服之好

【组成】 大黄去皮，清酒洗，四两（12g），炙甘草二两（6g），芒硝半升（9g）。

【用法】 以水三升，煮取一升，去滓，内芒硝，更上微火一二沸，温顿服之，以调胃气。

【功用】 缓下热结。

【主治】 燥实而无痞满之阳明腑实证。大便秘结，蒸蒸发热，濈然汗出，口渴心烦，腹痛胀满，舌苔正黄，脉滑数。

【证治机制】 邪入阳明，化燥化热，故不恶寒，反恶热；热邪在里，蒸津迫汗，故蒸蒸汗出，发热。热扰神明，故时有谵语。热盛伤津，燥屎内结，故大便秘结、口渴、腹痛胀满，舌苔正黄、脉滑数为里有内热之象。

【方义分析】 方用大黄攻积泻热，为君药。芒硝软坚润燥，为臣药。甘草与大黄同煎，既可调和药性，又可保护胃气，为使药。

【临床运用】 大承气汤、小承气汤、调胃承气汤合称"三承气汤"，是寒下法的代表方剂。三方均以大黄泻热通便，主治阳明腑实之证。但由于各方组成的药味和分量不同，故作用同中有异。大承气汤先煎，并重用枳实、厚朴，以行气除满，增其攻逐之力，后下芒硝、大黄，且大黄生用，泻下与行气并重，其功峻下，主治痞、满、燥、实俱备之阳明腑实重证；小承气汤，药少芒硝一味，且厚朴用量较大承气汤减3/4，枳实亦少二枚，更三味同煎，其功轻下，主治以痞、满、实为主之阳明腑实轻证。调胃承气汤用大黄、芒硝而不用枳实、厚朴，且大黄与甘草同煎，是取其和中调胃，下不伤正，故名"调胃承气汤"，主治以燥实为主之阳明热结证。此外，对肠胃燥热引起的发斑、口齿喉痛，以及消中、疮疡之证，亦可治之。

本方的服法尤有妙意，对于胃热偏盛，燥实不甚者，"少与调胃承气汤"，意取缓下泻热，调胃和中；对于胃中燥实者，则一剂顿服，旨在清泄燥热，承顺胃气。可见，同一方剂的服法不同，功用、主治亦有所区别。以上三承气汤，药仅五味，但每首方剂的组成、剂量及煎服法各有不同，因而其功用则有大小缓急之分，在应用时，须仔细辨析。

【案例举隅】

（1）便秘案：沈宝宝（上巳日）　病延四十余日，大便不通，口燥渴，此即阳明主中土，无所复传之明证。前日经用泻叶下后，大便先硬后溏，稍稍安睡，此即病之转机。下后，腹中尚痛，余滞未清，脉仍滑数，宜调胃承气汤小和之。

生川军（二钱，后入）　生甘草（三钱）　芒硝（一钱，冲）

佐景按：调胃承气汤、小承气汤并前大承气汤为三承气汤。三者药味各异，分量不同，煎法既殊，服法亦差，仲圣分之至详，用之至精。历来注家能辨之至稔，言之至明者，当推柯氏韵伯，学者当细心参究。惟窃有一二小议，当略略补充如下：仲圣常言"胃中有燥矢"，此"胃中"二字，当连读成一名词，即"肠"字之别称，并非言"胃之中"，故"调胃承气"之胃，"微和胃气"之胃，均可作"胃中"，或径作"肠"字解，此其一。柯氏谓调胃承气汤为太阳阳明并病之和剂，并谓"此外之不解，由于里之不通，故太阳之头项强痛虽未除，而阳明之发热不恶寒已外见。"不知阳明亦有头痛，惟痛在阙上，而不在太阳穴；阳明亦有发热，惟热属蒸蒸，而不属翕翕，故大论曰："太阳病，三日，发汗不解，蒸蒸发热者，属胃也，调胃承气汤主之。"此"不解"二字并非表不解，乃太阳热去，阳明热继，亦不解之谓也。柯氏硬加"头不痛"句，反逆，此其二。柯氏谓厚朴倍大黄是气药为君，大黄倍厚朴是气药为臣。谓之曰"气"，似尚见含糊，盖厚朴是肠药，能直达肠部，宽放肠壁。彼肠结甚者，燥矢与肠壁几密合无间，硝黄虽下，莫能施其技，故必用厚朴以宽其肠壁，而逐其矢气，如是燥矢方受攻而得去，此其三。（《颖师医案》）

（2）辨证思路：患者"病延四十余日，大便不通，口燥渴，此即阳明主中土，无所复传之明证。前日经用番泻叶下后，大便先硬后溏，稍稍安睡，此即病之转机。下后，腹中尚痛"诊断为便秘，但患者下后腹中仍痛，脉滑数，此乃余滞未清。《伤寒论》调胃承气汤注中曰："恶热口渴、腹满、中焦燥实……"可见病在脾胃，全与上焦无涉，若杂入枳实、厚朴以犯上焦，则下焦之浊气必随感而上，反致喘逆者有之矣！去枳实、厚朴，加甘草，使之专入脾胃，而又缓芒硝、大黄善走之烈，谨慎周详，毫发无憾。调胃承气汤主治燥实而无痞满之阳明腑实证。临床表现为大便秘结，蒸蒸发热，濈然汗出，口渴心烦，腹痛胀满，舌苔正黄，脉滑数。此与调胃承气汤证相符，故用调胃承气汤，此为对症治疗。

（四）木香槟榔丸

【来源】 张子和 《儒门事亲》

【方歌】 木香槟榔青陈皮　　枳柏萸连棱术随

　　　　 大黄黑丑兼香附　　芒硝水丸量服之

　　　　 一切实积能推荡　　泻痢食疟用咸宜

【组成】 木香、槟榔、青皮、陈皮、广茂烧、黄连各一两（各3g），黄柏、大黄各三两（各9g），香附子炒、牵牛各四两（各10g）。

【用法】 上为细末，水丸，如小豆大。每服三十丸，食后生姜汤送下（现代用法：共为细末，水泛小丸，每服3～6g，食后生姜汤或温开水送下，日2次）。

【功用】 行气导滞，攻积泄热。

【主治】 痢疾，食积。赤白痢疾，里急后重，或食积内停，脘腹胀满，大便秘结，舌苔黄腻，脉沉实。

【证治机制】 本方治疗饮食积滞内停，蕴湿生热之证。积滞与湿热相交，则积滞更重，气阻尤甚，遂见脘腹胀满；湿热蕴蒸，肠胃传化失常，则下痢赤白，里急后重。苔黄腻，脉沉实，皆为湿热积滞之象。积滞愈甚，气阻愈显，两者互为因果。治宜行气导滞，攻积泻热。

【方义分析】 方中木香、槟榔行气导滞，消痞满胀痛，除里急后重之功甚佳，共为君药。臣以牵牛、大黄通便泻热，推荡积滞，引邪下行。佐以香附、莪术疏肝破气；青皮、陈皮理气宽中，共助木香、槟榔行气导滞；黄连、黄柏清热燥湿而止泻痢。方中伍用诸多行气之品，配以泻下、清热、活血之品，共奏行气导滞、攻积泄热之功。针对泻痢，又体现"通因通用"之法。

【临床运用】

（1）本方主治湿热积滞之重证，应用时以下痢赤白，里急后重或便秘，苔黄腻，脉沉实为辨证要点。本方行气破滞之力较强，虚弱之人、妊娠女性忌用。

（2）若食欲不振，可加神曲、山楂、莱菔子以消食和胃；若舌苔厚腻者，宜加苍术等以燥湿化浊。

（3）常用于细菌性痢疾、急慢性胃肠炎等属湿热积滞者。

【案例举隅】

（1）虎氏母子疫症合案：感寒与时疫下症，为下其火，以承一线之阴气，故名承气汤，非下其矢也。故赵氏曰："今时之医，其意专与糟粕作对。"吕晚村从而讥之曰："此名矢医也。"虽然，若胃中无积滞之人，可一下而痊，若村野之人，与多郁妇女，胃中原有宿积，并膏粱之人，胃中素有痰火，兼之外邪入内，与疫邪内发，火气坚缚，非一下所能解也。子治虎氏母子疫症，屡用大承气下之不解，舌虽黄苔，润而薄，所下皆稀粪，又不合重用硝黄，予意乃素积难开，非硝黄症也。各下以木香槟榔丸四五钱，宿积始去，胃中始快。盖木香槟榔丸内有牵牛，故能散结若此。仲景书，下禁丸药者，为下其火，当以硝黄涤荡也。此症滞重火轻，以汤易丸，有何不可乎?（《医权初编》）

（2）辨证思路：患者"感寒与时疫下症，屡用大承气下之不解，舌虽黄苔，润而薄，所下皆稀粪"，故为感寒与时疫合证案，患者为村野之妇人，故多郁滞，胃中原有宿中积滞，且多食膏粱厚味，胃中久积则生火，又复感外邪，舌苔黄但舌质润而薄，所下皆稀粪，可知此非大承气汤之实证，而为饮食积滞内停，蕴湿生热之证，治当行气导滞，攻积泄热，木香槟榔丸主治湿热积滞之重证，以下痢赤白，里急后重或便秘，苔黄腻，脉沉实为辨证要点，本方功能行气破滞，体现了通因通用的治疗原则。

（五）枳实导滞丸（附：木香导滞丸）

【来源】 李东垣　《内外伤辨惑论》

【方歌】 枳实导滞首大黄　　芩连曲术茯苓裹
　　　　　　泽泻蒸饼糊丸服　　湿热积滞力能攘
　　　　　　若还后重兼气滞　　木香导滞加槟榔

【组成】 大黄一两（9g），枳实麸炒，去瓤、神曲炒，各五钱（各9g），茯苓去皮、黄芩去腐、黄连拣净、白术各三钱（各6g），泽泻二钱（6g）。

【用法】 上为细末，汤浸蒸饼为丸，如梧桐子大，每服五十至七十丸，温水送下，食远，量虚实加减服之（现代用法：共为细末，水泛小丸，每服6～9g，食后温开水送下，每日2次）。

【功用】 消食导滞，清热祛湿。

【主治】 湿热食积证。脘腹胀痛，下痢泄泻，或大便秘结，小便黄赤，舌苔黄腻，脉沉有力。

【证治机制】 本证乃饮食积滞，生湿化热，或素有湿热又与食积互结于肠胃所致之湿热食积证。食积内停，阻遏气机，则脘腹胀痛；湿热积滞下迫，故下痢或腹泻；若湿热积滞内壅，腑气不通，又可见大便秘结。小便黄赤，舌苔黄腻，脉沉有力，皆为湿热征象。治宜消食导滞，清热利湿。

【方义分析】 方中重用大黄，苦寒泻下，攻积泻热，使积热从大便而下，为君药。臣以枳实行气导滞消积，既除痞满胀痛，又增大黄泻下之功，对于下痢或泄泻，则体现了"通因通用"之法；神曲能消食和胃，以消食化滞，亦为臣药。黄芩、黄连清热燥湿止痢；茯苓、泽泻利水渗湿止泻，可使湿热从小便而利，与通腑泻热之大黄相配，前后分消，使邪有出路；白术健脾燥湿益气，以收攻积而不伤正之效。诸药合用，共成消食导滞，清热祛湿之剂。

本方配伍特点：消下与清利并用，但以消下为主；妙在有白术一味，以兼顾正气，使祛邪又不伤正。

【临床运用】

（1）本方主治湿热食积之证。临床以脘腹胀痛，以泻痢或便秘，苔黄腻，脉沉实为辨证要点。泻痢无积滞者，不可妄投；妊娠女性不宜使用。

（2）若胀满甚者，可加木香、槟榔以增行气消胀之力；纳差者，宜加山楂、鸡内金等消食之品；腹痛明显者，可加芍药、甘草以缓急止痛。

（3）常用于胃肠功能紊乱、细菌性痢疾、肠炎、消化不良等证属湿热食积者。

【附方】

木香导滞丸：大黄、枳实麸炒，去瓤、神曲炒，各五钱（各9g），茯苓去皮、黄芩去腐、黄连拣净、木香、槟榔、泽泻、白术各三钱（各6g）。温水送服。功用：消食导滞，清热祛湿。主治：枳实导滞丸证，又兼有里急后重、气滞不舒的湿热积滞等症。

【案例举隅】

（1）腹痛案：一人中脘至小腹痛不可忍，已十三日，香燥历试，且不得卧，卧则痛顶胸上，每痛急则脉不见。询之，因入房后过食肉食而致，遂以为阴症，而投姜、附。因思其饮食自倍，中气损矣。况在房室之后，宜宿物不能运化，又加燥剂太多，消耗津液，致成燥矢郁滞不通，所以不得卧而痛也。古云：胃不和则卧不安。遂以枳实导滞丸三钱，去黑矢碗许，小腹痛减矣。又与黄连、枳实、栝蒌、麦芽、厚朴、山楂、莱菔子，二服痛复移于小腹。乃更与润肠丸二服，更衣痛除。第软倦不支，投补中益气汤，调理半月而愈。(《续名医类案》)

（2）辨证思路：患者"中脘至小腹痛不可忍，已十三日……且不得卧，卧则痛顶胸上，每痛急则脉不见"。《素问·举痛论》曰："寒气客于肠胃之间，膜原之下，血不得散，小络急引故痛""热气留于小肠，肠中痛，瘅热焦渴，则坚干不得出，故痛而闭不通矣"。故此患者当诊断为腹痛。因患者为房劳后过食肉食所致，房劳后则精血亏虚，本为虚证，标为食积之证，此案却以阴证治之，多用香燥之剂，致成燥矢郁滞不通，所以不得卧而痛也。"急则治其标，缓则治其本"，患者腹痛为急，则当消导化积，清热祛湿为主。枳实导滞丸为消导之剂，主治湿热食积之证，故此证与枳实导滞丸证相符。

（六）温脾汤

【来源】 孙思邈 《备急千金要方》

【方歌】 温脾参附与干姜　　甘草当归硝大黄
　　　　 寒热并行治寒积　　脐腹绞结痛非常

【组成】 大黄五两(15g)，当归、干姜各三两(各9g)，附子、人参、芒硝、甘草各二两(6g)。

【用法】 上七味，㕮咀，以水七升，煮取三升，分服，日三。

【功用】 攻下寒积，温补脾阳。

【主治】 寒积腹痛。便秘腹痛，脐下绞结，绕脐不止，手足欠温，苔白不渴，脉沉弦而迟。

【证治机制】 本方治证为脾阳不足，寒从内生，加之饮食生冷，以致冷积阻留，损伤脾阳，运化失常。脾阳不足，阳虚失运，寒积阻留肠间，故大便秘结，腹痛而绕脐不止；脾主四肢，脾阳不足，加之寒邪阻隔，阳气不能布达四肢，故手足不温；苔白为寒象，脉沉弦者，沉主里，弦主寒主痛也。因此，脾阳不足，冷积内停是其基本病机。此时治疗，如单用温补，则积滞不去；若贸然予以攻下，又恐更伤中阳，故需攻下寒积与温补脾阳并用。

【方义分析】 本方为脾阳不足，寒积中阻之证而设。方中附子辛温大热，壮脾阳以散寒凝；大黄苦寒沉降，荡涤泻下而除积滞，两药相配，而具温下之功以攻逐寒积，共为君药。芒硝软坚，助大黄泻下攻积；干姜温中助阳，增附子祛寒温阳之功，均为臣药。脾阳虚弱，脾气亦急，运化无力，故佐人参、甘草补益脾气，且两者与附子、干姜相伍，有助阳须先益气之意。甘草尚能调药和中，又兼使药之能。当归为佐，养血润燥，既润肠以资泻下，又使泻下而不伤正。诸药相合，使积滞行，寒邪去，脾阳复。此温下相成，寓补于攻乃为本方之特点。《备急千金要方·热痢门》中另有一温脾汤，治下痢赤白，连年不止。较本方少芒硝、当归，大黄用四两，且附子用量大于干姜。该方所治为久痢赤白，虽有寒积，但其证大便自利，故只用大黄，并减其用量，同时重用附子，意在以温阳为主。而本方治证为大便不通，脐腹绞痛，其证以寒积为主，故芒硝、大黄并用，且干姜用量大于附子。两方虽皆为温下寒积之剂，但其证同中有异，故处方用药、用量则有所不同。

【临床运用】

（1）本方为脾阳不足，冷积内停的便秘而设，临床以腹痛、手足不温、苔白、脉沉弦为辨证要点。

（2）如腹痛较甚，可加肉桂、厚朴、木香以增强温阳、行气、止痛之功；兼见呕吐，可加半夏、砂仁以和胃降逆；如积滞较轻，可减少大黄用量。

（3）现代常用于治疗慢性结肠炎、慢性菌痢、幽门梗阻、慢性肾炎后期尿毒症而见消瘦，面色萎黄，精神萎靡，腰酸，泛恶等证属阳虚冷积内停者。

【案例举隅】

（1）痢疾证案：予先慈，七十六岁。体质素健，三日前头疼微热，服疏解药即停。后渐腹痛欲解，解下纯是白冻，日夜十余行。服温中消导之剂，仍然腹痛，里急后重，一昼夜约廿余行。食饮稍减，舌苔腻白，脉右沉紧。寒积中停，温通为宜。

制大黄（一钱） 熟附子（六分） 炮姜（五分） 炙草（五分） 焦谷芽（三钱） 大腹绒（一钱半） 枳壳（一钱半，炒） 桔梗（一钱） 鸡内金（一钱半，炙）服后，大便黄粪兼白冻，非前之纯冻可比。日二三次，夜解四次。

初十日：原方，制大黄只用五分，余药如前。服后日解两次，夜反甚，解其数次，里急后重，所解者仍是白冻，状似鼻涕。

十一日，用理中汤合叔微温脾汤之意，而变易之：

西党参（三钱） 焦冬术（一钱半） 熟附子（六分） 炮姜（五分） 生大黄（八分，陈酒洗） 五谷虫（一钱半，炙） 广木香（六分，切片） 薤白（二钱） 生谷芽（三钱） 鸡内金（一钱半，炙） 炙甘草（六分）服后，粪带黄色，稍兼白冻，日三四次，夜间两次，里急后重之势大减。至十二日，清晨至午刻解两次，纯粪无冻。

十二日方附下：

焦冬术（一钱半） 白扁豆（三钱，炒） 广木香（八分） 桔梗（一钱） 五谷虫（一钱半，炙） 焦谷芽（三钱） 炙甘草（五分） 槟榔（一钱） 薤白（二钱） 鸡内金（一钱半，炙）服后，夜间解两次，无冻，后重不觉。

十三日：原方去槟榔，五谷虫减去五分。十四日清晨解正粪一次，已后未解，知饥能纳，继用香砂六君子汤十剂调理全安。（《竹亭医案》）

（2）辨证思路：患者"高年患痢、腹痛、白冻、里急后重"，则诊断为痢疾，患者"七十六岁。体质素健，三日前头疼微热，服疏解药即停。后渐腹痛欲解，解下纯是白冻，日夜十余行。服温中消导之剂，仍然腹痛，里急后重，一昼夜廿余行。食饮稍减，舌苔腻白，脉右沉紧"，则诊断为寒湿痢。温脾汤主治脾虚寒积证，临床表现为便秘腹痛，脐下绞结，绕脐不止，手足欠温，苔白不渴，脉沉弦而迟。则此证与温脾汤证相符。寒积阻于肠胃，自应温通，故以大黄佐附子、干姜而温通之，服后寒积顿减。次日大黄减用五分，服后积反增如初，脉仍沉紧，知其大黄减半而病复，寒积犹存，因用附子理中汤加酒洗生大黄，佐疏运之法。服后寒积始尽而无余，一剂而霍然矣。斯时倘畏其虚而不敢推荡，则积垢终难尽除，自是大黄之力也，且非酒洗之生大黄亦不能若斯之速奏功也。然大黄之用，非干姜、附子佐之，则寒积必不能除。设重用干姜、附子，轻佐大黄，则积垢亦必不能尽彻。制方之妙，妙在大黄之重于干姜、附子，干姜、附子之轻于大黄也。其所以然者，缘肠胃暴受新寒之积垢，非痼冷之积滞久留肠胃者可较也。是以用方之意与许叔微之温脾汤，又自觉其同而不同矣，亦各有取意存焉。

（七）蜜煎导法（附：猪胆汁导法）

【来源】 张仲景 《伤寒论》

【方歌】 蜜煎导法通大便　　或将猪胆灌肛中
　　　　不欲苦寒伤胃腑　　阳明无热勿轻攻

【组成】 食蜜七合（140g）。

【用法】 将蜂蜜放在铜器内，用微火煎，时时搅和，不能发焦，等煎至可用手捻作时取下，稍候，乘热做成手指粗，两头尖，长二寸左右的锭状物。用时塞入肛门。

【功用】 润肠通便。

【主治】 津液不足，大便燥结。

【证治机制】 津伤便秘为本方主证。一味蜂蜜润肠通便。对于内无热邪之虚性便秘，可用此法，免伤胃气。

【方义分析】 蜂蜜润肠通便。

【临床运用】 蜜煎导法和猪胆汁导法都是治疗因为津液不足所致的大便燥结不通，而无身热、谵语、痞满等实热证候。

【附方】

猪胆汁导法：大猪胆一枚，和醋少许。另用一细竹管修削干净，并将一端磨滑，插入肛门，然后将已混合好的胆汁灌入肛中，可润燥通便。功用：润燥通便。主治：大便干结。

【案例举隅】

（1）便秘案：友人黄君有祖母，年已九十余龄矣。遘病旬日，不大便，不欲食，神疲不支。群医束手，不敢立方。卒用灌肠器，灌入蜜汁。粪秽既下，诸恙竟退，获享天年，此其例也。（《颖师医案》）

（2）辨证思路：患者"年已九十余龄矣。遘病旬日，不大便，不欲食，神疲不支"，则诊断为便秘，因患者年已九十，气血津液皆亏虚，故不能大下之，应用润剂，蜜煎导法主治津伤便秘，对于内无热邪之虚性便秘，可用此法，免伤胃气。故此与蜜煎导法相符，为对症治疗。

增　辑

（一）芍药汤（附：导气汤）

【来源】 刘完素 《素问病机气宜保命集》

【方歌】 芍药芩连与锦纹　桂甘槟木及归身
　　　　　别名导气除甘桂　枳壳加之效若神

【组成】 芍药一两（30g），当归、黄连各半两（各9g），槟榔、木香、炙甘草各二钱（各6g），大黄三钱（9g），黄芩半两（9g），官桂一钱半（5g）。

【用法】　上咬咀，每服半两，水二盏，煎至一盏，食后温服（现代用法：水煎服）。

【功用】　清热燥湿，调和气血。

【主治】　湿热痢疾。腹痛，便脓血，赤白相兼，里急后重，肛门灼热，小便短赤，舌苔黄腻，脉弦数。

【证治机制】　本方所治之痢疾，乃湿热壅滞肠中，气血失调所致。湿热伤及大肠，搏结气血，肠道气机壅滞，故见腹痛、里急后重；伤及血分，化为脓血，故下痢赤白相兼；湿热内迫下注，故见肛门灼热，小便短赤；舌苔黄腻，脉弦数等俱为湿热之象。大肠湿热壅滞，气血失调，治宜清热燥湿，调和气血。

【方义分析】　本方为治湿热痢疾之常用方。方中黄连、黄芩苦寒入肠，苦以燥肠胃之湿，寒以清肠胃之热，两药配伍，以清肠中之湿热，为君药。重用芍药苦酸微寒，养血和营，柔肝缓急，"止下痢腹痛后重"（《本草纲目》），配以当归养血活血，即"行血则便脓自愈"之义。木香、槟榔行气导滞，乃"调气则后重自除"之理。四药相配，调和气血，为臣药。佐入大黄苦寒泻热导滞，兼破瘀活血，属"通因通用"之法。方用少量肉桂为佐，取其辛热之性，能入血分，既防黄连、黄芩苦寒伤中与冰伏湿遏，又助当归、芍药以行血。使以甘草调和诸药，与芍药相配更能缓急止痛。诸药合用，共奏清热燥湿、调和气血之效。

本方的配伍特点是清热燥湿与攻下积滞合用，柔肝理脾与调气和血并施，标本兼顾，邪正同调，体现了清湿热、导积滞、和肝脾、行气血之治疗湿热痢疾的基本配伍法则。

【临床运用】

（1）本方主治湿热痢疾。以痢下赤白、腹痛里急、肛门灼热、苔腻微黄为辨证要点。痢疾初起有表证者忌用本方。

（2）方后有"如血痢则渐加大黄；汗后脓毒加黄柏半两"，可资临床参考。如苔腻脉滑，兼有食滞者，可去甘草，加山楂、神曲、麦芽以消食导滞；若下痢赤多白少，或纯下赤冻者，加牡丹皮、地榆等以凉血止血。

（3）常用于急性细菌性痢疾、阿米巴痢疾、过敏性结肠炎、急性结肠炎等属湿热壅滞者。

【附方】

导气汤（《证治准绳》）：芍药汤去甘草、肉桂，加枳壳三钱（9g）而成。功用：清热解毒，行气导滞。主治：湿热痢疾。症见里急后重，便脓血，脘腹作胀弋滞较重者。

【案例举隅】

（1）咳血案：东垣治一贫士，病脾胃虚，与补药愈后。继居旷室，卧热炕，咳而吐血，东垣谓此久虚弱，冬居旷室，衣服单薄，是重虚其阳，表有大寒，壅遏里热，火邪不得舒伸，故血出于口。当补表之阳，泻里之虚热。因思仲景治伤寒，脉浮紧，当以麻黄汤发汗，而不与之，遂成衄血，却与麻黄汤立愈。与此甚同，因作此汤，一服而愈。桂枝（五分。补表虚）　麻黄（去外寒）　黄芪（实表益卫）　甘草（炙。补脾）　白芍（安太阴。各一钱）　人参（益元气而实表）　麦门冬（保肺气。各三分）　五味子（五粒。安肺气）　当归（五分。和血养血）。热服。（《医方集解·理血之剂》）

（2）辨证思路：患者"病脾胃虚，与补药愈后。继居旷室，卧热炕，咳而吐血"，故当诊断为咳血。但患者因冬季在户外感寒，又立即在热炕上休息，导致外寒里热，内受湿热，"寒主收引"，火热之邪不得外泄，迫血妄行，故出现咳血。其病本属伤寒。咳而吐血，当重读咳字，因咳嗽见红，必所唾无多，略有浮火耳。仲景麻黄汤治伤寒未汗而衄血者，故东垣仿之而效。此病重在虚者外寒遏内热，不重在吐血。治法重在发汗，不重在止血，当入伤寒类，不应入吐血类。列为吐血方者，意欲炫技以欺人，医书中如此者甚多，阅者当具只眼。凡伤寒证，专治伤寒，偶尔见血，不必治血，亦能奏功。故《本草纲目》曰："观此一方，足以为万世模范矣。盖取仲景麻黄汤与补剂各半服之，但凡虚人当服仲景方者，当以此为则也。"故以麻黄汤合芍药汤加减方，以取芍药汤之清热燥湿，调和气血之功效，以奏敛肺止血之功。

（二）香连丸（附：白头翁汤）

【来源】　杨士瀛　《兵部手集方》

【方歌】　香连治痢习为常　　初起宜通勿遽尝
　　　　　　别有白头翁可恃　　秦皮连柏苦寒方

【组成】　黄连去芦、须，二十两（600g），用茱萸十两（300g）同炒令赤，去茱萸不用，木香不见火，四两八钱八分（130g）。

【用法】　上为细末，醋糊为丸，如梧桐子大。每服二十丸（6～9g），饭饮吞下。

【功用】　清热燥湿，行气化滞。

【主治】　湿热痢疾。下痢，赤白相兼，腹痛里急后重。

【证治机制】　湿热壅滞肠中，伤及大肠，搏结气血，肠道气机壅滞，故见腹痛，里急后重；伤及血分，化为脓血，故下痢赤白相兼。

【方义分析】　大肠湿热，积滞内停，为本方主证。香连丸用黄连、吴茱萸同炒，意在以清热燥湿为主，加木香行气化滞，用治湿热痢疾，下痢赤白相兼，腹痛，里急后重者。方用黄连清热燥湿，厚肠止痢，为君药。木香行气止痛，为佐药。

【临床运用】

（1）本方主治湿热痢疾，以下痢，赤白相兼，腹痛里急后重为主证。

（2）常用于急性细菌性痢疾、阿米巴痢疾、过敏性结肠炎、急性结肠炎等，证属湿热壅滞者。

【附方】

白头翁汤（《伤寒论》）：白头翁二两（15g），黄柏三两（12g），黄连三两（6g），秦皮三两（12g）。用法：上四味，以水七升，煮取二升，去滓，温服一升。不愈，再服一升（现代用法：水煎服）。功用：清热解毒，凉血止痢。主治：热毒痢疾。下痢脓血，腹痛，里急后重，肛门灼热，赤多白少，渴欲饮水，舌红苔黄，脉弦数。

【案例举隅】

案例一

（1）疟疾案：孙文垣治臧茗泉，脉左弦数，右寸弱，关大，重按则滑，右尺微。原以疟后复伤饮食，大便泻而变痢，日夜只五六行，皆积滞无粪，腹疼后重难堪，午未后发热，天明始退，此夏伤于暑，秋成疟痢也。其热仍疟之余邪，当先解散，然后以补剂投之，则痢自愈矣。与神授香连丸一服，腹中肠鸣，须臾大便行，较前更多，且有粪下。改以白芍四钱，泽泻、黄连各一钱，滑石二钱，甘草、桂枝、木香各四分，山楂七分。两日后，与补中益气汤加木香、黄连、白芍，调理半月而瘥。（《续名医类案·孙文恒》）

（2）辨证思路：患者"原以疟后复伤饮食，大便泻而变痢，日夜只五六行，皆积滞无粪，腹疼后重难堪，午未后发热，天明始退"，则诊断为疟疾。正如《素问·四气调神大论》言："夏三月……逆之则伤心，秋为痎疟，奉收者少。"患者为夏季伤暑伤湿所致。其"脉左弦数，右寸弱，关大，重按则滑，右尺微"。整体来看为虚证证候，"脉左弦数"，"数"则表现为发热，"弦"则表现为痢后里急后重，"右寸弱，关大，重按则滑，右尺微"，《素问·三部九候论》言："大而无力为虚损，气不内守之证"，关脉滑则表现为宿食肝脾热，故治当先以清热燥湿，行气化滞为先，后再施以补益的方剂。香连丸为治疗湿热痢疾之主方，大肠湿热，积滞内停为本方主证。方用黄连清热燥湿，厚肠止痢，为君药。木香行气止痛，为佐药。故以香连丸为对症治疗，服用之后患者出现"腹中肠鸣，须臾大便行，较前更多，且有粪下"。故"改以白芍四钱，泽泻、黄连各一钱，滑石二钱，甘草、桂枝、木香各四分，山楂七分。两日后，与补中益气汤加木香、黄连、白芍，调理半月而瘥"。

案例二

（1）痢疾案：米（右住方浜路肇方弄十四号）　高年七十有八，而体气壮实，热利下重，两脉大，苔黄，夜不安寐，宜白头翁汤为主方。

白头翁（三钱）　秦皮（三钱）　川连（五分）　黄蘗（三钱）　生川军（三钱，后下）　枳实（一钱）　桃仁泥（三钱）　芒硝（二钱，另冲）

佐景案：米姓妇家贫。有一子，现年三十余龄，卖旧货为业，不娶妻，事母至孝。邻里咸呼之曰"孝子阿三。"母病卧床匝月，无力延医，安奉汤药！便器秽物悉孝子亲洁之。史君惠甫有姑母居相近，闻妇苦病，慨代延师出诊。本案方系初诊方，即系末诊方。何者？老妇服此之后，得快利，得安寐，复何求者？依法病后当事调理，但妇以劳师远驾，心实不安，即任之。竟复健康如中年人。（《颖师医案》）

（2）辨证思路：患者"高年七十有八，而体气壮实，热利下重，两脉大，苔黄，夜不安寐"，则诊断为痢疾证。《伤寒论》云："热利，下重者，白头翁汤主之。"患者虽然已经七十有余，但体气壮实，脉大，苔黄，为内有里实证，"胃不和则卧不安"，同理胃与大肠皆为阳明经脉，胃中津液不足，则阴无以敛阳，则不寐，当以大承气汤泄热通便，又因热利下重，《伤寒论》言："阳明病，下血谵语者，此为热入血室"，则加桃仁以活血化瘀，故患者服药后，得快利，得安寐。

（三）更衣丸（附：脾约丸）

【来源】《太平惠民和剂局方》

【方歌】更衣利便治津干　　芦荟朱砂滴酒丸
　　　　脾约别行麻杏芍　　大黄枳朴蜜和丸

【组成】　朱砂五钱（15g），芦荟七钱（21g）。

【用法】　滴好酒少许为丸，如梧桐子大，每服一二钱（3～6g），温水送服。

【功用】　泻火通便。

【主治】　肠胃津伤。症见大便不通，心烦易怒，睡眠不安。

【证治机制】　肠胃燥结故大便不通为主证；肝火偏旺，故心烦易怒，睡眠不安为兼证。

【方义分析】　方用芦荟苦寒润下，兼泻肝火，为君药。朱砂性寒下达，清心安神，为臣药。

【临床运用】　本方可治疗老年性、习惯性便秘。

【附方】

脾约丸（《伤寒论》）：麻子仁二升（21g），芍药半斤（9g），炙枳实半斤（9g），大黄去皮，一斤（12g），炙厚朴去皮，一尺（9g），杏仁去皮尖，熬，别作脂，一升（9g）。用法：上六味，蜜和丸，如梧桐子大。饮服十丸，日三服，渐加，以知为度（现代用法：共为细末，炼蜜为丸。每服9g，一日1～2次，温开水送服。亦可作汤剂，用量按原方比例酌减）。功用：润肠泄热，行气通便。主治：脾约证。肠胃燥热，津液不足，大便干结，小便频数。

本方即小承气汤合麻子仁、杏仁、芍药而成。方用小承气汤消痞除满，泄热通便，以荡涤胃肠燥热积滞，更以质润多脂之麻子仁、杏仁，敛阴和营之芍药，益阴润肠之蜂蜜，使腑气得通，津液四布，便秘自除。原方用法中要求"如梧桐子大，饮服十丸"，以次渐加，表明本方意在缓下，是一首润肠通便的缓下剂。

【案例举隅】

（1）便秘案：广东卢贤杰，年四十三岁，乙未九月九日诊。

白浊两月未止，六七日来大便秘结，每日欲解不能，夜半登圊二三十次解出些少，少腹两边胀疼不已。精伤血燥，致令大便结而少腹疼也。宜于润燥通幽，兼治白浊，庶几两擅其长矣。

生首乌（六钱）　制首乌（三钱）　柏子仁（三钱，研）　当归（二钱）　大麻仁（三钱，研）　郁李仁（三钱，研）　车前子（一钱半，炒研）　赤苓（三钱）　皂角子（一钱，炒研存性）

煎好去渣服。先用更衣丸二钱，用陈酒炖温送。用更衣丸大率以钱许为则，或一钱五分，多至二钱，不可再增。此用二钱者，缘其体健，便结胀痛而致六七日之久者故也。最后以润燥通幽之煎剂服之，其功更捷矣。

午后先进更衣丸，少顷即服煎剂，至点灯时解结粪成堆，腹中即然爽快，少腹两旁胀痛顿失，小溲亦长，病者甚快。后以六味地黄汤加固涩之剂兼治白浊，而收全功矣。(《竹亭医案》)

（2）辨证思路：患者"白浊两月未止"，则知患者宿疾为遗精，汉代张仲景在《金匮要略》中称本病为"失精"，认为本病由虚劳所致。基本病机为肾失封藏，精关不固。但患者出现六七日大便秘结的症状，"每日欲解不能，夜半登圊二三十次解出些少，少腹两边胀疼不已"。可知患者的主症为便秘一周，伴少腹胀疼。诊断为便秘，故其治法则以润燥通幽为主，又因患者乃遗精所致，精伤血燥，故出现大便结，故以治白浊为辅。便与"急则治其标，缓则治其本"之意相契合。又因患者出现两侧"少腹胀疼""胀"，则为气滞，由肝火偏旺导致，治当清肝通便，更衣丸主治津伤便秘，兼心烦易怒等症。故此证治疗应以更衣丸为主。

四、涌吐之剂

　　以涌吐药为主组成，具有涌吐痰涎、宿食、毒物等作用，用于治疗痰厥、食积、误食毒物等病证的方剂，统称涌吐之剂，属于"八法"中的"吐法"。

　　涌吐之剂具有催吐作用，可使停留在咽喉、胸膈、胃脘之痰涎、宿食、毒物等从口中吐出，临床适用于某些病势急迫，又急需涌吐的病证。《圣济总录·卷四·治法》曰："上脘之病，上而未下，务在速去，不涌而出之，则深入胃肠，播传诸经，可胜治哉！"涌吐之剂作用迅速，用之得当可使病情迅速得到缓解。适用于中风、癫狂、喉痹等证属痰涎壅盛，阻塞咽喉，痰声辘辘，呼吸急迫者；或过量饮食，停滞胃脘，壅塞气机，病情危急者；或误食毒物，尚留胃中者，均可使用。此外，干霍乱属邪气壅塞中焦，欲吐泻不得者，也可服用本类方剂，使邪有出路，气机开通。

　　若服涌吐之剂而不得吐者，可用手指、压舌板或鹅毛翎刺激咽喉，以助呕吐；或多饮开水，以助药力，催其呕吐。若服涌吐之剂后呕吐不止者，可服少许姜汁或冷粥、冷开水以和胃止呕。倘若呕吐仍不止，应视所服药物的不同进行解救。如服瓜蒂散而呕吐不止者，可服麝香0.03～0.06g，或丁香末0.3～0.6g解之；服三圣散而呕吐不止者，可用葱白煎汤解之。

　　涌吐是一种简便易行的急救治法，用之得当，疗效迅速。但此类方剂作用峻猛，易伤胃气，中病即止，不可久服。《儒门事亲》曰："涌吐之药，或丸或散，中病则止，不必尽剂，过则伤人。"年老体弱、气血不足、妊娠女性、产后、吐血、咯血等患者均宜慎用。服涌吐剂后患者应避风寒，因吐后多气虚，易患感冒。呕吐之后不宜立即进食，特别是禁忌骤进油腻煎炸等不易消化食物，应以糜粥自养，调理脾胃。若涌吐之后，气逆不止者，应适量服用和胃降逆之品，调和胃肠功能。

（一）瓜蒂散（附：三圣散，参芦散，栀子豉汤，乌附尖方，烧盐方）

【来源】 张仲景 《伤寒论》

【方歌】 瓜蒂散中赤小豆　　或入藜芦郁金凑

　　　　　此吐实热与风痰　　虚者参芦一味匀

　　　　　若吐虚烦栀豉汤　　剧痰乌附尖方透

　　　　　古人尚有烧盐方　　一切积滞功能奏

【组成】 瓜蒂熬黄一分（3g），赤小豆一分（3g）。

【用法】 上二味，分别捣筛，为散剂，合治之，取一钱匕（2g）。以香豉一合（9g），用热汤七合，煮作稀糜，去滓，取汁合散，温顿服之。不吐者，少少加；得快吐乃止（现代用法：将两药研细末和匀，每服1～3g，用香豉9g煎汤送服。不吐者，少少加量再服）。

【功用】 涌吐痰涎宿食。

【主治】 痰涎宿食，壅滞胸脘证。胸中痞硬，烦闷懊憹不舒，欲吐不出，气上冲咽喉不得息，寸脉微浮。

【证治机制】 本方病证或因痰涎壅滞胸膈，或因过量饮食停滞胃脘所致。痰涎、宿食停于胸膈胃脘，气机壅滞，升降不得，故胸中痞硬，烦闷懊憹，欲吐不出，甚则逆气上冲咽喉而不得息。寸脉微浮，表明邪气在上，且有上冲之势。《素问·阴阳应象大论》曰："其高者，因而越之。"此有形病邪停于胸脘，治疗当因势利导，采用吐法，导出痰涎宿食，使病证随吐而解。

【方义分析】 方中瓜蒂味极苦性寒，具有较强的催吐作用，善于涌吐痰涎宿食，用为君药。赤小豆味酸性平，能祛湿除烦，用为臣药。君臣相配，酸苦涌泄，相须为用，催吐之力甚强。吴谦《医宗金鉴·删补名医方论》云："瓜蒂极苦，赤豆味酸，相须相益，能除胸胃中实邪，为吐剂中第一品也。"佐以淡豆豉煎汤调服，一则取其轻浮升散之性，宣越胸膈气机，助君臣涌吐胸脘之痰食；二则淡豆豉与赤小豆均为谷物，可安中和胃，与涌吐药物相配，使涌吐而不伤胃气，即"借谷气以保胃气"。本方三药相伍，为涌吐峻剂，服之可使胸膈痰食一吐而出，病证自除。

【临床运用】

（1）本方为涌吐的代表方剂。临床应用以胸膈痞满，懊憹不安，欲吐不得，或毒物尚留胃中为辨证要点。

（2）瓜蒂有毒，易伤正气，用量不宜过大，中病即止。本方涌吐作用峻烈，非形气俱实者，不宜使用。《伤寒论》云："诸亡血虚家，不可与瓜蒂散。"

（3）常用于急性胃扩张、误食毒物、精神分裂症等证属痰食壅滞胸脘者。

【附方】

（1）三圣散（《儒门事亲》）：防风去芦，三两（5g），瓜蒂三两（3g）剥净碾破，以蒂卷定，连纸锉细，去纸，用粗箩子箩过，另放末，将渣炒微黄，次入末一处同炒黄用，藜芦去苗及心，加减用之，一两，或半两（3g），或一分（3g）。用法：上各为粗末，每服约半两，以韭汁三茶盏，先用两盏煎三五沸，去韭汁，次入一盏，煎至三沸。却将原二盏，同一处熬两沸，去滓澄清，放温，徐徐服之，不必尽剂，以吐为度。功用：涌吐风痰。主治：中风闭证，失音闷乱，口眼㖞斜，或不省人事，牙关紧闭，脉浮滑实者；或癫痫，痰浊壅塞胸中，上逆时发者；或误食毒物尚停胃脘者。

（2）参芦散（《济生方》）：人参芦15g。用法：研为末，水调下一二钱（3～6g），服后以物微探吐之。功用：涌吐痰涎。主治：气虚，痰涎壅盛胸膈证。痰多气急，胸膈满闷，温温欲吐，脉象虚弱。

（3）栀子豉汤（《伤寒论》）：栀子、香豉各三钱（9g）。用法：水煎服。功用：清热除烦。主治：身热懊憹，虚烦不眠，胸脘痞满，按之软而不硬，嘈杂似饥，但不欲食，舌红，苔微黄者。

（4）乌附尖方：乌头和地浆水。用法：在土地上掘一坑，将水倒入，搅拌后澄清，取上层清水即得，有解毒作用，煎服。功用：涌吐痰涎。主治：寒痰食积，壅塞上焦者。

（5）烧盐方（《备急千金要方》）：食盐（炒）。用极咸盐汤三升，热饮一升，刺口令吐宿食使尽，不吐更服，吐迄复饮，三吐乃住，静止。功用：涌吐宿食。主治：宿食停滞胃脘。症见饮食停滞胃中，脘腹胀痛不舒。亦治干霍乱，欲吐泻不得者。

【案例举隅】

（1）黄疸案：一舟梢病伤寒发黄，鼻内酸痛，身与目如金，小便赤而数，大便如径。或欲行茵陈五苓。予曰：非其治也，小便和大便如常，则知病不在脏腑。今眼睛鼻颊疼痛，是病在清道中。清道者，华盖肺之经也。若下大黄，则必腹胀为逆，亦用瓜蒂散。先含水，次搐之，鼻中黄水尽乃

愈。(《类证普济本事方》)

（2）辨证思路：患者因伤寒发黄疸，身目黄，鼻中痛，小便数赤，大便常。案中无脉。以病证推敲，肺开窍于鼻，又"肺朝百脉，输精于皮毛"，主通调水道，与大肠相表里。伤寒病，邪气侵袭皮毛，肺脉输精不利，因此郁而发黄，水道不畅，故小便赤数。患者大便通畅，病不在大肠，又无咳喘，病不在肺。因此知此邪气在肺所主之鼻窍、皮毛、经脉。黄疸病不可妄用发汗法，以恐伤津。肺在上焦，其高者因而越之，故可与涌吐法治疗。

（二）稀涎散（附：通关散）

【来源】 严用和 《济生方》

【方歌】 稀涎皂角白矾班　　或益藜芦微吐间
　　　　风中痰升人眩仆　　当先服此通其关
　　　　通关散用细辛皂　　吹鼻得嚏保生还

【组成】 猪牙皂角四挺（15g），白矾一两（30g）。

【用法】 共为细末，每服2～3g温水调下。

【功用】 开关涌吐。

【主治】 中风闭证。症见痰涎壅盛，喉中痰声漉漉，气闭不通，心神瞀闷，四肢不发，或倒仆不省，或口角似歪，脉滑实有力者。

【证治机制】 痰湿凝聚，阻滞气机，痰随气升，蒙蔽清窍，故心神瞀闷，四肢不发，或倒仆不省，或口角似㖞；痰涎壅盛，故见喉中痰声漉漉，脉滑实有力说明正气实，邪气盛。

【方义分析】 中风痰厥为本方主证。方用皂角辛能开窍、咸能软坚；白矾能化顽痰，两药合用，具有明显地稀涎作用。白矾酸苦涌泻，能软顽痰；皂角辛咸通窍，专制风木。

【临床运用】

（1）治中风暴仆，痰涎壅盛，气闭不通，先开其关，令微吐稀涎，续进他药。

（2）亦治喉痹不能进食。

【附方】 通关散（《丹溪心法附余》）：细辛洗，去土、叶、猪牙皂角去子（各3g）。用法：研为细末。每用少许，搐入鼻内。候喷嚏，服药。功用：开窍通关。主治：卒中风邪，昏闷不醒，牙关紧闭，汤水不下。

【案例举隅】

（1）痰厥案：陆肖愚治潘碧泉之妻，年近五旬，因大怒后忽然倒仆，牙关紧急。脉之，两寸关滑大，两尺沉无。以稀涎散齑水调，撬牙灌之，吐痰盆许，少顷而苏，第人事尚未清爽。再诊寸关稍平，两尺已起。以二陈加贝母、黄连、香附、数剂而安。(《续名医类案》)

（2）辨证思路：患者两手寸关脉滑大，尺脉沉无，应为素有痰热，消耗肾水。水不涵木，已有中风之根，又加大怒。《素问·生气通天论》言："大怒则形气绝，而血菀于上，使人薄厥"，言气之逆。病家之痰随气逆而上，蒙闭心神，便作痰厥。故用稀涎散吐痰，再用二陈汤加燥湿、行气化痰而愈。

五、和解之剂

　　具有和解少阳、调和肝脾、调和寒热、表里双解等作用，治疗伤寒邪在少阳、肝脾不和、寒热错杂、表里同病的方剂，统称和解之剂。属于"八法"中的"和法"。

　　和解剂原为治疗伤寒邪入少阳而设，少阳属胆，位于半表半里，既不宜发汗，又不宜吐下，唯有"和解"一法最为适当。然胆附于肝，互为表里，胆经发病可影响肝，肝经发病也可影响胆，且肝胆疾病又可累及脾胃，导致肝脾不和；若中气虚弱，寒热失调，又可导致寒热互结；若表证未解，里证又急，以致表里同病，单纯解表或治里，均不能除其病邪。故和解剂除和解少阳以治少阳病证外，还可调和肝脾以治肝郁脾虚；调解寒热以治寒热互结；表里双解以治表里同病。

　　和方之制，和其不和也。故凡病兼虚者，补而和之；兼滞者，行而和之；兼寒者，温而和之；兼热者，凉而和之；兼表者，散而和之；兼里者，攻而和之。此即和解剂组方配伍的独特之处，故其应用范围较广，主治病证亦较复杂。

　　和解之剂总以祛邪为主，故纯虚证者，不宜使用，以防伤正；又因其多兼顾正气，属纯实证者，亦非所宜，或有贻误病情之嫌。

（一）小柴胡汤

【来源】 张仲景 《伤寒论》

【方歌】 小柴胡汤和解供　　半夏人参甘草从
　　　　　　更用黄芩加姜枣　　少阳百病此为宗

【组成】 柴胡半斤（24g），黄芩三两（9g），人参三两（9g），炙甘草三两（9g），半夏半升洗（9g），生姜三两切（9g），大枣擘十二枚，（4枚）。

【用法】 上七味，以水一斗二升，煮取六升，去滓，再煎，取三升，温服一升，日三服（现代用法：水煎服）。

【功用】 和解少阳。

【主治】　①伤寒少阳证。往来寒热，胸胁苦满，嘿嘿不欲饮食，心烦喜呕，口苦，咽干，目眩，舌苔薄白，脉弦者。②妇人中风，热入血室。经水适断，寒热发作有时。③疟疾、黄疸等病而见少阳证者。

【证治机制】　少阳位于太阳、阳明表里之间。其经脉循胸布胁，伤寒邪犯少阳，病在半表半里，邪正相争，正胜欲拒邪出于表，邪胜欲入里于阴，故往来寒热。足少阳之脉起于目锐眦，其支者，下胸中，贯膈，络肝，属胆，循胁里。邪在少阳，经气不利，郁而化热，胆火上炎，而致胸胁苦满，心烦，口苦，咽干，目眩。胆热犯胃，胃失和降，气逆于上，故默默不欲饮食而喜呕。肝司血海，若妇人经水适断，感受风邪，邪热乘虚传入血室，热与血结，导致少阳经气不利，故而寒热发作有时。邪在表者，当从汗解；邪入里者，则当吐下；今邪既不在表，又不在里，而在表里之间，则非汗、吐、下所宜，故唯宜和解之法。

【方义分析】　本方为和解少阳的代表方剂。方中柴胡苦平，入肝胆经，透泄少阳之邪，并能疏泄气机之郁滞，使少阳之邪得以疏散，为君药。黄芩苦寒，清泄少阳之热，为臣药。柴胡、黄芩相配伍，一散一清，共解少阳之邪，为治疗邪入少阳的基本配伍。胆气犯胃，胃失和降，佐以半夏、生姜和胃降逆止呕；邪从太阳传入少阳，缘于正气本虚，故又佐以人参、大枣益气健脾，一者取其扶正以祛邪，一者取其益气以御邪内传，俾正气旺盛，则邪无内向之机。生姜、大枣合用，又可调和脾胃，兼顾表里。炙甘草助人参、大枣扶正，且能调和诸药，为使药。诸药合用，以和解少阳为主，兼和脾胃。使邪气得解，枢机得利，胃气调和，则诸证自除。

原方"去滓再煎"，使药性更为醇和。本方为和剂，一般服药后不经汗出而病解，但亦有药后得汗而愈者，此为正复邪却之象。正如《伤寒论》所说："上焦得通，津液得下，胃气因和，身濈然汗出而解。"若少阳病证经误治损伤正气，或患者素体正气不足，服用本方，亦可见到先寒战后发热而汗出的"战汗"现象，亦属正胜邪却之证。

【临床运用】

（1）本方为治疗少阳病证的基础方，又是和解少阳法的代表方。以往来寒热，胸胁苦满，默默不欲饮食，心烦喜呕，口苦，咽干，目眩，苔薄白，脉弦为辨证要点。临床多以往来寒热为首要主证。故《伤寒论》云："伤寒中风，有柴胡证，但见一症便是，不必悉具。"又因柴胡升散，黄芩、半夏性燥，故阴虚血少者禁用。

（2）若胸中烦而不呕，为热聚于胸，去半夏、人参，加瓜蒌清热理气宽胸；渴者，是热伤津液，去半夏，加天花粉止渴生津；腹中痛，是肝气乘脾，宜去黄芩，加芍药柔肝缓急止痛；胁下痞硬，是气滞痰郁，去大枣，加牡蛎软坚散结；心下悸，小便不利，是水气凌心，宜去黄芩，加茯苓利水宁心；不渴，外有微热，是表邪仍在，宜去人参，加桂枝解表；咳者，是素有肺寒留饮，宜去人参、大枣、生姜，加五味子、干姜温肺止咳。

（3）常用于感冒、流行性感冒、疟疾、慢性肝炎、肝硬化、急慢性胆囊炎、胆结石、中耳炎、急性乳腺炎、胆汁反流性胃炎、胃溃疡等证属少阳证者。

【案例举隅】

（1）阳气脱陷案：一女子年十七，闪右臂，微肿作痛，寅申时发热，决其胆经血虚火盛，经水果先期而至。先以四物合小柴胡汤，四剂热退。更加以四物汤加香附、地骨皮、山栀各五分，芩、连、炙草各二分，二十余剂，其肿亦消。乃去黄连、山栀，又五十余剂，经水调而元气充矣（《续名医类案》）。

（2）辨证思路：患者因右臂外伤导致肿痛发热，且发热时间固定于寅时申时，经言："有所坠堕，恶血留内，则伤肝"，肝血既少，则胆热生。胆者少阳，王于寅而因于申，故在寅申二时发热。《黄帝内经·素问》言："热胜则肿"，故此肿亦是胆经之热所致。

（二）四逆散

【来源】 张仲景 《伤寒论》

【方歌】 四逆散里用柴胡　　芍药枳实甘草须
　　　　 此是阳邪成郁逆　　敛阴泄热平剂扶

【组成】 炙甘草、枳实破，水渍，炙干、柴胡、芍药各十分（各6g）。

【用法】 上四味，各十分，捣筛，白饮和服方寸匕，日三服（现代用法：水煎服）。

【功用】 透邪解郁，疏肝理脾。

【主治】 ①阳郁厥逆证。手足不温，或腹痛，或泄利下重，脉弦。②肝脾不和证。胁肋胀痛，脘腹疼痛，脉弦等。

【证治机制】 本方主治之阳郁厥逆证，缘于外邪传经入里，气机为之郁遏，不得疏泄，导致阳气内郁，阴阳气不相顺接，而见手足不温。此种"四逆"与阳衰阴盛的四肢厥逆有本质区别。正如李中梓云："此证虽云四逆，必不甚冷，或指头微温，或脉不沉微，乃阴中涵阳之证，唯气不宣通，是为逆冷。"肝气郁结，疏泄失常，木来克土，故见胁肋胀痛，或脘腹疼痛，或见泄利下重等证。脉弦亦主肝郁。故治宜透邪解郁，调畅气机为法。

【方义分析】 方中柴胡入肝胆经，升发阳气，疏肝解郁，透邪外出，为君药。芍药敛阴养血柔肝，为臣，与柴胡合用，以补养肝血，条达肝气，可使柴胡升散而无耗伤阴血之弊。佐以枳实理气解郁，泄热破结，与柴胡为伍，一升一降，加强舒畅气机之功，并奏升清降浊之效；与芍药相配，又能理气和血，使气血调和。使以甘草，调和诸药，益脾和中；与芍药配伍，则酸甘化阴，缓急止痛。综合四药，共奏透邪解郁、疏肝理脾之效，使邪去郁解，气血调畅，清阳得伸，四逆自愈。原方用白饮（米汤）和服，取其和中气，则阴阳之气自相顺接之意。

本方与小柴胡汤同为和解剂，同用柴胡、甘草。但小柴胡汤用柴胡配黄芩，重在和解少阳；四逆散则柴胡配芍药、枳实，敛阴柔肝，升清降浊，疏肝解郁作用较明显，故小柴胡汤为和解少阳的代表方，四逆散则为调和肝脾的基础方。

【临床运用】

（1）本方原治阳郁厥逆证，后世多用作疏肝理脾的基础方。以手足不温，或胁肋、脘腹疼痛，脉弦为辨证要点。

（2）若咳者，加五味子、干姜以温肺散寒止咳；悸者，加桂枝以温心阳；小便不利者，加茯苓以利小便；腹中痛者，加炮附子以散里寒；泄利下重者，加薤白以除下重；气郁甚者，加香附、郁金以理气解郁；有热者，加栀子以清内热。

（3）常用于慢性肝炎、胆囊炎、胆石症、肋间神经痛、胃溃疡、胃炎、附件炎、输卵管阻塞、急性乳腺炎等，证属肝胆气郁，肝脾（或胆胃）不和者。

【案例举隅】

（1）泄泻案：郭大兴之子，因食桃李甚多，腹痛口渴，四肢厥冷，泄泻半日，饮水即吐，以后大便不通，人事虽困，然吐声甚洪，痛声甚厉，舌虽不燥，而唇极焦。一医不明先泄后闭之义，更不细审内伏之情，且不知沉涩之脉，妄谓无脉，迫以附子理中急投，余见而止之，与左金合四逆散，加元明粉五钱，下秽物甚多而瘥。（《得心集医案》）

（2）辨证思路：患者因食生冷瓜果过度，导致泄泻，腹痛口渴，四肢厥冷，饮水即吐，后出现大便不通，脉沉而涩。此病起于寒凉伤脾，生冷聚于中焦故腹痛，阳气不能外达，故肢冷。清阳之气不升，津液不得输布，遂口渴，唇干。脾不消磨，则胃不受承，故水入即吐。结合沉涩之脉，当知是寒食困阻中焦。治之，一当解阳气之内闭，二当夺下腐秽。

（三）黄连汤

【来源】 张仲景 《伤寒论》

【方歌】 黄连汤内用干姜　　半夏人参甘草藏

　　　　　更用桂枝兼大枣　　寒热平调呕痛忘

【组成】 黄连、炙甘草、干姜、桂枝去皮，各三两（各9g），人参二两（6g），半夏半升，洗（9g），大枣擘，十二枚（4枚）。

【用法】 上七味，以水一斗，煮取六升，去滓，温服，日三服，夜二服。

【功用】 调解寒热，和胃降逆。

【主治】 胃热肠寒证。胸中有热，胃中有寒邪见腹中痛，欲呕吐。

【证治机制】 胸中有热，胃中有寒，气机阻滞，胃失和降，故见腹痛、呕吐。

【方义分析】 方中黄连泻胸中之热，为君药。干姜、桂枝温胃中之寒，与黄连同用，使寒热调和，为臣药。半夏和胃降逆；人参、大枣益气和中，升降复常，为佐药。甘草调和药性，为使药。诸药合用，使寒散热消，升降复常，诸证自愈。

【临床运用】

（1）本方对肝脾不和，寒热失调所致的消化不良及脘腹疼痛或呕逆不食等证均可应用。

（2）现代多用于胃及十二指肠溃疡而见腹中痛，欲呕吐者。

【案例举隅】

（1）肝郁胁痛案：万海生，腹胁胀痛，或呕或利，而胀痛仍若，医者不察，误与消食行滞之剂，遂腹胁起块有形，攻触作痛，痛缓则泯然无迹。自冬迄春，食减肌削，骨立如柴，唇红溺赤，时寒时热，诊脉两手弦数，似属木邪侮土之证，究归阴阳错杂之邪，正《内经》所谓胃中寒，肠中热，故胀而且泻。处仲景黄连汤加金铃、吴萸、白术、川椒，数剂而安，随进连理汤乃健。（《得心集医案》）

（2）辨证思路：患者腹胁胀痛，伴有呕吐下利，然而吐下后胀痛无缓解，由此可知，胀痛为虚证，反而服用消导药，大伤中气，愈加其虚，气机失于升降，聚而生块。气欲升而不得，故攻窜疼痛，散后痞块消失。如此反复发作。脉象两手弦数，是土虚而木乘，故食减肌削，周身不得谷气充养，因此骨立如柴。热气不升，而反下陷，故唇红溺赤。阴阳两虚，寒热错杂，便发时寒时热。宜寒热并用，然则既为虚证，则泻心汤不相宜，故以黄连汤治之得效。

（四）黄芩汤（附：黄芩芍药汤，黄芩加生姜半夏汤，芍药甘草汤）

【来源】 张仲景 《伤寒论》

【方歌】 黄芩汤用甘芍并　　二阳合利枣加烹
　　　　 此方遂为治痢祖　　后人加味或更名
　　　　 再加生姜与半夏　　前症皆呕此能平
　　　　 单用芍药与甘草　　散逆止痛能和营

【组成】 黄芩三两（9g），芍药二两（9g），炙甘草二两（3g），大枣擘，十二枚（4枚）

【用法】 上四味以水一斗，煮取三升，去滓，温服一升，日再，夜一服。

【功用】 清热止利，和中止痛。

【主治】 伤寒、太阳、少阳合病之热泻热痢，身热口苦，腹痛下利，舌红苔黄，脉数。

【证治机制】 少阳风木克伐脾土，故腹痛下利，甚则下痢脓血，为主证。邪居少阳，故身热口苦；湿热阻滞，气血不和，故心下痞，腹痛，为次证。

【方义分析】 方中黄芩清热燥湿，为君药。白芍、大枣缓急止痛，为佐药。甘草益气和胃，调和诸药，为使药。四药合用，为治疗热痢腹痛之良方，有"治痢祖方"之称。

【临床运用】 本方用治急性细菌性痢疾及湿热型肠炎。若腹痛者，可去大枣加木香、槟榔以理气止痛；大便脓血者，加炒山楂、炒地榆以消积滞，凉血止痢。

【附方】

（1）黄芩芍药汤（《活法机要》）：黄芩三两（9g），芍药二两（9g），炙甘草二两（3g）。水煎服。功用：清热止痢。主治：热性痢疾，里急后重。

（2）黄芩加生姜半夏汤（《伤寒论》）：黄芩三两（9g），芍药二两（9g），炙甘草二两（3g），大枣擘，十二枚（4枚），半夏三钱（9g），生姜（3片）。水煎服。功用：清热止利，降逆止呕。主治：黄芩汤症兼见呕吐痰水者。

（3）芍药甘草汤（《伤寒论》）：芍药三两（9g） 甘草二两（6g）。功用：缓急止痛。主治：胃气不和腹中痛，或误汗后脚挛急等。

【案例举隅】

（1）子痢案：兰溪潘开子表弟，其夫人怀娠患痢，昼夜百余次，延余视。余以黄芩汤加减，兼养胎药饮之，利遂减，饮食得进，而每日尚数十次，服药无效。余曰：此不必治，名曰子利，非产后则不愈，但既产，恐有变证耳。病家不信，更延他医，易一方，则利必增剧，始守余言，止服安胎药少许，后生产果甚易，而母气大衰，虚象百出。适余从浙中来，便道过其门，复以产后法消息治之，病痊而痢亦止。盖病有不必治而自愈，强求其愈，必反致害，此类甚多，不可不知也。（《洄溪医案按》）

（2）辨证思路：所谓子痢，在此即妊子时所患下痢之病。多因妇人体虚血亏，妊子之时，又需气血养胎，故肠胃生寒，而发下痢。此人本虚血少，用寒药则肠胃更寒，用热药则耗伤阴血。因此妄用止痢之药，无论寒性热性，皆治泻痢加重。欲图稍减症状，黄芩汤确是妙方，一为黄芩止利且能安胎动；二为芍药敛阴和营能养血，药偏平和。

（五）逍遥散 ［附：加味逍遥散（九）］

【来源】 **《太平惠民和剂局方》**

【方歌】 逍遥散用当归芍　　柴苓术草加姜薄
　　　　　　散郁除蒸功最奇　　调经八味丹栀着

【组成】 甘草微炙赤，半两（4.5g），当归去苗，剉，微炒、茯苓去皮，白者、白芍、白术、柴胡去苗，各一两（各9g）。

【用法】 上为粗末，每服二钱（6g），水一大盏，烧生姜一块切破，薄荷少许，同煎至七分，去渣热服，不拘时候（现代用法：加生姜三片，薄荷6g，水煎服。亦有丸剂，每服6～9g，日服二次）。

【功用】 疏肝解郁，养血健脾。

【主治】 肝郁血虚脾弱证。两胁作痛，头痛目眩，口燥咽干，神疲食少，或往来寒热，或月经不调，乳房胀痛，脉弦而虚者。

【证治机制】 肝性喜条达，恶抑郁，为藏血之脏，体阴而用阳。若情志不畅，肝木不能条达，则肝体失于柔和，以致肝郁血虚。足厥阴肝经"布胁肋，循喉咙之后，上入颃颡，连目系，上出额，与督脉会于巅"。肝郁血虚则两胁作痛，头痛目眩；郁而化火，故口燥咽干。肝木为病易于传脾，脾胃虚弱故神疲食少。脾为营之本，胃为卫之源，脾胃虚弱则营卫受损，不能调和而致往来寒热。肝藏血，主疏泄，肝郁血虚脾弱，妇女多见月经不调，乳房胀痛。治宜疏肝解郁，养血健脾之法。

【方义分析】　方中柴胡苦平，疏肝解郁，使肝郁得以条达，为君药。白芍酸苦微寒，养血敛阴，柔肝缓急；当归甘辛苦温，养血和血，且其味辛散，乃血中气药。当归、白芍与柴胡同用，补肝体而调肝用，使血和则肝和，血充则肝柔，共为臣药。木郁则土衰，肝病易传脾，故以白术、茯苓、甘草健脾益气，非但实土以御木侮，且使营血生化有源，共为佐药。用法中加薄荷少许，疏散郁遏之气，透达肝经郁热；烧生姜降逆和中，且能辛散达郁，亦为佐药。甘草尚能调和诸药，兼为使药。合而成方，深合《素问·藏气法时论》所云："肝苦急，急食甘以缓之""脾欲缓，急食甘以缓之""肝欲散，急食辛以散之"之旨，可使肝郁得疏，血虚得养，脾弱得复，气血兼顾，肝脾同调，立法周全，组方严谨，故为调肝养血之名方。

【临床运用】

（1）本方为疏肝养血的代表方，又是妇科调经的常用方。临床运用以两胁作痛，神疲食少，月经不调，脉弦而虚为辨证要点。

（2）肝郁气滞较甚，加香附、郁金、陈皮以疏肝解郁；血虚甚者，加熟地黄以养血；肝郁化火者，加牡丹皮、栀子以清热凉血。

（3）常用于慢性肝炎、肝硬化、胆石症、胃及十二指肠溃疡、慢性胃炎、胃肠神经官能症、经前期紧张症、乳腺小叶增生、盆腔炎、不孕症、子宫肌瘤等，证属肝郁血虚脾弱者。

【附方】　加味逍遥散（丸）：当归、芍药、茯苓、白术炒、柴胡各一钱（各3g）。牡丹皮、山栀炒、炙甘草各五分（各1.5g）。水煎服。功用：养血健脾，疏肝清热。主治：肝郁血虚内热证。烦躁易怒，潮热晡热，或自汗盗汗，或头痛目涩，或颊赤口干，或月经不调，少腹胀痛，或小便涩痛，舌红苔薄黄，脉弦虚数。

【案例举隅】

（1）阳痿案：陈鸣皋，体丰多劳，喜食辛酸爽口之物，医者不知味过于酸，肝气以津，脾气乃绝，以致形肉消夺，辄用参术培土，不思土不能生，徒壅肝热，故复阳痿不起。颠沛三载，百治不效。盖未悉《内经》有筋膜干则筋急而挛，发为筋痿之例。余诊脉，左数右涩，知为肝气太过，脾阴不及，直以加味逍遥散，令服百剂，阳事顿起。更制六味地黄丸十余斤，居然形体复旧。此种治妙，惟智者可悟，《内经》一书，岂寻常思议所可到哉。（《得心集医案》）

（2）辨证思路：患者本由嗜食辛酸之味，酸属木入肝，导致肝木过乘脾土，脾土渐虚，肌肉不充而消瘦。医者又用甘味之药，而甘又伤肾水，导致水不涵木，肝家生热。凡痿皆因燥热，《黄帝内经·素问》言："前阴者宗筋之所聚之"，又"肝主筋"故致筋膜干而发筋痿之病。

（六）藿香正气散（丸）

【来源】《太平惠民和剂局方》

【方歌】 藿香正气大腹苏　　甘桔陈苓术朴俱
　　　　　　夏曲白芷加姜枣　　感伤岚瘴并能驱

【组成】 大腹皮、白芷、紫苏、茯苓去皮, 各一两（30g），曲半夏、白术、陈皮去白、厚朴去粗皮, 姜汁炙、苦桔梗各二两（各60g），藿香去土, 三两（90g），炙甘草二两半（75g）。

【用法】 上为细末，每服二钱，水一盏，姜三片，枣一枚，同煎至七分，热服，如欲出汗，衣被盖，再煎并服（现代用法：散剂，每服6g，生姜、大枣煎汤送服；或作汤剂，加生姜、大枣，水煎服，用量按原方比例酌定）。

【功用】 解表化湿，理气和中。

【主治】 外感风寒，内伤湿滞证。霍乱吐泻，恶寒发热，头痛，胸膈满闷，脘腹疼痛，舌苔白腻，脉浮或濡缓，以及山岚瘴疟等。

【证治机制】 夏月感寒伤湿，常致此证。风寒犯表，正邪相争，故见恶寒发热，头痛等表证；内伤湿滞，湿浊中阻，脾胃不和，升降失常，则见恶心呕吐，肠鸣泄泻，舌苔白腻；湿阻气滞，故胸膈满闷，脘腹疼痛。是证虽为表里同病，然以湿滞脾胃，升降失常为主，故治宜外散风寒，内化湿浊，理气和中，升清降浊。

【方义分析】 本方为风寒在表，湿滞脾胃之证而设。方中藿香辛温芳香，外散在表之风寒，内化脾胃之湿滞，且可辟秽和中而止呕，为治霍乱吐泻之要药，故重用以为君药。臣以白术、茯苓，健脾运湿以止泻；曲半夏、陈皮理气燥湿，和胃降逆以止呕。佐以紫苏、白芷辛温发散，助藿香外散风寒，紫苏尚可醒脾宽中，行气止呕，白芷兼能燥湿化浊；大腹皮、厚朴，行气化湿，畅中行滞，且寓气行则湿化之义；桔梗宣肺利膈，既益解表，又助化湿；煎加生姜、大枣，内调脾胃，外和营卫，诸药共助藿香解表化湿之力，甘草调和药性，并协生姜、大枣以和中，用为使药。诸药相伍，外散风寒与内化湿滞合法，表里同治而以除湿治里为主；健脾化湿与理气和胃共施，脾胃同调而以升清降浊为要。使风寒外散，湿浊内化，气机通畅，脾胃调和，清升浊降，则寒热吐泻腹痛诸症可除。感受山岚瘴气及水土不服，症见呕吐腹泻、舌苔白腻者，亦可以本方散寒祛湿，辟秽化浊，和中悦脾而治之。

【临床运用】

（1）本方为治疗外感风寒、内伤湿滞证的常用方，尤以夏月感寒伤湿、脾胃失和之证为宜。临床以恶寒发热，上吐下泻，舌苔白腻为辨证要点。本方重在化湿和中，解表散寒之力不明显，故服后宜温覆取汗以助解表；霍乱吐泻属湿热证者禁用。

（2）若表邪较甚，寒热无汗者，可加香薷以助解表散寒；若兼气滞脘腹胀痛甚者，可加木香、香附以增行气止痛之效；若湿重，苔白厚腻者，可以苍术易白术，以增强化湿作用；若无表证者，可去紫苏叶、白芷而专于化湿和中。

（3）常用于夏月时行感冒、急性胃肠炎等，证属湿滞脾胃、外感风寒者。

【案例举隅】

（1）霍乱案：陈三农治一妇，暑月方饭后，即饮水而睡，睡中心腹痛极，肢冷上过肘膝，欲吐利而不得吐利，绞痛垂死，六脉俱伏，令以藿香正气散，煎汤吐之。一吐减半，再吐而安矣。《局方》藿香正气散：朴、陈、桔、半、草、芷、苓、藿、腹皮、苏叶。（《续名医类案》）

（2）辨证思路：患者于暑热之时，饭后饮水而卧。《黄帝内经》言："壮火散气"，暑月天气热，人必伤气而易受病。加之饭后饮水而卧，谷物不得消磨，水谷抟聚胃中，阻遏气机，温气不能达于四肢，故见心腹疼痛，四肢逆冷之症状。

（七）六和汤

【来源】《太平惠民和剂局方》

【方歌】 六和藿朴杏砂呈　　半夏木瓜赤茯苓

术参扁豆同甘草　　姜枣煎之六气平

或益香薷或苏叶　　伤寒伤暑用须明

【组成】　缩砂仁、半夏汤泡七次、杏仁去皮、尖、人参、炙甘草各一两（各30g），赤茯苓去皮、藿香叶拂去尘、白扁豆姜汁略炒、木瓜各二两（各60g），香薷、厚朴姜汁制，各四两（各120g）。

【用法】　上锉，每服四钱（12g），水一盏半，生姜三片，枣子一枚，煎至八分，去滓，不拘时服（现代用法：亦可作汤剂，水煎服，用量按原方比例酌定）。

【功用】　祛暑化湿，健脾和胃。

【主治】　夏月外感于寒，内伤于湿证。恶寒发热，头痛无汗，霍乱吐泻，倦怠嗜卧，胸膈痞满，舌苔白腻，脉濡。

【证治机制】　暑湿感寒，故恶寒发热，头痛无汗为主证；湿伤脾胃，故胸膈痞闷，霍乱吐泻为兼证。

【方义分析】　香薷为"夏季麻黄"，辛温发汗，芳香化湿，方中重用，可见暑季伤寒较重，为君药。藿香、厚朴化湿和中，外散表邪，为臣药。半夏、砂仁和胃止呕；人参、白扁豆补气健脾；赤茯苓、木瓜去湿渗湿；杏仁宣肺利气；生姜、大枣调和营卫，共为佐药。炙甘草益气和胃，调和药性，为使药。

【临床运用】　本方适用于夏秋之际，因饮食不调、食伤脾胃所致的胃肠病，症见恶寒发热，胸膈痞满，腹痛吐泻等。

六和汤与藿香正气散均含藿香、半夏、厚朴、茯苓、甘草、生姜、大枣，皆可解表散寒，化湿和中，适用于外寒内湿之霍乱吐泻。六和汤重用香薷，配入扁豆、木瓜、人参等药，长于祛暑解表，补脾化湿，尤宜于素体脾胃虚弱，伤于暑湿之霍乱吐泻者；后者重用藿香，配有紫苏叶、白芷、桔梗、大腹皮等药，长于解表散寒、理气健脾，尤宜于寒邪在表，湿阻气机之霍乱吐泻，症见寒热身痛、腹胀吐泻较明显者。

【案例举隅】

（1）吞酸案：丹溪治一人，因心痛，久服热药多，兼患吞酸。以二陈汤加芩、连、白术、桃仁、郁李仁、泽泻。服之累涌出酸苦黑水如烂木耳者，服久，心痛既愈。酸仍频作，有酸块自胸膈间筑上咽喉甚恶，以黄连浓煎冷，候酸块欲升，即与数滴饮之。半日许，下数次而愈，乃罢药，淡粥调之一月。时已交春节旬余，中脘处微胀急，面带青，气微喘。时天尚寒，盖脾土久病衰弱，遇木气行令，脾受肝凌也。急以索矩六和汤与之，

四日而安。(《古今医案按》)

（2）辨证思路：患者因心痛病，又多服热药，导致火郁于上焦，《素问·至真要大论》曰："诸呕吐酸，暴注下迫，皆属于火"。服二陈汤加黄芩、黄连之辈，郁火得发，痰热即涌而出，心痛即愈。又服黄连浓汤，火热清，酸不再矣。然则痰之所生，必起于脾，脾胃久弱，遇木气司令，胃气受克通降不及，便上逆作胀。降气不利，故气喘，病之本乃脾胃虚弱。

（八）清脾饮

【来源】　严用和　《济生方》

【方歌】　清脾饮用青朴柴　　苓夏甘芩白术偕
　　　　　更加草果姜煎服　　热多阳疟此方佳

【组成】　青皮、厚朴、柴胡、黄芩、半夏、茯苓、白术、草果、甘草各等分（各6g）。

【用法】　加生姜三片，于发作前2小时水煎服。

【功用】　健脾祛湿，化痰截疟。

【主治】　湿痰内遏之疟疾。症见热重寒轻，口苦心烦，胸膈满闷，小便黄赤，舌苔白腻，脉象弦滑数。

【证治机制】　俗话说"无痰不成疟""疟属少阳"，痰湿内遏，热重寒轻，为本方主证。痰湿内遏，气机不行，故胸膈满闷，为次证。

【方义分析】　方用柴胡、黄芩和解少阳，除往来寒热，为君药。草果既能化湿痰，又是截疟要药，为臣药。青皮、厚朴理气宽胸；半夏、生姜、茯苓、白术健脾燥湿，治生痰之源，为佐药。甘草调和诸药，为使药。诸药合用，燥湿化痰，调和肝脾，和解少阳。

【临床运用】　本方适用于疟疾发作有时，且表现为热多寒少、口苦心烦、胸膈满闷、小便黄赤、舌苔白腻、脉象弦滑数者。

【案例举隅】

（1）瘅疟案：李虹苦瘅疟误服他医凉药，病剧。延余诊视，脉紧，间日一发，先冷后热，谵语，四时方退，已二十余日，自谓五脏皆空，病将不治。余言包治，拟以清脾饮加减。渠云：最忌柴胡。余云：此症必用柴胡和解少阳，姑试服之，过日又发。伊云：柴胡不效，定不服矣。余诊脉，见缓，知邪将解，复强令服，疟止。再以加减数服而愈。(《许氏医案》)

（2）辨证思路：患者病发瘅疟，《素问·疟论》明言："瘅疟，风寒客于皮肤之内，分肉之间而发。"寒病误服寒药，邪气内着。发病之时，必是阳气来复，寒气自内向外而发，故先冷，至阳独胜，则后热。病在肌肉，自当从脾论治。

（九）痛泻要方

【来源】 张介宾 《景岳全书》

【方歌】 痛泻要方陈皮芍　　防风白术煎丸酌
　　　　补演并用理肝脾　　若作食伤医更错

【组成】 炒白术三两（9g），炒白芍二两（6g），炒陈皮两半（4.5g），防风一两（3g）。

【用法】 上锉，分八贴，水煎或丸服（现代用法：水煎服）。

【功用】 补脾柔肝，祛湿止泻。

【主治】 脾虚肝郁之痛泻。肠鸣腹痛，大便泄泻，泻必腹痛，舌苔薄白，脉两关不调，左弦而右缓者。

【证治机制】 痛泻之证，是由土虚木乘，肝脾不和，脾运失常所致。《医方考》说："泻责之脾，痛责之肝；肝责之实，脾责之虚，脾虚肝实。脾虚肝实，故令痛泻。"其特点是泻必腹痛。肝脾脉在两关，肝脾不和，故其脉两关不调，弦主肝旺，缓主脾虚；舌苔薄白，亦为脾虚之证。治宜补脾柔肝，祛湿止泻。

【方义分析】 方中白术苦甘而温，补脾燥湿以治土虚，为君药。白芍酸寒，柔肝缓急止痛，与白术相配，于土中泻木，为臣药。陈皮辛苦而温，理气燥湿，醒脾和胃，为佐药。配伍少量具有升散之性的防风，与白术、白芍相伍，辛能散肝郁，香能舒脾气，且有燥湿以助止泻之功，又为脾经引经药，故兼具佐使之用。四药相合，可以补脾胜湿而止泻，柔肝理气而止痛，使脾健肝柔，痛泻自止。

【临床运用】

（1）本方为治痛泻的常用方。临床以大便泄泻，泻必腹痛，泻后痛缓，脉弦缓为辨证要点。

（2）久泻者，加炒升麻以升阳止泻；舌苔黄腻者，加黄连、煨木香以清热燥湿、理气止泻。

（3）常用于急性肠炎、慢性结肠炎、肠道易激综合征等证属脾虚肝郁者。

【案例举隅】

（1）腹泻案：李贯英乃郎四岁，于季夏月，初则泄泻，不以为意，致加呕吐口渴，时言腹痛泄泻，甚至满床皆污，泻后又言腹痛，自始至此，并无寒热。有云是霍乱者，有云是食积者，究未能审其病情，愈治愈笃。迨余至，云时下霍乱，虽有呕吐泄泻，必有寒热之表见，今儿始终无之，固非霍乱也。若云食积，固有腹痛泄泻，然泻后腹痛必减，今泻后而痛不减者，知非食积也。此儿脾气久虚，肝木得以乘之，责之土败木贼，是以吐泻不止。使非补土制木，何以匡一时之急乎？泻久胃中必虚，虫无所养，诸多蛔虫，必贯膈间，吸其津液，为之拒食，所以呕吐口渴亦有之。今仿刘氏所制痛泻要方，加以制虫之味，岂非病药相当乎？以白术补脾燥湿为君，白芍泻肝缓痛为臣，陈皮利气为佐，防风引经为使，加以乌梅之酸，川椒之辣，既有安虫止吐之妙，又有生津醒脾之功。方成药就，数剂而安。（《得心集医案》）

（2）辨证思路：患者为四岁小儿，稚阴稚阳之体，于季夏时患泄泻，季夏令将交秋，恐为湿冷所伤而致。后经迁延，变成痛泻，若是食积之类，疼痛应随腐秽泻出而解，今泻后疼痛不减，必为小儿脾虚，为肝木所乘。肝气急而发腹痛，脾弱不堪受克，而生泄泻。

增 辑

（一）何人饮（附：追疟饮，休疟饮，四兽饮，木贼煎）

【来源】 张景岳 《景岳全书》

【方歌】

何人饮治久虚疟　　参首归陈姜枣约

追疟青陈柴半归　　首乌甘草正未弱

若名休疟脾无虚　　参甘归乌甘草酌

四兽果梅入六君　　补中兼收须量度

更截实疟木贼煎　　青朴夏榔苍术着

【组成】 何首乌自三钱以至一两，随轻重用之（9～30g），当归二、三钱（6～9g），人参三、五钱或一两随宜（9～30g），陈皮二、三钱，大虚者不必用（6～9g），煨生姜三片，多寒者用三、五钱（9g）。

【用法】 水二盅，煎八分，于发前二三时温服之。若善饮者，以酒一盅浸一宿，次早加水一盅煎服亦妙，再煎不必用酒（现代用法：水煎，或酒水共煎，疟发前二小时服）。

【功用】 补气血，截虚疟。

【主治】 疟疾久发不止，气血大虚，面色萎黄，神疲乏力，舌质淡，脉缓大而虚。

【证治机制】 疟疾为感染外邪所致，首先侵犯肝胆，若日久不愈，则影响脾胃，导致肝胆脾胃不和，终至气血两虚，故见面色萎黄、神疲乏力、舌质淡、脉缓大而虚诸证。

【方义分析】 气血两虚之久疟为本方主证。何首乌补肝肾，益精血，截虚疟，为君药。人参、当归助君药益气补血，为臣药，陈皮、煨生姜健脾理气，温散中寒，以防补药腻膈，为佐药。诸药配合，补气养血，扶助正气，为治虚疟的专方。

【临床运用】 凡属由气血两虚所致的疟疾或寒热往来似疟非疟者皆可酌情选用本方。

【附方】

（1）追疟饮（《景岳全书》）：何首乌一两（30g），当归三钱（9g），甘草三钱（6g），半夏三钱（9g），青皮三钱（9g），陈皮三钱（9g），柴胡三钱（9g）。水煎服。功用：养血截疟。主治：久疟不止，气血不甚虚弱者。

（2）休疟饮（《景岳全书》）：何人饮去陈皮，加白术三钱（9g），甘草一钱（3g）。水煎服。功用：健脾养血，治疗虚疟。主治：疟疾使用发散剂过多，以致脾气虚弱者。

（3）四兽饮（《易简方》）：六君子汤加乌梅、草果、生姜、大枣组成。水煎服。功用：补脾祛痰截疟。主治：脾虚痰湿之久疟。

（4）木贼煎（《景岳全书》）：木贼、厚朴各三钱（各9g），苍术一钱（3g），半夏五钱（12g），青皮五钱（9g），槟榔一钱（3g）。水煎服。功用：散风解郁，燥湿化痰。主治：体质强壮，多湿多痰之实疟。

【案例举隅】

（1）疟案：陈眉公三日疟，浃岁未瘳。素畏药饵，尤不喜人参。其脉浮之则濡，沉之弱。荣卫俱衰，故迁延不已。因固请曰：素不服参，天界之丰也。今不可缺者，病魔之久也。先服人参钱许，口有津生，腹无烦满，遂以人参一两，何首乌一两，煎成，入姜汁钟许，一剂，势减七八，再剂疟止。（《续名医类案》）

（2）辨证思路：患者病疟疾，每三日一发，良久不愈。脉象浮取濡，为卫气不盛，沉取弱，为营气不足。应为邪气伏留较深，且正气不足，故每经三日方能与邪气相争而发作。宜大补气血，驱邪外出。

（二）奔豚汤

【来源】　张仲景　《金匮要略》

【方歌】　奔豚汤治肾中邪　　气上冲胸腹痛佳

　　　　　芩芍芎归甘草半　　生姜干葛李根加

【组成】　李根白皮一升（15g），葛根五钱（15g），甘草、川芎、当归、芍药、黄芩各二两（6g），半夏四两（12g），生姜四两（12g）。

【用法】　水煎服。

【功用】　补心气，平冲逆。

【主治】　奔豚。症见气上冲胸，腹痛，往来寒热。

【证治机制】　奔豚病因惊恐所致，肝主惊，肾主恐，惊则气乱（结），恐则气下，惊恐常导致心肾不交，水火失济而火炎于上，水不交火则上热，火不交水则下寒。症见气上冲胸，腹痛，往来寒热。

【方义分析】　心气虚、肾中寒、气上冲为本方主证。方中重用李根白皮，为治肾水犯心奔豚之专药，为君药。芍药、甘草缓急止痛，为臣药。当归、川芎养血活血；半夏、生姜降逆止呕，专下逆气；葛根生津止渴；黄芩清泻肺热，清水之上源，为佐药。诸药配合，降冲逆，补心血，为治奔豚的专方。

【临床运用】　本方有平冲降逆、清热解肌、养血生津之功，故凡属阵发性自觉有热气从少腹上冲胸咽，胸中烦闷不安者，可用此方。

【案例举隅】

（1）奔豚案：肾水上逆之奔豚，见之最多，以桂枝加桂与之，百发百中。惟肝火上逆之奔豚，患者极少。一日偶与友人闲谈，其同居有妇人前来，云其媳患气痛，口苦咽干，寒热往来。余曰：可取方往，不必临诊，意谓必小柴胡症也。其妇要求过诊，友人亦从旁敦劝。询之痛从少腹上冲胸及咽喉，顷之即止，已而复发如初，脉之弦数，舌苔白。即谓友人曰：此症幸临视，否则方虽无妨碍，病必不服。此乃肝火上逆之奔豚，为生平所罕见，当用《金匮》奔豚汤，即疏方与之，一剂知，三剂已。(《邅园医案》)

（2）辨证思路：患者以痛从少腹上冲胸及咽喉，反复发作，脉象弦数，舌苔白为主证。以脉象推知，弦者病在肝，数者为热。患者发病，却又与肝经相离。细考之，肾水太寒，则不能养肝，阴不足而生热，故见弦数脉，况且奔豚一病，《难经·五十六难》"肾之积，名曰贲豚发于少腹，上至心下，若豚状，或上或下无时"，是寒水上逆所致。故知此案中所云肝火上冲，未可尽信，我辈学者亦当思辨。

（三）达原饮

【来源】 吴又可 《瘟疫论》

【方歌】 达原厚朴与常山　　草果槟榔共涤痰

　　　　　更用黄芩知母入　　菖蒲青草不容删

【组成】 常山、槟榔各二钱（各6g），厚朴、知母、黄芩、石菖蒲、青皮各一钱（各3g），草果、甘草各五分（各1.5g）。

【用法】 水煎，午后温服。

【功用】 开达膜原，辟秽化浊。

【主治】 温疫初起或疟疾邪伏膜原。症见憎寒壮热，或一日三次，或一日一次，发无定时，胸闷呕恶，头痛烦躁，脉弦数，舌苔垢腻者。

【证治机制】 达原饮原是治温疫初起、邪伏膜原的要方。所谓膜原，是指内不在脏腑，外不在经络，附近于胃，表里之分界，半表半里之处。痰湿阻于膜原为主证。烦躁，脉数为兼热邪之象；痰湿阻碍气机，故胸闷、呕恶亦为兼证。

【方义分析】 方中常山、草果宣可去壅，善开痰结，为截疟要药，为君药。槟榔、厚朴助君药行气化痰，燥湿化痰，为臣药。石菖蒲、青皮清上焦膜原；黄芩、知母清温疫之热，又可防方中香燥药物伤阴，为佐药。甘草调和诸药，为使药。原书达原饮又名"达原散"，由槟榔三钱（9g），厚朴、知母、芍药、黄芩各一钱（各3g），草果、甘草各五分（各1.5g）组成。今方歌中多常山、青皮、石菖蒲，无芍药，与原方有出入，故在此说明。

【临床运用】

（1）本方主要用于邪毒秽浊附于膜原，症见憎寒壮热、胸闷呕恶、头痛烦躁、脉弦数、舌苔垢腻者。

（2）现代可用于治疗夏季流行性感冒，症见胸脘痞满、头重烦躁、发热、胸闷呕恶等。

【案例举隅】

（1）时气案：丁亥五月，长泾镇毛禹谟患时症，本镇医家，以三阳经药发表，苦寒药清火杂治，自余汗后，热不衰，神昏默沉，遍身似斑非斑。时复躁扰狂越，谵语片响方定，胸腹按之痞满，咽喉多痰，舌苔色白中央黄，诊脉皆数大。此时行疫邪，横连募原，不易解散。遵吴又可法，用达原饮疏利之。

　　槟榔　厚朴　芍药　草果仁　知母　黄芩　甘草

　　二剂后症减二三，但暂时有如狂之状，欲殴人，大便闭结，于前方中加生大黄三钱利之，所谓三消饮也。其病遂不劳余力而愈矣。（《龙砂八家医案》）

（2）辨证思路：患者受时行不正之气，本与一般外感殊异。又经医者，不明缘由，妄用辛热苦燥之药，导致阴液被伤，热邪深入弥散，是故发热不退，遍身似斑非斑。热伤津液加扰动心神，则烦躁狂越，是阳明燥结将成的表现。然而胸腹按之痞满，咽喉多痰，病兼浊秽，故先以达原饮辟秽化浊。待浊邪稍解，大便燥结，方加大黄，则病尽愈。

（四）蒿芩清胆汤

【来源】 俞根初　《重订通俗伤寒论》

【方歌】 俞氏蒿芩清胆汤　　陈皮半夏竹茹襄

　　　　　　赤苓枳壳兼碧玉　　湿热轻宣此法良

【组成】 青蒿脑一钱半至二钱（4.5～6g），淡竹茹三钱（9g），仙半夏一钱半（4.5g），赤茯苓三钱（9g），青子芩一钱半至三钱（4.5～9g），生枳壳一钱半（4.5g），陈广皮一钱半（4.5g），碧玉散（滑石、甘草、青黛）包，三钱（9g）。

【用法】 原方未著用法（现代用法：水煎服）。

【功用】 清胆利湿，和胃化痰。

【主治】 少阳湿热痰浊证。寒热如疟，寒轻热重，口苦膈闷，吐酸苦水，或呕黄涎而黏，甚则干呕呃逆，胸胁胀痛，小便黄少，舌红苔白腻，间现杂色，脉数而右滑左弦。

【证治机制】 湿遏热郁，阻于少阳胆与三焦。三焦之气机不畅，胆中之相火乃炽，以致少阳枢机不利。胆经郁热偏重，故寒热如疟，寒轻热重，口苦膈闷，胸胁胀痛。胆热犯胃，液郁为痰，胃气上逆，故吐酸苦水，或呕黄涎而黏，甚则干呕呃逆。湿阻三焦，水道不畅，以致小便短少，其色黄赤。病在少阳，湿热为患，故舌红苔白腻，或间现杂色，脉数而右滑左弦。治宜清胆利湿，和胃化痰之法。

【方义分析】 本方为治少阳胆热偏重，兼有湿热痰浊内阻之剂。方中青蒿脑（即青蒿新发之嫩芽）苦寒芳香，既清透少阳邪热，又辟秽化湿；青子芩苦寒，善清胆热，并能燥湿，两药相合，既可内清少阳之热，又能祛少阳之湿，共为君药。淡竹茹善清胆胃之热，化痰止呕；赤茯苓清热利湿、健脾和胃，两者为臣药。生枳壳行气宽中、除痰消痞；仙半夏燥湿化痰、和胃降逆；广陈皮理气化痰、宽胸畅膈，三药相伍，理气化痰，共为臣药。碧玉散清热利湿，导邪从小便而去，用为佐使药。综观全方，可使胆热清，痰湿化，气机畅，胃气和，诸症悉除。

【临床运用】

（1）本方为治疗少阳湿热证的代表方。以寒热如疟，寒轻热重，胸胁胀痛，吐酸苦水，舌红苔腻，脉弦滑数为辨证要点。

（2）若呕多，加黄连清热止呕；湿重，加藿香、薏苡仁以化湿浊；小便不利，加车前子、泽泻、通草以利小便。

（3）常用于急性胆囊炎、急性黄疸型肝炎、胆汁反流性胃炎、肾盂肾炎、盆腔炎等病属少阳湿热痰浊证者。

【案例举隅】

（1）湿温病案：王某，男，壮年，荣成斜口岛村　初诊：发热十余日，缠绵不愈，后虽转轻，仍有低烧，且精神不爽，耳目昏蒙，方延余诊。始发时，发热，微恶寒，卧床不起，口虽渴而不喜饮，一身重痛，小便短少，大便不畅，现高热虽退，每下午仍有低烧，头目朦胧，精神不振，语言不清，舌红苔厚腻，色黄，脉沉数而濡。此必湿温病。湿热蕴郁，上及头目，下及肢节，湿邪重滞，热郁难解，此所谓湿遏热伏之证，当以轻清宣泄之法，以透发之，兼醒其神。以蒿芩清胆汤加减。处方：青蒿三钱，竹茹三钱，双花三钱，陈皮三钱，制半夏三钱，茯苓三钱，黄芩二钱，佩兰三钱，藿香二钱，菖蒲三钱，郁金二钱，生甘草一钱，水煎温服。复诊：服药后，微似汗出，头目稍清爽。口舌有味感，脉、舌无大变，继服二剂。复诊：诸证均减退，热祛神清，舌苔薄腻，脉浮缓乃以此方加减，连服数剂，病已基本痊愈，最后以二陈汤加黄连、白蔻、菖蒲、滑石等调理而愈。愈后其家人甚为感动，坚请其子认吾为义父，遂婉却。按：凡湿热之证，缠绵不愈迁延日久者，切无以大苦大寒之药以清之，亦不可以大汗大利之药以解。（《保元堂三世医案》　张灿玾）

（2）辨证思路：湿温为患，湿为阴邪，重浊黏滞，弥漫三焦，阻遏气机，湿阻上焦，则清阳不升，清窍不得濡养，故头目朦胧、精神不振、语言不清，患者舌红苔厚腻，色黄，脉沉数而濡，此为湿邪重滞、热郁难解、湿遏热伏之证，治宜以清利湿热之法。患者为湿热之证，然病久缠绵不愈，正气已虚，虽余热留恋，不能过清过解，需扶正祛邪并重，故取蒿芩清胆汤轻清宣泄之法，清透热邪醒神，又予以二陈汤加味调理补虚。

六、表里之剂

　　表里之剂即表里双解剂，以解表药配合泻下、清里、温里的药物为主组成的，用于治疗表里同病的方剂，适用于表里同病者。临床上，对于表证未除，里证又见，若仅用解表，则里邪难除；若仅治其里，则表邪不解，里证难愈，或变生他证。故必须使用表里双解剂，兼顾表里，使内外同消。表里同病，有表寒里热、表热里寒、表实里虚、表虚里实，以及表里俱寒、表里俱热等，变化颇多，当仔细辨证，认真选药组方。

（一）大柴胡汤（附：柴胡加芒硝汤，桂枝加大黄汤）

【来源】　张仲景《金匮要略》

【方歌】　大柴胡汤用大黄　　枳实芩夏白芍将

　　　　　煎加姜枣表兼里　　妙法内攻并外攘

　　　　　柴胡芒硝义亦尔　　仍有桂枝大黄汤

【组成】　柴胡半斤（25g），黄芩三两（9g），芍药三两（9g），半夏洗，半升（9g），生姜切，五两（15g），枳实炙，四枚（9g），大枣擘，十二枚（4枚），大黄二两（6g）。

【用法】　上八味，以水一斗二升，煮取六升，去滓，再煎，温服一升，日三服（现代用法：水煎服）。

【功用】　和解少阳，内泻热结。

【主治】　少阳阳明合病。往来寒热，胸胁苦满，呕不止，郁郁微烦，心下痞，或心下急痛，大便不解或下利，舌苔黄，脉弦数有力者。

【证治机制】　少阳病未解，故症见往来寒热，胸胁苦满。病邪已传入阳明，有化热成实之象，故称少阳阳明并病，较单纯的少阳病证为重。少阳气郁热盛，以致"郁郁微烦"。胆热犯胃，且阳明化热成实，腑气不通，胃气上逆，故由少阳证之"喜呕"进而发展为"呕不止"，并出现心下急痛或痞硬，大便秘结，苔黄等阳明热结、腑气不通之证；若积热下迫，则可见协热下利；邪踞少阳，阳明热结，正盛邪实，故脉象弦数有力。病在少阳，本当和解少阳，禁用下法，但其与阳明腑实并病，则必兼下热结之法。正如《医方集解》所云："少阳固不可下，然兼阳明腑实则当下。"

【方义分析】 本方为小柴胡汤去人参、甘草，加大黄、枳实、芍药而成，亦属小柴胡汤与小承气汤两方加减合成，是和解为主与泻下并用的方剂。方中重用柴胡为君药，配臣药黄芩和解清热，以除少阳之邪。轻用大黄配枳实以内泻阳明热结，行气消痞，亦为臣药。芍药柔肝缓急止痛，与大黄相配可治腹中实痛，与枳实相伍可理气和血，以除心下急痛；半夏和胃降逆，配伍大量生姜，以治呕吐不止，共为佐药。大枣与生姜相配，能调脾胃、和表里，并调和诸药，为佐使药。总之，本方既不悖于少阳禁下的原则，又可和解少阳，内泻热结，使少阳与阳明并病得以双解，可谓一举两得。正如《医宗金鉴·删补名医方论》所说："斯方也，柴胡得生姜之倍，解半表之功捷；枳、芍得大黄之少，攻半里之效徐。虽云下之，亦下中之和剂也。"然较小柴胡汤专于和解少阳一经者力量为大，故名曰"大柴胡汤"。

【临床运用】

（1）本方为治疗少阳阳明并病的代表方。以往来寒热，胸胁苦满，心下痞痛，呕吐，苔黄，脉弦数有力为辨证要点。

（2）兼黄疸者，可加茵陈蒿、栀子以清热利湿退黄；胁痛剧烈者，可加川楝子、延胡索以行气活血止痛；胆结石者，可加金钱草、海金沙、郁金、鸡内金以化石。

（3）常用于急性胰腺炎、急性胆囊炎、胆石症、胃及十二指肠溃疡等属少阳阳明合病者。

【附方】

（1）柴胡加芒硝汤（《伤寒论》）：由小柴胡汤的1/3加芒硝三钱（9g）组成。水煎服，功用：和解少阳，内泻热结。主治：小柴胡汤证，而有腹中坚，大便燥结之症。或治大柴胡汤证误用泻下，肠津已伤，而里实未解者。

（2）桂枝加大黄汤（《伤寒论》）：桂枝汤加重芍药三钱（9g），大黄二钱（6g）组成。水煎服。功用：外解太阳，内泻热结。主治：太阳病误下后，邪陷太阴，表证未罢，腹满疼痛，大便燥结者。

【案例举隅】

（1）外感案：一人，年二十余。伤寒六七日，头疼恶寒，心中发热，咳吐黏涎。至暮尤寒热交作，兼眩晕，心中之热亦甚。其脉浮弦，重按有力，大便五日未行。投以此汤，加生石膏六钱，芒硝四钱，下大便二次。上半身微见汗，诸病皆见轻。惟心中犹觉发热，脉象不若从前之浮弦，而重按仍有力。拟投以白虎加人参汤，恐当下后，易作滑泻，遂以生山药代粳米，连服两剂全愈。(《医学衷中参西录》)

（2）辨证思路：患者外感伤寒六七日不愈，出现寒热交作，并伴有头痛、心中发热、咳吐黏涎、眩晕等症状，此为邪气自太阳经传入少阳，《伤寒论》曰："少阳之为病，口苦咽干目眩"，少阳经属半表半里，故见寒热往来，其经郁火上冲，故有眩晕。又兼脉浮弦，重按有力，大便五日未行，此乃病邪深入，将入阳明之兆。

（二）防风通圣散

【来源】 刘完素 《黄帝素问宣明论方》

【方歌】 防风通圣大黄硝 　荆芥麻黄栀芍翘
　　　　甘桔芎归膏滑石 　薄荷芩术力偏饶
　　　　表里交攻阳热盛 　外科疡毒总能消

【组成】 防风、川芎、当归、芍药、大黄、薄荷叶、麻黄、连翘、芒硝各半两（各15g），石膏、黄芩、桔梗各一两（各30g），滑石三两（90g），甘草二两（60g），荆芥、白术、栀子各一分（各7.5g）。

【用法】 上为末，每服二钱（6g），水一大盏，生姜三片，煎至六分，温服（现代用法：作水丸，每服6g，日服二次。或作汤剂，水煎服，剂量按原方比例酌减）。

【功用】 疏风解表，清热通里。

【主治】 风热壅盛，表里俱实证。憎寒壮热，头目昏眩，目赤睛痛，口苦而干，咽喉不利，胸膈痞闷，咳呕喘满，涕唾黏稠，大便秘结，小便赤涩，舌苔黄腻，脉数有力。亦治疮疡肿毒，肠风痔漏，鼻赤癜疹等。

【证治机制】 本方是为外感风邪，内有蕴热，表里皆实之证而设。风热之邪在表，正邪相争，以致憎寒壮热；风邪上攻，以致头目昏眩、目赤睛痛；内有蕴热，肺胃受邪，故见咽喉不利、胸膈痞闷、咳呕喘满、涕唾黏稠、便秘溲赤。至于疮疡肿毒、肠风痔漏、鼻赤癜疹等证，亦为风热壅盛、气血怫郁所致。治当疏风以解表邪，攻下清热以除里实。

【方义分析】 方中防风、荆芥、薄荷叶、麻黄疏风散表，使表邪从汗而解；大黄、芒硝泻热通便、荡涤积滞，使实热从下而去。两组药物相配，既可表散外邪，又能泻热除实。石膏辛、甘，性大寒，为清泄肺胃之要药；连翘、黄芩苦寒，为清热、解毒、泻火之要药；桔梗苦、辛，性平，可除肺部风热，清利头目，四药合用，以清解肺胃之热。栀子、滑石清热利湿，与芒硝、大黄相伍，使里热从二便分消；火热之邪，灼血耗气，汗下并用，亦易伤正，故用当归、芍药、川芎养血和血，白术健脾燥湿，甘草益气和中缓急，并能调和诸药。煎药时加生姜三片，意在和胃，与白术、甘草相配，尚有健脾和胃助运之功。如此配伍，使汗不伤表，清、下不伤里，达到疏风解表、清热通里之效。

　　本方的组方特点是汗下清利四法俱备，而表里双解，上中下三焦并治，使风热外散，积热内泻，上下诸热俱除。正如《王旭高医书六神·退思集类方歌注》所云："此为表里、气血、三焦通治之剂""汗不伤表，下不伤里，名曰通圣，极言其用之效耳。"

【临床运用】

（1）本方主治风热壅盛，表里俱实之证。以憎寒壮热，口苦咽干，二便秘涩，苔黄，脉数为辨证要点。

（2）如涎嗽者，加姜半夏下气化痰；无憎寒者，去麻黄；内热不盛者，去石膏；无便秘者，去大黄、芒硝；体质壮实者，去当归、芍药、白术等扶正之品。

（3）常用于感冒、高血压、偏头痛、肥胖症、习惯性便秘、急性结膜炎、老年性瘙痒、面部蝴蝶斑、斑秃等，证属风热壅盛、表里俱实者。

【案例举隅】

（1）瘙痒案：一男子患瘙痒，破而成疮，如大麻风。服遇仙丹，发热作渴，大便秘结，脉沉实，右关为甚，此热蓄于内也。先用黄连内疏汤，而大便通利。又用防风通圣散去芒硝、大黄而热渴止。却用八珍汤而疮愈。（《续名医类案》）

（2）辨证思路：患者瘙痒，破溃成疮不愈，此本为风热之邪犯于肌表，而正气不足，又服遇仙丹此等峻下猛攻之药，走泄津液，因此导致热邪入里，内热蕴结，耗伤津液，故发热作渴、大便秘结。

（三）五积散（附：熟料五积散）

【来源】《太平惠民和剂局方》

【方歌】五积散治五般积　　麻黄苍芷归芍芎

枳桔桂姜甘茯朴　　陈皮半夏加姜葱
除桂枳陈余略炒　　熟料尤增温散功
温中解表祛寒湿　　散痞调经用各充

【组成】 白芷、川芎、炙甘草、茯苓、当归、肉桂、芍药、半夏各三两（各90g），陈皮、枳壳、麻黄各六两（各180g），苍术二十四两（720g），干姜四两（120g），桔梗十二两（360g），厚朴四两（120g）。

【用法】 研成粗末，每服三钱（9g），加生姜三片，葱白三茎同煎热服。或按用量比例水煎服。

【功用】 解表温里，顺气化痰，活血消积。

【主治】 外感风寒，内伤生冷。症见身热无汗，头痛身疼，项背拘急，胸满恶食，呕吐腹痛，以及妇女气血不和，心腹疼痛，月经不调等。

【证治机制】 本方为治寒、湿、气、血、痰五积而设，故而得名。外感风寒，内伤生冷致身热无汗，头痛身疼，项背拘急，为主证；痰湿内停，气血不和，故胸满恶食，呕吐腹痛，或月经不调，为兼证。

【方义分析】 方中麻黄、白芷、苍术发汗祛湿解表；干姜、肉桂温里祛寒，共为君药。厚朴、陈皮、半夏、茯苓燥湿健脾，理气化痰；当归、芍药、川芎养血和血，调经止痛；桔梗与枳壳同用，升降气机，消除痞满，共为佐药。炙甘草和中益气，调和诸药，为使药。

【临床运用】

（1）本方药味复杂，临床应用时要依其法而不拘其药。如表虚有汗，可去麻黄、苍术；气虚，去枳壳，加党参、白术；寒凝中焦，加吴茱萸、炮姜；阳虚肢冷，自汗加附子；痛经可去发表药，加延胡索、香附。

（2）现代用于风寒感冒、风湿性腰腿痛、急慢性胃肠炎、胃痉挛、带下、痛经、月经不调等属于外感风寒、内伤生冷、寒湿内盛者。

【附方】

熟料五积散：前方去肉桂、枳壳、陈皮，余药炒成黄色，研为粗末，更具温散之性。

【案例举隅】

（1）腿肿案：薛立斋治张县丞，年逾五十，两腿肿胀，或生痞瘤，小便频而少，声如瓮出，服五皮等散，不应。掌医院银台李先生疑为疮毒，令请薛治。诊其脉，右关沉缓，此脾气虚，湿气流注而然，非疮毒也。河间云：诸湿肿满，皆属于土。按之不起，皆属于湿。遂投以五苓散加木香、苍术，亦不应。意至阴之地，关节之间，湿气凝滞，且水性下流，脾气既虚，安能运散。若非辛温之药，开通腠理，使行经活血，则邪气不能发散。遂以五积散二剂，势退大半。更以六君子汤加木香、升麻、柴胡、苡仁，两月余而愈。设使前药不应，更投峻剂，虚虚之祸不免矣。（《续名医类案》）

（2）辨证思路：患者两腿肿胀，生疮，小便少频，声如瓮出，脉象右关沉缓。《黄帝内经·素问》曰："诸湿肿满，皆属于脾"，又言"声如从室中言，是中气之湿也"，结合脉象右关脉沉缓，是湿邪无疑。湿邪困阻，水气不得宣散，故小便少频。水湿下流于两腿，流注肌腠，因此两腿肿胀，生疮。

（四）三黄石膏汤

【来源】 陶节庵 《伤寒六书》

【方歌】 三黄石膏芩柏连　　栀子麻黄豆豉全
　　　　姜枣细茶煎热服　　表里三焦热盛宣

【组成】 石膏一两（3g），黄连、黄柏、黄芩各二两（各6g），香豉一升（9g），栀子十枚（9g），麻黄三两（9g）。

【用法】 加生姜三片，大枣一枚，细茶叶一撮，水煎服。

【功用】 发汗解表，清热解毒。

【主治】 伤寒里热已炽，表证未解。症见壮热无汗，身体沉重拘急，鼻干口渴，甚则大渴饮引，烦躁不眠，神昏谵语，小便赤，脉滑数或发斑。

【证治机制】 外感风寒束表，三焦热壅于内，外邪不得发，内热不得清。邪束于表则壮热无汗；上焦热盛则神昏谵语，中焦热盛则鼻干口渴，甚则大渴饮引，下焦热盛则小便赤，治宜发表透邪，清里解毒为法。

【方义分析】 方中麻黄发汗解表，石膏、黄芩清热除烦，为君药。黄连、黄柏、栀子助石膏、黄芩清三焦实火；香豉助麻黄祛除表邪，为臣药。生姜、大枣、细茶调和营卫，益气和中，为佐药。

【临床运用】 可用于感冒，流行性感冒，斑疹伤寒等热病过程中而见高热、无汗者。

【案例举隅】

（1）热病发斑案：族侄元素，春温头痛发热，左脉弦大，右洪大，以小柴胡合白虎汤二帖而愈。乃为食复发斑，色紫，神昏，人事不省，身重不能转动。即水、火皆不自知，合目鼾睡，形如醉人。面赤发热，舌苔外黄内黑，皆有芒刺。三日后，予至脉之，六部俱浮洪以三黄石膏汤加枳实、鳖甲进之，稍得微汗，大便始有真粪。次日才开目言语，乃进粥一盏，改以小柴胡汤加山栀、枳实、鳖甲、白芍调理而愈。（《新都治验》）

（2）辨证思路：患者前患春温病，服药后热退而愈。但温热病伤津耗气，阴气虚弱。故此愈后本宜清淡饮食，若多食肉，则导致体内蕴热，与阴虚之热向合，则病必复发。此亦合《素问·热论》所云："热病稍愈，食肉则复，多食则遗留"之理。其人本阴虚，热病来复，其势必盛。血得热则沸溢，故见紫斑。热闭心神则神昏，人事不省。诸般症状皆由火热所致，此即与仲景言："风温之为病，脉阴阳俱浮，自汗出，身重，多睡眠，鼻息必鼾，语言难出"相同，治当大清其热。

（五）葛根黄芩黄连汤

【来源】 张仲景 《伤寒论》

【方歌】 葛根黄芩黄连汤　　甘草四般治二阳
　　　　　　解表清里兼和胃　　喘汗自利保平康

【组成】 葛根半斤（15g），炙甘草二两（6g），黄芩三两（9g），黄连三两（9g）。

【用法】 上四味，以水八升，先煮葛根，减二升，内诸药，煮取二升，去滓，分温再服（现代用法：水煎服）。

【功用】 解表清里。

【主治】 表证未解，邪热入里之协热下利证。身热下利，胸脘烦热，口中作渴，喘而汗出，舌红苔黄，脉数或促。

【证治机制】 外感表证，邪在太阳，理应解表，如误用攻下，以致表邪内陷阳明，遂致"协热下利"。此时表邪未解，里热已炽，表里俱热，故身热、胸脘烦热、口中作渴、舌红苔黄、脉数或促；热迫阳明则下利；肺与大肠相表里，里热上蒸于肺则喘，外蒸于肌表则汗出。治当外解肌表之邪，内清肠胃之热。

【方义分析】 方中重用葛根为君，以其甘辛而平，入脾胃经，既能解肌发表以散热，又可升发脾胃清阳而止利。汪昂云其："为治脾胃虚弱泄泻之圣药。"臣以黄芩、黄连清热燥湿，厚肠止利。使以炙甘草甘缓和中，调和诸药。四药合用，外疏内清，表里同治，而以清里为主，解表为辅，乃三表七里之治。原方用法，先煎葛根，后纳诸药，柯琴谓其"气轻质重"，先煎而后纳诸药，则"解肌之力优而清中之气锐"（《伤寒来苏集·伤寒附翼》)，务使表解里清，则身热下利自愈。

【临床运用】

（1）本方主治表证未解，邪热入里，协热下利证。以身热下利，苔黄脉数为辨证要点。

（2）腹痛者，加炒白芍以缓急止痛；里急后重者，加木香、槟榔行气而除后重；兼呕吐者，加半夏、生姜降逆止呕。

（3）常用于急性肠炎、细菌性痢疾、肠伤寒、胃肠型感冒等属表证未解，里热又甚者。

【案例举隅】

（1）口疮案：初诊——满舌生疮，环唇纹裂，不能吮饮，饮则痛哭，身热，溲少，脉洪而数，常烦躁不安，大便自可，拟葛根芩连汤加味。

粉葛根四钱　淡黄芩钱半　小川连六分　生甘草三钱　灯心三扎　活芦根一尺

佐景按：孙君维翰，友人也。其小公子未二龄，甚活泼可爱，体肥硕，肖其父。每患微恙，余必愈之。顾以事繁，常无暇面诊，有时仅凭孙君之陈述而疏方焉。一日，孙君又言其孩身热、咳嗽、口渴、不安云云，当遥拟辛凉轻剂与之。服之二日，不差反剧。谓口舌生疮矣。当请面诊，允之。细察之下，乃知本为葛根汤证，今乃化热进而为葛根芩连汤证矣。葛根汤证何以化热变剧？盖辛凉轻剂不胜重任故也。

孙孩服此之后，将一剂而愈乎？曰：不然。次日，其病不增不减，仅维原状而已。何以故？盖药量不足故也，尤以黄连之量殊轻，随俗浮沉，我病不能自拔。

二诊　口疮，投葛根芩连汤，不见大效，宜进一步，合承气法。

粉葛根四钱　细川连八分　生川军二钱　生甘草三钱　淡黄芩钱半　枳实钱半　玄明粉钱半，分冲

佐景按：又次日，孙君来告，此方之效乃无出其右，服后一小时许，能饮水而不作痛状，夜寐甚安。越宿醒来，舌疮大退，肯吮乳。嘱减量再服，遂愈。乃知大黄内服，却胜冰硼外搽，因此散我固曾用于二三日前也。（《经方实验录》）

（2）辨证思路：患者为舌疮唇裂，躁动不安，身热溲少，脉洪而数。舌为心之苗，《素问·至真要大论》曰："诸痛痒疮，皆属于心"，心经有热，故口舌生疮。心藏神，火热扰神，则躁动不安。心火随经下移于小肠，则见溲少。故此病纯系心火所致。唯患者大便自可，则知火热在经而不在

小肠。

（六）参苏饮（附：芎苏饮，香苏饮）

【来源】《太平惠民和剂局方》

【方歌】 参苏饮内用陈皮　　枳壳前胡半夏宜
　　　　 干葛木香甘桔茯　　内伤外感此方推
　　　　 参前若去芎柴入　　饮号芎苏治不差
　　　　 香苏饮仅陈皮草　　感伤内外亦堪施

【组成】 人参、紫苏叶、干葛洗、半夏汤洗七次，姜汁制炒、前胡去苗、茯苓去皮，各三分（各6g），枳壳去瓤，麸炒、桔梗去芦、木香、陈皮去白、炙甘草各半两（各4g）。

【用法】 上㕮咀。每服四钱（12g），水一盏半，姜七片，枣一枚，煎六分，去滓，微热服。不拘时候（现代用法：加生姜七片，大枣一枚，水煎温服）。

【功用】 益气解表，理气化痰。

【主治】 气虚外感风寒，内有痰湿证。恶寒发热，无汗，头痛，鼻塞，咳嗽痰白，胸脘满闷，倦怠无力，气短懒言，苔白脉弱。

【证治机制】 本方证由素体脾肺气虚，内有痰湿，复感风寒而成。风寒客于肌表，表阳被遏，正邪相争，故恶寒发热，无汗头痛；外邪束表，肺气闭郁，肺系不利，则鼻塞；脾肺本虚，内有痰湿，又遇外邪相加，致使肺气不宣，痰壅于肺，故咳嗽痰白；湿阻气滞，故胸脘满闷。表证应当脉浮，今脉反弱，且见倦怠无力，气短懒言，是气虚外感之佐证。表证当发汗解表，然见正气虚者，则当益气而助解表。此证若只解表而不顾护其虚，不但正气难以承受，且亦无力鼓邪外出，唯有祛邪扶正，两相兼顾，方属两全之策，故本方以益气解表、理气化痰为法。

【方义分析】 方中紫苏叶辛温，归肺、脾经，功擅发散表邪、理气宽中，故用为君药。干葛解肌发汗，以增强君药散表之力；人参益气补脾。紫苏叶、干葛与人参合用，则无发散伤正之虞，两药共为臣药，君臣相伍，构成益气解表的基本结构。半夏、前胡、桔梗止咳化痰，宣降肺气；木香、枳壳、陈皮理气宽胸，醒脾畅中；茯苓健脾渗湿以消痰。如此则化痰与理气兼顾，既寓"治痰先治气"之意，又使升降复常，有助于表邪之宣散，肺气之开合，以上七药，俱为佐药。炙甘草补气安中，兼和诸药，是为佐使。煎服时，少加生姜、大枣为引，协紫苏叶、干葛可调营卫以助解表，合人参、茯苓调和脾胃，以助扶正。诸药配伍，共成益气解表、理气化痰之功。

本方配伍特点：散补并行，散不伤正，补不留邪。

本方与败毒散皆治气虚外感风寒。所不同者，败毒散以治风寒夹湿之表证为主，故用羌活、独活、川芎、柴胡祛邪为主；此方为风寒表证，邪偏于肺，故用紫苏、干葛、人参益气解表宣肺为主，加之痰湿气滞，则又增半夏、木香、陈皮等化痰行气之品。

【临床运用】

（1）本方为治气虚外感风寒，内有痰湿证的常用方。临床应用以恶寒发热，无汗头痛，咳痰色白，胸脘满闷，倦怠乏力，苔白，脉弱为辨证要点。

（2）若恶寒发热，无汗等表寒证重者，宜将荆芥、防风易葛根；头痛甚者，可加川芎、白芷、藁本以增强解表止痛作用；气滞较轻者，可去木香以减其行气之力。

（3）常用于治疗感冒、上呼吸道感染等证属气虚外感风寒兼有痰湿者。

【附方】

（1）芎苏饮（《澹寮集验方》）：参苏饮去人参、前胡，加川芎、柴胡，用生姜、大枣同煎。水煎服。功用：理气解表，散风止痛。主治：感受风寒，外有发热头痛恶寒，内有咳嗽吐痰等。

（2）香苏饮（《太平惠民和剂局方》）：香附、紫苏叶各四两（各12g），炙甘草一两（3g），陈皮二两（6g）。加姜葱水煎服。功用：理气解表。主治：四时感冒，头痛发热，或兼内伤，胸膈满闷，嗳气，不欲饮食等。

【案例举隅】

（1）头晕案：陆养愚治陈巽源室，向有头眩之症，不药亦止。八月中旬，偶作劳烦闷，饮酒数杯，坐月下，更余方寝，便觉微热不安。次早忽眼黑头旋，且微痛，如在风云中，发比平时较剧。医谓脉得浮数，此热极生风也，用芩、连、山栀等以清之。二剂眩晕不减，而头痛如破，上身如火，而欲厚覆。又谓无痰不作晕，再以清火之品合二陈汤，二剂亦不效。脉之，左手浮弦而紧，右手浮数而弱，且寸强尺微。右脉乃正气之虚，左脉乃邪气之实，尺微寸强，邪在上也。此必乘虚感邪，中于上焦所致。经曰：筋骨血气之精，而与脉并为目系，上属于脑，后出于项中，故邪中于项。因逢其之虚，其入深，则随目系以入于脑，入于脑则脑转，脑转则引目系急，目系急则目眩以转矣。今作劳以致烦闷，非虚乎？月下坐至更余，头项之间，能不为雾露之阴所中乎？法当驱上焦之邪，补中焦之气，而徐议消痰清火，则自愈矣。因先用参苏饮加藁本，二剂头痛顿止，眩亦少瘥。再以补中益气，佐以二陈、芩、连，数剂而安。(《续名医类案》)

（2）辨证思路：此病应为外感兼内伤之病。一者，因患者旧有内伤之头晕，则脉不应见浮象。二者，患者头晕伴痛，脉寸大于尺，兼见浮紧，紧为寒，是以头痛应为外受风寒所致。三者，因久病体虚，况且劳累后月事又行，其体更虚，故右脉见弱象，此为内伤。是以此病为外感内伤夹杂，外寒先入太阳经，循项入脑，经脉为寒所束，故见头痛。又引动旧有内伤，因此头痛头晕并发。

（七）茵陈丸

【来源】 孙思邈 《备急千金要方》

【方歌】　茵陈丸用大黄硝　　鳖甲常山巴豆邀
　　　　　　杏仁栀豉蜜丸服　　汗吐下兼三法超
　　　　　　时气毒疠及疟痢　　一丸两服量病调

【组成】　茵陈蒿、芒硝、鳖甲、栀子各二两（各6g），大黄五钱（1.5g），常山、杏仁各三两（各90g），巴豆一两（30g），豆豉五合（60g）。

【用法】　研成细末，用白蜜做成梧桐子大丸剂，每服一丸。药后或吐，或下，或汗，即停服；若服后无效，可酌加用量。

【功用】　攻下涌吐，泄热荡实，发表散邪。

【主治】　时行黄疸、疟疾、赤白下痢等，属里实兼表证者。

【证治机制】　湿热内停，郁腐成脓可致下痢赤白；实热内结，外兼表邪可诱发时行黄疸、疟疾等证。

【方义分析】　方中茵陈蒿利湿清热，是治黄疸要药；常山引吐截疟；芒硝、大黄攻下实热，共为君药。杏仁、豆豉解肌发汗，为臣药。鳖甲滋阴，退阴血热，合常山可截疟；巴豆攻除脏腑冷积；栀子和豆豉可配常山吐疟痰，共为佐药。诸药合用，汗吐下兼备，尤以涌吐、攻下为甚。本方药力峻猛非实证者慎用。

【临床运用】　本方为汗、吐、下三法并施，尤以涌吐、攻下作用为甚，既有寒下药，又有温下药；既有截疟药，又有解肌药，且用药峻猛，因此临床运用时要慎重。

（八）大羌活汤

【来源】　王好古　《此事难知》

【方歌】　大羌活汤即九味　　已独知连白术暨
　　　　　散热培阴表里和　　伤寒两感差堪慰

【组成】　防己、独活、羌活、黄连、苍术、炙甘草、白术、防风、细辛、黄芩各三钱（各9g），知母、川芎、生地黄各一两（各30g）。

【用法】　水煎服。

【功用】　发汗解表，清热养阴。

【主治】　风寒湿邪外感，兼有里热。症见头痛发热，恶寒，口干烦满而渴。

【证治机制】　外感风寒湿邪，症见头痛发热、恶寒，为主证。部分入里化热伤阴故见口干烦满而渴，为兼证。治宜外散风寒湿邪，内清热泻火。

【方义分析】　方中羌活、独活同用，散寒祛湿，为君药。防风、苍术、防己、细辛、川芎助君药发汗解表，为臣药。黄连、黄芩清热燥湿；知母、生地黄清热滋阴；白术健脾益气，顾护中焦，共为佐药。炙甘草益气和胃，调和诸药，为使药。诸药配合，表里同治，汗不伤正，燥不伤阴。

【临床运用】　用于风寒湿邪外感，兼有里热，症见头痛发热、恶寒、口干烦满而渴等。

【案例举隅】

（1）伤寒两感案：至乙未冬，余客上海，有茶业王某患伤寒症，身热恶寒，头痛项强，口干烦渴，溺赤便燥，舌苔黄色，脉来浮举则紧，沉按则数。表有寒，里有热，内外邪俱盛，非太阳与少阴同病之两感症乎？余即师大羌活汤之意，用麻黄、紫苏、荆芥、防风以散外寒，用石膏、知母、元参、生地以清内热，又加枳壳、陈皮利其气而为之佐。重剂投之，两服而瘥。（《诊余举隅录》）

（2）辨证思路：患者伤寒症，身热恶寒，头痛项强，谓有太阳证"太阳之为病，脉浮，头项强痛而恶寒"。口干烦渴，溺赤便燥，舌苔黄色，脉来浮举则紧，沉按则数，谓有少阴证"伤寒一日，太阳受之，脉若静者，为不传，若烦躁，脉数急者，为传也"。此为伤寒两感之证，表里同病，宜表里同治，外散风寒湿邪，内清热泻火，与大羌活汤。

七、消补之剂

消补之剂，即消导剂，是以消导药为主组成，治疗饮食停滞，癥积痞块的方剂。由于食积痞块有因饮食不节，损伤脾胃而成；有因脾胃素虚，失其健运所致；或积滞日久，耗伤正气，故消补之剂有消重于补，或补重于消，或消补并重，或以消为补，或以补为消的区别，应用时应根据具体证候选用。

（一）平胃散 ［附：加味平胃散，参苓平胃散，香连平胃散，不换金正气散，平陈汤，胃苓汤（丸），柴平汤］

【来源】《太平惠民和剂局方》

【方歌】 平胃散是苍术朴　　陈皮甘草四般药
　　　　 除湿散满驱瘴岚　　调胃诸方从此扩
　　　　 或合二陈或五苓　　硝黄麦曲均堪着
　　　　 若合小柴名柴平　　煎加姜枣能除疟
　　　　 又不换金正气散　　即是此方加夏藿

【组成】 苍术去黑皮，捣为粗末，炒黄色，四两（120g），厚朴去粗皮，涂生姜汁，炙令香熟，三两（90g），陈橘皮洗令净，焙干，二两（60g），炙甘草黄，一两（30g）。

【用法】 上为散。每服二钱（6g），水一中盏，加生姜二片，大枣二枚，同煎至六分，去滓，食前温服（现代用法：共研细末，每服4～6g，生姜、大枣煎汤送下；或作汤剂，水煎服，用量按原方比例酌定）。

【功用】 燥湿运脾，行气和胃。

【主治】 湿滞脾胃证。脘腹胀满，不思饮食，口淡无味，恶心呕吐，嗳气吞酸，肢体沉重，怠惰嗜卧，常多自利。舌苔白腻而厚，脉缓。

【证治机制】 脾为太阴湿土，居中州而主运化，其性喜燥恶湿。湿邪滞于中焦，则脾运不健，胃气失和，故见食少无味，恶心呕吐，嗳气吞酸；湿困脾胃，气机失畅，则见脘腹胀满；湿邪注于肠道，则为泄泻；肢体沉重，怠惰嗜卧，舌苔白腻，脉缓等，皆为湿邪困阻之象。治法当以燥湿运脾为主，辅之行气和胃，使气行而湿化。

【方义分析】 本方是为湿阻气滞，脾胃失和之证而设。方中苍术辛香苦温，为燥湿运脾要药，《本草正义》谓之"凡湿困脾阳……非茅术芳香猛烈，不能开泄。而脾家湿郁，茅术一味，最为必需之品"，故以之为君，使湿去则脾运有权，脾健则湿邪得化。厚朴辛温而散，长于行气除满，俾气行则湿化，且其味苦性燥而能燥湿，与苍术有相须之妙，用为臣药。陈皮辛行温通，可理气和胃，燥湿醒脾，协苍术、厚朴益彰燥湿行气之力，以为佐药。甘草甘平入脾，既可益气补中而实脾，令"脾强则有制湿之能"（《医方考》），又能调和诸药，故为佐使药。煎煮时少加生姜、大枣调和脾胃。本方苦辛芳香温燥，主以燥湿，辅以行气；主以治脾，兼以和胃；"能消能散"（《景岳全书》），俾湿去脾健，气机调畅，胃气平和，升降有序，则胀满诸症可除。

【临床运用】

（1）本方为燥湿和中的代表方，临床应用以脘腹胀满、舌苔厚腻为辨证要点。方中药物辛苦温燥，易耗气伤津，故对阴津不足或脾胃虚弱以及孕妇等均不宜使用。正如吴昆所云："惟湿土太过者能用之，若脾土不足及老弱、阴虚之人，皆非所宜也。"（《医方考》）

（2）若舌苔黄腻，湿从热化者，可加黄连、黄芩以清热燥湿；若脘腹冷痛者，乃湿从寒化，宜加干姜、草豆蔻以温化寒湿；若泄泻较甚者，是湿邪较盛，宜加茯苓、泽泻以渗湿止泻。

（3）常用于急、慢性胃肠炎、消化道功能紊乱、胃及十二指肠溃疡等属湿滞脾胃证者。

【附方】

（1）加味平胃散（《丹溪心法》）：平胃散加麦芽、神曲，水煎服。功用：燥湿散满，消食和胃。主治：湿滞脾胃，宿食不消，脘腹胀满，不思饮食，嗳腐吞酸。若大便秘结，可再加大黄、芒硝。

（2）参苓平胃散：平胃散加人参，茯苓。水煎服。功用：补气健脾，化湿和中。主治：脾虚，饮食不化，大便溏软。

（3）香连平胃散：平胃散加黄连（姜汁炒）、茯苓。水煎服。功用：燥湿和胃，清热止痛。主治：食积发热，腹痛泄泻。

（4）不换金正气散（《太平惠民和剂局方》）：藿香、厚朴、苍术、陈皮、半夏、甘草各等分（各10g）。上㕮咀，每服四钱（12g），水一盏，加生姜三片，煎至六分，去滓热服。功用：解表化湿，和胃止呕。主治：湿浊内停，兼有表寒证。呕吐腹胀，恶寒发热，或霍乱吐泻，或不服水土，舌苔白腻等。

（5）平陈汤（《病因脉治》）：平胃散合二陈汤（见祛痰之剂），水煎服。功用：燥湿健脾，理气化痰。主治：痰湿中阻，脾胃不和，胸膈痞闷，不思饮食，恶心呕吐，咳嗽等。

（6）胃苓汤（丸）（《丹溪心法》）：柴胡、人参、半夏、黄芩、甘草、陈皮、厚朴、苍术。水二盅，加生姜、大枣煎服。功用：和解少阳，祛湿和胃。主治：湿疟。一身尽痛，手足沉重，寒多热少，脉濡。

（7）柴平汤（《丹溪心法》）：柴胡、人参、半夏、黄芩、甘草、陈皮、厚朴、苍术。水二盅，加生姜、大枣煎服。功用：和解少阳，祛湿和胃。主治：湿疟。一身尽痛，手足沉重，寒多热少，脉濡。

【案例举隅】

（1）痰厥抽搐案：薛立斋治一妇人，因怒发搐，呕吐痰涎，口噤昏愦，气口脉大于人迎。此气滞而食厥，用平胃散加茯苓、半夏、木香治之而苏。更以六君子汤加木香渐愈。乃去木香，又二十余剂而痊。（《续名医类案》）

（2）辨证思路：患者气口大于人迎，多主情志内伤，正陈无择于《三因方》中所言："右为气口，以候七情"，且患者因大怒而抽搐，故知此病确起于情志所伤。但若仅由大怒所致，则不应兼呕吐痰涎，因此可知，患者素有痰饮之病，《黄帝内经》言："怒则气上"，痰随气逆而蒙蔽清窍，是故呕吐痰涎，口噤昏愦，病虽起于大怒，而实为痰厥之病。

（二）保和丸（附：大安丸）

【来源】 朱丹溪 《丹溪心法》

【方歌】

保和神曲与山楂	苓夏陈翘菔子加
曲糊为丸麦汤下	亦可方中用麦芽
大安丸内加白术	消中兼补效堪夸

【组成】 山楂六两（18g），神曲二两（6g），半夏、茯苓各三两（各9g），陈皮、连翘、莱菔子各一两（各6g）。

【用法】 上为末，炊饼为丸，如梧子大，每服七八十丸，食远白汤下（现代用法：共为末，水泛为丸，每服6～9g，食后温开水送下。亦可水煎服）。

【功用】　消食和胃。

【主治】　食积证。脘腹痞满胀痛，嗳腐吞酸，恶食呕恶，或大便泄泻，舌苔厚腻微黄，脉滑。

【证治机制】　食积又称伤食，多因饮食过度，或暴饮暴食，寒温不调，或恣啖酒肉油腻等所致。饮食过量，脾运不及，则停滞而为食积，故《素问·痹论》说："饮食自倍，肠胃乃伤。"食停中脘，阻遏气机，则脘闷腹胀，甚则腹痛；饮食所伤，升降失司，则嗳腐吞酸，恶食吐泻；而苔腻、脉滑则为食积征象。食停中脘，非吐、下所宜，故治宜消食化滞、理气和胃之法。

【方义分析】　本方主治食积内停之证。方中重用山楂为君，能消各种饮食积滞，对肉食油腻之积，尤为适宜。神曲消食健脾，善化酒食陈腐之积；莱菔子下气消食，长于消谷面之积，两药共用为臣。君臣配伍，相辅相成，可消一切饮食积滞。半夏和胃降逆以止呕；陈皮理气和中，使气机通畅，以助消食化积；茯苓健脾渗湿以止泻；连翘清热散结以助消食，且可祛食积所生之热，四药共为佐药。全方以消食药为主，配伍行气、降逆、化湿之品，共奏消食和胃之功，使食积得消，保胃气和降。"此方虽纯用消导，毕竟是平和之剂，故特谓之保和而。"（《成方便读》）

【临床运用】

（1）本方为消食之剂，是治一切食积轻证的常用方。临床以脘腹胀满，嗳腐恶食，苔腻，脉滑为辨证要点。

（2）如食积较重，胀满明显者，可加枳实、厚朴、木香、槟榔等以增强消食导滞之力；食积化热较甚，而见苔黄、脉数者，酌加黄芩、黄连等清热之品；大便秘结者，加大黄以泻下通便；兼脾虚者，宜加白术、党参、甘草等健脾益气。

（3）常用于消化不良，急慢性胃肠炎等消化系统疾病，证属食积内停者。

【附方】

大安丸（《丹溪心法》）：山楂二两（10g），神曲炒、半夏、茯苓各一两（各6g），陈皮、萝卜子、连翘各半两（各3g），白术二两（6g）。上为末，粥糊丸服。功用：消食健脾。主治：食积兼脾虚证。饮食不消，脘腹胀满，大便泄泻，以及小儿食积。

本方较保和丸多白术一味，余药用量也较之减少。全方消食之中兼有健脾之功，故适用于食积兼脾虚者，对于小儿食积证尤宜。

【案例举隅】

（1）伤食案：吴九宜，每早晨腹痛泄泻者半年，粪色青，腹膨胀。咸谓脾胃泻，为灸关元三十壮，服补脾肾之药，皆不效。自亦知医，谓尺寸俱无脉，惟两关沉滑，大以为忧，疑久泻而六脉皆绝也。孙诊之曰：毋恐，此中焦食积痰泻也。积胶于中，故尺寸隐伏不见，法当下去其积，而反用补，误矣。以丹溪保和丸二钱，加备急丸三粒，五更服之，已刻下稠积半桶，胀痛随愈。次日六脉齐见，再以东垣木香化滞汤，调理而安。（《续名医类案》）

（2）辨证思路：患者病腹痛泄泻，粪色青，腹胀，关脉沉滑，寸尺不见。痛泻本为肝脾不调，且粪色青，青属木归肝，加之惟肝脾之脉应指，由此可知病在肝脾。然则之病当分标本，此人寸尺脉不应，则为脾家之湿痰，困阻中焦，气机升降不畅所致。粪色青，乃为肝气不得疏泄，随粪泻出。因此，此病当以脾家痰湿为本，肝失疏泄为标。

（三）健脾丸（附：枳术丸）

【来源】 汪昂　《医方集解》

【方歌】 健脾参术与陈皮　　枳实山楂麦蘖随

曲糊作丸米饮下　　消补兼行胃弱宜

枳术丸亦消兼补　　荷叶烧饭上升奇

【组成】 人参、土炒白术、陈皮、炒麦芽各二两（各60g），山楂一两半（45g），炒枳实三两（90g）。

【用法】 上六味共研细末，用神曲煮糊做成丸药，如梧桐子大，每次服三钱（9g），用米汤或温开水送下。

【功用】 健脾，和中，消食。

【主治】 脾胃虚弱，饮食内停。症见食少难消，脘腹痞闷，便溏腹泻，体倦少气。

【证治机制】 脾胃虚弱，饮食内停证。脾胃属土，虚则化湿，"脾喜燥恶湿"，中湿不运则脾胃升降失常，上不能纳谷下降，则饮食减少；下不能散精升清，则便溏腹泻，气机升降不畅则脘腹痞闷。

【方义分析】 脾胃虚弱，饮食内停为本方的主证。故方中用人参益气健脾，以补脾虚；麦芽消食积、健脾开胃，共为君药。白术助人参益气健脾；山楂、神曲助麦芽消食化滞以消食积，共为臣药。又佐以陈皮理气健脾和胃；枳实行气导滞，消积除痞。诸药相合，共成消补兼施之剂，使脾健食消。因本方君药有人参，故又称"人参健脾丸"。

【临床运用】

（1）健脾丸是治疗脾虚泄泻的代表方，具有消补之功。若寒甚者，可加附子、干姜；呕吐者，酌加生姜、半夏。

（2）对于慢性肠炎、肠功能紊乱、结肠过敏者皆可用本方化裁。

【附方】

枳术丸（《内外伤辨惑论》）：白术二两（60g），枳实麸炒黄色，去穰一两（30g）。上同为极细末，荷叶裹烧饭为丸，如梧桐子大，每服五十丸（9g），白汤下，无时。功用：健脾消痞。主治：脾虚气滞，饮食停积。胸脘痞满，不思饮食，舌淡苔白，脉弱。

【案例举隅】

（1）咳血案：江篁南治其弟患嗽血。初一二剂用知、贝、二冬、归、芍清肺之剂。夜加胁疼，继用人参一钱五分，胁疼减，后知参至二钱。左脉近大而快，右略敛，少带弦而快，每嗽则有血，大便溏，一日三更衣，以人参三钱，白术、紫菀各一钱五分，茯苓、白芍各一钱，甘草九分，牡丹皮八分。加茅根、小溲。脉弦快稍减，加黄芪二钱，百部六分，是日嗽止，血渐少。既而血亦止，然便溏，乃倍参、芪、术、山药、陈皮、甘草、苡仁、白芍等药，兼与健脾丸而愈。（《古今医案按》）

（2）辨证思路：此案中只录咳血症状及脉象，以此分析，理据不足，只得从脉象变化尝试。患者患咳血，首诊脉大快而弦，咳血病位本在肺系，脉弦大快为火热象，遂先投以甘寒清肺之药。服药后咳血不减，反增胁痛，由此观之，此咳血应为肺虚所致，盖肺主气，肺虚者气虚，不能摄血，故见咳血，后加人参而疼痛减轻，亦为佐证。观后续用药，皆以补肺益气为主，而病渐愈，病因为肺虚应无疑。

（四）参苓白术散

【来源】《太平惠民和剂局方》

【方歌】　参苓白术扁豆陈　　山药甘莲砂薏仁

　　　　　桔梗上浮兼保肺　　枣汤调服益脾神

【组成】　莲子肉去皮，一斤（9～15g），薏苡仁一斤（9～15g），缩砂仁一斤（6～10g），桔梗炒令深黄色，一斤（6～10g），白扁豆姜汁浸，去皮，微炒，一斤半（12～18g），白茯苓二斤（15～20g），人参二斤（10～15g），甘草炒，炙二斤（10～15g），白术二斤（15～20g），山药二斤（15～20g）。

【用法】 上为细末，每服二钱（6g），枣汤调下，小儿量岁数加减服（现代用法：散剂，每服6～10g，大枣煎汤送服；汤剂，加大枣3枚，水煎服）。

【功用】 益气健脾，渗湿止泻。

【主治】 脾虚夹湿证。气短乏力，形体消瘦，胸脘痞闷，饮食不化，肠鸣泄泻，面色萎黄，舌质淡苔白腻，脉虚缓。

【证治机制】 本方所治之证，乃由脾胃虚弱，运化失司，湿浊内停所致。脾胃为后天之本，气血生化之源，主肌肉四肢百骸。脾气既虚，则气血生化不足，而见气短乏力，面色萎黄，舌质淡，脉虚缓；肌肉四肢百骸失其濡养，而见形体消瘦；脾虚失运，湿浊内停，则饮食不化，肠鸣泄泻；湿阻气机而胸脘痞闷。治宜益气健脾、渗湿止泻之法。

【方义分析】 方中以人参补益脾胃之气，白术、白茯苓健脾渗湿，共为君药。山药补脾益肺，莲子肉健脾涩肠，白扁豆健脾化湿，薏苡仁健脾渗湿，均可资健脾止泻之力，共为臣药。佐以缩砂仁芳香醒脾，行气和胃，化湿止泻；桔梗宣利肺气，一者配砂仁调畅气机，治胸脘痞闷；二者升提肺气，以通调水道；三者以其为舟楫之药，载药上行，使全方兼有脾肺双补之功。炙甘草、大枣补脾和中，调和诸药，而为佐使。诸药相合，补脾与利湿并用，而以补脾为主，祛湿止泻；补脾与补肺兼顾，仍以补脾为主，培土生金，故后世亦称本方为脾肺双补之剂，用于肺脾气虚之久咳证。

本方是由四君子汤加山药、莲子肉、白扁豆、薏苡仁、砂仁、桔梗而成。两方均有益气健脾之功，但四君子汤补气健脾之功专，为治脾胃气虚的基础方；参苓白术散则补气健脾与祛湿止泻并重，为治脾虚夹湿证的主方，且该方兼能补益肺气，故亦适于肺虚久咳，食少便溏，咳喘少气者。

《古今医鉴》所载参苓白术散，较本方多陈皮一味，适用于脾胃气虚兼有湿阻气滞者。

【临床运用】

（1）本方为健脾止泻常用方剂。以气短乏力，肠鸣泄泻，舌淡苔腻，脉虚缓为辨证要点。若积滞内停，伤食泄泻，以及协热下利等，均不宜使用本方。

（2）若泻利甚者，酌加肉豆蔻，以助止泻之功；兼里寒者，加干姜、肉桂以温中祛寒。

（3）常用于胃肠功能紊乱、慢性胃炎、慢性结肠炎、慢性肝炎、浅表性胃炎、慢性肾炎、缓解期肺心病、放射病等，证属脾虚挟湿者。

【案例举隅】

（1）水肿案：江篁南次子，素食少，五月间，因多食杨梅，至六月，遍身面目浮肿，腹亦膨胀，用苍白二术土炒为君，木通、赤苓、泽泻为臣，半夏、陈皮、大腹皮、桑白皮、桔梗为佐，苏梗、厚朴、草果、姜皮为使。一日两服。另用紫苏、忍冬藤、萝卜种煎汤。一日浴一次。至四日，肿胀消十之八，乃用参苓白术散。以紫苏煎汤调，日服二次。小水黄，又加木通煎汤煎药。六帖后，去紫苏，加木瓜、滑石，最后加连翘、栀子，八帖全愈。（《古今医案按》）

（2）辨证思路：患者患浮肿之病，起因为多食杨梅。由于患者平素食少，可知其脾胃之气不盛，又多食酸味，《素问·生气通天论》曰："味过于酸，肝气以津，脾气乃绝"，脾伤则水湿生，故见肚腹膨胀；水湿泛溢肌肉，故见浮肿。

（五）枳实消痞丸

【来源】 李东垣 《兰室秘藏》

【方歌】 枳实消痞四君全　　麦芽夏曲朴姜连
　　　　蒸饼糊丸消积满　　清热破结补虚痞

【组成】 干生姜、炙甘草、麦蘖面、白茯苓、白术各二钱（各6g），半夏曲、人参各三钱（各9g），炙厚朴四钱（12g），枳实、黄连各五钱（各15g）。

【用法】 上为细末，汤浸蒸饼为丸，如梧桐子大，每服五七十丸，白汤送下，食远服（现代用法：共为细末，水泛小丸或糊丸，每服6～9g，饭后温开水送下，日2次。亦可作为汤剂，水煎服）。

【功用】 行气消痞，健脾和胃。

【主治】 脾虚气滞，寒热互结证。心下痞满，不欲饮食，倦怠乏力，舌苔腻而微黄，脉弦。

【证治机制】 本方所治属虚实相兼，寒热错杂，热重寒轻之证。脾虚失运，胃纳不振，则不欲饮食，食亦难消。气血生化不足，则倦怠乏力；气机阻滞，寒热互结，则心下痞满；脉弦，热多寒少，则苔腻而微黄。治当以行气健脾、清热温中为法。

【方义分析】　本方为行气消痞之剂。方中枳实苦辛微寒，行气消痞，《名医别录》谓其："主除胸胁痰癖，逐停水，破结实，消胀满，心下急痞痛"，故为君。厚朴苦辛而温，下气除满，与枳实相须为用，以增其行气消痞之效，而为臣。黄连苦寒降泻，清热燥湿；半夏曲辛温散结除痞，降逆和胃；干姜味辛而热，温中散寒，三药配伍，辛开苦降，清热温中，则寒热同调，散结除痞。取四君子之人参、白术、白茯苓、炙甘草健脾益气，化湿和中，以复脾运；麦蘖面（麦芽）消食和胃，以上共为佐药。炙甘草调药和中，亦兼使药之用。诸药合用，共奏行气消痞、健脾和胃之功。

本方配伍特点是消补兼施，以消为主；温清并用，以清为主，辛开苦降以苦降为主。因枳实用量较重，目的在于消痞，故名"枳实消痞丸"。

本方与半夏泻心汤均可用治痞满，皆属寒热同用，辛开苦降，补泻兼施之剂。但本方所治心下痞满，均属虚实相兼、寒热错杂之证。方以行气、清热、苦降为主，宜用于脾虚气滞、实多虚少、热重寒轻者；而半夏泻心汤则无行气之功，寒热同用，兼补气和中，故宜用于虚实相兼，寒热并重者。

【临床运用】

（1）本方为消补兼施，寒热并用的行气良方。以心下痞满，食少，倦怠，苔腻微黄为辨证要点。

（2）若证偏寒者，宜减黄连之量，而增干姜用量，或再加高良姜，以温中散寒；气滞明显者，宜加木香、陈皮，以行气止痛；饮食不消者，宜加山楂、神曲，以消食和胃。

（3）常用于慢性胃炎、胃肠神经官能症、消化不良等，证属脾虚气滞、寒热互结者。

【案例举隅】

（1）臌胀案：隐癖僭逆中宫，脐虽未突，青筋渐露，势欲散而为臌。况大便时溏时结，脾气久虚，更属棘手。拟以攻补兼施法。用枳实消痞丸。（《柳选四家医案》）

（2）辨证思路：臌胀多病起于肝，转而传之与脾，遂见腹胀如鼓，青筋暴露。臌胀日久，脾土更虚，多属难治，只得攻补兼施，最为妥当，故用枳实消痞丸效佳。

（六）鳖甲饮子

【来源】　严用和　《重订严氏济生方》

【方歌】　鳖甲饮子治疟母　　　甘草芪术芍芎偶

　　　　　　草果槟榔厚朴增　　　乌梅姜枣同煎服

【组成】　鳖甲（醋炙）、白术、黄芪（去芦）、草果仁、槟榔、芎䓖、橘红、芍药、甘草（炙）、厚朴（姜制炒）各等分。

【用法】　上吹咀，每服四钱（12g）水一盏半，生姜七片，枣子一枚，乌梅少许，煎至七分，去滓温服不拘时候。

【功用】　软坚消癥，行气活血，祛湿化痰。

【主治】　疟疾日久不愈，胁下痞硬，结成疟母。以及癥块积于胁下，推之不移，腹痛，肌肉瘦削，饮食减少，时有寒热，女子经闭等。

【证治机制】　疟母为本方的主证。由于本证因疟邪久留不去，正气日衰，气血运行不畅，寒热痰湿与气血搏结，聚而成形，留于胁下，故见胁下痞硬，以及癥块积于胁下，推之不移，腹痛。疟疾日久，气血亏损，正气不足，则出现肌肉消瘦、饮食减少、女子经闭等，为兼证。

【方义分析】　方中以鳖甲为君，咸寒入肝，软坚散结消癥，又滋阴补虚清热。用芎䓖行气活血；槟榔行气攻积；草果仁燥湿散寒，除痰截疟；橘红（陈皮）、厚朴燥湿除满，下气消痰，共为臣药。黄芪、白术、炙甘草益气健脾，使气旺以促血行；白芍益阴养血柔肝；加生姜、大枣调补脾胃，以助生化之源，少许乌梅，与芍药、甘草相配，可酸甘化阴，又能引药入肝，以除瘀结，共为佐药。诸药相配，使气畅血行，湿去痰消，攻邪而不伤正，扶正以助除疟母。本方重在活血行气，软坚消癥，兼有祛湿化痰功效，主治疟疾日久不愈形成之疟母，以及寒热痰湿之邪与气血相搏形成的癥瘕。

【临床运用】

（1）本方虚实兼顾，标本兼施，可治疗疟疾日久不愈之"疟母"。

（2）今常用于多种原因引起的肝脾大，多种原因所致的痞块及瘀血经闭等症。

【案例举隅】

（1）气臌案：徐妇，年五旬余。孀居十年，肝气郁滞，近以家庭变故，尤增隐忧。始则胸满喘促，继则腹大如箕。其犹子亦知医，认为单腹胀，大进温肾补脾药，扶持正气，企图缓解，相持数月，病仍不解。转而求邻医唐君，又认为腹水，先服五苓散、五皮饮不效，再进子龙九、廓清饮等亦鲜效。自谓历时已久而病若昔，感觉前途渺茫，不欲再治。然其女若婿不忍坐视其母之待毙，商请余治，一舟相迎，薄暮始至。诊脉沉滑带涩，喘迫咳紧，夜不安枕，腹若鼓状，按之中空无物，又罕鸣声，似非积水，右胁下有硬块，触之作痛，舌苔薄黄不燥，饮食可少进，二便如常。是由气郁日久，积聚不散而成臌，治当解郁调气。前服逐水药而胀不减，即可证明是气而非水，故治而不效。兹拟以苏子降气汤治其喘胀，三剂胸舒喘平，腹仍大，胁下犹疼。再当行气活血开郁，改予变制心气饮（桂枝、半夏、茯苓、甘草、槟榔、吴萸、木通、苏子、枳实、桑皮、鳖甲），加当归、郁金，续进半月，腹胀全消。但右胁肝脏尚肿大，手可触及，已无痛感，更方严氏鳖甲饮子（鳖甲、黄耆、白术、甘草、川芎、白芍、草果、槟榔、厚朴、生姜、大枣、乌梅），加丹参、郁金、青皮、土鳖等煎服，兑酒半盃。此方虽治脾脏疟母肿块，略为加减，转用以治肝脏之积，未尝不可，以消瘀攻积理气诸作用则一也。连服十剂，肝脏逐步缩小，已著显效。再用前方研末蜜丸，早晚以甜水酒温送五钱，取缓以消积，使正气不伤，古人早有明言。半月后块尽消，疏归芍六君子汤加鳖甲、黄耆，温补善后，服一月而体健复原。（《治验回忆录》）

（2）辨证思路：患者素有情志不畅，致肝失疏泄，气机不畅，累及肺肾，肺失宣肃，喘迫咳紧；虽腹若鼓状，按之中空无物，知是为无形之气郁结于内，而非有形水饮之邪，故前予逐水之法腹胀不消，宜理气平喘为先，患者右胁下有硬块，触之作痛，系肝病日久，邪入血络致瘀，宜以消瘀攻积之法。治以苏子降气汤降气平喘，变制心气饮行气活血开郁，后喘胀俱消，最后以鳖甲饮子加减，蜜丸调服，缓消肝积，正气不伤，渐体健复原。

（七）葛花解酲汤

【来源】 李东垣 《兰室秘藏》

【方歌】 葛花解酲香砂仁　　二苓参术蔻青陈
　　　　神曲干姜兼泽泻　　温中利湿酒伤珍

【组成】 葛花、砂仁、白蔻仁各五钱（各15g），木香、白茯苓、猪苓、人参、陈皮各一钱五分（各5g），青皮三钱（9g），白术、神曲、干姜、泽泻各二钱（各6g）。

【用法】　上13味共研极细末和匀，每次用白开水调服三钱（9g）。

【功用】　分消酒湿，温中健脾。

【主治】　酒积。饮酒过度，湿伤脾胃。症见眩晕呕吐，胸膈痞闷，饮食减少，身体疲倦，小便不利，或泄泻等。

【证治机制】　酒，辛甘苦温，有毒，少用可活血、化瘀、行气；饮酒过度，湿伤脾胃，生湿化热，影响心、肝、肺、胃等，致使肝胃不和，木郁生热，土郁化湿，湿热内蕴，故见眩晕呕吐、胸膈痞闷、饮食减少、身体疲倦、小便不利或泄泻。饮酒过度，酒湿停积为本方主证。脾胃虚寒为本方兼证。

【方义分析】　方中用甘平无毒能解酒的葛花为君药，使燥热从肌表而出。神曲解酒消食；砂仁、白蔻仁行气醒脾和中、开胃消食；猪苓、白茯苓、泽泻淡渗利湿，使湿热从小便去，共为臣药。君臣相配，使酒湿从内外分消。又佐以陈皮、木香、青皮理气化滞；干姜温中；人参益气健脾；白术健脾燥湿。

【临床运用】

（1）本方为治疗酒积的代表方剂，有解酒、化浊、理气、补中、利湿、清热等作用。

（2）若湿热盛而见面赤烦热，口渴饮冷等症，又当减去辛燥之药，改用清热祛湿之品。

【案例举隅】

（1）湿证黄疸案：道长张船山，头晕痰多，痞满食少，恶心吐泻，小水短涩，诊脉弦滑数。此过饮不节，酒湿伤脾，盖酒为大热有毒无形之物，又水之所酿成，故热而兼湿，过饮则湿热积于肠胃而成酒积也。宜服葛花解醒汤，以解酒利湿、调气温中，使湿热从小便出，则诸疾自已。（《临证医案笔记》）

（2）辨证思路：患者饮酒过度，酒热而兼湿，湿热积于肠胃而成酒积，湿伤脾胃，生湿化热，影响心、肝、肺、胃等，致使肝胃不和，木郁生热，土郁化湿，湿热内蕴，故见眩晕呕吐、胸膈痞闷、饮食减少、身体疲倦、小便不利或泄泻。故治宜以葛花解醒汤解酒毒、化浊、理气、利湿之法。

八、理气之剂

以理气药为主组成，具有行气或降气的功用，用以治疗气滞或气逆病证的方剂，称为理气剂。

气为一身之主，升降出入有序，内而脏腑，外而肌腠，周行全身，以维持人体的正常生理活动。《素问·举痛论》说："百病生于气也。"若因情志失常，或寒温失调，或饮食失节，或劳倦太过等因素，均可使气机升降失常，引起脏腑功能失调，而产生多种疾病。气病概括起来有气虚、气滞、气逆三类。治疗总以调节气机为原则，气滞者多为肝气郁滞或脾胃气滞，治宜行气而调之；气逆者多为胃气上逆或肺气上逆，则当降气以平之。

使用理气剂首先应辨清病证之虚实，勿犯虚虚实实之戒。若气滞实证，当须行气，误补则其滞愈甚；如气滞虚证，当补其虚，误用破气，更伤其气。理气剂大多辛温香燥，易于耗气伤津，助热生火，使用时当适可而止，慎勿过剂，或适当配伍益气滋润之品以制其偏；若患者属年老体弱或素体气虚阴亏、内热较甚者，则当慎用，或随症配伍相应的药物。此外，理气药物辛散走窜，有动血及动胎之弊，对于有出血倾向的患者或妊娠女性及妇女适值经期者，亦应慎用。

（一）补中益气汤（附：调中益气汤）

【来源】 李东垣 《脾胃论》

【方歌】 补中益气芪术陈　　升柴参草当归身
　　　　虚劳内伤功独擅　　亦治阳虚外感因
　　　　木香苍术易白术　　调中益气畅脾神

【组成】 黄芪五分，病甚劳役热甚者一钱（18～30g），炙甘草五分（9～15g），人参去芦，三分（9～15g），当归身酒焙干或晒干，二分（3～6g），陈皮不去白，二分或三分（6～9g），升麻二分或三分（6～9g），柴胡二分或三分（6～9g），白术三分（9～15g）。

【用法】 上㕮咀，都作一服，水二盏，煎至一盏，去渣，食远稍热服

（现代用法：水煎服）。

【功用】　补中益气，升阳举陷。

【主治】　①脾胃气虚证。饮食减少，体倦肢软，少气懒言，面色㿠白，大便稀薄，脉虚软。②气虚下陷证。脱肛，子宫脱垂，久泻，久痢，崩漏等，气短乏力，舌淡，脉虚者。③气虚发热证。身热，自汗，渴喜热饮，气短乏力，舌淡，脉虚大无力。

【证治机制】　本方是李东垣原为治气虚发热而立，李氏谓其证乃由"脾胃气虚，则下流于肾，阴火得以乘其土位，故脾证始得，则气高而喘，身热而烦，其脉洪大而头痛，或渴不止，其皮肤不任风寒，而生寒热。盖阴火上冲，则气高喘而烦热，为头痛，为渴，而脉洪……此皆脾胃之气不足所致也"（《脾胃论·卷中》），即病由饥饱劳役，损伤脾胃，中气虚馁，升降失常，清阳下陷，阴火则上乘土位，泛溢于肌腠，故发热。其热为劳倦内伤所致，故李氏明确指出"惟当以辛甘温之剂，补其中而升其阳，甘寒以泻其火则愈"。至于脾胃气虚证、气虚下陷证，亦皆由饮食劳倦，损伤脾胃所致。本方所治之脾胃气虚证，当与四君子汤证同类，唯其虚之更甚。脾主升清，脾虚则清阳不升，中气下陷，故见脱肛、子宫脱垂及久泻、久痢等症。是方治证虽分三竭，然脾气大虚之机乃属异中之同。故补中益气汤为取法之本；中气下陷者，理当升阳举陷；气虚发热者，当尊东垣独创之"甘温除热"之法。

【方义分析】　方中重用黄芪为君，其性甘温，入脾肺经，而补中气、固表气，且升阳举陷。臣以人参，大补元气；炙甘草补脾和中，君臣相伍，《医宗金鉴·杂病心法要诀》谓："黄芪补表气，人参补里气，炙草补中气"，有芪外参内草中央之妙用，可大补一身之气。李东垣称此三味为"除湿热烦热之圣药也"（《脾胃论·补中益气汤》）。佐以白术补气健脾，助脾运化，以资气血生化之源。其气既虚，营血易亏，故佐用当归以补养营血，且"血为气之宅"，可使所补之气有所依附；陈皮理气和胃，使诸药补而不滞。更加升麻、柴胡为佐使，升阳举陷，与人参、黄芪配伍，可升提下陷之中气。《本草纲目》云："升麻引阳明清气上行，柴胡引少阳清气上行，此乃禀赋虚弱，元气虚馁，及劳役饥饱，生冷内伤，脾胃引经最要药也。"诸药合用，既补益中焦脾胃之气，又升提下陷之气，且全方皆为甘温之药而能治气虚发热证，即所谓"甘温除大热"之法也。全方补气与升提并用，使气虚者补之，气陷者升之，气虚发热者甘温益气而除之，元气内充，清阳得升，则诸证自愈。

本方所治之气虚发热，乃由中气既虚，清阳下陷，郁遏不运，阴火上乘所为。故其热有病程较长，或发有休时，手心热甚于手背等特点，且必兼见中气不足之证。此证应与外感及实火发热者详加辨析。

【临床运用】

（1）本方为治气虚发热及脾虚气陷的代表方剂。临症以中气虚弱，或清阳下陷，或慢性发热，症见少气乏力、面色㿠白、舌淡、脉虚软无力为辨证要点。阴虚发热则非所宜，热病之发热尤当忌用。

（2）胃气失和，痞闷不舒者，加砂仁、白蔻仁；大便溏泻者，加山药、薏苡仁、茯苓；兼腹胀气滞者，酌加木香、枳壳。

（3）常用于慢性胃肠炎、消化性溃疡、肝炎、肾炎、疲劳综合征、反复呼吸道感染、低血压或高血压、心律失常、血液病、慢性发热、脏器下垂（胃下垂、肾下垂、子宫脱垂、脱肛等）、重症肌无力、乳糜尿、尿崩症、功能失调性子宫出血、慢性鼻炎、过敏性鼻炎、放疗与化疗的副作用等，证属脾胃气虚或气虚下陷者。

【附方】

调中益气汤（《脾胃论》）：补中益气汤去白术、当归身，加木香（6g），苍术（9g）。水煎服。功用：益气健脾，调中祛湿。主治：脾胃不调，胸满短气，饮食减少，四肢倦怠，口不知味，以及食后呕吐等症。

【案例举隅】

（1）妊娠下血案：薛立斋治一妊娠下血，服凉血之药，下血益甚，食少体倦。此脾气虚而不能摄血，用补中益气汤而愈。后因怒而寒热，其血仍下。此肝火旺而血沸腾，用加味逍遥散血止，用补中益气汤而安。（《续名医类案》）

（2）辨证思路：患者下血，若为火热所致，血热妄行，则服用凉血药，纵然无效，亦不致下血益甚。又因患者食少体倦，因此可知，下血病因乃是脾气虚弱不能统血，故以补中益气汤取效。其人本已脾虚，又因大怒，脾气又伤则不能统摄，肝木无制则疏泄太过，因此用逍遥散，补中益气汤疏肝养脾、补气升提而愈。

（二）乌药顺气汤

【来源】 严用和 《济生方》

【方歌】 乌药顺气芎芷姜　　　橘红枳桔及麻黄
　　　　　僵蚕炙草姜煎服　　　中气厥逆此方详

【组成】 乌药、橘红各二钱（各6g），麻黄去根节、川芎、白芷、炒枳壳、桔梗各一钱（各4g），炮姜、僵蚕、炙甘草各五分（各2g）。

【用法】 加生姜三片，大枣一枚，水煎服。

【功用】 顺气，祛风，化痰。

【主治】 中气证。症见突然昏厥，不知人事，牙关紧急，四肢逆冷，脉沉伏等。或中风而见遍身顽麻，骨节疼痛，步履艰难，言语謇涩，口眼㖞斜，喉中气急有痰者。

【证治机制】 肝主疏泄，喜条达，恶抑郁。大怒引动肝气上逆，疏泄失常，气血瘀滞，上不能宣发，外不能透达，且生风生痰，壅阻清窍发为突然昏厥，不知人事，牙关紧急，四肢逆冷，脉沉伏等。或中风而见遍身顽麻，骨节疼痛，步履艰难，言语謇涩，口眼㖞斜，喉中气急有痰。

【方义分析】 乌药通调气逆，为君药。橘红（陈皮）、枳壳助君药理气，以调顺逆气；麻黄、桔梗宣通肺气，与枳壳相配，升降并用，调畅气机，共为臣药。白芷散风；川芎行气活血，祛风止痛；气逆会生痰，故用僵蚕祛风化痰散结；炮姜温经通阳；生姜、大枣调和营卫，共为佐药。炙甘草调和诸药为使。诸药相配，共奏顺气祛风化痰之功。

按：严用和所著《济生方》未见此方。而《太平惠民和剂局方》有载，各药用量有不同。

【临床运用】 本方不仅可以条顺逆气，且有消风化痰作用，所以既可以治疗中气，亦可治疗中风。

【案例举隅】

（1）寒痧案：右陶治郑延旦次子，心中暴痛，口吐痰涎，迷闷不能出声。诊之两寸沉而伏，关尺洪而紧。刺痧筋二十针，用乌药顺气汤四剂而安。（《齐氏医案》）

（2）辨证思路：患者脉象两寸沉伏，而关尺洪紧，应为阴邪侵袭上焦心肺，如《素问·离合真邪论》言："脉口寒塞，而尺脉热满"，又患者口吐痰涎，即知致病之邪，为寒痰湿浊。寒湿困阻上焦，气血不通，是故心中暴痛，是为寒痧。

（三）越鞠丸（附：六郁汤）

【来源】 朱丹溪 《丹溪心法》

【方歌】 越鞠丸治六般郁　　气血痰火湿食因

芎苍香附兼栀曲　　气畅郁舒痛闷伸
又六郁汤苍芎附　　甘苓橘半栀砂仁

【组成】 苍术、香附、川芎、神曲、栀子各等分（各6～10g）。

【用法】 上为末，水泛为丸，如绿豆大（现代用法：丸剂，每服6～9g。亦可水煎服）。

【功用】 行气解郁。

【主治】 六郁证。胸膈痞闷，脘腹胀痛，嗳腐吞酸，恶心呕吐，饮食不消。

【证治机制】 本方所治六郁证，乃气、血、痰、火、湿、食之郁，但以气郁为主。"气者，人之根本也"（《难经·八难》），气机冲和调达，升降出入有序，则脏腑功能协调。朱震亨认为："气血冲和，万病不生，一有怫郁，诸病生焉，故人生诸病，多生于郁"（《丹溪心法》）。若喜怒无常，忧思过度，寒温不适，饮食不节，则可引起气机失常而致病。气机郁滞，可影响血行而致血瘀，影响津液输布而致湿郁，聚湿成痰，则成痰郁，影响脾胃受纳运化，则致食郁，气滞日久，郁而不解又可生热化火，诸郁随之而起。六郁既生，故见胸膈痞闷、脘腹胀痛、吞酸呕吐、饮食不消等症。由于六郁之中以气郁为主，故本方立意重在行气解郁，使气行则血行，气畅则痰、火、湿、食诸郁随之而消。正如《成方便读》所说："治郁者必先理气，以气行则郁行，气阻则郁结耳"。

【方义分析】 本方为治气郁为主之六郁证。方中香附行气解郁，以治气郁，黄宫绣谓："香附专属开郁散气"（《本草求真》），故为方中君药。川芎活血行气，为血中气药，既能治血郁，又可加强君药行气解郁之功；苍术气味芳香雄烈，可以悦脾化湿，以治湿郁。朱丹溪说："苍术、抚芎，总解诸郁……凡郁皆在中焦，以苍术、抚芎开提其气以升之"（《丹溪心法》）；栀子清热泻火，以治火郁；神曲消食和胃，以治食郁，以上共为臣佐药。诸药配合，则气、血、湿、火、食五郁自解。至于痰郁，或因气滞湿聚而生，或因饮食积滞所致，或因火邪炼津而成，今五郁得解，则痰郁自消，此亦治病求本之意。本方所治虽曰"六郁"，不过是示人治郁之大法，临床应根据所治郁证的具体情况而用药。诚如费伯雄所云："此方注云统治六郁，岂有一时而六郁并集者乎？须知古人立方，不过昭示大法……相其病在何处，酌量加减，方能得古人之意而不泥古人之方。"

本方组方以五味药治六般郁，贵在治病求本。且方中行气、活血、除湿、清热、消食诸法并举，然重在调理气机。

【临床运用】

（1）本方为治疗六郁证之代表方。以胸膈痞闷，脘腹胀痛，饮食不消为辨证要点。方中用药温燥行散，兼阴液不足者慎用。

（2）本方示人以治郁大法，临床使用时可视何郁为重，重用相关药物，并适当加减。若气郁偏重，可重用香附，酌加木香、郁金以加强行气解郁之力；若血郁偏重，可重用川芎，酌加桃仁、红花等以助活血祛瘀；若湿郁偏重，可重用苍术，酌加茯苓、泽泻等以祛湿；若火郁偏重，可重用栀子，酌加黄芩、黄连以清热泻火；若食郁偏重，可重用神曲，酌加山楂、麦芽以消食化滞；若痰郁偏重，酌加半夏、陈皮以化痰行滞。

（3）常用于胃肠神经官能症、胃肠功能紊乱、消化性溃疡、慢性胃炎、胆囊炎、胆石症、慢性肝炎、肋间神经痛、妇女痛经、月经不调等，证属六郁，且以气郁为主者。

【附方】

六郁汤（《医学正传》）：川芎醋炒、香附、赤茯苓、橘红、制半夏、山栀子各一钱（各3g），苍术、砂仁、甘草各五分（各1.5g）。用法：诸药切细，作一服，加生姜三片，水煎服。功用：行气解郁，祛湿化痰。主治：与越鞠丸相同。

【案例举隅】

（1）噎膈案：易思兰治一人，胸膈胃脘饱闷，腹仍饥而不能食，腰腿酸疼，坐立战摇，日夜卧榻，大便燥结。每日虽进清粥一二钟，食下即呕吐酸水，醋心，众作膈治不效。易诊左右寸关俱沉大有力，两尺浮中沉三候俱紧，按之无力。乃曰：此气膈病也。两寸居上，其脉当浮，今却沉大。左寸沉者，神之郁也。右寸沉者，气之郁也。大者火也，气有余即是火，火郁在上，故胸膈饱闷。凡汤水入咽，逆而不下，停于胃口，为火熏蒸，而成酸水矣。两尺俱紧者，此又寒邪从虚而入，主腰腿酸疼，坐立战摇而不能起矣。法当开导其上，滋补其下。乃以越鞠丸加苏梗、桔梗、木香、沙参、贝母作汤服，以畅卫舒中，火郁发之之义也。另用八味丸以补下焦，又塞因塞用之法也。服数日，上则嗳气，下转失气，可以纳谷而自立矣。（《古今医案按》）

（2）辨证思路：患者病证颇为复杂，上有吐酸，中有腹胀便结，下有腰腿酸痛，脉象左右寸关俱沉大有力。两尺浮中沉三候俱紧。按之无力。《黄帝内经》有论"诸呕吐酸"皆属于火，且患者两手寸脉沉大，沉者主内，大为热，故知火热郁于上焦。火气在上不得下通，因此中下皆寒，中寒则腹胀，气逆不下，大便遂不通降，久则化为燥结。下寒则故见腰腿酸痛。

（四）苏子降气汤

【来源】《太平惠民和剂局方》

【方歌】　苏子降气橘半归　　前胡桂朴草姜依
　　　　　　下虚上盛痰嗽喘　　亦有加参贵合机

【组成】　紫苏子、半夏汤洗七次，各二两半（各9g），川当归去芦，两半（6g），炙甘草二两（6g），前胡去芦、厚朴去粗皮，姜汁拌炒，各一两（各6g），肉桂去皮，一两半（3g）。

【用法】　上为细末，每服二大钱（6g），水一盏半，入生姜二片，大枣一个，苏叶五片，同煮至八分，去滓热服，不拘时候（现代用法：水煎服，剂量酌定）。

【功用】　降气平喘，祛痰止咳。

【主治】　上实下虚之喘咳证。喘咳痰多，短气，胸膈满闷，或腰疼脚软，或肢体浮肿，舌苔白滑或白腻，脉弦滑。

【证治机制】　本方证属痰涎壅肺、肾阳不足之上实下虚之喘咳。上实，是指痰涎上壅于肺，而失于肃降；下虚，是指肾阳不足于下而失于纳气。肺主气，司呼吸，痰涎壅阻于肺，肺失宣降，则气机上逆而咳喘；痰涎壅盛，气机不畅而胸膈满闷。腰为肾之府，肾虚则腰疼脚软。肾主纳气，肾不纳气，则喘而气短，动则喘甚；肺失宣降，并肾阳不足，气化不利，水液内停，则肢体浮肿；舌苔白滑或白腻，脉象弦滑等均为痰涎壅盛之征。故其证之痰涎壅盛于肺，为发病之标属上实；肾阳不足于下，为致病之本，称之下虚。治当以降气祛痰，止咳平喘，治上为主，兼顾下元之虚。

【方义分析】　方中紫苏子辛温而不燥，质润而下降，善于降上逆之肺气，消壅滞之痰涎，为治痰逆喘咳之要药，《本经逢原》谓之"除喘定嗽，消痰顺气之良剂"，故用为君药。半夏辛温而燥，降逆祛痰，为臣药。厚朴辛温苦降，降逆平喘，宽胸除满；生姜辛温发散，降逆化痰；前胡辛苦微寒，长于降气祛痰，且具辛散之性，与诸药相伍，则降逆化痰，可兼宣肺气；肉桂辛热纯阳，温肾纳气；当归辛甘温润，既能治"咳逆上气"，又可养血补虚以助肉桂温补下元，皆为佐药。大枣、甘草和中益气，调和药性，为佐使药。诸药相合，治上顾下，标本兼治，俾气降痰消，则喘咳自平。虽曰上实下虚并治，而以治上实为主，温肾补虚为辅。

本方始载于《备急千金要方》，原名"紫苏子汤"。宋代宝庆年间此方加入苏叶，以宣通肺气，且更名为"苏子降气汤"，而辑入《太平惠民和剂局方》。《医方集解》载本方，并云："一方无桂，有沉香"，则温肾力减，纳气力增。

【临床运用】

（1）本方是治疗痰涎壅盛、上实下虚喘咳的常用方，以喘咳短气、胸膈满闷、舌苔白滑或白腻、脉弦滑为辨证要点。肺肾阴虚或肺热痰喘者不宜使用。

（2）若喘咳气逆难卧者，酌加葶苈子以增强降气平喘之力；兼有表证者，加麻黄、杏仁等以宣肺平喘，疏散外邪；若肾阳虚较甚者，可加附子、沉香等以助温肾纳气之功。

（3）常用于治慢性支气管炎、肺气肿、支气管哮喘等证属痰涎壅盛者。

【案例举隅】

（1）喘证案：顾芝岩夫人，喘嗽半载，卧不著枕，舌燥无津，屡治不应。诊之，右关尺虚涩无神，此标在肺，而本在肾也。肺为出气之路，肾为纳气之府，今肾气亏乏，吸不归根，三焦之气出多入少，所以气聚于上，而为喘嗽，口干不得安卧。《中藏经》云：阴病不能吸者，此也。法当清气于上，纳气于下，使肺得清肃，肾复其蛰藏，则气自纳，而喘嗽平矣。用苏子降气汤加人参五钱，肉桂一钱，连进三剂，症渐平。改用《金匮》肾气汤加人参五钱，二十余剂，可以安枕。后因调护失宜，前症复作，乃委之庸手，纯用破气镇逆之剂，极诋人参为不可用。病者自觉不支，求少参不与，遂气败而死。伤哉！（《续名医类案》）

（2）辨证思路：患者病咳喘，单论咳喘病位必在肺，然则致病之源头却可兼五脏六腑。故《素问·咳论》有言："五脏六腑皆令人咳非独肺也。"患者不能平卧，是肺气不降，若有实邪，寒则不该舌燥无津，热则不该关尺虚涩无神之脉。故知此病为虚证。尺脉主肾，肾主纳气，虚则气不归根，故见喘逆。

（五）四七汤（附：局方四七汤）

【来源】　陈言　《三因极一病证方论》

【方歌】　四七汤理七情气　　半夏厚朴茯苓苏

　　　　　　姜枣煎之舒郁结　　痰涎呕痛尽能纾

又有局方名四七　　参桂夏草妙更殊

【组成】 制半夏五钱（15g），姜制厚朴三钱（9g），茯苓四钱（12g），紫苏叶二钱（6g）。

【用法】 四药切碎，加生姜三片，大枣二枚，水煎服。

【功用】 行气解郁，降逆化痰。

【主治】 七情气郁，痰涎结聚。症见咽中如有物阻，咯吐不出，吞咽不下，胸满喘急，或咳或呕，或攻冲作痛。

【证治机制】 七情郁结，脏腑功能失调，气滞痰郁，化生痰浊，痰气郁结在咽喉，致使咽中如有物阻，咯吐不出，吞咽不下，或痰气郁结影响胸胁致胸满喘急，或咳或呕，或攻冲作痛等。

【方义分析】 半夏降逆化痰，散结开郁，且又可和胃止呕，厚朴下气除满，两药共为君药。茯苓健脾渗湿，以杜生痰之源，助半夏化痰祛湿，为臣药。苏叶质轻辛温，芳香疏散，可宽中散邪解郁，与君药相配，则升降并用，有利于气机条畅，更增强宽胸畅中、行气解郁之功。加生姜可助半夏降逆和胃止呕，辛散化痰结。大枣可助茯苓健脾，且又可养血柔肝，皆为佐药之用。

【临床运用】 本方是治疗梅核气的常用方剂。也可用于食管痉挛、癔症、胃神经官能症而兼有胸满气急、胸脘痞闷、呕吐，而以痰湿为患者。

【附方】

局方四七汤（《太平惠民和剂局方》）：人参、肉桂、炙甘草各一两（30g），制半夏五两（150g）。用法：共研粗末，每次服三钱（9g），加生姜三片同煎温服。功用：温中解郁，散结化痰。主治：七情气郁，痰涎结聚，虚冷上气。症见心腹绞痛、不思饮食、膨胀喘急等。

本方原名"七气汤"，以治七情气郁证，故名之。因气郁日久，正气不足，故用人参，补气健脾；肉桂辛热，散寒疏气止痛；郁久生痰，半夏、生姜辛散化痰；炙甘草调和诸药，又助人参补气健脾，所以本方更适合郁结偏寒兼有气虚的证候。若绞痛过甚者，可加延胡索同煎，疗效更好。

【案例举隅】

（1）喉梗案：一病妇咽间如一核所鲠，咽吐不出，倦怠发热，先以四七汤治之而咽利，更以逍遥散。（《续名医类案》）

（2）辨证思路：患者咽肿如鲠，咳吐不出，正如仲景所谓"咽中如有炙脔"，多为痰气阻于咽喉所致，况患者本倦怠亦合于痰湿之象，故以四七汤治之而咽喉通利。唯独发热，从案中无法明确判断，然患者既生痰湿，其脾必虚，又服四七汤并逍遥散而愈，以方测证，可能为肝郁脾虚所导致的内伤发热。

（六）四磨汤（附：五磨饮子）

【来源】 严用和 《济生方》

【方歌】 四磨亦治七情侵　　人参乌药及槟沉

浓磨煎服调逆气　　实者枳壳易人参

去参加入木香枳　　五磨饮子白酒斟

【组成】 人参（6g），槟榔（9g），沉香（6g），天台乌药（6g）。

【用法】 上各浓磨水，和作七分盏，煎三五沸，放温服（现代用法：水煎服）。

【功用】 行气降逆，宽胸散结。

【主治】 肝气郁结证。胸膈胀闷，上气喘急，心下痞满，不思饮食，苔白脉弦。

【证治机制】 本方治证为七情所伤，肝气郁结所致。肝主疏泄，喜条达而恶抑郁，故情志不遂，或恼怒伤肝等，均可致肝失疏泄，气机不畅，甚而累及他脏。如肝气郁结，横逆胸膈之间，则胸膈胀闷；若上犯于肺，肺气上逆，则上气喘急；若横逆犯胃，胃失和降，则心下痞满，不思饮食。苔白脉弦均为肝郁之征。由此可见，本证肝肺胃同病，气滞与气逆相兼，病之标为肺胃气逆，病之本则为肝郁气滞。乃肝气郁甚而致气逆，治宜行气降逆，宽胸散结。

【方义分析】 方中天台乌药辛温香窜，善于疏通气机，即可疏肝气郁滞，又可行脾胃气滞，李时珍称其"能散诸气"（《本草纲目》），故用为君药。沉香"纯阳而升，体重而沉，味辛走散"（《药品化义》），功能下气降逆，最宜于气机上逆之证，"与乌药磨服，走散滞气"（《本草衍义》），为臣药。佐以槟榔辛苦降泄，破气导滞，而消积滞，下气降逆而除胀满。然人以气为本，过于辛散却易戕耗正气，故方中又佐人参益气扶正，使郁滞开而正气不伤。四药配伍，可使郁滞之气畅行，逆上之气平复，共奏行气降逆、宽胸散结之效。

后方所云"或下养心丹尤佳"，养心丹药物组成为远志、当归、熟地黄、阿胶、柏子仁、酸枣仁、黄芪、茯神、龙齿、茯苓、紫石英、丹参，正如王又原释云："其下养心丹者，暖肾药也，本方补肺气养正，温肾气镇

摄归根，喘急遄已矣"。(《古今名医方论》)

　　本方配伍特点是行气与降气同用，但以行气开郁为主；破气与补气相合，使郁开而不伤正气。诚《本草纲目》曰："治七情郁结，上气喘急用四磨汤者，降中兼升，滞中带补也。"原方各药磨汁再煎的服药方法亦有深意，《古今名医方论》引王又原曰："四品气味俱厚，磨则取其味之全，煎则取其气之达，气味齐到，效如桴鼓矣。"故以"四磨"命名。

　　【临床运用】

　　（1）本方为行气降逆，宽胸散结之方。以胸膈胀闷，上气喘急为辨证要点。

　　（2）若体壮气实而气结较甚，大怒暴厥，心腹胀痛者，可去人参，加木香、枳实以助其行气破结；若兼大便秘结，腹满或痛，脉弦者，可加枳实、大黄以通便导滞。

　　（3）常用于治疗支气管哮喘、肺气肿、慢性胃炎等证属气滞兼有气逆之证者。

　　【附方】

　　五磨饮子（《医便》）：木香、乌角沉香、槟榔、枳实、台乌药各等分（各6g）。上各等分，以白酒磨服。功用：行气降逆，宽胸散结。主治：七情郁结，脘腹胀痛，或走注攻冲，以及暴怒暴死之气厥证。

　　【案例举隅】

　　（1）腹痛案：包海亭夫人患腹痛连少腹，上连心，日夜靡间，百药不效。诊其脉两寸关俱伏，独两尺实大，按之愈甚。询知其起于暴怒，风木郁于地中。投以芎䓖（上）、柴胡（中）、升麻（下），下咽嗳气数十声，痛立已，已而作喘。曰：是升之大骤也。以四磨汤与之遂平。（《续名医类案》）

　　（2）辨证思路：患者因大怒发病腹痛，上引心，下引少腹。脉象尺脉实大，寸关伏。经言大怒则血菀于上，又怒则气上，甚则呕血及泄泻。故知病家由于大怒导致血瘀在上，而气郁于下。因此腹痛发作，引心及少腹。投以升提活血之药，疼痛立已，盖血瘀去而气机。用药升提太过，降气不及，故此痛已而喘证发。

（七）旋覆代赭汤

　　【来源】　张仲景　《伤寒论》

　　【方歌】　旋覆代赭用人参　　半夏甘姜大枣临

重以镇逆咸软痞　　痞硬噫气力能禁

【组成】 旋覆花三两（9g），人参二两（6g），代赭石一两（3g），炙甘草三两（6g），半夏，洗、半升（9g），生姜五两（15g），大枣，擘十二枚（4枚）。

【用法】 以水一斗，煮取六升，去滓再煎，取三升，温服一升，日三次（现代用法：水煎服）。

【功用】 降逆化痰，益气和胃。

【主治】 胃虚痰气逆阻证。心下痞鞕，噫气不除，或反胃呕逆，吐涎沫，舌淡，苔白滑，脉弦而虚。

【证治机制】 本方原治"伤寒发汗，若吐若下，解后，心下痞鞕，噫气不除"之证。伤寒发汗后，又误用吐、下之法攻伐，邪虽去而胃气已伤，不得正常升降转输，致使痰浊留滞，阻于中焦，气机不畅，而心下痞鞕。胃气不得和降反而上逆，故噫气频作，或反胃呕逆，呕吐涎沫。舌苔白滑，舌质淡，脉弦而虚，为中气虚弱，痰浊内阻之征。本方所治以脾胃气虚为本，痰阻气逆为标。虽本虚标实互见，但以痰阻气逆症状为主。胃虚宜补，痰浊宜化，气逆宜降，治当降逆化痰为主，兼以益气和胃之法。

【方义分析】 方中旋覆花味苦辛咸，性微温，其性主降，功擅下气消痰，降逆止噫，故重用为君，《本经逢源》称"其功在于开结下气，行水消痰……祛痞坚……开胃气，止呕逆，除噫气。"臣以代赭石、半夏、生姜。代赭石性味苦寒，其性重坠降逆，长于镇摄肺胃之逆气，《本经逢原》言"赭石之重，以镇逆气"，意在与旋覆花相伍而加强君药降逆下气，止呕化痰之功，以治气逆呕噫；半夏祛痰散结，降逆和胃；生姜用量独重，一为和胃降逆增其止呕之效，二为宣散水气以助祛痰之功。人参、大枣、炙甘草甘温益气，健脾养胃，以复中虚气弱之本，俱为佐药。炙甘草调和药性，兼为使药。诸药相合，标本兼顾，共奏降逆化痰、益气和胃之功，使胃气复，痰浊消，气逆降，则痞鞕、噫气、呕恶自除。

方中集诸降逆和胃药于一方，降逆下气之功颇著；配伍益气补虚之品，共成标本兼治之剂。

【临床运用】

（1）本方主治胃虚痰阻，气逆不降之证。以心下痞硬，噫气频作，呕呃，苔白滑，脉弦虚为辨证要点。方中代赭石性寒沉降，有碍胃气，若胃虚较著者，其用量不可过重。

（2）若气逆较著，胃虚不甚者，代赭石可重用，以增强其重镇降逆之功；若痰多苔腻者，可加茯苓、陈皮等以化痰和胃；若腹胀较甚者，可加枳实、厚朴等以行气除满。

（3）常用于治疗胃神经官能症、慢性胃炎、胃扩张、胃及十二指肠球部溃疡、幽门不全梗阻、神经性呃逆等，证属胃虚痰阻气逆等多种疾病，对于恶性肿瘤化疗的呕吐反应亦可应用。

【案例举隅】

（1）嗳气案：予素患噫气，凡体稍不适，其病即至，既响且多，势不可遏。戊子冬发之最甚，苦不可言。孟英曰：此阳气式微，而浊阴上逆也。先服理中汤一剂，随以旋覆代赭汤投之，遂愈。嗣后，每发如法服之，辄效。后来发亦渐轻，今已不甚发矣。予闻孟英常云，此仲圣妙方，药极平淡，奈世人畏不敢用，殊可陋也。（《齐氏医案》）

（2）辨证思路：患者病噫气，且平时不发，唯身体不适，方才发作，因此知病情尚缓。前贤王孟英以理中汤、旋覆代赭汤治之而愈。故此病为中焦阳气不运，中焦属脾胃，胃为阳属腑，以通降为顺。《素问·阴阳应象大论》曰："浊阴归六腑。"因此，中阳不足则胃失通降，浊阴上逆，故病噫气。

（八）正气天香散

【来源】 罗知悌　《绀珠经》

【方歌】　绀珠正气天香散　　香附干姜苏叶陈
　　　　　　乌药舒郁兼除痛　　气行血活经自匀

【组成】 乌药二两（60g），香附末八两（240g），陈皮、苏叶、干姜各一两（各30g）。

【用法】 上为细末，每次三钱（9g），水调服。

【功用】 行气温中，调经止痛。

【主治】 妇人一切气，气上撞心，心胸攻筑，胁肋刺痛，月经不调，乳房胀痛等。

【证治机制】 肝郁气滞，郁气上冲则见胁肋刺痛或向上攻冲作痛。肝藏血，肝主疏泄，肝郁气滞，可见月经不调；肝经循行过两胁，肝郁则乳房胀痛。

【方义分析】 方中重用香附理气解郁，调经止痛；乌药行气散郁止痛，为君药。陈皮助君药理气解郁，为臣药。紫苏助香附理血分之气；干姜温中散寒，通经活血止痛，共为佐药。诸药相配，使气行郁解，气行则血行，月经也就恢复正常。

【临床运用】

（1）本方适用于寒凝肝脉，气机不畅之痛经。以经前或经期腹痛、胁肋刺痛，气上撞心为辨证要点。

（2）若兼血瘀痛甚，经少色暗或挟有血块者，加桃仁、红花以祛瘀止痛；若兼寒甚，少腹喜暖畏冷者，加吴茱萸、小茴香以温经散寒止痛。

（3）常用于妇人之痛经、闭经、月经后期等属于肝郁气滞，血行不畅者。

（九）橘皮竹茹汤（附：金匮橘皮竹茹汤）

【来源】　严用和　《济生方》

【方歌】　橘皮竹茹治呕呃　　参甘半夏枇杷麦

　　　　　赤茯再加姜枣煎　　方由金匮此方辟

【组成】　橘皮、竹茹、半夏、枇杷叶、麦冬、赤茯苓各一两（各30g），人参、甘草各半两（各15g）。

【用法】　上八味药共研粗末，每次用四钱（12g），加生姜五片，大枣三枚同煎，去滓温服，不拘时候。

【功用】　降逆止呃，清热和胃。

【主治】　胃虚有热。症见口渴，干呕呃逆，舌红等。

【证治机制】　胃腑以肃降为顺，胃虚有热，热伤津液，胃气上逆，故见干呕、呃逆；热伤津，故舌红、口渴。

【方义分析】　橘皮理气和胃以止呃；竹茹甘寒清热安胃，降逆止呕，共为君药。枇杷叶助竹茹清降胃热，降逆止呕呃；半夏、生姜和胃降逆止呃（生姜为呕家圣药），共为臣药。麦冬养胃阴，清虚热；人参、大枣、甘草益气补虚和胃；赤茯苓降心火而清虚热，共为佐药。甘草兼调和诸药为使药之用。

　　按：本方是严用和在金匮橘皮竹茹汤（橘皮、竹茹、生姜、大枣、人参、甘草）的基础上加枇杷叶、麦冬、赤茯苓、半夏而成。两方均可治疗胃虚有热，胃气上逆之呃逆证。但橘皮竹茹汤（《济生方》）更适用于胃中气阴俱虚之胃热呕呃证，临床多治久病虚羸，虚火上逆之呕逆。若是虚寒性和实热性干呕呃逆，均不宜使用。

【临床运用】　本方可用于治疗幽门不完全梗阻，妊娠恶阻等证。

【附方】

金匮橘皮竹茹汤（《济生方》）：橘皮二升（20g），竹茹二升（20g），大枣三十枚（5枚），生姜半斤（9g），甘草五两（6g），人参一两（3g）。用法：以水一斗，煮取三升，温服一升，一日三次。现代用法：水煎服。功用：降逆止呃，益气清热。主治：胃虚有热之呃逆。呃逆或干呕，虚烦少气，口干，舌红嫩，脉虚数。

【案例举隅】

（1）呃逆案：黄履吉截疟后患浮肿，赵某闻其体素虚，切其脉弦细，遂用温补，驯致呃忒不休，气冲碍卧，饮食不进，势濒于危，请孟英决其及返余杭否？孟英曰：脉虽弦细而有力，子必误服温补矣。肯服吾药，犹可无恐。因与栝蒌、薤白合小陷胸、橘皮竹茹汤，加柿蒂、旋覆、苏子、香附、赭石、紫菀、杷叶为方。四剂而瘳。（《王氏医案续编》）

（2）辨证思路：患者于疟后出现浮肿，盖阴大病后正气必损，其体又素虚。阳不足则阴气胜，水气无制，泛溢肌肤，而作浮肿。脉弦者，亦主水饮，本淡渗利水，期阴阳自和便可。而医者又投温补，致使患者虚不受补，反生内热，与水湿相合化为痰热，故见呃逆不休，饮食不进，脉弦有力。

（十）丁香柿蒂汤（附：柿蒂汤，丁香柿蒂竹茹汤）

【来源】 秦景明 《症因脉治》

【方歌】 丁香柿蒂人参姜　　呃逆因寒中气戕
济生香蒂仅二味　　或加竹橘用皆良

【组成】 丁香（6g），柿蒂（9g），人参（3g），生姜（6g）（原书未著用量）。

【用法】 水煎服。

【功用】 降逆止呃，温中益气。

【主治】 胃气虚寒之呃逆。呃逆不已，胸脘痞闷，舌淡苔白，脉沉迟等。

【证治机制】 胃气以降为顺，胃失和降，气机上逆则呃逆、呕吐。本方所治之呃逆为胃气虚寒、胃失和降、气机上逆所致，临床症状除呃逆之外，还可见气逆不顺的胸脘痞闷，以及舌淡苔白，脉沉迟等胃气虚寒之证。证属胃虚有寒。治以温胃益气，降逆止呃。

【方义分析】 方中丁香辛温芳香，能温中散寒、降逆止呃，为治疗胃寒呃逆之要药；柿蒂苦平，善降胃气，亦为治疗胃气上逆的要药，两药配伍，诚如《本草求真》云：柿蒂"虽与丁香同为止呃之味，然一辛热而一苦平，合用深得寒热兼济之妙"，温胃散寒，降逆止呃之功相得益彰，共为君药。生姜辛温，为呕家之圣药，与丁香、柿蒂合用，则温胃降逆之功尤著，用为臣药。因其胃虚，更配人参甘温益气，补虚养胃为佐药。四药配伍，以降逆和胃为主，兼以温中补虚，寓温补于降逆之中，共奏温中益气、降逆止呃之功，使胃寒散，胃虚复，气逆平，则呃逆止。

本方与旋覆代赭汤、橘皮竹茹汤均有降胃止呕、益气养胃之功，同治胃虚气逆之证，故方中皆用补中益气之人参，和胃止呕之生姜。但旋覆代赭汤重在降逆化痰，主治胃虚痰阻，气逆不降之心下痞硬，反胃呕吐，嗳气不除者，橘皮竹茹汤以清热降逆为主，主治胃虚有热之呃逆，本方则以温胃降逆为主，主治胃虚呃逆偏于寒者。

【临床运用】

（1）本方主治胃气虚寒，气逆不降之证。以呃逆，舌淡，苔白，脉沉迟为辨证要点。

（2）若胃寒较甚者，酌加吴茱萸、干姜等以增温中祛寒之力；若胸脘胀满痞闷较甚者，加陈皮、木香等以理气消胀；若兼气滞痰阻者，可加陈皮、半夏以理气化痰；胃气不虚者，可减去人参。

（3）常用于治疗神经性呃逆、膈肌痉挛等属胃气虚寒证者。

【附方】

（1）柿蒂汤（《济生方》）：丁香、柿蒂各一两（30g）。用法：两药共研末，每次服四钱（12g），加生姜五片，水煎服。功用：温中降逆。主治：胃寒气郁，呃逆不止。

（2）丁香柿蒂竹茹汤（《医方考》）：丁香三粒（3g），柿蒂、竹茹各三钱（各9g），陈皮一钱（3g）。用法：水煎服。功用：温中降逆，化痰和胃。主治：胃寒气郁有痰之呃逆。

丁香柿蒂竹茹汤即柿蒂汤加竹茹、橘红而成。两方均可治胃寒气郁之呃逆，都有良好的效果。不同点在于丁香柿蒂竹茹汤兼有化痰之功，故对气郁有痰之呃逆更为合适。

【案例举隅】

（1）伤寒案：张，二十五日，今年风木司天，现在寒水客气，故时近初夏，犹有太阳中风之症。按太阳中风，系伤寒门中第一关，最忌误下。时人不读唐晋以上之书，故不识症之所由来。仲景谓太阳至五六日太阳证不罢者，仍从太阳驱出，宜桂枝汤。现在头与身仍微痛，既身热而又仍恶风寒，的是太阳未罢，理宜用桂枝汤，但其人素有湿热，不喜甘，又有微咳，议于桂枝汤内去甘药，加辛燥，服如桂枝汤法。

桂枝（六钱） 陈皮（三钱） 白芍（四钱） 半夏（四钱） 杏仁（三钱）

二十六日，太阳中风，误下胸痞，四五日太阳症未罢。昨用太阳证仍在例之桂枝法，今日恶寒已罢，头目已清，惟胸痞特甚，不渴舌白而壮热，泄泻稀水频仍。仲景法云病发于阳而误下成胸痞者，泻心汤主之。今用其法，再经谓脉不动数者为不传经也。昨日已动数太甚，断无不传之理，可畏在此。

干姜（五钱） 茯苓（五钱，连皮） 半夏（五钱） 生姜（三片） 黄连（三钱）

二十七日，太阳中风误下，前日先与解外，昨日太阳证罢，即泻胸痞。今日胸痞解，惟自利不渴，舌灰白，脉沉数。经谓自利不渴者，属太阴也。太阴宜温，但理中之甘草、人参，恐不合拍，议用其法而不用其方。

干姜（五钱） 半夏（六钱） 苍术炭（四钱） 生姜（四钱） 陈皮炭（二钱） 茯苓（一两，连皮）

二十八日，太阳中风，先与解外，外解已即与泻误下之胸痞，痞解而现自利不渴之太阴证。今日口不渴而利止，是由阴出阳也，脉亦顿小其半。古云脉小则病退。但仍沉数，身犹热而气粗不寐，陷下之余邪不净。仲景《伤寒论》谓真阴已虚，阳邪尚盛之不寐，用阿胶鸡子黄汤。按：此汤重用芩连。议用甘草泻心法。

甘草（三钱） 黄芩（四钱） 半夏（五钱） 黄连（三钱） 生姜（三钱） 大枣（二个） 茯苓（三钱）

二十九日，脉沉数，阴经热阳经不热，是陷下之余邪在里也。气不伸而哕，哕者伤寒门中之大忌也，皆误下之故。议少用丁香柿蒂汤法，加芩、连以彻里热，疏逆气。

公丁香（二钱） 黄芩（三钱） 柿蒂（九个） 黄连（一钱） 陈皮（二钱） 姜汁（三匙冲）

初一日，误下成胸痞自利，两用泻心，胸痞自利俱止。但陷下之邪，与受伤之胃气，搏而成哕。昨用丁香柿蒂汤去人参加芩连，方虽易，仍不外仲圣苦辛通降之法。病者不服，今日哕不止而左脉加进，勉与仲圣哕门中之橘皮竹茹汤，其力量降前方数等矣。所以如此用者，病多一日，则气虚一日，仲圣于小柴胡汤中即用人参，况误下中虚者乎。

陈皮（六钱）　生姜（五钱）　炙甘草（四钱）　竹茹（五钱）　大枣（四枚）　半夏（三钱）　人参（二钱，如无以洋参代）

十七日，误下中虚，气逆成哕，昨与金匮橘皮竹茹汤，今日哕减过半。古谓效不更方，仍用前法。但微喘而舌苔白，仲圣谓喘家加厚朴杏子佳，议于前方内。加：

厚朴（二钱）　杏仁（三钱）　柿蒂（三钱）

十九日，误下之陷证，哕而喘，昨连与橘皮竹茹汤，一面补中，一面宣邪。兹已邪溃诸恶候如失，脉亦渐平，但其人中气受伤不浅，议与小建中汤加橘皮、半夏，小小建立中气，调和营卫，兼宣胃阳，令能进食安眠。

白芍（六钱，炒）　生姜（三片）　半夏（四钱）　桂枝（四钱）　大枣（二枚）　陈皮（一钱）　炙甘草（三钱）　饴糖（一两，去渣后化搅匀再上火二三沸）

煮三杯，三次服。病解后微有饮咳，议与小建中去饴糖，加：半夏　陈皮　茯苓　苡仁　蔻仁　杏仁。

初六日，病后两服建中，胃阳已复，脾阳不醒，何以知之？安眠进食，是胃阳起。舌起白滑苔，小便短，大便不解，脉乍数，是脾阳未醒，而上蒸于肺也。议与宣利三焦法，以醒脾阳。

杏仁（五钱）　半夏（五钱）　茯苓（五钱）　陈皮（三钱）　苡仁（五钱）　枳实（三钱）　通草（一钱）　益智仁（一钱）

初八日，大小便已利，脉仍洪数，舌白滑苔未除，仍宜苦辛淡法，转运脾阳，宣行湿热。

杏仁（三钱）　苍术炭（三钱）　蔻仁（钱半）　黄芩炭（二钱）　陈皮（钱半）　黄柏炭（三钱）　茯苓皮（五钱）　半夏（五钱）　苡仁（五钱）

十一日，脉仍沉数，舌苔反白滑，仍宜建中行湿以除伏邪。湿最伤气，非湿去气不得健，与急劫湿法。

蔻仁（钱半）　黄芩炭（二钱）　杏仁（三钱）　陈皮（钱半）　黄柏炭（二钱）　半夏（五钱）　益智仁（二钱）　苡仁（五钱）　煨草果（四钱）　制苍术（四钱）　茯苓皮（五钱）

煮三杯，周十二时服完。（《吴鞠通医案》）

（2）辨证思路：患者感受伤寒太阳中风之证，误下成胸痞自利，两用泻心，胸痞自利俱止。但陷下之邪，与受伤之胃气，搏而成哕，哕者伤寒门中之大忌也，少用丁香柿蒂汤法，加芩、连以彻里热，疏逆气，患者不服，予其力量降数等之橘皮竹茹汤，即哕减过半，虽未进丁香柿蒂汤止呃，可推知其效非常。

（十一）定喘汤

【来源】 张时彻 《摄生众妙方》

【方歌】 定喘白果与麻黄　　款冬半夏白皮桑
　　　　苏杏黄芩兼甘草　　肺寒膈热喘哮尝

【组成】 白果去壳，砸碎，炒黄色，二十一个（9g），麻黄三钱（9g），苏子二钱（6g），甘草一钱（3g），款冬花三钱（9g），杏仁去皮、尖，一钱五分（4.5g），桑白皮蜜炙，三钱（6g），黄芩微炒，一钱五分（4.5g），法制半夏如无，用甘草汤泡七次，去脐用，三钱（9g）。

【用法】 上用水三盅，煎二盅，作二服。每服一盅，不用姜，不拘时候，徐徐服（现代用法：水煎服）。

【功用】 宣降肺气，清热化痰。

【主治】 痰热内蕴，风寒外束之哮喘。咳喘痰多气急，痰稠色黄，或微恶风寒，舌苔黄腻，脉滑数。

【证治机制】 本方所治哮喘，为素体痰热内蕴，复感风寒所致。痰热久蕴，肺失清肃，复为风寒所遏，使肺气壅闭，不得宣降，气逆于上而发为哮喘，症见咳嗽气急、胸膈胀闷、痰稠色黄等。风寒束表，卫阳被遏，故见微恶风寒。痰热内蕴，故舌苔黄腻、脉来滑数。本方治证以痰热内蕴、肺失宣肃为主要病机，故治宜宣降肺气、清热化痰。

【方义分析】 方中麻黄辛温，既可疏散风寒以解表，又可开宣肺气而平喘，张山雷说："麻黄轻清上浮，专疏肺郁，宣泄气机，是为治感第一要药。虽曰解表，实为开肺；虽曰散寒，实为泄邪"（《本草正义》）。白果性味甘苦涩平，为敛肺定喘要药，《本草纲目》言其"熟食温肺益气，定喘嗽"。两药配伍，散敛相合，相反相成，既能增强定喘之效，又可使宣肺而不耗气，敛肺而不留邪，共为君药。桑白皮泻肺平喘、黄芩清热化痰，两者合用以消内蕴之痰热，共为臣药。杏仁、苏子、半夏、款冬花降气平喘，化痰止咳，俱为佐药。甘草生用，调药和中，且能止咳，兼为佐使。诸药配伍，外散风寒，内清痰热，降肺气而平哮喘。

本方配伍以宣开与清降并用，发散与收敛兼施，融宣、降、清、散、收于一方，故定喘止咳之力颇著。王泰林称："此定喘之主方也"（《王旭高医书六种·退思集类方歌注》）。

本方与苏子降气汤均为降气平喘之剂。然本方是用宣肺之麻黄与敛肺之白果相伍，配以清热化痰之品，而成宣降肺气、清热化痰之剂，主治痰热蕴肺、风寒外束之哮喘；而苏子降气汤是以降气消痰之苏子为主，配以下气祛痰药，主治上实下虚而以上实为主之咳喘。

本方与小青龙汤均可治疗外感风寒，内有痰浊之咳喘。但小青龙汤是用麻黄、桂枝配干姜、半夏、细辛，既能解表散寒，又可温化寒饮，适宜于内有寒饮，且表寒较甚之咳喘；本方是以麻黄、白果、杏仁与黄芩、桑白皮配伍，则于宣肺降逆兼解表之中，更能清泄肺热以平喘咳，适用于痰热内蕴而风寒客表之咳喘。

本方与麻黄杏仁甘草石膏汤均可治疗肺热兼外感之咳喘。然麻黄杏仁甘草石膏汤以石膏与麻黄（2∶1）共为君，其清宣之力颇强，但无清热化痰之力；而本方则以麻黄与白果为君，并配以桑白皮、黄芩、半夏、苏子等，其敛降之功著，且具清化痰热之能。

【临床运用】

（1）本方用治痰热内蕴，风寒外束之哮喘。以咳喘气急，痰多色黄，苔黄腻，脉滑数为辨证要点。新感风寒，内无痰热，或哮喘日久，肺肾阴虚或气虚脉弱者，均不宜使用本方。

（2）若肺热较甚者，宜合入生石膏、鱼腥草等以增强清肺之效；若无表证者，麻黄用量可减，或用炙麻黄，取其宣肺定喘而不发散；若痰稠难出者，可酌加全瓜蒌、胆南星等以增强清热化痰之力；若胸闷较甚者，可加枳壳、厚朴以理气宽胸。

（3）常用于治疗支气管哮喘、慢性支气管炎等辨证属痰热蕴肺，风寒外束者。

【案例举隅】

（1）喘证案：孙文垣治凌绛泉，年已古稀，原有痰火之疾。正月初旬，因劳感冒，内热咳嗽，痰中大半是血，鼻流清水，舌苔焦黄芒刺，语言强硬不清，二便不利，喘急碍卧，亦不能仰，以高枕安桌，日惟额伏枕上而已。医治半月不效。孙诊之：两手脉浮而洪，两关脉滑大有力。知其内有积热，痰火为风邪所闭，复为怒气所加，故血上逆。议者以高年见红，脉大发热为惧。孙曰：此有余证，诸公认为阴虚而用滋阴降火，故不瘳，法当先驱中焦痰火积热，后以地黄补血等剂收功可也。乃以栝蒌、石膏各三钱，半夏曲、橘红、桑白皮、前胡、杏仁、酒芩、苏子水煎，冲芦菔汁一杯。一剂而血止。次日诊之，脉仍浮而洪大，尚恶寒，此因先时不解表，竟用滋阴，又加童溺降下太速，以致风寒郁而不散，故热愈甚也。改以定喘汤，一剂而喘减，二剂而热退不恶寒。再诊之，两手浮象已无，惟两关脉鼓指，此中焦痰积胶固，不可不因其时而疏导之。以清中丸同当归龙荟丸共二钱进之，其夜下稠粘秽积甚多。余忆丹溪有云：凡哮喘火盛者，白虎加黄连有功。正此证对腔法也。与十剂，外以清中丸同双玉丸夜服，调理而安。(《古今医案按选》)

（2）辨证思路：患者素有痰热，复因外感，加之年迈，内外二热相合，故发此病。外邪袭肺，水道不通，肺开窍于鼻，故清涕自鼻流出。肺为贮痰之器，痰热与外感所郁之热相合，热盛而动血，因此咳痰大半是血。肺气不降，水道不通加之痰热困阻，故二便不利，喘息不得卧，此为痰热实证。

增　辑

（一）苏合香丸

【来源】《太平惠民和剂局方》

【方歌】　苏合香丸麝息香　　木丁熏陆气同芳
　　　　　犀冰白术沉香附　　衣用朱砂中恶尝

【组成】　白术、青木香、乌犀屑、香附炒，去毛、朱砂研，水飞、诃黎勒煨，去皮、白檀香、安息香别为末，用无灰酒一升熬膏、沉香、麝香研、丁香、荜茇各二两（各60g）、龙脑研、苏合香油入安息香膏内，各一两（各30g）、薰陆香别研一两（30g）。

【用法】　上十五味，捣筛极细，白蜜煎，去沫，和为丸。每朝取井华水，服如梧桐子四丸，于净器中研破服，老小每碎一丸服。仍取一丸如弹丸，蜡纸裹，绯袋盛，当心带之。

【功用】　温通开窍，行气止痛。

【主治】　寒闭证。突然晕倒，牙关紧闭，不省人事，苔白，脉迟。亦治心腹卒痛，甚则晕厥。中风、中气及感受时行瘴疠之气等，属寒凝气滞之闭证者。

【证治机制】　本方所治诸证，多因寒邪、秽浊或气郁闭阻气机，蒙蔽清窍所致，皆属寒闭之证。阴寒秽浊，郁阻气机，蒙蔽清窍，故突然昏倒，不省人事，牙关紧闭；寒凝气滞，阻滞胸腹，则心腹猝痛，甚则晕厥。寒者宜温，闭者当开，治以温通开窍为主。

【方义分析】 本方主要为寒邪、秽浊或气郁闭阻清窍之证而设。方中苏合香辛温走窜，通窍辟秽，"能透诸窍脏，辟一切不正之气，凡痰积气厥，必先以此开导，治痰以理气为本也，凡山岚瘴湿之气袭于经络，拘急弛缓不均者，非此不能除"（《本经逢原》）；安息香开窍醒神，辟秽祛痰，行气活血，能"通达布散，彻于上下，去积攻坚，辟恶去秽"（《医林纂要》）；麝香开窍辟秽，通络散瘀；龙脑（冰片）通诸窍，辟秽浊，以上四药芳香开窍，启闭醒神，辟秽化浊，共为君药。香附善理气解郁，"乃气病之总司"（《本草纲目》）；青木香行气止痛；沉香降气温中；白檀香行气和胃，止痛；熏陆香（乳香）理气活血定痛；丁香温中降逆，止痛；荜茇辛热温中，散寒止痛，诸药芳香辛散温通，散寒止痛，行气解郁，活血化瘀，共助君药辟秽开窍，均为臣药。乌犀屑（水牛角）清心解毒，朱砂重镇安神，以助醒神之功；白术补气健脾，燥湿化浊；诃黎勒（诃子）温涩敛气，可防辛散太过，耗气伤正，均为佐药。诸药相合，共奏芳香化浊、温通开窍、行气止痛之功。

本方集诸辛温香散之品于一方，既长于温通开窍，又可辟秽行气止痛，且散收兼顾，散不伤正。

本方在《外台秘要》引《广济方》名吃力伽丸，《苏沈良方》更名为苏合香丸。原方以白术命名，提示开窍行气之方，不忘补气扶正之意。

【临床运用】

（1）本方为温开的代表方。以突然晕倒，不省人事，牙关紧闭，苔白，脉迟为辨证要点。本方辛香走窜，不可过量服用，并有损胎气，妊娠女性慎用。脱证、热闭者忌用。

（2）中风痰盛者，可用姜汁、竹沥送服；癫痫痰迷心窍者，可用石菖蒲、郁金煎汤送服。

（3）常用于流行性乙型脑炎、脑血管意外、癫痫、肝性脑病、冠心病心绞痛、心肌梗死等，证属寒闭或寒凝气滞者。

【案例举隅】

（1）心悸案：孟英治其令弟季杰之箧室，因夜间未寐，侵晨饮酒解寒，适见人争谇，即觉心跳欲吐。家人疑其醉也，而欲吐不出，气即逆奔如喘，且肢麻手握，语言难出。又疑为急痧而欲刺之，孟英闻而视之，脉象弦驶，曰：夜坐阳升，饮醇则肝阳益浮，见人争谇，是惊则气更上逆，不可刺也。灌以苏合香丸一颗，下咽即瘥。（《王孟英医案》）

（2）辨证思路：患者夜间饮酒，又为争吵所扰而发病。症见心跳欲吐，肢麻手握，语言难出，脉弦。夜间未卧，本意神机失养。又加饮酒受惊，夫酒气剽悍，惊则气乱，神无所归。心者藏神，主行血。心气乱则血行不畅，指不受血，故肢麻手握。血不养神则语言难出。苏合香丸本治寒浊之厥，所以能于此处收效，盖由诸般芳香之品大有安神定气之功。

（二）瓜蒌薤白汤（附：瓜蒌薤白半夏汤，枳实薤白桂枝汤）

【来源】 张仲景 《金匮要略》

【方歌】 瓜蒌薤白治胸痹　　益以白酒温肺气
　　　　　加夏加朴枳桂枝　　治法稍殊名亦异

【组成】 瓜蒌实捣，一枚（24g），薤白半升（12g），白酒七升（适量）。

【用法】 上同煮，取二升，分温再服（现代用法：用酒适量，加水煎服）。

【功用】 通阳散结，行气祛痰。

【主治】 胸痹，胸阳不振，痰气互结证。症见胸部闷痛，甚至胸痛彻背，喘息咳唾，短气，舌苔白腻，脉沉弦或紧。

【证治机制】 本方主治之胸痹，是由胸阳不振、气滞痰阻所致。因诸阳受气于胸中而转行于背，胸阳不振，津液不能输布，凝聚为痰，痰阻气机，故胸部闷痛甚则胸痛彻背；痰浊阻滞，肺气宣降失常，而见咳唾、喘息、短气诸证；脉沉弦或紧，舌苔白腻皆胸中痰浊结聚之象。是证由于胸阳不振、气滞痰阻所致，故治宜通阳散结、行气祛痰之法。

【方义分析】 本方为治胸痹的常用方。君以瓜蒌甘寒入肺，善于涤痰散结、理气宽胸，《本草思辨录》云："瓜蒌实之长，在导痰浊下行，故结胸胸痹，非此不治。"薤白辛温，温通滑利，通阳散结，行气止痛，《本草求真》谓其"味辛则散，散则能使在上寒滞立消；味苦则降，降则能使在下寒滞立下；气温则散，散则能使在中寒滞立除；体滑则通，通则能使久痼寒滞立解……胸痹刺痛可愈"，为方中臣药。两药相配，散胸中阴寒，化上焦痰浊，宣胸中气机，共为治胸痹要药。佐以辛通温散之白酒，以增行气通阳之力，药仅三味，配伍精当，共奏通阳散结、行气祛痰之功，使胸中阳气宣通，痰浊消散，气机宣畅，则胸痹诸症可除。

本方药简力专，行气祛痰与通阳宽胸相合，为治胸痹的基础方。

【临床运用】

（1）本方为治疗胸阳不振，气滞痰阻胸痹的基础。以胸中闷痛，喘息短气，舌苔白腻，脉弦为辨证要点。阳虚气弱之胸痹，不宜单用本方。

（2）若阳虚寒阻，见畏寒肢厥者，酌加干姜、桂枝、附子以助温阳散寒；痰浊较甚，气滞较著，胸满而胀，或兼逆气上冲者，加厚朴、枳实、桂枝以下气除满；胸闷痛甚，舌苔厚腻者，加半夏、石菖蒲、厚朴以燥湿化痰；兼血瘀，见舌有瘀斑者，加丹参、赤芍、川芎以活血祛瘀。

（3）常用于冠心病心绞痛、非化脓性肋软骨炎、肋间神经痛、慢性支气管炎等证属胸阳不振，痰阻气滞者。

【附方】

（1）瓜蒌薤白半夏汤（《金匮要略》）：瓜蒌实捣，一枚（24g），薤白三两（9g），半夏半升（12g），白酒一斗（适量）。上同煮，取四升，温服一升，日三服。功用：通阳散结，祛痰宽胸。主治：胸痹而痰浊较甚，胸痛彻背，不能安卧者。

（2）枳实薤白桂枝汤（《金匮要略》）：枳实四枚（12g），厚朴四两（12g），薤白半升（9g），桂枝一两（6g），瓜蒌实捣，一枚（24g）。上以水五升，先煎枳实、厚朴，取二升，去滓，内诸药，煮数沸，分温三服。功用：通阳散结，祛痰下气。主治：胸痹。气结在胸，胸满而痛，甚或气从胁下上逆抢心，舌苔白腻，脉沉弦或紧。

瓜蒌薤白白酒汤、瓜蒌薤白半夏汤与枳实薤白桂枝汤三方均以瓜蒌配伍薤白为基础，皆具通阳散结、行气祛痰之功，治疗胸阳不振、痰阻气滞之胸痹。但瓜蒌薤白白酒汤以通阳散结、行气祛痰为主，适用于胸痹而痰浊气滞较轻者；瓜蒌薤白半夏汤又增半夏，则祛痰散结之力较大，适用于胸痹痰浊较盛，胸痛彻背，不能安卧者；枳实薤白桂枝汤去白酒，又增桂枝、枳实、厚朴三味，善下气降逆、行气除满，适用于胸痹而气结较甚，以胸满而痛，气从胁下上逆抢心为主证者。

【案例举隅】

（1）胁痛案：先慈于孟秋右胁疼痛，数日间时轻时重，忽又兼脐上胃脘痛，朝轻夜甚，因以木香、当归、元胡、神曲、干姜、枳壳、甘草辈。服二三帖，胃脘痛稍缓而右胁仍痛，又以香附、元胡、麦芽、莱菔子、枳、陈、姜、草等。服一二帖，胁痛似缓，而胃脘又复痛，夜间尤甚，痛时手按之稍缓。仍将前第一方再服两剂，痛仍不减。辛食饮尚贪，脉息右关沉实而滑。痛时牵引背骨,知其胸痛彻背,夜间更甚,不能安卧,非仲景瓜蒌薤白半夏汤不可。因兼右胁痛,又少佐木香以舒肝脾。煎以河水,再加陈酒一小杯同煎。服此一剂而胸痛彻背如失,胁疼亦从此全愈。廿余日之疼痛,服前两方俱未对证,得此一剂,痛若失矣,快甚! 快甚。(《竹亭医案》)

(2)辨证思路:患者右侧胁肋疼痛,时轻时重,又兼胃脘痛。痛时欲得手按,曾温中行气药,破气开郁之药,俱无甚效。脉象右关沉实滑,关脉主脾,沉主里,实而滑主痰,故知此病疼痛,乃是痰浊阻脉,不通而痛。《金匮真言论》云:"心俞在胸胁",痰湿中阻,心脉不通作痛,故兼胁痛。

(三)丹参饮 (附:百合汤,金铃子散)

【来源】 陈修园 《时方歌括》

【方歌】 丹参饮里用檀砂　　心胃诸痛效验赊
　　　　　百合汤中乌药佐　　专除郁气不须夸

【组成】 丹参一两 (30g),檀香、砂仁各一钱 (各6g)。

【用法】 水一杯半,煎七分服 (现代用法:水煎服)。

【功用】 活血行气止痛。

【主治】 血瘀气滞证。心胸刺痛,胃脘疼痛,痛有定处,拒按。

【证治机制】 本方证由气血瘀滞,互结于中所致。心胃疼痛,初起气结在经,久病则血滞在络,即叶天士所谓"久病入络",气滞血瘀,互结于中,不通则痛,故见心胃诸痛。气为血帅,血为气母,血瘀气滞之症,唯宜活血祛瘀、行气止痛之法。

【方义分析】 方中重用丹参,味苦微寒,活血、化瘀、止痛,而不伤气血,为君药。檀香辛温,理气调中、散寒止痛;砂仁辛温,行气温中、化湿健脾,共为臣药。三药合用,使血行气畅,则疼痛自止。本方重用活血化瘀为主,稍佐以行气之品,药味虽简,但配伍得当,气血并治,重在理血,刚柔相济,实为祛瘀行气止痛之良方。

【临床运用】

(1)本方为治气滞血瘀心胃诸痛之基础方。临床以心胃诸痛,兼胸闷脘痞为辨证要点。宜用于心胃痛偏瘀偏热者。

(2)若痛甚,可酌加延胡索、郁金、川楝子、乳香等以增强活血止痛之功;若胀甚者可酌加厚朴、枳壳等以行气化滞;若热盛者可加黄连、黄芩、栀子等以清热泻火。

（3）常用于慢性胃炎、胃及十二指肠溃疡、胃神经官能症及心绞痛等，证属血瘀气滞者。

【附方】

（1）百合汤（《时方歌括》）：百合一两（30g），乌药三钱（9g）。用法：水煎服。功用：理气止痛。主治：气郁所致心胃疼痛。

（2）金铃子散（《太平圣惠方》）：金铃子、延胡索各一两（各30g）。用法：上为末，每服二三钱，酒调下，温汤亦可（现代用法：为末，每服6～9g，酒或开水冲服。也可水煎服）。功用：疏肝泄热，活血止痛。主治：肝郁化火证。心胸胁肋脘腹诸痛，时发时止，口苦，舌红苔黄，脉弦。

【案例举隅】

（1）气郁胸痛案：徐妪，年近五十，患胸痛，月信虽少，而尚未断，体肥脉弦而虚。余谓此属血虚气郁，与丹参饮而愈。此二症虽同为气郁，而却有肝旺、血虚之分别焉。按：上案脉沉，次案脉弦，均主气郁。上案脉涩，次案脉虚，涩则气结血滞，宜疏而通之，虚则为郁而兼不足，故用活而养之。然脉弦与虚似不可同见，大概系弦而无力之象。（《一得集》）

（2）辨证思路：患者年老体衰，脏腑功能失调，气血生化渐不足，血虚气郁，气滞血瘀，互结于中，不通则痛，不荣则痛，予以丹参饮，以活血祛瘀、行气止痛。

九、理血之剂

以理血药为主组成，具有活血化瘀或止血作用，以治疗瘀血或出血病证的方剂，统称理血之剂，属"八法"中的"消法"。

血是营养人体的重要物质。在正常情况下，周流不息地循行于脉中，灌溉五脏六腑，濡养四肢百骸。故《灵枢·营卫生会》云："以奉生身，莫贵于此。"《难经·二十二难》谓："血主濡之。"一旦某种原因致使血行不畅，或血不循经，离经妄行，或亏损不足，均可导致瘀血或出血或血虚之证。血瘀治宜活血祛瘀，出血宜以止血为主，血虚则应补血。有关血虚补血之方已在补益剂中叙述，故本章方剂根据治法不同，分为活血祛瘀剂与止血剂两类。

使用理血剂时，首先必须审明瘀血或出血的原因，分清标本缓急，做到急则治标，缓则治本，或标本兼顾，攻补兼施。同时，因逐瘀过猛或久用逐瘀，每易耗血伤正，故常辅以养血益气之品，使祛瘀而不伤正；且峻猛逐瘀之剂，只能暂用，不可久服，当中病即止。而使用止血之剂时，应防其止血留瘀之弊，遂可在止血剂中适当佐入活血祛瘀之品，或选用兼有活血祛瘀的止血药，使血止而不留瘀；至于出血而因瘀血内阻、血不循经所致出血者，法当祛瘀为先，因瘀血不去则出血不止。此外，活血祛瘀剂虽能促使血行，但其性破泄，易于动血、伤胎，故凡妇女月经期、月经过多及妊娠女性均当慎用或忌用。

（一）四物汤 ［附：八珍汤（丸），十全大补汤（丸），胃风汤］

【来源】《太平惠民和剂局方》

【方歌】　四物地芍与归芎　　血家百病此方通
　　　　　八珍合入四君子　　气血双疗功独崇
　　　　　再加黄芪与肉桂　　十全大补补方雄
　　　　　十全除却芪地草　　加粟煎之名胃风

【组成】　人参、白术、白茯苓、当归、白芍、熟地黄各一钱（各10～15g），川芎一钱（3～5g），炙甘草五分（3～5g）。

【用法】　加生姜三片，大枣五枚，水煎服（现代用法：加生姜、大枣，水煎服）。

【功用】　益气补血。

【主治】　气血两虚证。面色萎白或无华，头晕目眩，四肢倦怠，气短懒言，心悸怔忡，饮食减少，舌淡苔薄白，脉细弱或虚大无力。

【证治机制】　本方治证多由素体虚弱或劳动过度，或病后产后失调，或久病失治，或失血过多所致。气血两亏，不能上荣于头面，故面色萎白或无华，头目眩晕；正气不足则气短懒言，倦怠乏力，食欲减少；血不养心，则心悸怔忡；舌质淡，脉细弱或虚大无力，皆为气血虚弱之象，治宜双补气血之法。

【方义分析】　方中人参与熟地黄为君药，人参大补元气，熟地黄补血滋阴；臣以白术补气健脾，当归补血和血；佐用茯苓健脾渗湿；芍药养血和营；川芎活血行气，以使补而不滞。炙甘草益气和中，调和诸药，煎加生姜、大枣，调和气血，共为佐使。诸药相合，共成益气补血之效。

【临床运用】

（1）本方是治疗气血双虚之基础方。以气短乏力，头晕心悸，舌淡，脉细弱为辨证要点。

（2）临床应用时，当视气血虚损程度，相应调配君药及用量。气虚偏重者，当加大人参、白术用量，以之为君药，或酌加黄芪，以增补气之力；血虚偏重者，当加大熟地黄用量以之为君药，或加阿胶，以增补血之力。若兼气滞者，配以木香、砂仁，行气解郁，且可使补而不滞。

（3）常用于神经衰弱、风湿性心脏病、心律失常、血液病、排尿性晕厥、甲状腺功能低下，月经不调、闭经、慢性化脓性骨髓炎等，证属气血两虚者。

【附方】

（1）八珍汤（丸）（《正体类要》）：人参、白术、白茯苓、当归、白芍、熟地黄各一钱（各10～15g），川芎一钱（3～5g），炙甘草五分（3～5g）。用法：加生姜三片，大枣五枚，水煎服（现代用法：加生姜、大枣，水煎服）。功用：益气补血。主治：气血两虚证。症见面色萎白或无华，头晕目眩，四肢倦怠，气短懒言，心悸怔忡，饮食减少，舌淡苔薄白，脉细弱或虚大无力。

（2）十全大补汤（丸）（《太平惠民和剂局方》）：人参（6g），肉桂去粗皮（3g），川芎（6g），地黄洗，酒蒸，焙（12g），茯苓焙（9g），白术焙（9g），炙甘草（3g），黄芪去芦（12g），川当归洗，去芦（9g），白芍（9g）。上为细末，每服二大钱（9g），用水一盏，加生姜三片，枣子两个，同煎至七分，不拘时候温服。功用：温补气血。主治：气血不足，饮食减少，久病体虚，脚膝无力，面色萎黄，精神倦怠，以及疮疡不敛，妇女崩漏等。

（3）胃风汤（《太平惠民和剂局方》）：十全大补汤去黄芪、熟地黄、炙甘草，加粟米（即小米）百粒而成。用法：水煎服。功用：益气补血，温胃祛风。主治：胃肠虚弱，风冷乘虚侵入，客于肠胃。症见大便泄泻，完谷不化，或大便下血等。

【案例举隅】

（1）吐血案：董元宰少妾吐血蒸嗽，先用清火，继用补中，俱无效。士材诊曰：两尺沉实，少腹按之必痛。询之果然。此怒后蓄血，经年勿去，乃为蒸热，热甚而吐血，阴伤之甚也。以四物汤加郁金、桃仁、穿山甲、大黄少许，下黑血升余，少腹痛仍在。更以前药加大黄三钱煎服，又下黑血块如桃胶蚬肉者三四升，腹痛乃止，虚倦异常，与独参汤饮之，三日而热减六七，服十全大补汤百余日而康。（《古今医案按选》）

（2）辨证思路：患者少腹按之痛，故知疼痛拒按，首先考虑瘀血。尺脉沉实，本为少腹中有积，两者相合则为少腹中有瘀血，血气滞涩不行，日久化热。肝经循行少腹，郁热随经上扰，转克肺金，灼伤肺络，故咳嗽吐血。邪热日久，阴气耗伤，故见蒸热。此热之所生，本为瘀血，故清热、补中之药皆不能收功。

（二）人参养营汤

【来源】《太平惠民和剂局方》

【方歌】　人参养营即十全　　除却川芎五味联
　　　　　　陈皮远志加姜枣　　肺脾气血补方先

【组成】　白芍三两（90g），当归一两（3g），陈皮一两（30g），黄芪一两（30g），桂心一两（30g），人参一两（30g），白术一两（30g），炙甘草一两（30g），熟地黄七钱半（20g），五味子七钱半（20g），茯苓七钱半（20g），远志半两（15g）。

【用法】　上锉为散，每服四大钱（12g），用水一盏半，加生姜三片，大枣两个，煎至七分，去滓，空腹服。照本方制成蜜丸，即"人参养荣丸"，每次服三钱（9g），每日2次，温开水送下。

【功用】　益气补血，养心安神。

【主治】　积劳虚损，气血不足。四肢沉滞，骨肉酸疼，动则喘咳，心虚惊悸，饮食无味，形体消瘦等。

【证治机制】　积劳虚损，脾肺气虚，营血不足。脾主肌肉和四肢，脾气虚则生湿，症见四肢沉滞，骨肉酸疼，饮食无味，形体消瘦等；肺气虚，可见动则喘咳；阴血不足，血不养心，则出现心虚惊悸等。

【方义分析】　人参大补元气，补脾气益肺气；白芍补血敛阴，两药相合，益气补血，共为君药。黄芪助人参补脾益肺，且又固表止汗；白术助人参健脾益气，且又可燥湿，使脾健则气血生化有源。当归、熟地黄助白芍补血，共为臣药。陈皮理气健脾，使补血不滞，补气不壅；茯苓健脾渗湿，且又宁心安神；五味子敛阴止汗，配合人参、黄芪可益气固表，加强补肺养心的作用；远志养心安神；桂心补阳活血，与方中补气、补血药相伍，可温化阳气，鼓舞气血生长；生姜、大枣调补脾胃，共为佐药。炙甘草益气健脾，且调和诸药，有佐使之用。

【临床运用】

（1）临床应用时，当视气血虚损程度，相应调配君药与用量。气虚偏重，当加大人参、白术用量，以之为君，或酌加黄芪，以增补气之力；血虚偏重者，当加大熟地黄用量以之为君，或加阿胶，以增补血之力。若兼气滞者，配以木香、砂仁，行气解郁，且可使补而不滞。

（2）常用于神经衰弱、风湿性心脏病、心律失常、血液病、排尿性晕厥、甲状腺功能低下，月经不调、闭经、慢性化脓性骨髓炎等，证属气血两虚者。人参养荣汤为八珍汤加远志、五味子，遂增宁心安神之功；且去川芎之辛窜，以静养血分，加陈皮理气，使之补而不滞。

【案例举隅】

（1）外感案：农人某，初感外邪，头疼身热。闻出汗可以愈病，拟省医药经费，为人抬枢，欲借重任以压汗出。用力大过，中气被伤，更发热如烁，少气懒言，已备后事矣。仆闻前此经过，作劳役伤气法医，投补中益气一帖。病无增减，又加重分量法进，吐出瘀血甚多。群疑药必有误，发生异议纷纷。晓以瘀血之出，确是好机。因气伤不行，血亦痹而不动，今得益气之品助气以行，气行则血亦行焉，以气为血之帅故也。并非药之误，实药之功。病家疑窦方释，易人参养营汤善后遂愈。（《邹亦仲医案新编》）

（2）辨证思路：患者病外感，因用力过度，导致病情加重。其机制在于，外感病由表及里，是阳气渐伤，逐次递进的过程。患者因用力强发汗，致阳气受损，是故热病入里。热本伤津，加之大汗，津液更耗，导致热势加重如烁。大热伤气，故少气懒言。热势本甚而医师投以补中益气汤，两热相合，热胜动血，呕吐而出。此理于伤寒得衄乃解道理相同，即仲景所言："阳气重故也"。邪热随血出后得以宣泄，故热病得以向愈，而后则以补养气血收功。

（三）归脾汤

【来源】 严用和 《济生方》

【方歌】 归脾汤用术参芪　　归草茯神远志随
　　　　　酸枣木香龙眼肉　　煎加姜枣益心脾
　　　　　怔忡健忘俱可却　　肠风崩漏总能医

【组成】 白术、茯神去木、黄芪去芦、龙眼肉、酸枣仁炒，去壳，各一两（各30～50g），人参、木香不见火，各半两（各5～10g），炙甘草二钱半（5～10g），当归（10～15g），远志（5～10g）（当归、远志从《内科摘要》补入）。

【用法】 上咬咀，每服四钱（12g），水一盏半，加生姜五片，大枣一枚，煎至七分，去滓温服，不拘时候（现代用法：水煎服）。

【功用】 益气补血，健脾养心。

【主治】 ①心脾气血两虚证。心悸怔忡，健忘失眠，气短乏力，食少，面色萎黄，舌淡，苔薄白，脉细弱。②脾不统血证。妇女崩漏，月经超前，量多色淡，或淋漓不止，便血，皮下紫癜，舌淡，脉细者。

【证治机制】 本方所治之心脾气血两虚证，多由思虑过度、劳伤心脾所致。心主血而藏神，脾主思而藏意，心脾气血两虚则神无所主，意无所藏，故见心悸怔忡、健忘失眠。脾胃为后天之本，气血生化之源，故脾虚则化源不足，气血衰少，而见气短乏力、面色萎黄、舌质淡、脉弱。诸出血症者，乃因脾虚而不能统血之故。故治宜健脾养心与益气补血兼施之法。

【方义分析】 方中黄芪甘温，补脾益气；龙眼肉甘平，既补脾气，又养心血，两者共为君药。人参、白术皆为补脾益气之要药，与黄芪相伍，补脾益气之功益著；当归补血养心，酸枣仁宁心安神，两药与龙眼肉相伍，补心血，安神志之力更强，均为臣药。佐以茯神养心安神；远志宁神益智；更佐理气醒脾之木香，与诸补气养血药相伍，可使其补而不滞。炙甘草补益心脾之气，并调和诸药，用为佐使。引用生姜、大枣，调和脾胃，以资化源。诸药配伍，心脾同治，以补脾为主，使脾旺则气血生化有权；气血双补，以补气为重，使气旺而益于生血。如是心脾得补，气血得养，诸病自除。

本方原载于宋代严用和的《济生方》，但无当归、远志。明代薛己在《内科摘要》中补入此二药，沿用至今。其适应范围随着后世医家的临床实践而不断有所扩充。《济生方》原治思虑过度，劳伤心脾，健忘怔忡之证。元代危亦林在《世医得效方》中增加治疗脾不统血之吐血、下血证。明代薛己在《内科摘要》中增补治疗惊悸，盗汗，嗜卧食少，月经不调，赤白带下等。至清代《医宗金鉴》则又增虚劳烦热，时时恍惚，经断复来，痘色灰白陷下等证。

本方与补中益气汤均有补脾益气之功，同用人参、黄芪、白术、甘草，但补中益气汤配伍升阳举陷之品，重在补气，且能升阳，主治脾胃气虚，中气下陷及气虚发热等证；本方则配伍养心安神之品，意在补养心脾，益气生血，主治心脾气血两虚之神志不宁及脾不统血之失血证。

【临床运用】

（1）本方为补益心脾之常用方剂。以气短乏力、心悸失眠、便血或崩漏、舌淡、脉细弱等为辨证要点。若神志不宁，证属邪热扰心，或诸出血证因于血热妄行者，则非本方所宜。

（2）用于崩漏下血偏寒者，可加炮姜炭、艾叶炭以温经止血；偏热者酌加生地炭、地榆炭以凉血止血。

（3）常用于神经官能症、贫血、再生障碍性贫血、冠心病、心律失常、心肌炎、胃及十二指肠溃疡出血、血小板减少性紫癜、功能失调性子宫出血等，证属心脾两虚或脾不统血者。

【案例举隅】

（1）痰喘案：马元仪治吴鞠通妇，两寸浮数，余脉虚涩，时悲哀不能自禁，喉间窒塞，火升痰喘，此抑郁过多，肺金受病也。金病则火动痰生，火痰相搏，气凑于上，故喘促不宁，而气道不利。法当舒通肺郁，则火降痰清，而悲哀喘促诸症自已。用紫菀、干葛、枳壳、桔梗、半夏曲、橘红、杏仁、苏子，一剂而神气清，再剂而悲哀息。继以人参、白术、炙甘草补其心气，远志、茯神宁其神志，半夏曲、广皮导其痰涎，肉桂、黄连以交心肾，数剂而神复脉和，再以归脾汤调理而愈。（《续名医类案》）

（2）辨证思路：患者症见悲哀不能自禁，肺在志为悲，且患者喘而有痰，故知病位在肺。两手寸脉浮数，余部虚涩。脉浮数为热，故知此病乃肺金为火所伤，肺伤则肺气不降，故见痰喘。脉虚涩，主阴气不足，为火热伤阴，阴伤则脉道不充所致。肺藏魄，为五神脏之一，营阴既伤，阴神不得养，故见悲伤不自禁。

（四）养心汤

【来源】 杨士瀛 《仁斋直指方论》

【方歌】 养心汤用草芪参　　二茯芎归柏子寻
　　　　　　夏曲远志兼桂味　　再加酸枣总宁心

【组成】 黄芪炙、白茯苓、茯神、半夏曲、当归、川芎各半两（各15g）。远志取肉，姜汁腌，焙、辣桂（即肉桂）、柏子仁、酸枣仁浸，去皮，隔纸炒香、北五味子、人参各一分（各8g）、炙甘草四钱（12g）。

【用法】 上粗末，每服三钱，加姜五片，大枣二枚，煎，食前服（现代用法：为丸，每服9g，或水煎服）。

【功用】 补益气血，养心安神。

【主治】 气血不足，心神不宁证。神思恍惚，心悸易惊，失眠健忘，舌淡脉细。

【证治机制】 心藏神，赖血以濡之；气生血，赖脾以化之。若忧思过度，劳伤心脾，气血暗耗，心神失养，则可见神思恍惚、心悸易惊、失眠健忘等神志不安之症，以及舌质淡白，脉来细弱，亦气血不足之象。诸症皆由气血两虚、心神失养而起，治宜选养心安神、益气补血之法。

【方义分析】 本方是为气血不足，心神失养，神志不安之证而设。方中以黄芪、人参为君，补脾益气。臣以当归补血养心，与黄芪、人参配伍，以培气血不足之本。茯神、茯苓养心安神，以治神志不宁之标。佐以酸枣仁、柏子仁、茯神、远志、五味子补心安神定悸。半夏曲和胃消食，配黄芪、人参补脾和中，以资气血生化之源。肉桂引火归原，并可鼓舞气血生长而增本方温养之效。川芎调肝和血，且使诸药补而不滞。煎加生姜、大枣，更增和中益脾、调和气血之功。诸药配伍，气血并补，标本兼治，重在养心安神，故以"养心"名方。

本方与归脾汤均治气血不足之心悸、失眠等症。但归脾汤补益心脾气血之功为著，用于心脾气血虚及脾不统血之证；而本方以宁心安神为要，但治气血不足、心神不宁之神思恍惚、心悸失眠之症。

【临床运用】

（1）本方为治疗气血不足，心神失养，神志不安证候的代表方。临床应用以神思恍惚，惊悸易惊，失眠健忘，舌淡脉细为辨证要点。

（2）若兼心烦口渴、手足心热者，可加生地黄、麦冬、枸杞子等以增强滋阴养血之力；若善悲欲哭，忧愁抑郁者，可加合欢皮、白芍、郁金等以柔肝解郁。

（3）常用于冠心病心绞痛、病毒性心肌炎、各种心律失常所致心悸、怔忡、失眠，证属气血不足、心神失养证者。

【案例举隅】

（1）惊悸案：一妇人患惊悸怔忡，日晡发热，月经过期，饮食少思，用八珍汤加远志、山药、枣仁，三十余剂渐愈，佐以归脾全愈。后因劳发热，食少体倦，用补中益气汤。又因怒，适月经去血不止，前症复作，先以加味逍遥散，热退经止，又用养心汤治之而痊。（《续名医类案》）

（2）辨证思路：患者病惊悸，兼有日晡发热，月经过期，饮食少思。日晡发热，多由阳明经热盛导致。患者饮食少，则化源不足，气血不盛，血不盛则血海不充，故见月经后期，心失血养，故见惊悸。胃为五脏六腑大源，失于阴血之濡润，变生热邪，故于日晡时发热。

（五）当归四逆汤（附：四逆加吴茱萸生姜汤）

【来源】　张仲景　《伤寒论》

【方歌】　当归四逆桂枝芍　　细辛甘草木通着
　　　　　再加大枣治阴厥　　脉细阳虚由血弱
　　　　　内有久寒加姜茱　　发表温中通经脉
　　　　　不用附子及干姜　　助阳过剂阴反灼

【组成】　当归三两（12g），桂枝去皮，三两（9g），芍药三两（9g），细辛三两（3g），炙甘草二两（6g），通草二两（6g），大枣擘，二十五枚（8枚）。

【用法】　上七味，以水八升，煮取三升，去滓。温服一升，日三服（现代用法：水煎服）。

【功用】　温经散寒，养血通脉。

【主治】　血虚寒厥证。手足厥寒，口不渴，舌淡苔白，脉沉细或细而欲绝。或腰、股、腿、足、肩臂疼痛兼见畏寒肢冷者。

【证治机制】　本方病证乃素体营血虚弱，感受寒邪，寒凝经脉，血行不畅所致。营血虚弱难以充养四末，阳气不足无力温煦四末，故手足厥寒。《金镜内台方议》曰："阴血内虚，则不能荣于脉；阳气外虚，则不能温于四末，故手足厥寒，脉细欲绝也。"但此手足厥寒，非四逆汤之阳气大衰，阴寒内盛，故仅表现为指趾至腕踝不温，寒凉不过膝肘。阳气虚弱，营血不足，故舌淡苔白，脉沉细。阳虚血弱，寒凝经脉，血行不畅，不通则痛，故可表现为腰、腿、股、足、肩臂疼痛，或肢冷与疼痛并见。治当温经脉，补营血，散寒邪，通血脉。

【方义分析】 本方是由桂枝汤去生姜，倍大枣，加当归、通草、细辛组成。方中桂枝辛温，温经散寒，温通血脉；细辛辛温走窜，通达表里，温散寒凝，两药并用，温阳气，除寒邪，畅血行，共为君药。当归甘温，养血和血；白芍酸甘，滋养阴血，两药并用，滋补营血之不足，共为臣药。君臣相伍，一则散寒通脉，一则温补营血，使寒邪散，血脉通，阳气旺，营血充，正合阳虚血弱，寒凝血滞之病机。佐入通草，通行经脉。重用大枣，其与甘草相伍，一则补中健脾而益气血；二则防桂枝、细辛燥烈太过，伤及阴血。七药相合，温、补、通三者并用，温中有补，补中兼行，扶正祛邪，标本兼顾。

《伤寒论》之四逆散、四逆汤、当归四逆汤三方主治证中皆有"四逆"，故皆以"四逆"名之，但病机用药迥异。四逆散之厥逆是外邪传经入里，阳气内郁，不达四末所致，其厥冷仅在肢端，不过肘膝，尚可见身热，脉弦等症。四逆汤之厥逆是阴寒内盛，阳气衰微所致，其厥冷严重，冷过肘膝，并伴有全身阳衰阴盛症状及脉微欲绝等。当归四逆汤之厥逆是阳虚血弱，寒凝经脉，血行不畅所致，该证寒邪在经不在脏，故肢厥程度较四逆汤证为轻，且无阳衰阴盛之候。因此，三方用药、功效也全然不同，正如周扬俊所言："四逆汤全在回阳起见，四逆散全在和解表里起见，当归四逆汤全在养血通脉起见"（《温热暑疫全书》）。

【临床运用】

（1）本方是治疗阳虚血弱，寒凝经脉的常用方剂。临床应用以手足厥寒，舌淡苔白，脉沉细为辨证要点。感受外邪，阳气郁滞之手足厥逆，或阴寒内盛，真阳衰微之手足厥逆者，非本方所宜。

（2）若应用本方治疗腰、股、腿、足、肩臂疼痛，可酌加续断、牛膝、鸡血藤、木瓜等活血、祛瘀、止痛之品。本方尚可治疗妇女血虚寒凝之经期腹痛，以及男子寒疝，睾丸掣痛，牵引少腹冷痛，肢冷脉弦，临症可酌加乌药、小茴香、高良姜、香附等理气止痛之品。本方亦可用于治疗冻疮，不论初期未溃或已溃者，均可加减运用。

（3）常用于血栓闭塞性脉管炎、无脉病、雷诺病、小儿麻痹、冻疮、妇女痛经、肩周炎、风湿性关节炎等证属血虚寒凝者。

【附方】

四逆加吴茱萸生姜汤（《伤寒论》）：当归四逆汤加吴茱萸二升（5g），生姜半斤（15g）。用法：水酒各半煎，分五次温服。功用：养血通脉，温中散寒。主治：平素胃中有寒，阳虚血弱，经脉受寒。症见手足厥寒，脉细欲绝等。

如果患者内有久寒，即平素胃中有寒，又见脉细欲绝的阴厥，需在当归四逆汤中加吴茱萸、生姜以温中散寒，生姜与桂枝、细辛相合，又可发散在表之寒。附子、干姜均为大辛大热之品，可助阳散寒治阴厥。但辛热太过易灼伤阴血，本方证虽有阳气不足，然肝血亦虚，所以不用。

【案例举隅】

（1）四肢拘挛案：周秋帆茂才内人，怀孕数月，一日周身痛痹，四肢拘挛，肌肤及手指掌皮，数变如蛇蜕之形，惊痛交并，恐成废疾。余诊脉得浮大，按浮为风，大为虚，此营卫不固，血虚风袭之候也。原中风，有中腑，中脏，中经络血脉之分，故见症各著其形。今起居如故，饮食如常，外无六经之形症，内无便溺之阻格，惟苦肢节间病，风中血脉奚疑！处以当归四逆汤，当归重用，佐以一派祛风之味，连进四剂而愈。（《得心集医案》）

（2）辨证思路：患者为妊娠女性，经络中气血较之常人，本已偏少。《黄帝内经》曰："风气胜者为行痹"，患者痹痛遍及周身，故首先考虑与风相关。肌肤及手指掌蜕皮，河间曰："诸涩枯涸，干劲皲揭，皆属于燥"，结合前症，知此应为血虚风燥，不能荣养肌肤所致。血不养筋，故筋急而挛。参以脉象浮大，断为血虚生风无疑。

（六）桃仁承气汤

【来源】　张仲景　《伤寒论》

【方歌】　桃仁承气五般奇　　甘草硝黄并桂枝
　　　　　热结膀胱少腹胀　　如狂蓄血最相宜

【组成】　桃仁去皮尖，五十个（12g），大黄四两（12g），桂枝去皮，二两（6g），炙甘草二两（6g），芒硝二两（6g）。

【用法】　上四味，以水七升，煮取二升半，去渣，内芒硝，更上火，微沸，下火，先食，温服五合，日三服，当微利（现代用法：作汤剂，水煎前四味，芒硝冲服）。

【功用】 逐瘀泻热。

【主治】 下焦蓄血证。少腹急结，小便自利，至夜发热，其人如狂，甚则谵语烦躁，以及血瘀经闭，痛经，脉沉实而涩。

【证治机制】 本方出自《伤寒论》，原治邪在太阳不解，循经入腑化热，与血相搏结于下焦之蓄血证。瘀热互结于下焦，故少腹急结；热在血分，与气分无涉，膀胱气化未受影响，故小便自利；热在血分，故至夜发热；心主血脉而藏神，瘀热上扰，故心神不宁，甚则其人如狂，谵语烦躁；瘀热内结，正气未虚，故脉象沉实。若妇女瘀结少腹，血行不畅，则为痛经，甚或经闭不行。总之，证属瘀热互结下焦，治当因势利导，破血下瘀泻热以祛除下焦之蓄血。

【方义分析】 本方又名桃仁承气汤，由调胃承气汤减芒硝之量，加桃仁、桂枝而成，为逐瘀泻热的代表方剂。瘀热互结，故以桃仁苦甘平，活血破瘀；大黄苦寒，下瘀泄热；两者合用，瘀热并治，共为君药。芒硝咸苦寒，泻热软坚，助大黄下瘀泻热；桂枝辛甘温，通行血脉，既助桃仁活血祛瘀，又防芒硝、大黄寒凉凝血之弊，共为臣药。桂枝与芒硝、大黄同用，相反相成，桂枝得芒硝、大黄则温通而不助热；芒硝、大黄得桂枝则寒下又不凉遏。炙甘草护胃安中，并缓诸药峻烈之性，为佐使药。诸药合用，共奏破血、下瘀、泻热之功。原方"先食，温服"，使药力下行，奏效尤速。服后"当微利"，使蓄血除，瘀热清，邪有出路，诸证自平。

【临床运用】

（1）本方为治疗瘀热互结，下焦蓄血证的常用方剂。临床应用以少腹急结，小便自利，脉沉实或涩为辨证要点。但因本方为破血下瘀之剂，故妊娠女性禁用。

（2）后世对本方的运用有所发展，无论何处的瘀血证，只要具备瘀热互结这一基本病机，均可加减使用。对于妇人血瘀经闭、痛经及恶露不下等证，常配四物汤同用。如兼气滞者，酌加香附、乌药、枳实、青皮、木香等以理气止痛。对于跌打损伤，瘀血留滞，疼痛不已者，加赤芍、当归尾、红花、苏木、参三七等以活血、祛瘀、止痛。对于火旺而血瘀于上之吐血、衄血者，可借本方釜底抽薪，引血下行以治之，并可酌加生地黄、牡丹皮、栀子等以清热凉血。

（3）常用于急性盆腔炎、胎盘滞留、附件炎、肠梗阻、子宫内膜异位症、急性脑出血等证属瘀热互结下焦者。

【案例举隅】

（1）腹痛案：赵公惺予之家妇，因经水适至，患往来寒热，身体疼痛，无汗，脉浮紧，与小柴胡汤加麻黄、桂枝等药两剂微汗之，寒热身痛已，嗣复经水中止，腹剧痛如被杖伤，不可手按，伛偻不能行动，按脉弦数。审系热入血室，以年少体强，即授桃核承气汤一服，下黑粪，痛减，二服霍然。（《遯园医案》）

（2）辨证思路：患者于行经时，患寒热往来之症。《伤寒论》曰："妇人中风，发热恶寒，经水适来……此为热入血室。"因行经时气血不足，更易感受外邪。身痛无汗，病在太阳，寒热往来，病在少阳。故以柴胡合麻黄、桂枝治之，寒热身痛得除。然则，本有热入血室之象，又得辛温之药，导致热灼血瘀，血行不通，故月经中止。肝主藏血，其经行于少腹，故见腹痛，痛如被杖伤及不可按，皆瘀血之象。

（七）犀角地黄汤

【来源】 孙思邈 《备急千金要方》

【方歌】 犀角地黄芍药丹　　血升胃热火邪干

斑黄阳毒皆堪治　　或益柴芩总伐肝

【组成】 犀角屑（水牛角代）一两（30g），生地黄半斤（24g），芍药三分（12g），牡丹皮一两（9g）。

【用法】 上切。以水一斗，煮取四升，去滓，温服一升，日二三次（现代用法：水煎服，水牛角镑片先煎，余药后下）。

【功用】 清热解毒，凉血散瘀。

【主治】 ①热入血分证。身热谵语，斑色紫黑，舌绛起刺，脉细数；或喜忘如狂；或漱水不欲咽，大便色黑易解等。②热伤血络证。斑色紫黑、吐血、衄血、便血、尿血等，舌红绛，脉数。

【证治机制】 本方治证由热毒深入血分所致。心主血，又主神明，热入血分，一则热扰心神，致躁扰昏狂；二则热邪迫血妄行，致使血不循经，溢出脉外而发生吐血、衄血、便血、尿血等各部位之出血，离经之血留阻体内又可出现发斑、蓄血。此即不清其热则血不宁，不散其血则瘀不去，正如叶天士所谓"入血就恐耗血动血，直须凉血散血"。治当以清热解毒，凉血散瘀为法。

【方义分析】 本方为治热入血分证的代表方剂。方中犀角（现用水牛角）咸寒清热凉血，又能清心解毒，使热清血自宁，制止血溢脉外，从而治疗各种出血之症，又可治神昏谵语、斑疹紫黑，为君药。生地黄甘、苦，性寒，凉血滋阴生津，可助犀角（水牛角代）清热凉血，解血分之热；又可复已失之阴血，为臣药。牡丹皮、芍药（白芍）凉血散瘀，共为佐药，其中芍药（白芍）苦酸微寒，养血敛阴，且助生地黄清热凉血、和营泄热，于热盛出血者尤宜；牡丹皮清热凉血、活血散瘀，既凉血以止血，又止血不留瘀。四药相配，共成清热解毒、凉血散瘀之剂。

本方配伍特点为凉血与散血并用，使热清血宁而无耗血动血之虑，凉血止血而无冰伏留瘀之弊。

本方后注："喜忘如狂者，加大黄、黄芩"。旨在用苦寒泄热破瘀，以使瘀热速消。

本方与清营汤均以犀角（水牛角代）、生地黄为主，以治热入营血证。但清营汤是在清热凉血中伍以金银花、连翘等轻清宣透之品，寓有"透热转气"之意，适用于邪初入营尚未动血之证；本方配伍赤芍、牡丹皮泄热散瘀，寓有"凉血散血"之意，用治热入血分而见耗血、动血之证。

【临床运用】

（1）本方为邪热深陷血分之耗血动血证而设。以各种出血，斑疹紫黑，神昏谵语，身热，舌质深绛为辨证要点。

（2）用本方治出血，可酌情配伍止血药，如吐血者加花蕊石、侧柏叶；便血加地榆、槐花；尿血加小蓟、白茅根；若兼肝火而见郁怒，可加柴胡、黄芩、山栀子；若兼心火炽盛而见心烦舌糜，可加黄连、莲子心；若斑疹黑紫，可加大青叶、青黛、紫草；若大便秘结，可加大黄以泄热。

（3）常用于急性白血病、过敏性紫癜、弥散性血管内凝血、肝性脑病、尿毒症、败血症等，证属血分热盛者。

【案例举隅】

（1）吐血案：滑伯仁治一人，盛暑出门，途中吐血数口，亟还则吐甚，胸拒痛，体热头眩，病且殆，或以为劳心焦思所致，与茯苓补心汤。仁至，诊其脉洪而滑。曰：是大醉饱，胃血壅遏，为暑迫血上行。先与犀角地黄汤，继以桃仁承气汤去瘀血宿积，后治暑即安。（《古今医案按》）

（2）辨证思路：患者所得为吐血病，病兼胸痛、体热、头眩。此为外受暑热，经言："因于暑……体弱燔炭""阳气者烦劳则张，精绝，辟积于夏，使人煎厥，目盲不可以视"。暑热伤阴，阳气无制，故见身热。火曰炎上，热势上冲，故见头眩。而患者又见呕血，病必在胃，故知除暑邪外，尚有内伤。《黄帝内经》曰："酒入于胃，则络脉满而经脉虚"，酒气辛热，与暑热相合。热极而动血，血络伤，则血溢于外，故见呕血。所以胸痛，乃外溢之血，化为瘀血，经脉不通所致。

（八）咳血方

【来源】 朱丹溪　《丹溪心法》

【方歌】 咳血方中诃子收　　瓜蒌海石山栀投
青黛蜜丸口嚼化　　咳嗽痰血服之瘥

【组成】 青黛水飞（6g），瓜蒌仁去油（9g），海粉（9g），山栀子炒黑（9g），诃子（6g）。

【用法】 上为末，以蜜同姜汁为丸，嚼化（现代用法：共研末为丸，每服9g；亦可作汤剂，水煎服，用量按原方比例酌定）。

【功用】 清肝宁肺，凉血止血。

【主治】 肝火犯肺之咳血证。咳嗽痰稠带血，咯吐不爽，心烦易怒，胸胁作痛，咽干口苦，颊赤便秘，舌红苔黄，脉弦数。

【证治机制】 本方证是肝火犯肺，灼伤肺络所致。肝脉布胸胁，上注于肺，肝主升发，肺主肃降，升降相因，则气机条畅。现肝气升发太过，气火亢逆上行，影响及肺，木火刑金，肺金受灼，炼液为痰，故见痰质浓稠、咯吐不爽；痰阻肺气，肺失清肃，则咳嗽；肝火灼肺，损伤肺络，血渗上溢，故见痰中带血；肝火内炽，故心烦易怒、胸胁作痛、咽干口苦、颊赤便秘；舌红苔黄，脉弦数为火热炽盛之证。是证病位虽在肺，但病本则在肝。按治病求本的原则，治当清肝泻火，使火清气降，肺金自宁。

【方义分析】 方中青黛咸寒，入肝、肺二经，清肝泻火，凉血止血；山栀子苦寒，入心肝肺经，清热凉血，泻火除烦，炒黑可入血分而止血，两药合用，澄本清源，共为君药。火热灼津成痰，痰不除则咳不止，咳不止则血难宁，故用瓜蒌仁甘寒入肺，清热化痰，润肺止咳；海粉（现多用浮海石）清肺降火，软坚化痰，"二者降火而兼行痰"（《医方集解》），共为臣药。诃子苦涩，性平，入肺与大肠经，清降敛肺、化痰止咳，用以为佐。诸药合用，寓止血于清热泻火之中，虽不专用止血药，火热得清则血不妄行，为图本之法，共奏清肝宁肺之功，使木不刑金，肺复宣降，痰化咳平，其血自止。

【临床运用】

（1）本方为治疗肝火灼肺之咳血证的代表方。临床应用以咳痰带血，胸胁作痛，舌红苔黄，脉弦数为辨证要点。但本方属寒凉降泄之剂，故肺肾阴虚及脾虚便溏者，不宜使用。

（2）肺热盛者，可加鱼腥草、黄芩；火热伤阴者，可酌加沙参、麦冬等以清肺养阴；咳甚痰多色黄者，可加川贝、天竺黄、侧柏叶、竹茹、枇杷叶等以清肺化痰止咳。

（3）常用于支气管扩张、肺结核等咳血，证属肝火犯肺者。

【案例举隅】

（1）咳血案：胜铨部，脉虚数大，系真阴肾水亏损，虚火上炎，火铄金伤，痰因火生，血因火逼，致喘嗽痰血也。宜用咳血方加杏仁，以清上焦痰火，使痰气下降，则肺得清润而咳嗽自止。不用治血之药者，火退则血自止也。水飞青黛、瓜蒌仁去油、海石去砂、黑山栀、诃子肉、杏仁等分，为末蜜丸，噙化。（《临证医案笔记》）

（2）辨证思路：患者病久，真阴肾水亏损，虚火上炎，化火伤阴木火刑金，肺金受灼，炼液为痰，痰阻肺气，肺失清肃，则咳嗽，痰中带血，用咳血方加杏仁，以清上焦痰火，使痰气下降，则肺得清润而咳嗽自止。热迫血行，以清火之法，火退而血自止也。

（九）秦艽白术丸（附：秦艽苍术汤，秦艽防风汤）

【来源】 李东垣 《兰室秘藏》

【方歌】 秦艽白术丸东垣　　归尾桃仁枳实攒
　　　　　　地榆泽泻皂角子　　糊丸血痔便艰难
　　　　　　仍有苍术防风剂　　润血疏血燥湿安

【组成】 秦艽、桃仁、皂角子烧存性各一两（各30g），白术、当归尾、枳实、泽泻各五钱（各15g），地榆三钱（9g）。

【用法】 上八味药共研细末，和桃仁泥研匀，煎熟汤打面糊为丸，如芡实大，每次服50～70丸（9～12g），空腹白开水送下。

【功用】 疏风活血，润燥通便，止血。

【主治】 血痔，痔漏。大便燥结，痛不可忍，有脓血等。

【证治机制】 血痔便秘为本方主证。多因湿热风燥蕴积肠胃，气血不和，以致浊气瘀血滞留肛门所致。血热腐败，则脓血不断。

【方义分析】 方中秦艽散风除湿，兼能利二便，导湿热从二便而去；桃仁活血祛瘀，又润肠通便，两药共为君药。皂角子润燥滑肠通便；当归尾助桃仁活血祛瘀，润肠通便；地榆清热凉血止血，共为臣药。白术健脾燥湿；枳实下气破结，通大便、畅气机，气行则血行，有助活血祛瘀消痔；泽泻渗利湿热，导湿热从小便去，共为佐药。诸药相合，共奏疏风活血、润燥通便、止痛止血之功。

【临床运用】 现代常用于治疗痔疮、痔漏、便秘、便时疼痛，肛门肿痛等证。

【附方】

（1）秦艽苍术汤（《兰室秘藏》）：秦艽、桃仁、皂角子各一钱（各3g），苍术、防风各七分（各2g），黄柏五分（1.5g），当归尾、泽泻各三分（各1g），槟榔一分（0.3g），大黄少许（0.5g）。用法：上药共为粗末，水煎服。功用：疏风祛湿，活血止痛。主治：痔疮、痔漏，大便秘结疼痛。

（2）秦艽防风汤（《兰室秘藏》）：秦艽、防风、当归身、白术各一钱五分（各4.5g），炙甘草、泽泻各六分（各1.8g），黄柏五分（1.5g），大黄、橘皮各三分（各1g），柴胡、升麻各二分（各0.6g），桃仁30个（6g），红花少许（3g）。用法：共为粗末，水煎服。功用：疏风清热，活血止痛。主治：痔漏，大便时疼痛。

秦艽白术丸、秦艽苍术汤、秦艽防风汤三方均有疏风活血、清热燥湿、通便止痛之功。皆可治痔疮、痔漏、便秘、便时疼痛等症。而秦艽苍术汤为秦艽白术丸除白术、枳实、地榆，加苍术、防风、黄柏、大黄、槟榔，故其燥湿清热通便之力较强。更适用于痔漏便秘、湿热偏盛者。秦艽防风汤为秦艽白术丸除皂角子、枳实、地榆，加防风、升麻、柴胡、陈皮、大黄、黄柏、红花、炙甘草而成，故其清热行气活血作用较强。

【案例举隅】

（1）痔漏案：甘，久患血痔，大便燥结，脓血时下，每便时疼痛难出，诊脉旺弦数。由于好饮不节，酒湿火热之气归于大肠，木乘火势而侮燥金，火就燥则大便闭而痔作矣。受病者燥气也，为病者胃湿也，宜服秦艽白术丸，以泻火润燥，疏风和血。（来源不详）

（2）辨证思路：患者饮酒不节致肠道积热，耗伤津液，肠道干涩，大便燥结难以排出，便时疼痛，脓血时下，如《景岳全书·秘结》曰："阳结证，必因邪火有余，以致津液干燥"。故用秦艽白术丸以疏风活血，润燥通便，止血。

（十）槐花散

【来源】 许叔微 《普济本事方》

【方歌】 槐花散用治肠风　　侧柏黑荆枳壳充

　　　　 为末等分米饮下　　宽肠凉血逐风功

【组成】 槐花炒、柏叶杵，焙、荆芥穗、枳壳麸，炒，各等分（各9g）。

【用法】 上为细末，用清米饮调下二钱，空心食前服（现代用法：为细末，每服6g，开水或米汤调下；亦可作汤剂，水煎服，用量按原方比例酌定）。

【功用】 清肠止血，疏风行气。

【主治】 肠风脏毒。便前出血，或便后出血，或粪中带血，以及痔疮出血，血色鲜红或晦暗，舌红苔黄，脉数。

【证治机制】 大便下血一证有肠风、脏毒之分。《成方便读》曰："肠风者，下血新鲜，直出四射，皆由便前而来……脏毒者，下血瘀晦，点滴而下，无论便前便后皆然。"究其原因，皆由风热或湿热邪毒，壅遏肠道血分，损伤脉络，血渗外溢所致。正如《医宗金鉴·杂病心法要诀》所言："便血二证，肠风、脏毒。其本皆热伤阴络，热与风合为肠风，下血多清；热与湿合为脏毒，下血多浊。"舌红苔黄脉数，乃血分有热之象。治宜清肠凉血为主，兼以疏风行气。

【方义分析】 方中槐花苦微寒，善清大肠湿热，凉血止血，为君药。臣以侧柏叶苦微寒，清热止血，可增强君药凉血止血之力。荆芥穗辛散疏风，微温不燥，炒用入血分而止血，盖大肠气机被风热湿毒所遏，故用枳壳行气宽肠，以达气调则血调之目的，共为佐使。诸药合用，寓行气于止血之中，寄疏风于清肠之内，既能凉血止血，又能清肠疏风，俟风热、湿热邪毒得清，则便血自止。

【临床运用】

（1）本方是治疗肠风脏毒下血的常用方剂。临床应用以便血，血色鲜红，舌红，脉数为辨证论治要点。方中药物性偏寒凉，故只可暂用，不宜久服。便血日久属气虚或阴虚者，或脾胃素虚者均不宜使用本方。

（2）若便血较多，荆芥可改用荆芥炭，并加入黄芩炭、地榆炭、棕榈炭等，以加强止血之功；若大肠热甚，可加入黄连、黄芩等以清肠泄热；若脏毒下血紫暗，可加入苍术、茯苓等以祛湿毒；便血日久血虚，可加入熟地黄、当归等以养血和血。

（3）常用于治疗痔疮、结肠炎或其他大便下血属风热或湿热邪毒，壅遏肠道，损伤脉络者。肠癌便血亦可应用。

【案例举隅】

（1）便血案：二十四岁，初因爱饮冰冻黄酒，与冰糖冰果，内湿不行，又受外风，从头面肿起，不能卧，昼夜坐被上，头大如斗，六脉洪大，先以越婢汤发汗。肿渐消，继以调理脾胃药，服至一百四十三帖而愈，嘱戒猪肉、黄酒、水果。伊虽不饮，而冰冻水果不能戒也，一年后粪后便血如注，与金匮黄土汤，每剂黄土用一斤，附子用八钱，服至三十余剂而血始止。后与温补脾阳至九十帖而始壮。（《吴鞠通医案》）

（2）辨证思路：患者恣食生冷，损伤脾胃，导致寒湿内生。曾因外受风邪，头面肿起，得调理而愈。后因吃冻果导致便血。患者过食生冷，寒湿停于中焦，导致脾胃被伤。脾主统血，脾气不足，则统摄无权，故见便血如注。正如《素问·阴阳别论》所言："结阴者便血一升，再结二升，三结三升。"

（十一）小蓟饮子

【来源】 陈自明 《妇人大全良方》

【方歌】 小蓟饮子藕蒲黄　　木通滑石生地裹
　　　　　归草黑栀淡竹叶　　血淋热结服之良

【组成】 生地黄洗，四两（30g），小蓟半两（15g），滑石半两（15g），木通半两（6g），蒲黄炒，半两（6g），藕节半两（9g），淡竹叶半两（9g），当归酒浸，半两（6g），山栀子半两（9g），炙甘草半两（6g）。

【用法】 上㕮咀，每服四钱（12g），水一盏半，煎至八分，去滓温服，空心食前（现代用法：作汤剂，水煎服，用量按原方比例酌定）。

【功用】 凉血止血，利水通淋。

【主治】 热结下焦之血淋、尿血。尿中带血，小便频数，赤涩热痛，或尿血，舌红，脉数。

【证治机制】 本方证因下焦瘀热，损伤膀胱血络，气化失司所致。《素问·气厥论》说："胞移热于膀胱，则癃溺血。"热聚膀胱，损伤血络，血渗脬中，随尿而出，故尿中带血，其痛者为血淋，若不痛者为尿血。由于瘀热蕴结下焦，膀胱气化失司，故见小便频数、赤涩热痛。舌红脉数，亦为热结之证。本证病因属瘀热，病变部位在下焦膀胱，为血淋、尿血之证，治应以凉血止血为先，兼以清热祛瘀、利尿通淋。

【方义分析】　方中重用生地黄甘苦性寒，凉血止血，养阴清热，为君药。小蓟甘凉入血分，功擅清热凉血止血，又可利尿通淋，尤宜于治疗尿血、血淋之症；蒲黄、藕节助君药凉血止血，并能消瘀，共为臣药。君臣相配，使血止而不留瘀。"其下者，引而竭之"（《素问·阴阳应象大论》），热在下焦，宜因势利导，故以滑石、竹叶、木通清热利水通淋；栀子清泄三焦之火，导热从下而出；当归养血和血，引血归经，尚有防诸药寒凉滞血之功，合而为佐。使以炙甘草缓急止痛，和中调药。诸药合用，共奏凉血止血为主，利水通淋为辅之功。配伍精当，是治疗下焦瘀热所致血淋、尿血的有效方剂。

本方是由导赤散加小蓟、藕节、蒲黄、滑石、栀子、当归而成，由清心养阴、利水通淋之方变为凉血止血、利水通淋之剂。重用生地黄清热凉血滋阴，配伍小蓟、藕节等凉血止血，滑石、竹叶等利水通淋之品，止血之中寓以化瘀，使血止而不留瘀，清利之中寓以养阴，使利水而不伤正。

【临床运用】

（1）本方为治疗血淋、尿血属实热证的代表方剂。临床应用以尿中带血，小便赤涩热痛，舌红，脉数为辨证要点。但方中药物多属寒凉通利之品，只宜于实热证。若血淋、尿血日久兼寒或阴虚火动或气虚不摄者，不宜使用。

（2）本方可加入白茅根以增强凉血止血、利水之功。方中炙甘草可改为生甘草，以增强清热泻火之力；若尿道刺痛者，可加琥珀末1.5g吞服，以通淋化瘀止痛；若血淋、尿血日久气阴两伤者，可减木通、滑石等寒滑渗利之品，酌加入太子参、黄芪、阿胶以补气养阴。

（3）常用于急性泌尿系感染、泌尿系结石、肾结核等，证属下焦瘀热、蓄聚膀胱者。

【案例举隅】

（1）淋浊案：严正钦述：溺血三月，赴吴门就医，教服两头尖、猪脊髓、龟鹿胶、海参淡菜膏，无效。且痰多食减，胃脘满闷，小便赤色带血，溺管淋痛。余曰：脉数滑大，乃下焦热结，热甚搏血，流入胞中，与便出而成血淋，方书云凡血出命门而涩者为血淋，不痛者多为溺血是也。当投小蓟饮子加牛膝、海金沙。服十数剂，便清血止。惟茎中气虚下陷，清阳不升，改服补中益气汤及归芍六君子汤，得痊。（《临床医案笔记》）

（2）辨证思路：患者或因多食辛热肥甘食物，或因饮酒不节，酿成湿热蕴结膀胱，或因下阴不洁，湿热秽浊毒邪侵袭膀胱，或因肝胆湿热下注使湿热蕴结下焦，灼伤血络，迫血妄行，则发为血淋。于尿血3个月后就医，首次治疗结果无效，后应用凉血止血之品兼利尿通淋，即小蓟饮子加牛膝、海金沙，十数剂后见效，后改补中益气汤及归芍六君子汤以补气升清。

（十二）四生丸

【来源】 李东垣 《医学发明》

【方歌】 四生丸用三般叶　　侧柏艾荷生地协
　　　　　等分生捣如泥煎　　血热妄行止衄惬

【组成】 生荷叶、生艾叶、生柏叶、生地黄各等分（各9g）。

【用法】 上研，丸如鸡子大，每服一丸（12g），水三盏，煎至一盏，去滓温服，无时候（现代用法：水煎服，用量按原方比例酌定）。

【功用】 凉血止血。

【主治】 血热妄行。吐血、衄血，血色鲜红，口干咽燥，舌红或绛，脉弦数。

【证治机制】 本方证由血热妄行所致。血分有热，热极生火，火性炎上，血随气逆，气火逆乱，迫血妄行，火伤血络，血不循经而外溢。"阳络伤则血外溢，血外溢则衄血"（《灵枢·百病始生篇》），"从上溢者势必假道肺胃"（《张氏医通》），故见吐血或衄血之症。血色鲜红，口干咽燥，舌红或绛，脉弦数，皆为血热兼阴伤之象。血热吐衄，唯当凉血止血之法。

【方义分析】 方中侧柏叶苦涩微寒，凉血止血，为君药；鲜生地黄苦甘寒，清热凉血，养阴生津，助君药以加强凉血止血之功，又能兼顾热邪伤阴，为臣药；生荷叶苦涩性平，清热凉血，散瘀止血；生艾叶辛温止血，生用则温而不燥，于方中既可增强止血之功，又能避免寒凉太过以致血止留瘀之弊，共为佐药。四药生用，意在增强凉血止血的作用。诸药合用，共奏凉血止血之功，使火降热清，则出血自止。

【临床运用】

（1）本方为治疗血热吐衄之常用方。临床应用以血色鲜红，舌红，脉数为辨证要点。然只可暂用，中病即止，若多服、久服、寒凉太过，则有血凝成瘀之弊。虚寒性出血者忌用。

（2）若出血较多者，可适当加入小蓟、白茅根、藕节、仙鹤草等，以增强止血之功；若热盛者，可加入栀子、黄芩等以清热泻火；必要时尚可配入少量凉血祛瘀药，如牡丹皮、茜草等，使血止而无留瘀之弊。

（3）常用于肺结核、支气管扩张之咯血和胃溃疡吐血，证属血热妄行者。

【案例举隅】

（1）吐血案：陈日华云：先公绍兴初，常游福青灵石寺，主僧留饮食将竟，侍者赴堂斋罢，来侍立，见桌子上不稳，急罄折扳之，举首即吐血，盖食饱拗破肺也。明年再到寺，问去年吐血者无恙否？主僧言：服得四生丸遂愈。自得此方，屡救人有效。薛意前症乃内热暴患，用之有效。若人病久，本元不足，须补脾以滋化源，否则虚火上炎，金反受克，获生鲜矣。（《续名医类案》）

（2）辨证思路：患者之吐血，乃饱食之后，用力所致。因食过饱，则胃脉充，气血壅盛于肠胃，此时强用力，则脉络之血随气上溢，故见吐血，未必是肺破。此种出血，用甘寒凉降之品止血即可，故用四生丸而愈。

（十三）复元活血汤

【来源】 李东垣 《医学发明》

【方歌】 复元活血汤柴胡　　花粉当归山甲入

　　　　　 桃仁红花在黄草　　损伤瘀血酒煎祛

【组成】 柴胡半两（15g），瓜蒌根、当归各三钱（各9g），红花、甘草、穿山甲炮，各二钱（各6g），大黄酒浸，一两（30g），桃仁酒浸，去皮尖，研如泥，五十个（15g）。

【用法】 除桃仁外，锉如麻豆大，每服一两，水一盏半，酒半盏，同煎至七分，去滓，大温服之，食前，以利为度，得利痛减，不尽服（现代用法：共为粗末，每服30g，加黄酒30ml，煎服；或加水3/4，黄酒1/4同煎，空腹温服；或水煎服，用量按原方比例酌定）。

【功用】 活血祛瘀，疏肝通络。

【主治】 跌打损伤，瘀血阻滞证。胁肋瘀肿，痛不可忍。

【证治机制】 本方证因跌打损伤，瘀血滞留于胁下，气机阻滞所致。胁下为肝经循行之处，跌打损伤，瘀血停滞，气机阻滞，故胁肋瘀肿疼痛，甚则痛不可忍。其症状可因瘀血部位，量之多少，及时间久暂不同而异，有滞于肌肤，积于胸胁，结于脏腑等，但均为瘀血滞留所致。治当活血祛瘀，兼以疏肝行气通络。

【方义分析】 方中重用酒制大黄，荡涤留瘀败血，导瘀下行，推陈致新；柴胡疏肝行气，并可引诸药入肝经走两胁，两者合用，一升一降，以攻散胁下之瘀滞，共为君药。桃仁、红花活血祛瘀，消肿止痛；穿山甲破瘀通络，消肿散结，共为臣药。当归补血活血；瓜蒌根"续绝伤"（《神农本草经》），"消扑损瘀血"（《日华子本草》），既能入血分助诸药而消瘀散结，又可清热消肿，共为佐药。甘草缓急止痛，调和诸药，是为使药。大黄、桃仁酒制，以及原方加酒煎服，以增强活血通络之力。诸药配伍，破瘀与养血合用，活血破瘀而不伤血，且有祛瘀生新之用。正如张秉成所言："去者去，生者生，痛自舒而元自复矣"，故名"复元活血汤"。

【临床运用】

（1）本方为治疗跌打损伤，瘀血阻滞证的常用方。临床应用以胁肋瘀肿疼痛为辨证要点。但运用本方，服药后应"以利为度"，若虽"得利痛减"，而病未痊愈，需继续服药者，必须更换方剂或调整原方剂量。妊娠女性忌用。

（2）本方若化裁得当，亦可广泛用于一切跌打损伤。瘀重而痛甚者，加三七或酌加乳香、没药、延胡索等增强活血祛瘀，消肿止痛之功；气滞重而痛甚者，可加川芎、香附、郁金、青皮等以增强行气止痛之力。

（3）本方常用于肋间神经痛、肋软骨炎、胸胁部挫伤、乳腺增生症，证等属瘀血停滞者。

【案例举隅】

（1）腹痛案：一男子跌仆，皮肤不破，两胁作胀，发热口干，自汗，类风症，令先饮童便一瓯，烦渴顿止。随进复元活血汤，倍用柴胡、青皮，一剂胀痛悉愈，再剂而安。（《续名医类案》）

（2）辨证思路：《黄帝内经》言："有所坠堕，恶血留内，则伤肝"，因肝主藏血，若因外伤而经脉滞涩，则易致肝家疏泄不畅，导致血瘀化热，故见胁肋胀满。发热、口干、自汗皆为肝家郁热伤阴所致，故曰类风症。

增　辑

（一）黄土汤（附：赤小豆当归散）

【来源】 张仲景　《金匮要略》

【方歌】 黄土汤将远血医　　胶芩地术附甘随

　　　　　更知赤豆当归散　　　近血服之效亦奇

　　【组成】 甘草、干地黄、白术、附子_炮、阿胶、黄芩各三两（各9g），灶中黄土半斤（30g）。

　　【用法】 上七味，以水八升，煮取三升，分温二服（现代用法：先将灶心土水煎取汤，再煎余药，阿胶烊化冲服）。

　　【功用】 温阳健脾，养血止血。

　　【主治】 阳虚出血。大便下血，先便后血，或吐血、衄血，及妇人崩漏、血色暗淡，四肢不温，面色萎黄，舌淡苔白，脉沉细无力。

　　【证治机制】 本方证因脾阳不足，统摄无权所致。脾主统血，气能摄血。脾阳不足，脾气亦虚，失去统摄之权，则血从上溢而为吐血、衄血；血从下走则为便血、崩漏。阳虚则畏寒肢冷。血色暗淡，面色萎黄，舌淡苔白，脉沉细无力皆为中焦虚寒之象。其病本为虚寒，病标为出血，施以标本兼顾治法。治宜温阳止血为主，兼以健脾养血。

　　【方义分析】 方中灶心黄土（即伏龙肝）辛温而涩，温中止血，用以为君药。脾阳不足之出血，唯当温中健脾与止血同施，标本兼顾。故用白术、附子温阳健脾，助君药以复脾土统血之权，共为臣药。然辛温之白术、附子易耗血动血，且出血者，阴血每亦亏耗，遂以干地黄、阿胶，滋阴养血止血；更配苦寒之黄芩与甘寒滋润之干地黄、阿胶，既可补阴血之不足，又能制约术、附过于温燥之性；干地黄、阿胶得术、附则滋而不腻，避免了呆滞碍脾之弊，均为佐药。甘草调药和中为使。诸药相合，共呈寒热并用，标本兼顾，刚柔相济，为温中健脾，养血止血之良剂。吴瑭称本方为"甘苦合用，刚柔互济法"。（《温病条辨》）

　　黄土汤与归脾汤两方均可用治脾不统血之便血、崩漏。黄土汤中以灶心黄土合炮附子、白术为主，配伍生地黄、阿胶、黄芩以温阳健脾而摄血，滋阴养血而止血，适用于脾阳不足，统摄无权之出血证；归脾汤重用黄芪、龙眼肉，配伍人参、白术、当归、茯神、酸枣仁、远志，以补气健脾、养心安神，适用于脾气不足，气不摄血之出血证。

　　【临床运用】

　　（1）本方为治脾阳不足所致的便血或崩漏之常用方。临床应用以血色暗淡，舌淡苔白，脉沉细无力为辨证要点。凡热迫血妄行所致出血者忌用。

　　（2）出血多者，酌加三七、白及等以止血；若气虚甚者，可加人参以益气摄血；胃纳较差者，阿胶可改为阿胶珠，以减其滋腻之性。脾胃虚寒较甚者，可加炮姜炭以温中止血。便溏者，可改为黄芩炒炭，减其苦寒之性。方中灶心黄土，缺药时，可以赤石脂代之。

（3）常用于上消化道出血及功能失调性子宫出血等，证属脾阳不足者。

【附方】

赤小豆当归散（《金匮要略》）：赤小豆浸令芽出，晒干，三升（60g），当归十两（30g）。用法：两药共研细末，每次用浆水（即炊粟米熟，浸冷水中至味酸。或用秫米和曲酿成，如醋而淡）调服方寸匕（6g），日三次。功用：清利湿热，养血活血。主治：近血证。症见下血，先血后便，血色鲜红，舌红、脉数等。

本方证因湿热蕴结肠中，灼伤血络所致。故方中用赤小豆清热利湿解毒，使湿热从小便而去；当归养血活血；浆水清凉解毒，其功偏清热凉血以止血，因此适用于近血证。而黄土汤功偏温阳健脾以止血，所以适用于脾阳虚不能统血之远血证。

【案例举隅】

（1）便血案：丁左，便血色紫，腑行不实，纳谷衰少，此远血也。近血病在腑，远血病在脏，脏者肝与脾也。血生于心，而藏统之职，司于肝脾。肝为刚脏，脾为阴土，肝虚则生热，热迫血以妄行；脾虚则生寒，寒泣血而失道，藏统失职，血不归经，下渗大肠，则为便血。便血之治，寒者温之，热者清之，肝虚者柔润之，脾虚者温运之，一方而擅刚柔温清之长，惟金匮黄土汤最为合拍，今宗其法图治。

土炒於术一钱五分　阿胶珠二钱　炒条芩一钱五分　灶心黄土（荷叶包煎）四钱　陈广皮一钱　炙甘草五分　炒白芍一钱五分　抱茯神三钱　炮姜炭五分　炙远志一钱。（《丁甘仁医案》）

（2）辨证思路：此便血证治法诚如案中所述，以黄土汤为宜。远血色紫，近血色红，亦无可争论。唯近在腑，远在脏，当仔细分说。若血出在胃中，经胃腐熟，随粪便出，亦为紫黑色，远血也，却病在腑。故不可拘泥于近血在腑之说。

（二）黑地黄丸

【来源】　刘完素　《素问病机气宜保命集》

【方歌】　黑地黄丸用地黄　　还同苍术味干姜
　　　　　　多时便血脾虚陷　　燥湿滋阴两擅长

【组成】　熟地黄、苍术各一斤（各500g），五味子八两（240g），干姜一两（30g）

［春季七钱（21g），夏季五钱（15g）］。

【用法】 上四药共研细末，枣肉和作丸，如梧桐子大，每次服100丸（9g），米汤送下。

【功用】 滋阴补血，燥湿温中。

【主治】 便血久痔，脾胃虚弱。症见多时便血，面色青黄，神倦无力等。

【证治机制】 本方证乃因脾胃虚寒，脾不统血而致。便血日久，阴血耗伤，脾胃虚弱，生化无源，则阴血更亏，症见面色青黄、神倦无力等。所以阴血不足，脾虚不能统血为本方的主证，脾虚失运生湿为本方的兼证。

【方义分析】 方中重用熟地黄，为君药，以滋阴补血。苍术燥湿健脾；干姜温中健脾，两药相合，使湿去脾健，统血有权，共为臣药。佐以酸温之五味子，以益气、滋肾、涩血；大枣既可补脾，又可益阴血。诸药相合，共成滋阴养血、燥湿温中、健脾止血之剂。

【临床运用】 本方擅长滋阴补血，燥湿健脾，其性偏于温补，收敛。

【案例举隅】

（1）便血案：某，痰饮咳嗽，脾胃两亏。柯氏云：脾为生痰之源，肺为贮痰之器。近增气急，不得右卧，右卧则咳剧，肺亦伤矣。素患肛门漏疡，迩来粪后有血，脾肾亏矣。幸胃纳尚可，议从肺脾肾三经合治。然年近六旬，爱养为要，否则虑延损症。

熟地黄（砂仁末拌炒） 半夏 陈皮 五味子 川贝母 阿胶（蒲黄拌炒） 炮姜炭 冬术 归身炭 款冬花

此金水六君煎合黑地黄丸，加阿胶、款冬、川贝三味，补金水土三虚，上能化痰，下能止血。虽有炮姜，勿嫌温燥，有五味以摄之。（《王旭高临证医案》）

（2）辨证思路：患者素来脾胃亏损，脾伤则痰饮生，肺为贮痰之器，痰饮积于肺中不散，壅滞气道，肺降气不及，故见气急。右卧，则饮停于右，迫肺气上逆，故见咳剧。脾肺两者久病，致使化源不足，金不生水，肾气下耗，又肺朝百脉，脾主统血，肾司二便，三家同病，导致血脉统摄无权，故血随便后而出。

（三）癫狗咬毒汤

【来源】 张仲景 《象山县验方》

【方歌】 癫狗咬毒无妙方　　毒传迅速有难当

桃仁地鳖大黄共　　蜜酒浓煎连渣尝

【组成】　桃仁去皮尖七个（6g），地鳖虫活去足，酒醉死七个（6g），大黄三钱（9g）。

【用法】　上三药共研细末，加白蜜三钱（9g），陈酒一碗，煎，连渣服。

【功用】　破血逐瘀排毒。

【主治】　被疯狗咬伤。

【证治机制】　疯狗为中毒之病犬，咬伤人体后，其毒进入人体血分，发展迅速，有危险，故毒滞留血分为本方的主证。

【方义分析】　方中地鳖虫破血逐瘀而排毒；大黄荡逐瘀血毒邪，二药共为君药。桃仁破血行瘀，为臣药。白蜜益气补中，解毒，且缓三药峻烈之性，使逐瘀不伤正；陈酒行气活血，促进血行，助君臣去恶血，共为佐使药。诸药合用，破血逐瘀排毒，使毒瘀从二便排出，以免毒气攻心。

按：被疯狗咬伤，毒入血液，无有妙方治疗。本方是仿下瘀血汤《金匮要略》之意，以破血逐瘀排毒，所以服后大便中有鱼肠、猪肝样的秽物，小便如苏木汁一般，是瘀毒从二便排出。服用本方不拘剂数，以服后二便如常，为毒气已尽，而止服。

【临床运用】　现代医学可用其治疗狂犬病。

【案例举隅】

（1）恐水病案：患者，张某，男，38岁，工人。于1994年10月5日，因恐水由家属陪同到省防疫站做免疫荧光检查，2次均呈阳性。随后，出现低热，食欲不振，头痛，恐惧不安，不敢独处，需有人陪伴，怕声，听到大声心率即超过120次/分；怕风，见风后周身奇痒，用手抓破皮肤止痒；有蚁行感，手颤动；不寐，舌苔黄燥，脉数。到某医院就诊，诊断为狂犬病。其家人请段富津教授诊治。段老师一诊予以下瘀血汤加味治之。处方：大黄15g，生桃仁7个，蟅虫7个，炙斑蝥5个，共为面，黄酒250g，蜂蜜50g，空心顿服。用药后于6小时开始大便，共大便3次。第1次便下恶浊发黄之物，后2次为鲜血之物，略有血丝，小便数次，便下浑浊。翌日，症状缓解或消失。热退，痒止，已不怕水。怕声同前，少寐，舌苔黄，脉略数。二诊处方改用紫雪丹。因没能买到此药，改服牛黄安宫丸连服1周。三诊，除失眠同前，其余诸证全部消失。改服朱砂安神丸以善其后。患者经治疗和调养3个月后正常上班，随访至今未再复发。[张青森.段富津教

授运用下瘀血汤治愈狂犬病1例［J］. 中医药信息，2002，3（19）：14.］

（2）辨证思路：被疯犬咬伤，毒留滞血分，应破血逐瘀排毒，癫狗咬毒汤加斑蝥，增加其破血逐瘀的力量，后怕声、少寐应用安宫牛黄丸取其清热解毒，镇惊开窍之功，三诊时由于患者失眠改服朱砂安神丸镇心安神，清热养血。

（四）血府逐瘀汤

【来源】 王清任 《医林改错》

【方歌】 血府逐瘀归地桃　　红花枳壳膝芎饶
　　　　　柴胡赤芍甘桔梗　　血化下行不作劳

【组成】 桃仁四钱（12g），红花三钱（9g），当归三钱（9g），生地黄三钱（9g），川芎一钱半（4.5g），赤芍二钱（6g），牛膝三钱（9g），桔梗一钱半（4.5g），柴胡一钱（3g），枳壳二钱（6g），甘草一钱（3g）。

【用法】 水煎服。

【功用】 活血化瘀，行气止痛。

【主治】 胸中血瘀证。胸痛，头痛，日久不愈，痛如针刺而有定处，或呃逆日久不止，或饮水即呛，干呕，或内热瞀闷，或心悸怔忡，失眠多梦，急躁易怒，入暮潮热，唇暗或两目暗黑，舌质黯红或有瘀斑、瘀点，脉涩或弦紧。

【证治机制】 本方主治诸证皆为瘀血内阻胸部，气机郁滞所致。即王清任所称"胸中血府血瘀"之证。胸中为气之所宗，血之所聚，肝经循行之分野。血瘀胸中，气机郁滞，则胸痛，痛如针刺，且有定处；血瘀上焦，清空失养，故头痛；胸中血瘀，影响及胃，胃气上逆，故呃逆干呕，甚则水入即呛；瘀久化热，则内热瞀闷，入暮潮热；瘀热扰心，则心悸怔忡，失眠多梦；瘀滞日久，肝失条达之性，故急躁易怒；至于唇、目、舌、脉所见，皆为瘀血征象。本证病位在胸中，病机重点为血瘀，兼有气滞，治宜活血化瘀，兼以行气止痛。

【方义分析】 本方为活血祛瘀的代表方剂。方中桃仁破血行滞而润燥，红花活血祛瘀以止痛，共为君药。赤芍、川芎助君药以活血祛瘀；牛膝活血通经，祛瘀止痛，引血下行，共为臣药。生地黄、当归养血活血，配诸活血药，使祛瘀而不伤阴血；桔梗、枳壳，一升一降，宽胸行气，桔梗并能载药上行；柴胡疏肝解郁，升达清阳，与桔梗、枳壳同用，尤善理气行滞，使气行则血行，以上均为佐药。甘草调和诸药，为使药。

全方活血药与行气药相伍，既行血分瘀滞，又解气分郁结；祛瘀与养血同施，则活血而无耗血之虑，行气又无伤阴之弊。合而用之，使血活瘀化气行，则诸证可愈，为治胸中血瘀证之良方。

【临床运用】

（1）本方广泛用于因胸中瘀血而引起的多种病证。临床应用以胸痛、头痛，痛有定处，舌暗红或有瘀斑，脉涩或弦紧为辨证要点。但由于方中活血祛瘀药较多，故妊娠女性忌用。

（2）若瘀痛入络，可加全蝎、穿山甲、地龙、三棱、莪术等以破血通络止痛；气机郁滞较重，加川楝子、香附、青皮等以疏肝理气止痛；血瘀经闭、痛经者，亦可用本方去桔梗，加香附、益母草、泽兰等以活血调经止痛；胁下有痞块，属血瘀者，可酌加三棱、莪术、郁金、土鳖虫、水蛭等以活血破瘀，消癥化滞。

（3）本方常用于冠心病心绞痛、风湿性心脏病、胸部挫伤及肋软骨炎之胸痛，以及脑血栓形成、高血压、高脂血症、血栓闭塞性脉管炎、神经官能症、脑震荡后遗症之头痛、头晕等，证属血瘀气滞者。

【案例举隅】

（1）时行鼠疫病案：病者：陈君花埭之妻黄氏，年二十余，住福建泛船浦。病名：鼠疫血瘀结核。原因：余年三十外，到闽省亲时，鼠疫大作。有不结核者，结则多在腋下髀。鼠疫同而治法仍不尽同。黄氏病发于春日下午。症候：微热头痛，肢痠焦渴，夜即两腋结核，壮热尸厥，唇面色紫，其状如死。犹微有息，陈诸正寝。

诊断：次晨邀余往诊。脉沉大，舌尖黑而滑。余曰，此疫毒血瘀也。由鼠先受毒，传染于人。是毒由地气矣，毒气游溢于空气之间，则地气而及于天气矣。气由口鼻传入，则毒中于人矣。今核结两腋，属肺经部位，然核结于颈项别处较少，结于腋下髀厌者较多。意腋厌皆大枝血管所经，旋曲易于阻梗。既现状纯是血瘀，似不必拘定腋下属手太阴肺，髀厌属足少阳胆也。

疗法：总以通其血瘀为主要，内治，加王清任血府逐瘀汤加减；外治，用山慈菇、红芽大戟末各五钱，芦荟末一两，冰片五分，雄黄八分，捣神仙掌，葱汁开涂。另生蛤蟆开腹，小雄鸡连毛开背，俱入研冰片二分，再贴之。

处方：川柴胡（三钱） 原桃仁（三钱） 生赤芍（二钱） 生甘草（一钱） 大黄（二钱） 紫花地丁（三钱） 紫背天葵（三钱） 小蓟（三钱） 王不留行（三钱）

另先煎蝉蜕二两、僵蚕一两、皂角刺一两，去渣熬药。又取广东万年青根汁一杯冲。

叠次往诊，灌药不外前方加减。诊治六日，所有紫雪、紫金锭、牛黄至宝、飞龙夺命诸丹，凡可以助其穿通经络者皆用，而效力犹甚微焉。余思鼠疫最重者，猝然倒毙，及一起但见微烧头晕，神志昏昏，不数时亦毙。其次结核，多死于三四日。病发稍轻者，能延过一来复，便可希望生全。此病重甚，然姑用麝香六分，分十余次，用前方药水调灌。大穿经络，作背城借一之谋。幸夜半核消，能转侧，能顾视，若注意其左足也者。陈君检视，则左足心起一血泡，如小莲子，奔告余曰，血毒下行，现于涌泉穴，未始非吉兆。银针挑破，挤去恶血为宜。

第七日诊，人大醒，能坐言，述其昨夜左足心作痛矣。小水通，无大便，左腹胀。与调胃承气汤，大黄四钱、芒硝三钱、甘草八分，加皂荚仁三钱，服后得下。

第八日诊，脉转长大，多汗，恶热引饮。与白虎汤，生石膏二两、知母一两、旧稻谷五钱、甘草六分，加鲜竹茹四钱。

第九日诊，渴不少止，舌干红。遂加至每剂生石膏一斤余，知母四两、鲜竹茹八两、全麦门冬四钱、旧稻谷一两，熬水，长日与之。半月后，渴始渐止。以后多用鲜竹茹五钱，茅根、芦根各一两，青天葵钱半，板蓝根、小蓟、知母、稻谷各四钱。

效果：共逾月余，热乃清而病愈。甚矣毒火之可畏也。（《全国名医验案类编》）

（2）辨证思路：患者所病为鼠疫引起的发热神昏，腋下结核（淋巴结肿大），伴唇面色紫，大小便不通，脉沉而大。凡此诸症，皆热势已极之兆，欲图救治，实为不易。幸虽唇面色紫，而未见瘀斑、出血等症，知血虽瘀而未败，热虽极而阴存，尚可一治。治法当活血化瘀，凉血解毒并用，兼通腑气，给邪热以出路。若瘀血渐除，神机得复，则大有生机。当渐渐通腑育阴，以清其热，乃可救治。

案中先以血府逐瘀汤合凉血之品，先救瘀热。外以蟾蜍、冰片、山慈菇等涂之，以拔毒。待神机恢复，渐以承气、白虎之药，次第治之。用药条分缕析，灵活而不失格法，确为医家典范。

（五）少腹逐瘀汤

【来源】　王清任　《医林改错》

【方歌】　少腹逐瘀芎炮姜　　元胡灵脂芍茴香

　　　　　　蒲黄肉桂当没药　　调经止痛是良方

【组成】　小茴香炒，七粒（1.5g），干姜炒二分（3g），延胡索一钱（3g），没药二钱（3g），当归三钱（9g），川芎二钱（6g），肉桂一钱（3g），赤芍二钱（6g），蒲黄研，三钱（9g），五灵脂炒，二钱（6g）。

【用法】　水煎服。

【功用】　活血祛瘀，温经止痛。

【主治】　少腹瘀血积块疼痛或不痛，或痛而无积块，或少腹胀满，或经期腰酸，少腹作胀，或月经一月见三五次，接连不断，断而又来，其色或紫或黑，或有瘀块，或崩漏兼少腹疼痛等症。

【证治机制】　少腹寒凝血瘀，寒性收引凝滞，气机郁滞，不通则痛，故少腹疼痛或胀满，月经不调等。

【方义分析】　故方中用五灵脂、蒲黄以活血祛瘀，止痛止血（瘀血不去，可出血不止），为君药。川芎、赤芍、没药、延胡索、当归助君活血祛瘀止痛。当归补血，与祛瘀药合用，使瘀血去而不伤好血，共为臣药。因少腹有寒，血得温则行，故又佐小茴香散寒理气；肉桂、炮姜温经散寒，以行瘀止血。诸药相合，共奏活血祛瘀、温经止痛之功。

【临床运用】　少腹有瘀血偏寒的痛经、崩漏者服用本方有良效。

【案例举隅】

（1）一妇人，年四十三岁，素因家务劳心，又兼伤心，遂患吐血。后吐血虽愈，而喘嗽殊甚，夜不能卧。诸医率用枇杷叶、款冬花、杏仁、紫菀、贝母等药治之。其后右边面颧淡红肿起，嗽喘仍不少愈。后仆为诊治，先投以王清任少腹逐瘀汤加苏子沉香二剂，继服书中参麦汤八剂，喘嗽皆愈。(《医学衷中参西录》)

（2）辨证思路：患者或因劳累过度，心主神明，多虑伤心；脾主肌肉，劳动过度伤脾，最终导致伤及心、脾，损伤于气阴，则气不摄血或阴盛火旺，而致吐血、紫斑，及产生瘀血等病理产物，瘀血上乘于肺，则发为喘嗽，应予以少腹逐瘀汤活血祛瘀，苏子沉香降气止咳平喘。

（六）补阳还五汤

【来源】 王清任 《医林改错》

【方歌】 补阳还五赤芍芎　　归尾通经佐地龙
　　　　　四两黄芪为主药　　血中瘀滞用桃红

【组成】 黄芪生，四两（120g），当归尾二钱（6g），赤芍一钱半（5g），地龙一钱（3g），川芎一钱（3g），红花一钱（3g），桃仁一钱（3g）。

【用法】 水煎服。

【功用】 补气、活血、通络。

【主治】 气虚血瘀之中风证。半身不遂，口眼㖞斜，言语謇涩，口角流涎，小便频数或遗尿不禁，舌黯淡，苔白，脉缓无力。

【证治机制】 本方证由正气亏虚，气虚血滞，脉络瘀阻所致。正气亏虚，不能行血，以致脉络瘀阻，筋脉肌肉失养，故见半身不遂，口眼㖞斜。正如《灵枢·刺节真邪》所云："虚邪偏客于身半，其入深，内居荣卫，荣卫稍衰则真气去，邪气独留，发为偏枯。"气虚血瘀，舌体失养，故言语謇涩；气虚失于固摄，故口角流涎，小便频数，遗尿失禁；而舌暗淡、苔白、脉缓无力，为气虚血瘀之证。本证以气虚为本，血瘀为标，即王清任所谓"因虚致瘀"。故非单纯活血化瘀或益气补虚所宜，治当以补气为主、活血通络为辅之法。

【方义分析】 本方为益气活血的代表方剂。方中重用生黄芪，补益元气，意在气旺则血行，瘀去络通而起废痿，为君药。气虚导致血瘀，形成本虚标实，纯补气则瘀不去。故用当归尾活血祛瘀而不伤血，为臣药；赤芍、川芎、桃仁、红花四味，协同当归尾以活血祛瘀；地龙通经活络，力专善走，周行全身，以行药力，共为佐药。方中重用补气药与诸多活血药相伍，使气旺血行以治本，瘀祛络通以治标，标本兼顾；且补气而不壅滞，活血而不伤正。合而用之，则气旺、瘀消、络通，诸症可愈。

【临床运用】

（1）本方既是益气活血法的代表方，又是治疗中风后遗症的常用方。临床应用以半身不遂，口眼㖞斜，舌暗淡，苔白，脉缓无力为辨证要点。但使用本方需久服方能有效，愈后还应继续服用，以巩固疗效，防止复发。王氏谓："服此方愈后，药不可断，或隔三五日吃一付，或七八日吃一付。"但中风后半身不遂，属阴虚阳亢，痰阻血瘀，舌红苔黄，脉洪大有力者，非本方所宜。

（2）本方生黄芪用量独重，原方为四两（120g），临症可依据病情从30～60g递次增加用量。原方活血祛瘀药用量较轻，临症亦可根据病情适当加大。若半身不遂以上肢为主者，可加桑枝、桂枝以引药上行，温经通络；以下肢为主者，加牛膝、杜仲以引药下行，补益肝肾；日久效果不显著者，加水蛭、虻虫以破瘀通络；语言不利者，加石菖蒲、郁金、远志等以祛风化痰开窍；口眼㖞斜者，可加牵正散以化痰通络；痰多者，加制半夏、天竺黄以化痰；偏寒者，加熟附子以温阳散寒；脾胃虚弱者，加党参、白术以补气健脾。

（3）本方常用于脑血管意外后遗症、冠心病、小儿麻痹后遗症，以及其他原因引起的偏瘫、截瘫，或单侧上肢或下肢痿软，辨证属气虚血瘀者。

【案例举隅】

（1）中风案：病者：谢君，年六十四岁，建筑工头，住沧州。病名：中风。原因：包修房屋失利，心中懊憹非常。旬日前即觉头疼，不以为意。一日晨起之工所，忽仆于地，状若昏厥。移时复甦，其左手足遂不能动，且觉头疼甚剧。医者投以清火通络之剂，兼法王勋臣补阳还五汤之意，加生黄芪数钱，服后更甚。症候：脑中疼如刀刺，须臾难忍，心中甚热。

诊断：脉左部弦长，右洪长，皆重按有力。询其家人，谓其素性嗜酒，近因心中懊憹，益以酒浇愁，饥时恒以烧酒当饭。愚曰：此症乃脑充血之剧者。其左脉之弦长，懊憹所生之热也，右脉之洪长，积酒所生之热也，二热相并，挟脏腑气血上冲脑部。脑中之血管若因其冲激过甚而破裂，其人即昏厥不复苏醒。今幸昏厥片时而苏醒，其血管当不至破裂，或其管中之血隔血管渗出，或其血管少有罅隙、出血少许而复自止，其所出之血著于司知觉神经则神昏，著于司运动神经则痿废。此症左身偏枯，当系脑中血管所出之血伤其司左边运动之神经也。医者不知致病之由，竟投以治气虚偏枯之药，而此症此脉，岂能受黄芪之升补乎，所以服药后而头疼加剧也。

疗法：降血平脑。以牛膝善引上部之血下行，为治脑充血证无上之妙品，屡经实验，故以为君，佐以龙、牡、二石、楝、芍、玄参、胆草、炙甘、铁锈水等潜镇清熄。

处方：怀牛膝（一两）　生龙骨（六钱，打）　生牡蛎（六钱，打）　川楝子（四钱）　生杭芍（六钱）　生石膏（一两，研细）　代赭石（六钱，生打）　乌玄参（四钱）　龙胆草（三钱）　生甘草（二钱）

效果：服两剂，头疼痊愈，脉亦和平，左手足已能自动。遂改用全当归、生杭芍、玄参、天门冬各五钱，生黄芪、乳香、没药各三钱，红花一钱。连服数剂，即扶杖能行走矣。方中用红花者，欲以化脑中之瘀血也。为此时脉已平和，头已不疼，可受黄芪之温补，故方中少用三钱，以补助其正气，即借以助归、芍、乳、没以流通血脉，更可调玄参、天冬之寒凉也。(《全国名医验案类编》)

（2）辨证思路：患者为情志不遂加之饮酒，导致突然晕厥，左手足不用，此乃中风之病，盖郁则化火，酒能伤阴，两者皆伤肝，阳气上亢，则血行无制，故见晕厥，手足不用，瘀血在上，故令头痛。古人云："中风之病，左血右气"，正应验也。医者投以补阳还五汤，此乃补血益气之药，且性温力大，治久病虚证为宜，用之于火热之病，无异于火上浇油，必致病进。

此病即是气血上冲所致，治疗则当下气为宜，故后之用药，皆镇肝熄风汤，生铁落饮之类，性凉而下气之功颇高，故风息火平，血痛气降，大风可愈。

十、祛风之剂

以辛散祛风或熄风止痉的药物为主组成，具有疏散外风或平息内风作用、治疗风病的方剂，统称祛风之剂。

风病的范围很广，病情变化亦较复杂。风为六淫之首，善行而数变，如《素问·风论》说："风者，百病之长也，至其变化，乃为他病也，无常方然，致有风气也。"《素问·至真要大论》尚有"诸风掉眩，皆属于肝""诸暴强直，皆属于风"等论述。概而言之，风有外风和内风两大类。外风是指外来风邪侵入人体，留于肌表、经络、筋肉、骨节等处，而见有头痛、恶风、肌肤瘙痒、肢体麻木、筋骨挛痛、关节屈伸不利，或口眼㖞斜等症。由于寒、湿、热诸邪常与风邪结合为病，故其证又有风热、风寒、风湿之别。其他如风邪毒气，从皮肤破伤处侵入人体而致的破伤风，亦属外风范围。内风是指内脏病变所致的风病，常见眩晕、震颤、四肢抽搐、足废不用、言语謇涩，或卒然晕倒、不省人事、口眼㖞斜、半身不遂等症，其病变主要在肝，病机有热极动风、肝阳化风、阴虚动风及血虚生风等，即前人所谓"风从内生""肝风内动"。在治疗上，外风宜疏散，内风宜平息。

治风之剂的运用，首先必须辨别内风、外风。其次分别其寒、热、虚、实。外风与内风之间，亦可相互影响，外风可以引动内风，内风又可兼夹外风，临症用药，须分清主次，全面照顾。

（一）小续命汤

【来源】 孙思邈 《备急千金要方》

【方歌】 小续命汤桂附芎　　麻黄参芍杏防风
　　　　　黄芩防己兼甘草　　六经风中此方通

【组成】 桂心（《保命集》作桂枝）、川芎、麻黄、人参、芍药、杏仁、黄芩、甘草、防己各一两（各3g），附子一枚（3g），防风一两半（6g），生姜五两（10g）。

【用法】 水煎分三次温服。

【功用】 祛风散寒，扶正除湿。

【主治】 六经中风。症见不省人事，筋脉拘急，半身不遂，口眼㖞斜，言语謇涩（即言语困难，说话不流利），或神气溃乱等，即刚柔二痉、风湿痹痛等。

【证治机制】 六经中风（外风侵袭）为本方主证。感受外风，每因人体正气不足，风邪乘虚而入，风性善行而数变，且常夹寒、夹热、夹湿、诸邪侵犯人体，故正气不足、夹寒、夹湿均为本方兼证。

【方义分析】 防风辛温散风，甘缓不峻，为治风通用之药，且能胜湿解痉，为君药。麻黄、生姜、桂枝发散肌表，疏散风寒，以通经络，共为臣药。防己祛风、除湿、止痛；杏仁能散能降，可疏散肺经风寒痰湿；人参、甘草益气补中；川芎、芍药补血和营；附子助阳散寒，既增强补益扶助正气之功，又增强发表散邪之效；黄芩清热，兼防温燥药伤阴血，共为佐药。甘草调和诸药，兼有使药之用，诸药相合，具有辛温发散、扶正祛邪的作用，所以凡六经被风邪所中的病证，均可以用本方加减治疗。

按：方中桂心善于温肾助阳，桂枝则长于散太阳经风寒，温通血脉，临症可随病情需要选用。

【临床运用】 本方可治疗中风、中风后遗症及风湿性关节炎等。

【案例举隅】

（1）中风案：运使王公叙揆，自长芦罢官归里，每向余言，手足麻木而痰多。余谓公体本丰腴，又善饮啖，痰流经脉，宜樽节为妙。一日忽昏厥遗尿，口噤手拳，痰声如锯，皆属危证。医者进参、附、熟地等药，煎成未服。余诊其脉，洪大有力，面赤气粗，此乃痰火充实，诸窍皆闭，服参、附立毙矣。以小续命汤去桂、附，加生军一钱，为末，假称他药纳之，恐旁人之疑骇也。戚党莫不哗然，太夫人素信余，力主服余药。三剂而有声，五剂而能言，然后以消痰养血之药调之，一月后步履如初。（《洄溪医案》）

（2）辨证思路：患者体肥而多饮食，膏脂痰湿必盛，素有手麻之症，乃大风之先兆，乃由痰湿阻塞经脉所致。现症见晕厥、遗尿、口噤手拳、痰声如锯、面赤气粗。脉洪大有力，乃是火热之象，结合前症，应知为痰火壅盛，阻闭清窍所致。

（二）大秦艽汤

【来源】 朱丹溪 《丹溪心法》

【方歌】 大秦艽汤羌独防　　芎芷辛芩二地黄

石膏归芎苓甘术　　风邪散见可通尝

【组成】 秦艽三两（9g），川芎、独活、当归、白芍、石膏、甘草各二两（各6g），羌活、防风、白芷、黄芩、白术、茯苓、生地黄、熟地黄各一两（各3g），细辛半两（2g）。

【用法】 上为粗末，每服一两（30g），水煎，去滓温服，不拘时候（现代用法：水煎服）。

【功用】 祛风清热，养血活血。

【主治】 风邪初中经络证。口眼㖞斜，舌强不能言语，手足不能运动，风邪散见，不拘一经者。

【证治机制】 本方证多为正气亏虚，而后风邪乘虚入中，气血痹阻，络脉不通，筋失所养，故不用而缓，无邪之处，气血运行通畅，筋肉相对而急，缓者为急者牵引，则见口眼㖞斜，加之"血弱不能养筋，故手足不能运动，舌强不能言语"（《素问病机气宜保命集·中风论第十》）。由于风性主动，善行数变，风中经络，不拘一经，变化多端。故治宜疏风清热，活血通络，兼补养气血之法。

【方义分析】 本方适用于中风中经络之证，《医方集解》称其为"六经中风轻者之通剂也"。方中秦艽祛风清热，通经活络为君。羌活、防风散太阳之风，白芷散阳明之风，独活、细辛搜少阴之风，合以祛风散邪，俱为臣药。手足运动障碍，与血虚不能养筋有关，且风药多燥，易伤阴血，故佐入当归、白芍、生地黄、熟地黄以养血柔筋，且使祛风而不伤阴血；川芎配当归以活血通络，使"血活风散而舌本柔矣"；白术、茯苓益气健脾，以化生气血；风为阳邪，易于化热，故以石膏、黄芩清热，为佐药；甘草调和诸药为使药。诸药配合，共奏祛风清热、养血通络之效。

【临床运用】

（1）本方适用于风邪初中经络，以口眼㖞斜、舌强不语、手足不能运动等卒然发病者为辨证要点。肝肾阴亏，阳亢风动等属内风所致者，不宜应用。

（2）若无内热者，可去黄芩、石膏、生地黄等清热之品；原书谓："如遇阴天，加生姜七八片；如心下痞，每两加枳实一钱同煎"，可资临证参佐。

（3）常用于颜面神经麻痹，脑血管痉挛、脑血栓所致的语言謇涩、半身不遂等，证属风邪初中经络者。

【案例举隅】

（1）中风案：安义尉白映升，年六十余，尚健如壮年，从不服药。癸酉夏月，赴城隍庙烧香，忽跪不起，口中喃喃，语不明白，一家谓受神谴也。舁归，则喉中痰鸣，已僵矣。余视其舌，如错而黑，用大秦艽汤倍生地黄、加石膏，三日而尽，五剂乃苏，而左半不能动，再用十剂，仍无效，因尽去风药，专用元参、天冬、麦冬、生地黄、酒芍、白菊、知母，服两月而愈。（《中风论》）

（2）辨证思路：患者六十余岁发病，《黄帝内经》言："年四十而阴气自半""六十而阴痿气大衰"。其人六十余，虽体健朗，亦必不若壮年。两者虽在癸酉，燥热相交，阴亦伤也。三者庙会场所，多人多烟火，若其人阴虚阳亢，本不宜多受嘈杂烦扰。故三者相合，致人晕厥昏谵，况舌黑如错，正是火证。大秦艽汤加生地黄、石膏，有养血祛风、滋阴清热之功，与病正相合也。

（三）三生饮（附：星香散）

【来源】《太平惠民和剂局方》

【方歌】 三生饮用乌附星　　三皆生用木香听
　　　　　　加参对半扶元气　　卒中痰迷服此灵

【组成】 生川乌、生附子各五钱（各15g），生南星一两（30g），木香二钱（6g）。

【用法】 上四味药研成粗末，每次服半两（15g），加生姜十五片水煎，温服，不拘时候。

【功用】 散风除痰，助阳祛寒。

【主治】 卒中痰厥。症见突然晕倒，不省人事，痰涎壅盛，四肢厥逆，言语謇涩等。

【证治机制】 本方证因阳气衰微，风邪入中，寒痰上壅，胸中清阳之气为浊阴蔽塞不通，或痰邪蒙蔽清窍，故突然昏倒，不省人事，痰涎壅盛，四肢厥逆，言语謇涩等。中风、寒痰上壅为本方主证。阳气衰微，气机阻滞为本方兼证。

【方义分析】 生南星辛苦温，善祛风化痰，为君药。生川乌大辛大热，散风逐寒，通经络，且又补阳；生附子辛热燥烈，补阳温脾，祛风散寒，通行经络，共为臣药。木香理气，使气顺则痰行；煎加生姜十五片，取其辛温发散风寒，辛散化痰涎，且又可制约乌、附、南星之毒，均为佐药。诸药相配，成为散风逐痰，助阳祛寒，通经络之峻剂。

按：《医方集解》所载"三生饮"中无生姜（煎时不加生姜），而是每次服三生饮一两（30g），加人参一两（30g）同煎，此即"加参对半扶元气"之意。人参大补元气，扶正以祛邪。若患者平素元气虚弱而突然中风痰迷的，煎服本方，能获得较好效果。

【临床运用】 本方有散风除痰、助阳祛寒之功，可治疗中风及中风后遗症而见半身不遂、痰涎壅盛、言语謇涩等。

【附方】

星香散（《医方集解》）：胆南星八钱（24g），木香二钱（6g）。用法：共研末服。功用：化痰调气。主治：中风痰盛，体肥不渴者。

天南星为燥痰之品，其燥烈有毒。胆南星为天南星用牛胆汁浸制而成，其燥烈之性大为减弱，善熄风化痰热，且牛胆汁可益肝胆（肝胆属风木）。原书云："中风体虚有痰者，宜四君子汤或六君子汤调下此散。"方中也可加全蝎以息肝风。因本方证中风痰盛，体肥不渴，宜燥湿化痰熄风为宜。

【案例举隅】

（1）中风案：辛卯，刘仲良太史夫人比部段少沧之胞妹，因观剧夜深，衣单卒中痰迷，齿脉均闭，便溺俱遗，心窝微存一息，针不出血，诸医束手。延余诊视，曰：症有七不论脉，此其痰闭之一也。系受风寒痰闭，便溺俱遗，亦非五脏绝也。手未撒，发未指，面未如妆，汗未如珠，尚可挽回。幸假至契，深信不疑，拟以小续命汤、三生饮，再造丸合参加全蝎等药，以扶正气，逐风化痰，行气和血。以口闭药不下咽，用乌梅擦牙，竹箸启齿，小壶呷药，时许即呼妈矣。医治三日方苏，月余遂愈。（《许氏医案》）

（2）辨证思路：人若仅由外受风寒，断不致有此病。现患者脉闭不见，而无阴伤之症，故知此晕厥乃外寒内痰相合，壅遏阳气，使神机不用所致。乃寒痰也，故小续命汤、三生饮之品可取效。

（四）地黄饮子

【来源】 刘完素 《素问病机气宜保命集》

【方歌】 地黄饮子山茱斛　　麦味菖蒲远志茯
　　　　　苁蓉桂附巴戟天　　少入薄荷姜枣服

喑厥风痱能治之　　虚阳归肾阴精足

【组成】 熟干地黄（18～30g），巴戟天去心、山茱萸、石斛、肉苁蓉浸酒，焙（各9～15g），附子炮、五味子、肉桂、白茯苓、麦冬去心、石菖蒲、远志去心，各等分（各6～10g）。

【用法】 上为粗末，每服三钱（9～15g），水一盏半，生姜五片，大枣一枚，薄荷同煎至八分，不计时候（现代用法：加姜枣、薄荷水煎服）。

【功用】 滋肾阴，补肾阳，开窍化痰。

【主治】 喑痱。舌强不能言，足废不能用，口干不欲饮，足冷面赤，脉沉细弱。

【证治机制】 本方所主之喑痱病。"喑"者，舌强不能言；一因肾脉通于舌本，下元虚惫，肾精不能上荣于舌；二因肾阳不足，失于蒸化，水湿内停，泛而为痰，痰浊阻于心窍。"痱"者，足废不用，缘于肾虚不能主骨，则骨痿不用。阴虚内热，故口干不欲饮；虚火上浮，则面赤；肾阳亏虚，不能温煦于下，故足冷；脉沉细弱，为阴阳两虚可见之脉。是证总属下元虚惫，虚阳上浮，痰浊上泛，阻塞窍道所致。治宜补益下元，滋阴壮阳，兼豁痰开窍之法。

【方义分析】 方中熟干地黄、山茱萸滋补肾阴，填补肾精；肉苁蓉、巴戟天温养肾阳。四药相伍，阴阳并补，益肾填精，共为君药。附子、肉桂温助真元，摄纳浮阳，引火归原，与君药相伍，以增温补肾阳之力，为臣药。麦冬、五味子、石斛滋阴敛液，以育阴配阳，与君臣相伍，以增补肾阴，益肾精之力，亦为臣药。佐入石菖蒲、远志、白茯苓交通心肾，开窍化痰。少佐薄荷，借其轻清疏散之性，以助解郁开窍之力；引用生姜、大枣，调阴阳，和气血。诸药合用，滋补肾阴，温养肾阳，交通心肾，化痰开窍。下元既补，痰浊又化，则喑痱可愈矣。综观全方，标本兼顾，上下并治，而以治本治下为主。

《圣济总录》所载之地黄饮，在用法中较本方少"薄荷"，余药及主治基本相同。

【临床运用】

（1）本方为治肾虚喑痱之主方。临症以舌强不语、足废不用为辨证要点。

（2）若阳虚偏重者，宜酌减石斛、麦冬；阴虚偏重者，宜酌减肉桂、附子；若兼有气虚者，酌加人参、黄芪以补气；兼血虚者，可加当归、白芍以养血和营。

（3）常用于冠心病、脑血管意外、脑动脉硬化、中风后遗症、小脑共济失调、脑萎缩、痴呆症、脊髓疾病、妇科月经不调、闭经不孕等，证属阴阳俱虚者。

【案例举隅】

（1）喑痱案：薛立斋治举人于尚之，素肾虚积劳，足痿不能步履，复舌喑不能言，面色黧黑，谓此肾气虚寒，不能运及所发，用地黄饮子治之而愈。后不慎调摄而复作，或用牛黄清心丸之类，小便秘涩，口舌干燥，仍用前饮，及加减八味丸渐愈。又用补中益气汤而痊。（《续名医类案》）

（2）辨证思路：患者因肾气不足患喑痱之病，喑者舌强不能言，痱者足废不能用。因肾水不足，精气亏少。肾脉系于舌本，精不足则不能荣养于舌，故舌强。肾经起于足，故精不足亦致足废不用。地黄饮子、八味丸皆补益肾气之品，故奏效。

（五）独活汤

【来源】　汪昂　《医方集解》引朱丹溪方

【方歌】　独活汤中羌独防　　芎归辛桂参夏菖
　　　　　茯神远志白薇草　　瘛疭昏愦力能匡

【组成】　独活、羌活、防风、川芎、当归、细辛、桂心、人参、半夏、石菖蒲、茯神、远志、白薇各五钱（各15g），炙甘草二钱半（7.5g）。

【用法】　上十四味共研粗末，每次用一两（30g），加生姜、大枣，水煎服。

【功用】　疏风散邪，补肝宁心，兼开窍。

【主治】　肝虚受风（即肝虚外风乘虚而侵入）。症见手足瘛疭，神志昏愦，或恶寒发热，头痛等。

【证治机制】　肝血不足，外风乘虚而入，客于经络，故见手足瘛疭，神志昏愦；外感风邪，故可见恶寒发热、头痛等表证。

【方义分析】　方中用独活、防风疏散风邪，为君药。羌活助君散风，细辛、桂心散风寒，温经脉，共为臣药。当归、川芎补血活血（补肝血虚），并且又能辛散疏风，血活则风散（即治风先治血，血行风自灭之意），半夏除痰；石菖蒲除痰开心窍，人参益气补脾，使气血生化有源，以补心、肝之虚；茯神、远志宁心安神，白薇咸寒以清热（风郁易化热），共为佐药。甘草调和诸药，为使药。煎加生姜、大枣意在和营卫，补脾胃，亦为佐药之用。诸药相配，使风静火息，血活神宁，则瘛疭昏愦者服用能使其恢复正常。

【临床运用】 用本方治肝血不足，外风乘虚而入，客于经络的手足瘛疭，坐卧不能，或发寒热，及中风自汗等。

【案例举隅】

（1）痉病案：夷坚志曰，杜壬治郝质子妇，产四日，瘛疭戴眼，弓背反张，壬以为痉病，与大豆紫汤、独活汤而愈。政和间，予妻房分娩。犹在蓐中忽作此证，头足反接，相去几二尺，家人惊骇，以数婢强拗之不直，适记所云，而药囊有独活，乃急为之。召医未至，连进三剂，遂能直。医至即愈矣，更不须用大豆紫汤。古人处方，神验屡矣。（《古今医案按》）

（2）辨证思路：此病由分娩时，大耗气力，又兼失血，导致气血俱损。《黄帝内经》曰："因而强力，肾气乃伤"，肾属少阴，与太阳表里。肾气内伤，致太阳之气不足，太阳经在背，其经受寒，筋急而作痉。独活能入太阳经舒筋活络，故可愈此病。

（六）顺风匀气散

【来源】 方贤 《奇效良方》

【方歌】 顺风匀气术乌沉　　白芷天麻苏叶参
　　　　 木瓜甘草青皮合　　喎僻偏枯口舌喑

【组成】 白术二钱（6g），乌药一钱半（4.5g），沉香、白芷、苏叶、木瓜、炙甘草、青皮各三分（各1g），天麻、人参各五分（各1.5g）。

【用法】 上十味药。加生姜三片，水煎服。

【功用】 顺风匀气。

【主治】 中风。症见半身不遂，口眼喎斜，舌强不能言等。

【证治机制】 风伤经络为本方的主证。因邪之所凑，其气必虚，气虚则气血运行不畅，气分布不匀，所以气虚、气滞均为本方的兼证。

【方义分析】 方中用白芷、苏叶疏散风邪，苏叶又可理气宽中，共为君药。肝藏血属风木，风气通于肝，配天麻平肝熄风；白术、人参益气补脾，扶助正气，使气足则气血运行正常，分布均匀，又有助疏散外风，共为臣药。乌药、青皮、沉香调畅气机，以行滞气，使气行血行，血脉周行全身；木瓜味酸入肝，平肝伸筋舒络，共为佐药。炙甘草既可益气补脾扶正，又可调和诸药，为佐使药。诸药相配，疏之，补之，行之，使风散，气足，气血运行正常，则口眼喎斜、半身不遂、口不能言的证候可除。

【临床运用】 现代常用于治疗中风或中风后遗症之半身不遂，症见口眼㖞斜、舌强不能言、口角流涎等。

【案例举隅】

（1）中风案：赣州修太守，因年老无嗣，多病时忧，晚间乘凉，忽昏倒不语，口眼歪斜，半身不遂，脉浮迟涩。由于忧思耗神，肝肾不足，血脉不周，风邪趁虚袭之而气不匀也。即服顺风匀气散加当归，以顺气活血，服之甚效，惟气虚痰多，用六君子加石菖蒲、当归、竹沥、姜汁，服数贴，脉缓，神清能言。复以温补气血之品调治，始瘥。（《临证医案笔记》）

（2）辨证思路：患者年老素体虚弱，劳神过度，正气不足，后夜间乘凉而致风邪客于经络，气血痹阻，见口眼㖞斜、半身不遂，治以顺风匀气散加当归以顺风匀气活血，见效后改六君子加石菖蒲、当归、竹沥、姜汁以补气化痰。

（七）上中下通用痛风方

【来源】 朱丹溪 《金匮钩玄》

【方歌】 黄柏苍术天南星　　桂枝防己及威灵
　　　　桃仁红花龙胆草　　羌芷川芎神曲停
　　　　痛风湿热与痰血　　上中下通用之听

【组成】 黄柏酒炒、苍术、天南星各二两（各60g），桂枝、威灵仙、羌活各三钱（各9g），防己半两（1.5g），桃仁、白芷各五钱（各1.5g），龙胆草五分（1.5g），川芎二两（60g），炒神曲一两（30g），红花一钱半（4.5g）。

【用法】 上十三味药共研细末，用神曲煮糊为丸，如梧桐子大，每次服一百丸（9g），白开水送下。

【功用】 疏风清热，祛湿化痰，活血止痛。

【主治】 痛风证。症见周身骨节疼痛。

【证治机制】 痛风一证，以外受风邪为主，每多挟寒、挟热、挟湿、挟痰或瘀血阻络等病因，本方可通治各种原因所致周身骨节疼痛之痛风证。

【方义分析】 方中重用苍术祛风散寒，燥湿健脾；天南星辛苦温，燥湿化痰散风，共为君药。白芷、羌活、桂枝助君疏散风邪（白芷祛头面之风，羌活去骨节之风湿，桂枝去手臂之风）；威灵仙祛风除湿，通经络，共为臣药。黄柏、龙胆草均苦寒，清热燥湿；桃仁、红花活血祛瘀；川芎为血中气药，可以健脾、理中焦之气滞，诸药相配，能疏散风邪于上，泻热利湿于下，活血燥痰消滞以调中，故各种原因引起的周身痛风皆可通治。

按：有说痛风有多种，或寒，或热，或湿，或痰，或瘀血等。均可用本方加减治疗。如无瘀血，可去桃仁、红花；若湿热不重，可去龙胆草、黄柏。总之，根据病情，灵活运用。

【临床运用】　本方为治疗风湿骨节疼痛之常用方剂，适用于风湿性关节炎、类风湿关节炎、坐骨神经痛、腰肌劳损、骨质增生症等。

（八）独活寄生汤（附：三痹汤）

【来源】　孙思邈　《备急千金要方》

【方歌】　独活寄生艽防辛　　芎归地芍桂苓均
　　　　　杜仲牛膝人参草　　冷风顽痹屈能伸
　　　　　若去寄生加芪续　　汤名三痹古方珍

【组成】　独活三两（9g），桑寄生、杜仲、牛膝、细辛、秦艽、茯苓、肉桂心、防风、川芎、人参、甘草、当归、芍药、干地黄各二两（各6g）。

【用法】　上㕮咀，以水一斗，煮取三升，分三服，温身勿冷也（现代用法：水煎服）。

【功用】　祛风湿，止痹痛，益肝肾，补气血。

【主治】　痹证日久，肝肾两虚，气血不足证。腰膝疼痛、痿软，肢节屈伸不利，或麻木不仁，畏寒喜温，心悸气短，舌淡苔白，脉细弱。

【证治机制】　"风寒湿三气杂至，合而为痹……三气袭人经络，入于筋脉、皮肉、肌肤，久而不已，则入五脏。"（《三因极一病证方论》）本方治证即风寒湿痹日久不愈，累及肝肾，耗伤气血而成。风寒湿邪客于肢体关节，气血运行失畅，故见腰膝疼痛、畏寒喜温；肾主骨，肝主筋，邪客筋骨，日久损及肝肾，耗伤气血，筋骨失养，故肢节屈伸不利，或麻木不仁；腰为肾之府，膝为筋之会，肝肾不足，则见腰膝酸软；心悸气短，舌淡苔白，脉细弱等均为气血不足之象。对此正虚邪实之证，治疗当予祛风散寒胜湿、补益肝肾气血之法。

【方义分析】　本方为痹证日久，肝肾两虚，气血不足之证而设。方中独活辛苦微温，善祛深伏筋骨之风寒湿邪以除久痹，且性善下行以治腰膝腿足之痛，故以为君。细辛长于搜剔阴经之风寒湿邪，又除经络留湿；秦艽祛风湿，舒筋络而利关节；肉桂心温经散寒，通利血脉；防风祛一身之风而胜湿，四药助君药祛风胜湿、散寒止痛之效，同为臣药。桑寄生、杜仲、牛膝补益肝肾，祛风湿而强壮筋骨，牛膝尚能活血以通利肢节筋脉；地黄、当归、芍药、川芎养血和血，人参、茯苓、甘草益气健脾，使气血充而筋骨经脉得以濡养，俱为佐药。且芍药与甘草相合，尚能缓急以舒筋；当归、川芎、牛膝、肉桂心配伍，功兼活血以通脉，寓"治风先治血，血行风自灭"之意。甘草兼调诸药，又为使药。本方以祛风胜湿，散寒止痛为主，辅以补肝肾，益气血。标本并治，邪正兼顾，"辛温以散之，甘温以补之，使血气足而风湿除，则肝肾强而痹痛愈矣。"(《医方集解·祛风之剂》)

【临床运用】

（1）本方为治疗痹证日久，肝肾两虚，气血不足之证的代表方。临床应用以腰膝冷痛，肢节屈伸不利，心悸气短，脉细弱为辨证要点。

（2）若腰腿肢节疼痛较剧者，可酌加制川乌、制草乌、白花蛇等以助搜风通络、活血止痛之效；若寒邪偏盛者，酌加附子、干姜以温阳散寒；若湿邪偏盛者，去地黄，酌加防己、薏苡仁、苍术以祛湿消肿。

（3）常用于慢性风湿性关节炎、类风湿关节炎、坐骨神经痛、腰肌劳损、骨质增生症、小儿麻痹症等，证属风寒湿痹日久，肝肾气血不足者。

【附方】

三痹汤（《妇人大全良方》）：独活寄生汤去桑寄生，加黄芪、续断而成。用法：加生姜、大枣水煎服。功用：祛风胜湿，益气养血。主治：风寒湿痹及气血凝滞，手足拘挛等。

【案例举隅】

（1）痛痹案：胡县丞遍身走痛，两月后左脚面结肿，未几腿股又患一块，脉轻诊则浮，重诊迟缓，此血气不足，腠理不密，寒邪袭虚而然。以加减小续命汤四剂，及独活寄生汤数剂，疼痛顿去。更以托里裹，倍加参、芪、归、术、百帖而愈。（《续名医类案》）

（2）辨证思路：患者脉象沉取迟缓，是荣气不足，轻取得浮，为肌表受邪。故此病为气血不足，外为风冷所乘，风行主动，寒气凝聚，故见游走疼痛，时发肿块。

（九）消风散

【来源】《太平惠民和剂局方》

【方歌】 消风散内羌防荆　　芎朴参苓陈草并

　　　　　僵蚕蝉蜕藿香入　　为末茶调或酒行

【组成】 羌活、防风、川芎、人参、茯苓、僵蚕、蝉蜕、藿香_{各二两}（各60g）、荆芥、厚朴、陈皮、炙甘草_{各半两}（各15g）。

【用法】 上十二味药共研细末，每次服二钱（6～9g），用茶水调下，或用酒调下。

【功用】 消风散热，理气健脾。

【主治】 风热上攻。症见头痛目昏，项背拘急，鼻嚏声重，以及皮肤顽麻，瘾疹瘙痒等。又治妇人血风。

【证治机制】 风热上攻，循经上扰清窍，则头痛、头晕，为本方主证。然"邪之所凑，其气必虚"，风邪流窜经络，则气血运行不畅，以致肌肉经脉失养，出现皮肤顽麻、瘾疹瘙痒等；外感风邪，束于肌表，影响肺气的功能，则鼻塞声重，为本方次证。

【方义分析】 方中用防风、蝉蜕疏散风热，蝉蜕又能止痒，共为君药。羌活、荆芥、僵蚕助助君药疏散风邪，以止痛止痒，因痒自风来，止痒必先疏风；藿香散邪辟秽，共为臣药。川芎行气活血，止头痛，又能辛散疏风；人参、甘草、茯苓益气健脾，以助脾运，生化有源，茯苓又可渗湿；厚朴、陈皮行气散满，使风邪无留壅，共为佐药。甘草兼有调和诸药及使药之用。服时用茶调下，可防止升散太过耗伤肺气，且茶叶苦寒则有助于清风热；用酒调服可加速血行（血行风自灭），可助祛风，均为佐药之用。诸药相配，消风散热，理气健脾。

【临床运用】 本方可治诸风上攻而头目昏痛，项背拘急，肢体烦痛，皮肤顽麻，瘙痒隐疹等症。

【案例举隅】

（1）斑疮案：一妇人患斑作痒，脉浮，以消风散，四剂而愈。

一妇人患斑作痒，脉浮数，以人参败毒散，二剂少愈。更以消风散，四剂而安。（《续名医类案》）

（2）辨证思路：皮肤痒疹，多由风邪侵袭皮毛肌腠所致，古人云："无风不作痒"，因风邪入于皮毛，营卫运行失常，局部失于营气濡养。真气不致，则邪气居之，故作痒疹。

（十）川芎茶调散（附：菊花茶调散）

【来源】 《太平惠民和剂局方》

【方歌】 川芎茶调散荆防　　辛芷薄荷甘草羌

目昏鼻塞风攻上　　　正偏头痛悉能康

方内若加僵蚕菊　　　菊花茶调用亦臧

【组成】　川芎、荆芥去梗，各四两（12g），白芷、羌活、甘草各二两（各6g）、细辛一两（3g），防风去芦，一两半（4.5g），薄荷叶不见火，八两（24g）。

【用法】　上为细末，每服二钱（6g），食后用茶清调下（现代用法：共为细末，每服6g，每日2次，饭后清茶调服；亦可作汤剂，水煎服）。

【功用】　疏风止痛。

【主治】　外感风邪头痛。偏正头痛，或巅顶作痛，恶寒发热，目眩鼻塞，舌苔薄白，脉浮者。

【证治机制】　头为"清空之府""诸阳之会"，五脏六腑之气血皆上会于头部。风邪外袭，循经上犯头目，阻遏清阳之气，故见头痛、目眩，所谓"伤于风者，上先受之"即是此意。风邪袭表，卫阳被遏，则见恶寒发热；风邪袭表，肺气不利，故鼻塞；苔薄白、脉浮，乃风邪在表之证。若风邪留而不去，头痛久而不愈者，其痛或偏或正，作止无时，即为头风。以上诸症是风邪上犯头目，阻遏清阳所致，治宜疏风、散邪、止痛。

【方义分析】　汪昂谓："以巅顶之上，惟风药可到也"（《医方集解·发表之剂》），故方中用川芎辛香走窜，上达头目，善于祛风止头痛，《本经逢原》称其为"头痛必用之药"，尤长于治少阳、厥阴经头痛，故为君药。薄荷叶用量较重，取其轻清上行，疏风散邪，清利头目，可"清六阳会首，散一切毒风……疗头风脑痛"（《本草正》）。荆芥辛温，疏风解表，"能清头目上行"（《本草蒙筌》）。荆芥与薄荷同用，共疏头风，以助川芎止头痛之力，均为臣药。佐以羌活善治太阳经头痛，白芷善治阳明经头痛。细辛散寒止痛，并长于治少阴经头痛。防风辛散上行，疏散上部风邪。甘草调和诸药，用时以清茶调下，取茶叶的苦寒性味，既可上清头目，又能制约风药的过于温燥与升散，使升中有降，为佐使药。本方集诸辛散疏风药于一方，并少佐苦寒沉降，即使巅顶风邪从上而解，又无过分升散之虞，共奏疏风止痛之效。

【临床运用】

（1）本方为治外感风邪头痛的常用方剂。以头痛、鼻塞、脉浮为辨证要点。对于外感头痛、头风头痛而证属风邪的患者最为适宜。使用时用量宜轻，不宜久煎。因方中辛散药物较多，对于气虚、血虚，或因肝肾阴亏、肝阳上亢、肝风内动引起的头痛，均非所宜。

（2）偏于风寒者，加生姜、苏叶以祛风散寒；偏于风热者，加蔓荆子、菊花以散风热；若头痛久而不愈者，加全蝎、僵蚕、红花等以搜风活血止痛。

（3）常用于偏头痛、血管神经性头痛、慢性鼻炎所引起的头痛，证属风邪者。

【附方】

菊花茶调散（《医方集解》） 菊花、川芎、荆芥穗、羌活、甘草、白芷各二两（各60g）、细辛洗净，一两（30g）、防风一两半（45g）、僵蚕、蝉蜕、薄荷各五钱（15g）。用法：上为细末，每服二钱（6g），食后茶清调服。功用：疏风止痛，清利头目。主治：风热上扰头目。偏正头痛，或巅顶痛，头晕目眩。

【案例举隅】

（1）头痛案：病者：陈训臣，年六十余岁，前清库生，住天台城内。病名：湿热头痛。原因：由于湿热上盛，暴风袭脑。症候：头重压下如山，痛不可忍。诊断：脉浮紧数。浮紧虽属冷风，而数为湿热上蒸之候。

疗法：发汗透邪，用清空膏合川芎茶调散意。

处方：北柴胡（一钱） 淡枯芩（一钱） 小川连（七分） 川羌活（二钱） 北防风（一钱） 小川芎（二钱） 生甘草（七分） 雨前茶叶（二钱）

效果：煎服一剂，头痛如失，如脱重帽。（《全国名医验案类编》）

（2）辨证思路：患者头痛，头重如山压，见脉浮紧而数，脉浮并在外，紧主于寒。而兼数脉，则知有热邪夹杂其中。《黄帝内经》曰："因于湿，首如裹"，故知此病为外寒湿热相兼发病。

（十一）清空膏

【来源】 李东垣 《兰室秘藏》

【方歌】 清空芎草柴芩连   羌防升之入顶巅
　　　　　　　为末茶调如膏服   正偏头痛一时蠲

【组成】 川芎五钱（15g），炙甘草一两半（45g），柴胡七钱（21g），黄连、羌活、防风各一两（各30g），黄芩三两（90g）。

【用法】 上七味药共研细末，每次服二钱匕（3～6g），用茶少许调成膏状，抹在口中，再用少许白开水送下。

【功用】 祛风除湿，清热止痛。

【主治】 风湿热上壅。症见正偏头痛，年深不愈（即头风），或苦头痛不止等。

【证治机制】　风湿热上壅，上扰清窍所致正偏头痛，日久不愈发展为头风，为本方的主证。

【方义分析】　方中用羌活、防风辛散上升，祛风胜湿，二药均善治太阳经头痛，为君药。柴胡升散，疏风清热；川芎辛散祛风，又行气活血止痛，两药善治少阳胆经头痛；黄芩、黄连清热燥湿，与升散药同用，就能上至巅顶去湿热，共为臣药。甘草益气补中，兼能调和辛温与苦寒并用的药性，为佐使药。诸药相配，共奏祛风除湿、清热止痛之效。

【临床运用】　常用于偏头痛、血管神经性头痛、慢性鼻炎所引起的头痛属风湿热上壅所致者。

【案例举隅】

（1）头痛案：顾，偏头痛已年余，遇风寒则头目俱疼，时发时愈，诊脉浮数。系风湿夹热，上壅头目，偏头痛者，少阳相火在侧偏热故也。宗东垣用清空膏，诸般头痛，治之皆效。（《临证医案笔记》）

（2）辨证思路：患者风湿热上扰清窍，清阳之气受阻，气血不畅，阻遏络道而发为偏头痛。应以祛风除湿，清热止痛，治以清空膏，方中川芎为头痛要药，上行头目，羌活、防风等携诸药上至巅顶祛风除湿，故对头痛用之皆效。

（十二）人参荆芥散

【来源】　陈自明　《妇人大全良方》

【方歌】　人参荆芥散熟地　　防风此枳芎归比

　　　　　酸枣鳖羚桂术甘　　血风劳作风虚治

【组成】　人参、荆芥、熟地黄、柴胡、枳壳、炒酸枣仁、炙鳖甲、羚羊角（现代用水牛角代）、白术各七分（各2.1g），防风、川芎、当归、桂心、甘草各五分（各1.5g）。

【用法】　上十四味药，加生姜三片，水煎服。

【功用】　散风清热，益气养血。

【主治】　妇女血风劳。症可见遍身疼痛，头昏目涩，寒热盗汗，颊赤口干，月经不调，腹痛等。

【证治机制】　气血不足，风邪乘虚而入，可见遍身疼痛、头昏目涩、发热；肝主血，肝开窍于目，肝血虚，则两目干涩、月经不调、腹痛；脾气虚则化源不足及血虚生热，可见面黄肌瘦、颊赤口干等，均为本方兼证。

【方义分析】 方中用荆芥、防风疏散风邪，荆芥能疏散血中之风热，共为君药。柴胡疏风清热；羚羊角（水牛角）清肝热明目，且又平肝熄风（肝血虚有热易生风），共为臣药。熟地黄大补阴血；鳖甲滋阴清热；当归、川芎养血和血调经人参、白术、甘草补气健脾，使气血生化有源；枳壳行气，调畅气机；桂心温通经脉；炒酸枣仁补肝养心敛汗，共为佐药。甘草又可调和诸药，兼有使药之用。诸药相配，有疏风清热、补肝健脾之功。

【临床运用】 本方具有散风清热、益气养血之功，以遍身疼痛、头昏目涩为主要症状。

【案例举隅】

（1）癣病：薛立斋治一人，生风癞似癣，三年不愈，五心烦热，脉洪，按之则涩。此血虚之症，当以生血为主，风药佐之。若专攻风毒，则血愈虚而热愈炽。血被煎熬，则发瘰疬，或为怯症。遂以逍遥散数剂，及人参荆芥散，二十余剂而愈。（《续名医类案》）

（2）辨证思路：患者病癣，三年不愈。脉洪，为内热炽盛，按之涩，为阴血不足。阴虚故五心烦热。皮肤一者为火热熏灼，两者失于阴血濡养，便发此病。

增 辑

（一）资寿解语汤

【来源】 喻嘉言 《医门法律》

【方歌】 资寿解语汤用羌　　专需竹沥佐生姜

　　　　　防风桂附羚羊角　　酸枣麻甘十味详

【组成】 羌活五分（1.5g），防风、附子、酸枣仁、天麻各一钱（各3g），肉桂、羚羊角各八分（各2.4g）（水牛角代），甘草五分（1.5g）。

【用法】 加竹沥两匙，生姜汁两滴，共十味药，水煎服。

【功用】 祛风化痰，扶正解语。

【主治】 中风脾缓，舌强不语，半身不遂等。

【证治机制】 脾主肌肉四肢，舌通于脾，胃为水谷之海，若脾胃虚弱，又被风邪所中，则肢体、舌本失养。又脾虚则生湿，湿聚为痰，外风引动内风，肝风内动，夹痰上扰，阻塞窍道，致舌强不语。所以中风为本方主证。脾虚生痰，气血不足为本方兼证。

【方义分析】 防风疏散外风，为君药。羌活助君疏散风邪；附子辛热，温暖脾胃，除脾湿散风寒；羚羊角（水牛角代）、天麻平息内风，共为臣药。竹沥滑痰，为痰家圣药，与生姜汁相配，能行经络之痰，两者相须为用；酸枣仁养肝血宁心；肉桂温通血脉，合附子又温肾暖脾，共为佐药。甘草内风得息，脾得健运，湿痰得除，血脉通畅，舌本得养，则舌强不语可解除。

【临床运用】 中风及中风后遗症等，症见舌强不语、半身不遂等均可用此方加减化裁。

【案例举隅】

（1）抽搐案：刘姓外甥五岁，发热呕吐不泄，医与柴、葛、芩、连等药，又至口眼㖞斜，手足抽扯，筋惕肉颤之状不一，而诊脉虚涩而数，症虽颇类慢脾，实由肝寒而筋失温煦之咎。如谓胃津被劫，肝阳披猖，呕、渴、烦、热各情，都不见甚也。与资寿解语汤，取羚角舒筋，羌、防祛风，竹沥、姜滑痰，附子温肝。一帖风息，再帖全止。不用理中者，因未见泄泻，只作呕吐，中气被伤不甚也。（《邹亦仲医案新编》）

（2）辨证思路：患者本为发热呕吐，服用柴胡、葛根、黄芩、黄连等药出现口眼㖞斜、手足抽扯、筋惕肉颤等风象症状。病位在筋，筋属肝。伤寒中有服大青龙汤发汗所致筋惕肉瞤者，亡阳故也。患者为儿童，不堪黄芩、黄连寒凉伐胃之品，阳气被伤，亦致抽搐之症，正合《黄帝内经》"阳气者，精则养神，柔则养筋"之理。阳气被伤，筋失所养，在面则口眼㖞斜，在四肢则筋惕肉瞤。

（二）小活络丹（附：大活络丹）

【来源】《圣济总录》

【方歌】 小活络丹用二乌　　地龙乳没胆星俱

中风手足皆麻木　　痰湿流连一服驱

大活络丹多味益　　恶风大症此方需

【组成】 川乌炮，去皮脐、草乌炮，去皮脐、天南星炮、地龙去土，各六两（各180g），乳香研、没药研，各二两二钱（各66g）。

【用法】 上为细末，入研药和匀，酒面糊为丸，如梧桐子大，每服二十丸（5g），空心，日午冷酒送下，荆芥茶下亦得。

【功用】 祛风除湿，化痰通络，活血止痛。

【主治】 风寒湿痹。肢体筋脉疼痛，麻木拘挛，关节屈伸不利，疼痛游走不定。亦治中风，手足不仁，日久不愈，经络中湿痰瘀血，而见腰腿沉重，或腿臂间作痛。

【证治机制】 本方证乃由风寒湿邪留滞经络，病久不愈，使气血不得宣通，营卫失其流畅，津液凝聚为痰，湿邪与痰瘀交阻所致，故见肢体筋脉疼痛、麻木拘挛、屈伸不利等症；经络中湿痰瘀血，复被风邪所中，风寒与湿痰瘀血阻塞经络，肌肉失去濡养致使手足不仁，腿臂间作痛。根据《素问·至真要大论》"留者攻之""逸者行之"的原则，治宜祛风散寒、除湿化痰、活血通络之法。

【方义分析】 本方治证乃因风寒湿邪与痰瘀痹阻经络所致，故方中用辛热之药制川乌、制草乌祛风除湿，温通经络，并长于止痛，共为君药。天南星祛风燥湿化痰，以除经络中的风湿顽痰，为臣药。乳香、没药行气活血，通络止痛，使气血流畅，风寒湿邪不复留滞；地龙性善走窜，功专通经活络，为佐药。陈酒以助药势，可引诸药直达病所，为使药。诸药合用，共奏祛风湿、通经络、止痹痛之功。

【临床运用】

（1）本方药性温燥，适用于痹证偏于寒性者。以肢体筋脉疼痛，关节屈伸不利，舌淡紫苔白为辨证要点。本方药力峻烈，宜于体实气壮者，阴虚有热及妊娠女性忌用。

（2）常用于风湿性关节炎、类风湿关节炎、骨质增生症等属风湿血瘀者。

【附方】

大活络丹（《兰台轨范》）：白花蛇、乌梢蛇、威灵仙、两头尖俱酒浸、草乌、天麻煨、全蝎去毒、何首乌黑豆水浸、龟板炙、麻黄、贯众、炙甘草、羌活、肉桂、藿香、乌药、黄连、熟地黄、大黄蒸、木香、沉香各二两（60g）、细辛、赤芍、没药去油，另研、丁香、乳香去油，另研、僵蚕、天南星姜制、青皮、骨碎补、白豆蔻仁、安息香酒蒸、黑附子制、黄芩蒸、茯苓、香附酒浸，焙、玄参、白术各一两（30g），防风二两半（75g），葛根、豹骨、当归各一两半（45g），血竭另研，七钱（21g），地龙炙、犀角（现用水牛角代）、麝香另研、牛黄另研、松脂各五钱（15g），片脑（冰片）另研，各一钱半（4.5g），人参三两（90g）。用法：上药研为细末，过筛，混匀，炼蜜为丸，如桂圆核大。每服一丸，陈酒送下，日两次。功用：祛风扶正，活络止痛。主治：中风瘫痪，痿痹，痰厥，阴疽，流注，跌打损伤等。应用：本方与小活络丹的功用、主治相仿。但本方以祛风、除湿、温里、活血药配伍益气、养血、滋阴、助阳等扶正之品组方，属于标本兼顾之治，适用于邪实而正虚者；小活络丹以祛风、除湿、逐寒药配伍化痰、活血之品组方，纯为祛邪而设，适用于邪实而正气不衰者。

【案例举隅】

（1）流注案：苏州一小儿，甫九龄，颇聪慧，而患流注，肩背腰胁十余处，百端医治无效。余视之曰：此惟大活络丹能愈。服至三十余丸，未破者消，已破者收口。更服补气血之药而愈。盖流注一证，由风寒入膜所致，膜在皮中，旁通四达，初无定处，所以随处作患，此真脉络之病，故古人制大活络丹以治之。其余煎丸，皆非正治。所谓一病有一病之法，药不对证，总难取效也。（《洄溪医案》）

（2）辨证思路：流注是发生于肌肉深部的多发性脓肿。患儿由于正气不足，风寒湿邪壅滞，经络阻隔，病久气血凝滞，而成流注，正虚邪胜者应予以大活络丹以祛风除湿，益气养血。

（三）羚角钩藤汤

【来源】　俞根初　《通俗伤寒论》

【方歌】　俞氏羚羊钩藤汤　　桑叶菊花鲜地黄

　　　　　　芍草茯苓川芎茹　　凉肝增液定风方

【组成】　羚羊角（水牛角代）片先煎，一钱半（4.5g），双钩藤后入，三钱（9g），霜桑叶二钱（6g），滁菊花三钱（9g），鲜生地黄五钱（15g），生白芍三钱（9g），川贝母去心，四钱（12g），淡竹茹鲜刮，与羚羊角（水牛角代）先煎代水，五钱（15g），茯神木三钱（9g），生甘草八分（3g）。

【用法】　水煎服。

【功用】　凉肝熄风，增液舒筋。

【主治】　肝热生风证。高热不退，烦闷躁扰，手足抽搐，发为痉厥，甚则神昏，舌质绛而干或舌焦起刺，脉弦数。

【证治机制】　本方所治之证为邪热传入足厥阴肝经，阳热亢盛，热极动风而致。邪热亢盛，则高热不退；热扰心神，则烦闷躁扰，甚则神昏；由于热盛动风，风火相煽，灼伤阴血，筋失所养，则手足抽搐，甚至发为痉厥；热盛并伤阴，故舌质绛而干，脉弦数。治宜清热凉肝、熄风止痉之法。

【方义分析】 本方所治属热盛动风之证。方中用羚羊角（水牛角）清热凉肝熄风，钩藤清热平肝、熄风定惊，共为君药。桑叶、菊花均为甘苦性凉之品，均能清热平肝，协助君药以增凉肝熄风之力，为臣药；热极生风，风火相煽，耗伤阴液，故用生地黄清热滋阴，白芍、甘草酸甘化阴、养阴柔肝、舒筋缓急；邪热亢盛，每易炼津为痰，故用竹茹、贝母清热化痰；茯神木以平肝宁心安神，共为佐药；生甘草又可调药，为使。诸药合用，以凉肝熄风药为主，配伍滋阴、化痰、安神之品，使热去阴复，痰消风息，故为凉肝熄风的代表方剂。

【临床运用】

（1）本方为治疗肝热生风证的常用方剂。以高热烦躁，手足抽搐，脉弦数为辨证要点。热病后期，阴虚动风者不宜使用。

（2）若热邪内闭、神志昏迷者可配安宫牛黄丸或紫雪同服；若抽搐甚者，可酌加全蝎、僵蚕、蜈蚣等以熄风止痉。

（3）妊娠子痫、流行性乙型脑炎、高血压，证属肝热生风者均可应用。

【案例举隅】

（1）头痛案：女性，年35岁。主诉：患神经衰弱，体力尚健，头痛6载，偏在两太阳穴处，遇工作紧张更剧，夏季亦较严重，睡眠多梦，饮食、二便、月经均正常。诊查：脉象弦滑。辨证：肝阳上亢。论治：滋阴潜阳。

处方：桑叶4.5g，菊花4.5g，白芍15g，白蒺藜6g，钩藤9g，竹茹6g，牡蛎30g，蔓荆子9g，荷蒂3g。（《秦伯未医案》）

（2）辨证思路：患者长期精神紧张忧郁，肝气郁结，失于条达，日久肝阴被耗，肝阳失敛而上亢，气壅脉满，清阳受扰以致头痛，应予以羚角钩藤汤凉肝、熄风、养阴，加白蒺藜、牡蛎等增强其潜阳之功，蔓荆子疏风止痛，荷蒂升清护胃。

（四）镇肝熄风汤

【来源】 张锡纯 《医学衷中参西录》

【方歌】

张氏镇肝熄风汤	龙牡龟牛制亢阳
代赭天冬元芍草	茵陈川楝麦芽襄
痰多加用胆星好	尺脉虚浮萸地匡
加入石膏清里热	便溏龟赭易脂良

【组成】　怀牛膝一两（30g），生赭石轧细，一两（30g），生龙骨捣碎，五钱（15g），生牡蛎捣碎，五钱（15g），生龟板捣碎，五钱（15g），生杭芍五钱（15g），玄参五钱（15g），天冬五钱（15g），川楝子捣碎，二钱（6g），生麦芽二钱（6g），茵陈蒿二钱（6g），甘草一钱半（4.5g）。

【用法】　水煎服。

【功用】　镇肝熄风，滋阴潜阳。

【主治】　类中风。头晕目眩，目胀耳鸣，脑部热痛，心中烦热，面色如醉，或时常噫气，或肢体渐觉不利，口角渐形歪斜；甚或眩晕颠仆，昏不知人，移时始醒；或醒后不得复原，脉长有力者。

【证治机制】　本方证乃肝肾阴虚，肝阳偏亢，气血逆乱所致。肝肾阴虚，阳亢化风，上扰清空，故见头目眩晕，目胀耳鸣，面色如醉，脑中热痛；肝阳上升太过，脏腑之气随之上逆，胃气失和，故时常噫气；若肝阳过亢，血随气逆，并走于上，则出现眩晕颠仆，不知人事，或肢体不利，半身不遂等中风症状，此正是《素问·调经论》所云："血之于气，并走于上，则为大厥"。脉弦长有力者，为肝阳亢盛之象。证属本虚标实，以实为主。依据"急则治其标"的原则，重在以镇肝熄风为主，并佐以滋养肝肾阴液之法。

【方义分析】　本方治证属肝阳上亢、气血逆乱。故方中用"走而能补，性善下行"（《本草经疏》）之怀牛膝以引血下行，并补益肝肾；代赭石镇肝降逆，两者配伍，则可使并走于上的气血平复。肝阳上亢，缘于肝肾阴虚，故臣以龟板、白芍滋补肝肾，平肝潜阳；龙骨、牡蛎以治阴潜阳、镇肝熄风。阴虚生内热，故又以玄参、天冬滋阴清热；肝为刚脏，性喜条达而恶抑郁，故佐以茵陈蒿清肝疏肝，川楝子清泄相火，生麦芽疏肝和胃，三药配伍既可清泻肝阳之有余，又可顺其肝木之性，使肝气条达，以利于肝阳之平降镇潜。甘草调和诸药，配麦芽和胃调中，防止金石类药物碍胃之弊，均为使药。诸药合用，镇潜以治其标，滋阴以治其本，标本兼顾，以治标为主，共成为镇潜熄风、滋养肝肾之良剂。

方中茵陈蒿，张锡纯谓："茵陈为青蒿之嫩者。"故此，后世遂有方中当为茵陈蒿与当为青蒿之争。然从《医学衷中参西录》"茵陈解"及有关医案分析，似当为茵陈蒿为是。

【临床运用】

（1）本方为治内中风的常用方剂。无论中风前后，属于阴亏阳亢，肝风内动者，均可应用。以头目眩晕，脑部胀痛，面色如醉，心中烦热，脉弦长有力为辨证要点。

（2）原书后附有加减法："心中热甚者，加生石膏一两；痰多者，加胆南星二钱；尺脉重按虚者加熟地黄八钱、净萸肉五钱；大便不实者，去龟板、赭石，加赤石脂一两。"

（3）常用于高血压、血管性头痛等，证属肝肾阴亏，肝阳上亢者。

【案例举隅】

（1）痫风案：陈某，年三十八岁，得痫风兼脑充血证。

病因：因肝火素盛，又在校中任讲英文，每日登堂演说，时间过长。劳心劳力兼过度，遂得斯证。

证候：其来社求诊时，但言患痫风，或数日一发，或旬余一发，其发必以夜，亦不自觉，惟睡醒后其舌边觉疼，有咬破之处，即知其睡时已发痫风，其日必精神昏愦，身体酸懒。诊其脉左右皆弦硬异常，因问其脑中发热或作疼，或兼有眩晕之时乎？答曰：此三种病脑中皆有，余以为系痫风之连带病，故未言及耳。愚曰：非也，是子患痫风兼患脑充血也。

诊断：按痫风之证，皆因脑髓神经失其所司，而有非常之变动，其脑部若充血过甚者，恒至排挤脑髓神经，使失其常司也。此证既患痫风，又兼脑部充血，则治之者自当以先治其脑部充血为急务。

处方：治以拙拟镇肝熄风汤，为其兼患痫风加全蜈蚣大者三条，盖镇肝熄风汤原为拙拟治脑充血之主方，而蜈蚣又善治痫风之要药也。

复诊：前方连服十剂，脑部热疼眩晕皆除。惟脉仍有力，即原方略为加减，又服十剂则脉象和平如常矣。继再治其痫风。

处方：治以拙愈痫丹，日服两次，每次用生淮山药五钱煎汤送下。

效果：服药逾两月旧病未发，逐停药勿服，痫风从此愈矣。（《医学衷中参西录》）

（2）辨证思路：患者劳累过度，伤耗阴精，阴虚火旺，或阴不制阳，引动风阳，内气火俱浮发为中风，肝肾阴虚，肝阳上亢化风，上扰清空故见眩晕，脑中热痛，应镇肝熄风，滋阴潜阳，又蜈蚣为善治痫风之要药，故予以镇肝熄风汤加蜈蚣，连服十次而愈。

十一、祛寒之剂

以温热药为主组成，具有温里助阳、散寒通脉作用，用于治疗里寒证的方剂，统称祛寒之剂。本类方剂是根据《素问·至真要大论》"寒者热之""治寒以热"的原则立法，属于"八法"中的"温法"。

里寒证的成因，或因素体阳虚，寒从中生；或因外寒直中三阴，深入脏腑；或因过食寒凉，损伤阳气。里寒证大多表现为畏寒肢凉，喜温踡卧，面色淡白，口淡不渴，小便清长，舌质淡，脉沉迟或缓等。

祛寒之剂在以温里药为主组方的基础上，常配伍甘温益气之品。因寒为阴邪，易伤阳气，故多配补气药物，温补并用，使气旺阳充，阴寒易散，还可配伍温通血脉之品。因寒主凝滞，易使血脉运行不畅，故某些祛寒之剂配伍温通血脉药物，畅血行，驱寒邪。

使用祛寒之剂首先须辨认寒热之真假，真热假寒证禁用。其次，温热药物易伤阴血，素体阴虚或失血之人也应慎用。再者，若阴寒太盛，或真寒假热，服药入口即吐者，可反佐少量寒凉药物，或热药冷服，避免格拒。

（一）理中汤（附：附子理中丸）

【来源】 张仲景 《伤寒论》

【方歌】 理中汤主理中乡　　甘草人参术黑姜
　　　　　　呕利腹痛阴寒盛　　或加附子总回阳

【组成】 人参、干姜、炙甘草、白术各三两（各9g）。

【用法】 上四味，捣筛，蜜和为丸，如鸡子黄许大（9g）。以沸汤数合，和一丸，研碎，温服之。日三四服，夜二服。腹中未热，益至三四丸，然不及汤。汤法：以四物依两数切，用水八升，煮取三升，去滓，温服一升，日三服。服汤后，如食顷，饮热粥一升许，微自温，勿发揭衣被（现代用法：上四药共研细末，炼蜜为丸，每丸重9g，每次1丸，温开水送服，每日2～3次。或作汤剂，水煎服）。

【功用】 温中祛寒，补气健脾。

【主治】 ①脾胃虚寒证。脘腹疼痛，喜温喜按，恶心呕吐，不欲饮食，大便稀溏，畏寒肢冷，口不渴，舌淡苔白，脉沉细或沉迟无力。②阳虚失血证。便血、衄血或崩漏等，血色暗淡或清稀。③胸痹、小儿慢惊、病后喜唾涎沫、霍乱等，证属中焦虚寒者。

【证治机制】 理中丸证或因素体脾胃虚弱，或因寒凉伤及脾胃，或因外寒直中中焦所致。中焦虚寒，阳失温煦，寒邪收引凝滞，故脘腹疼痛，喜温喜按。脾胃虚寒，运化失常，升降失司，故不欲饮食，呕吐下利。脾主四肢肌肉，脾阳不足，无以温煦肢体，故畏寒肢冷。口不渴，舌淡苔白，脉沉细或沉迟无力均为虚寒之象。脾气虚寒不仅运化失常，还可变生其他病证，如脾主统血，脾气虚寒，无力统摄血液，则病出血。脾主摄津，脾气虚寒，不能摄津，则病涎唾增多。中气虚寒，虚风内动则病慢惊风，若胸阳不振，中焦阴寒之邪乘虚上乘，发为胸痹。总之，理中丸适应证表现纷繁复杂，但病机总属中焦脾胃虚寒。治疗当谨遵"寒者热之""虚者补之"之旨，主以温热药物驱其寒，辅以补气药物疗其虚，温补并用，散寒补虚。

【方义分析】 本方主治中焦脾胃虚寒，故以辛热之干姜为君，温助脾阳，祛散寒邪，扶阳抑阴。《本草思辨录》谓：干姜"为温中土之专药，理中汤用之，正如其本量。"《金匮翼》云："内生之寒，温必以补。"故以甘温之人参为臣，补益脾气。干姜与人参相配，一温一补，温中有补，补中有温，温补并用，正合脾胃虚寒之病机。脾为湿土之脏，喜燥而恶湿，中阳不足，湿浊内生，故佐以苦温性燥之白术，燥湿浊，运脾气。干姜与白术相配，一温一燥，用之可使脾阳强，湿浊化，运化升降复其常。正如《本草求真》所云：干姜"同白术则能燥湿而补脾"。佐使炙甘草，用量与诸药相等，其义有四：一者助人参、白术补脾益气；二者与干姜相配，辛甘化阳，以增强温阳散寒之力；三者缓急止腹痛；四者调和诸药。综观本方，四药相配，一温一补一燥，温中阳，补脾虚，燥湿浊，合而用之，调理中焦，强健脾胃，故言"理中"。

本方的配伍特点是温补并用，以温为主，温中寓补，兼以燥湿。

胸痹、阳虚失血、小儿慢惊、病后涎唾多等证属中阳不足者，应用本方温中散寒，补气健脾，是治病求本，异病同治之典范。

本方在《金匮要略》中作汤剂，名为"人参汤"，理中丸方后亦有"然不及汤"四字。故"理中丸"实有汤、丸二种剂型，汤剂较丸剂作用力强而迅速，临床可视病情之轻重缓急酌定剂型。

【临床运用】

（1）本方是治疗中焦脾胃虚寒的基础方。临床应用以脘腹疼痛，呕吐下利，畏寒肢冷，舌淡苔白，脉沉细为辨证要点。

（2）若虚寒甚者，加附子、肉桂以增强温阳祛寒之力；呕吐甚者，加生姜、半夏降逆和胃止呕；腹泻甚者，加茯苓健脾渗湿止泻。阳虚失血者，可易干姜为炮姜，加艾叶、灶心土温经止血。胸痹者，加薤白、桂枝等振奋胸阳、舒畅气机。小儿慢惊者，加天麻、钩藤等熄风止痉。涎唾多者，可加益智仁、瓦楞子等收敛固涩。

（3）本方常用于急、慢性胃肠炎、胃及十二指肠溃疡、胃痉挛、胃下垂、胃扩张、慢性结肠炎等，证属脾胃虚寒者。

【附方】

附子理中丸（《阎氏小儿方论》）：附子炮，去皮、脐、人参去芦、干姜炮、炙甘草、白术各三两（90g），用法：上为细末，用炼蜜和为丸，每两作一十丸。每服一丸，以水一盏化破，煎至七分，稍热服之，空心食前。功用：温阳祛寒，补气健脾。主治：脾胃沉寒痼冷，或脾肾虚寒证。症见脘腹冷痛，手足厥寒，呕吐泄利，或霍乱吐利转筋等。

【案例举隅】

（1）吐泻案：房侄孙甫岁余，二月吐泻兼作，不渴溺多，眼垂常不欲开，神气十分衰惫。禀赋素虚，又寒邪直中，为附子理中对症，因是哑科，无从问切，恐消息不的，不妨以六和汤为前茅，较为妥当。时值仆有他往，知此子先后二天极弱，料吐泻之后，必有慢脾发生，开一附子理中汤，嘱代隆弟相机而投。果至夜手足厥逆，眼吊惊烦，风状已现，进此汤后，遂沉睡安然，该家人疑为已逝，欲置棺中，抚之则眼开声出，始知非逝而为病退矣。殊堪一笑。亦未再投药饵，即庆全愈。（《邹亦仲医案新编》）

（2）辨证思路：患者为小儿，病吐泻之症，病位本在中焦脾胃。不渴溺多，眼垂常不欲开，神气十分衰惫，皆阳气不足之症。《伤寒论》云："少阴之为病，脉微细，但欲寐"，所指即阳气不足，神气微弱。与此患者病机相似。小儿为稚阴稚阳之体，后天之本为寒所伤，先天肾气亦未充盛。肾司二便，肾气不足故吐泻不渴溺多，元阳不振，故神气衰惫。脾胃属土，土虚极而木乘之，遂兼风象，状类慢脾风。

（二）真武汤

【来源】 张仲景 《伤寒论》

【方歌】 真武汤壮肾中阳　　茯苓术芍附生姜
　　　　少阴腹痛有水气　　悸眩润惕保安康

【组成】 茯苓三两（9g），芍药三两（9g），白术二两（6g），生姜切，三两（9g），附子炮，去皮，破八片，一枚（9g）。

【用法】 以水八升，煮取三升，去滓，温服七合，日三服（现代用法：水煎服）。

【功用】 温阳利水。

【主治】 ①阳虚水泛证。肢体浮肿或沉重，腰以下为甚，畏寒肢冷，腹痛泄泻，小便不利，或咳喘呕逆，或心悸头眩，舌淡胖，苔白滑，脉沉细。②太阳病发汗太过，阳虚水泛证。汗出不解，其人仍发热，心下悸，头眩，身瞤动，振振欲擗地。

【证治机制】 人身之中，主水在肾，制水在脾。若脾虚运化无权，肾虚气化失司，则水无所主，湿无所制，泛溢妄行。若溢于肌肤，则肢体浮肿而沉重；流于肠间，则腹痛泄泻；上逆肺胃，则或咳或呕；上犯凌心，则心悸；阻遏清阳，则头眩。《素问·生气通天论》云："阳气者，精则养神，柔则养筋"，若发汗太过，则伤阳耗阴，阳气不足，经脉失温，加之阴失濡养，则可见身体瞤动，站立不稳。小便不利，畏寒肢冷，舌质淡胖，苔白滑，脉沉细，亦为阳虚水停之征。诸症皆由阳不化水、水湿泛溢而成，故治宜温肾助阳、健脾利水之法。

【方义分析】 本方为阳虚水泛之证而设。方中附子大辛大热，温肾助阳以化气行水，暖脾抑阴以温运水湿，为君药。茯苓、白术补气健脾，利水渗湿，合附子可温脾阳而助脾运，同为臣药。佐以生姜辛温，配附子温阳散寒，伍茯苓、白术辛散水气，并可和胃而止呕。白芍为佐，其用有四：一者柔肝缓急以止腹痛；二者敛阴舒筋以解筋肉瞤动；三者利小便以行水气，《本经》言其能"利小便"，《名医别录》亦谓之"去水气，利膀胱"；四者可兼制附子燥热伤阴之弊，诚如张璐所云："若不用芍药固护其阴，岂能胜附子之雄烈乎？"（《伤寒缵论》）

　　本方温阳、利水同用，擅治阳虚水肿之证，渗利、温燥合法，可除阴寒凝滞之水气。全方泻中有补，标本兼顾，共奏温阳利水之功。

【临床运用】

（1）本方为温阳利水之基础方。临床应用以小便不利，肢体沉重或浮肿，舌质淡胖，苔白脉沉为辨证要点。

（2）若水寒射肺而咳者，加干姜、细辛以温肺化饮，五味子以敛肺止咳；若阴盛阳衰而下利甚者，可去芍药之阴柔，加干姜以助温里散寒；若水寒犯胃而呕者，加重生姜用量以和胃降逆，或再加吴茱萸、半夏以助温胃止呕。

（3）常用于慢性肾小球肾炎、心源性水肿、甲状腺功能低下、慢性支气管炎、慢性肠炎、妇女带下等，证属脾肾阳虚，水湿内停者。

【案例举隅】

（1）咳嗽案：张璐玉治包山金孟珍。正月间，忽咳吐清痰，咽痛。五六日后，大便下瘀晦血甚多，延至十余日。张诊其脉，六部皆沉弦而细，此水冷金寒之候也。遂与麻黄附子细辛汤，其血顿止。又与麻黄附子甘草汤，咽痛亦可，而觉心下动悸不宁。询其受病之源，乃醉卧渴引冷饮所致。改用小青龙去麻黄加附子，悸即止，咳亦大减，但时吐清痰一二口。乃以肉桂、酒制白芍，入真武汤中与之，咳吐俱止。尚觉背微恶寒倦怠，更与附子汤二剂而安。（《古今医案按》）

（2）辨证思路：患者病先见咳痰咽痛，后发便血，脉象沉弦而细，若为热症，则脉不应见沉细，且血色晦暗，故此证应为寒证。咳痰病位在肺，且肺脉循经咽部，知此为肺家受寒。所以便血，因阴盛而血不得藏。如《黄帝内经》所说"结阴者便血一升，再结二升，三结三升"。故与麻黄、附子、细辛得解。肺主水道，肺寒则水饮亦生，水饮凌心，故而心中悸动。是以青龙、真武之辈可收效。

（三）四逆汤（附：通脉四逆汤）

【来源】　张仲景　《伤寒论》

【方歌】　四逆汤中姜附草　三阴厥逆太阳沉
　　　　　　或盖姜葱参芍桔　通阳复脉力能任

【组成】　炙甘草二两（6g），干姜一两半（6g），附子生用，去皮，破八片，一枚（15g）。

【用法】　上三味，以水三升，煮取一升二合，去滓，分温再服。强人可大附子一枚，干姜三两（现代用法：水煎服）。

【功用】 回阳救逆。

【主治】 心肾阳衰之寒厥证。四肢厥逆，神衰欲寐，面色苍白，恶寒踡卧，腹痛下利，呕吐不渴，甚则冷汗淋漓，舌淡苔白滑，脉微欲绝，以及误汗亡阳者。

【证治机制】 本方主治为寒邪深入少阴所致的阳虚寒厥证。证因心肾阳气衰微，阴寒内盛所致。心为五脏六腑之大主，肾为元阴元阳之所系，心肾阳气衰微，阴寒内盛，乃临床危重之证。心肾阳气虚衰，失其温煦之职，故四肢厥冷、恶寒踡卧。阳气衰微，无力鼓动血脉运行，故脉微欲绝。《素问·生气通天论》云："阳气者，精则养神，柔则养筋。"心肾阳衰，神失所养，故神衰欲寐。肾阳衰微，火不暖土，故腹痛吐利。此症心肾阳衰阴盛，病势凶险，治宜取大辛大热之品，速回阳气，破散阴寒，以挽垂危之急。

【方义分析】 本方首选大辛大热之生附子为君，入心、脾、肾经，温壮元阳，破散阴寒，以救助心肾阳气。《本草求真》云："附子（专入命门），味辛大热，纯阳有毒。其性走而不守，通行十二经，无所不至，为补先天命门真火第一要剂。凡一切沉寒痼冷之症，用此无不奏效。"附子生用药性更为猛烈，能够迅速通达周身内外，是"回阳救逆第一品药"（《神农本草经读》）。臣以辛热之干姜，入心脾肺经，其用有二，一者温中焦，散阴寒，以固守后天之本。干姜与生附子相配，既温先天以助后天，又暖后天以养先天，相须为用。两者助阳通脉。干姜与生附子相伍，壮阳气，散阴寒，使阳气复，血脉通，阴寒易散。因此，生附子与干姜并用是回阳救逆的基本配伍。正如《本经疏证》所云："附子以走下，干姜以守中，有姜无附，难收斩将夺旗之功，有附无姜，难收坚壁不动之效。"佐使炙甘草，其用有三，一则助干姜、生附子温阳益气，使回阳救逆之中兼有益气补虚之效；二则缓解干姜、生附子峻烈之性，使其破阴回阳而无暴散虚阳之虞；三则调和药性，并能稽留药性，使药力作用持久。综观本方，大辛大热，药简力专，重在温阳气，散阴寒，能力挽元阳，救人于顷刻之间，使阳复厥回，故名"四逆汤"。

【临床运用】

（1）本方是回阳救逆的基本方。临床应用以四肢厥冷，神衰欲寐，面色苍白，脉微欲绝为辨证要点。

（2）若服药后出现呕吐格拒者，可将药液置凉后服用。本方纯用辛热之品，中病手足温和即止，不可久服。真热假寒者忌用。

（3）本方常用于心肌梗死、心力衰竭、急性胃肠炎吐泻过多，或某些急证大汗而见休克等，证属阳衰阴盛者。

【附方】

通脉四逆汤（《伤寒论》）　炙甘草二两（6g），附子生用，去皮，破八片，大者一枚（20g），干姜三两，强人可四两（9～12g）。用法：上三味，以水三升，煮取一升二合，去滓，分温再服，其脉即出者愈。功用：破阴回阳通脉。主治：少阴病，阴盛格阳证。症见下利清谷，里寒外热，手足厥逆，脉微欲绝，身反不恶寒，其人面色赤，或腹痛，或干呕，或咽痛，或利止脉不出者。若"吐已下断，汗出而厥，四肢拘急不解，脉微欲绝者"，加猪胆汁半合（5ml），名"通脉四逆加猪胆汁汤"，"分温再服，其脉即来。无猪胆，以羊胆代之"。

【案例举隅】

（1）产后失音案：程载锡兄如君艰产，产后即晕厥，醒后喉哑，全无声音，而人事清楚，脉细如丝，手足厥冷。盖艰产玉门久开，寒气袭入，经云：寒中少阴，令人卒然而哑。且脉细厥冷，可征也。用四逆汤疾驱其寒，以防变证，用附子三钱，干姜三钱，甘草一钱，当归三钱，连进三剂，次日音出，瘀血方下。盖少阴经络尽于喉，寒极于下，肾气不能时上，致卒然失音，若非重剂，入里之寒，何能骤解。数日后，因难产内伤肿痛，去附子加肉桂、赤芍、桃仁，肿消痛止，半月方愈。（《续名医类案》）

（2）辨证思路：患者难产，产后必脱力、失血。血者神气也，为心之所主。而心肾相交，皆为少阴。脱力伤血，则神气顿失，故晕厥。阳气随血而失，四末无以温养，故四肢冷。《黄帝内经》言："少阴之脉，贯肾络肺系于舌本"，故少阴阳气伤，则病从寒化，舌本寒而失音。

（四）白通加猪胆汁汤（附：白通汤）

【来源】　张仲景　《伤寒论》

【方歌】　白通加尿猪胆汁　　干姜附子兼葱白
　　　　　　热因寒用妙义深　　阴盛格阳厥无脉

【组成】　葱白四茎，干姜一两（6g），附子生，去皮，破八片，一枚（15g）。

【用法】　上三味，以水三升，煮取一升，去滓，加猪胆汁一合（5ml），人尿五合（25ml），分2次温服。

【功用】　破阴回阳，宣通上下。

【**主治**】 阴盛格阳。症见下利不止，四肢厥逆，干呕心烦，无脉等。

【**证治机制**】 心肾阳气衰微，失其温煦之职，故四肢厥逆，阳气衰微，无力鼓动血脉运行，故无脉。肾阳衰微，火不暖土，故干呕心烦，下利不止。肾阳衰微，阴寒太盛，虚阳格拒于外（实为格阳于上），为主证。因肾为水火之脏，阴阳互根，真阳虚衰，真阴亦衰竭，且下利不止也伤阴，故阴伤为兼证。干呕而烦为次证。

【**方义分析**】 用大辛大热的附子温肾壮阳，祛寒救逆，为君药。干姜助君温阳散寒；葱白辛温，宣通上下阳气，以通阳散寒，共为臣药。阴寒太盛会格拒阳药，所以又佐以苦寒猪胆汁、咸寒人尿为引导，使热药能入里发挥作用，此为反佐之用（即是热因寒用妙义深）。除此，两药咸寒苦降，可滋阴和阳，引虚阳下入阴中，共为佐药。本方配伍特点是以热药为主，佐以少量寒凉药。共奏破阴回阳，宣通上下，兼反佐之功。

按：本方为白通汤加猪胆汁、人尿而成。因方中葱白通阳气，故名"白通"。白通汤主治阴盛于下，格阳于上的戴阳证。症见四肢厥逆，下利，面赤，脉微等。若戴阳证服白通汤下利仍不止，且见厥逆无脉，干呕而烦，是病重药轻，阳药被阴邪所格拒，故仍主以白通汤，更佐加咸寒苦降猪胆汁、人尿，以引阳入阴，避免再发生格拒。所以白通加猪胆汁汤是为戴阳证发生格拒而设。

【**临床运用**】 本方常用于心肌梗死、心力衰竭、急性胃肠炎吐泻过多或某些急证大汗而见休克等，证属阳衰阴盛者。

【**附方**】

白通汤（《伤寒论》）：葱白四茎，干姜一两（6g），附子生，去皮，破八片，一枚（15g）。用法：上三味，以水三升，煮取一升，去滓，分温再服。功用：通阳破阴。主治：心肾阳虚，阴寒内盛之戴阳证。主治：手足厥逆，恶寒蜷卧，下利，脉微，面赤等。若"利不止，厥逆无脉，干呕，烦者"，加猪胆汁一合（5ml），人尿五合（25ml），名"白通加猪胆汁汤"。

【**案例举隅**】

（1）戴阳案：张聿青医案——治一人，灼热旬余，咽痛如裂，舌红起刺，且卷，口干不思汤饮，汗虽畅，表热犹壮。脉沉细，两尺空豁，烦躁面赤，肢冷囊缩，显然少阴证据，误服阳经凉药，苟读《伤寒论》何至背谬若此？危险已极，计唯背城借一。但病来源明目，虽经一诊道破，尚虑鞭长莫及耳，勉拟仲景白通汤加猪胆汁一法，以冀挽回为幸耳。（《伤寒名案选新注》）

（2）辨证思路：阴寒内盛，格阳于外，虚阳浮越阴极似阳，患者舌红起刺且卷，表热犹壮为虚阳格拒之象，脉沉细，两尺虚豁，口干不思汤饮，为阴伤之证，热象是假，本质为阳虚寒盛，方用白通汤加猪胆汁汤，破阴回阳，宣通上下。

（五）吴茱萸汤

【来源】 张仲景 《伤寒论》

【方歌】 吴茱萸汤人参枣　重用生姜温胃好
　　　　阳明寒呕少阴利　厥阴头痛皆能保

【组成】 吴茱萸洗，一升（9g），人参三两（9g），生姜切，六两（18g），大枣擘，十二枚（4枚）。

【用法】 上四味，以水七升，煮取二升，去滓，温服七合，日三服（现代用法：水煎服）。

【功用】 温中补虚，降逆止呕。

【主治】 ①胃寒呕吐证。食谷欲呕，或兼胃脘疼痛，吞酸嘈杂，舌淡，脉沉弦而迟。②肝寒上逆证。干呕吐涎沫，头痛，巅顶痛甚，舌淡，脉沉弦。③肾寒上逆证。呕吐下利，手足厥冷，烦躁欲死，舌淡脉沉细。

【证治机制】 本方主治有三证，证候虽各有殊，但病机同属虚寒，且均涉寒邪上逆犯胃，故可以一方统治。胃气以降为顺，胃受寒邪，失于和降，故见呕吐，不食，食则欲呕；寒主收引，则胃脘冷痛。《素问·举痛论》云："寒气客于肠胃，厥逆上出，故痛而呕也。"肝主疏泄，其经脉"连目系，上出额，与督脉会于巅"。若肝寒上逆，上犯于胃则呕吐涎沫，上扰清阳则头痛，且以巅顶痛著。肾为水火之脏，生命之根，肾经受寒则阳气微，阳气不能达于四末，则手足厥冷；寒邪上逆犯胃则呕，阳虚不能化湿，寒湿下迫则利；阴寒内盛，阳气扰争，故烦躁欲死。阳虚寒盛，其舌色当淡，脉自沉弦而细迟。治当温中补虚，助阳气，降阴寒。

【方义分析】 方中吴茱萸辛苦性热，入肝肾脾胃经，上可温胃寒，下可暖肝肾，又能降逆止呕，一药而三擅其功，《金镜内台方义》谓"吴茱萸能下三阴之逆气"，故以为君。重用辛温之生姜为臣，生姜乃呕家之圣药，温胃散寒，降逆止呕。吴茱萸与生姜配伍，相须为用，药力甚强，温降并行，针对阴寒、气逆之病机，颇为恰当。费伯雄《医方论》云："吴茱萸辛烈善降，得姜之温通，用以破阴气之有余矣。"佐以甘温之人参，补益中焦脾胃之虚；佐使以甘平之大枣，益气补脾，调和诸药。人参、大枣并用，补益中气，俾脾气健旺，清阳得升，浊阴自降，实乃补虚以助降逆。张璐《伤寒缵论》云："兼人参生姜、大枣以助胃中之清阳，共襄祛浊之功，由是清阳得以上升，而浊阴自必下降矣。"综观本方，吴茱萸配生姜温中降逆，人参配大枣补虚扶正，四药相伍，肝肾胃同治，温、降、补并施，共奏温中补虚、降逆止呕之功。

【临床运用】

（1）本方是治疗脾胃虚寒、浊阴上逆的常用方剂。临床应用以恶心呕吐，或巅顶头痛，畏寒肢凉，舌淡苔白滑，脉沉弦细或迟为辨证要点。胃热呕吐、阴虚呕吐，或肝阳上亢之头痛、呕吐禁用。方中吴茱萸有毒，不宜久服。

（2）若呕吐较甚者，加半夏、陈皮等以增强和胃止呕之力；头痛较甚者，加川芎、当归、桂枝等和血止痛；肝胃虚寒重者，加干姜、小茴香等温里散寒。

（3）本方常用于慢性胃炎、神经性呕吐、神经性头痛、耳源性眩晕等，证属脾胃虚寒者。

【案例举隅】

（1）呕吐案：某，积劳伤阳。先已脘痛引背。昨频吐微眩。脉弱汗出。胃中已虚。肝木来乘。防有呃忒吐蛔。仿仲景食入则呕者。吴茱萸汤主之。（《临证指南医案》）

（2）辨证思路：胃痛引背，因背为阳明之府，观《伤寒论》中所言：太阳病，则头项痛，将入阳明则项背强几几，可知此理。胃中寒而无火，故脉弱。所以汗出，因胃为水谷之海，胃弱则营卫俱不足，表失固摄所致。仲景有言："食谷欲呕者，属阳明，吴茱萸汤主之。"

（六）益元汤

【来源】　朱肱　《活人书》

【方歌】　益元艾附与干姜　　麦味知连参草将
　　　　　　姜枣葱煎入童便　　内寒外热名戴阳

【组成】　艾叶、炮附子、干姜、麦冬、五味子、知母、黄连、人参、炙甘草各3g。

【用法】　上九药加生姜三片，大枣三枚，葱白三茎用水煎，煎好去滓，再加童子小便一匙冷服。

【功用】 益元阳，逐阴寒，引火归原。

【主治】 戴阳证。症见面赤身热，烦躁不安，欲裸衣入井，坐到水中，但又要加厚衣被，饮水不入口等。

【证治机制】 肾阳衰微，阴寒内盛，阴盛格阳，即虚阳被阴寒逼迫上越，症见面赤身热、烦躁不安。

【方义分析】 方中以附子为君药，温壮肾阳、散寒回阳。干姜、艾叶温中逐寒，通经络，助君药补阳散寒回阳，为臣药。人参、甘草益气补中，合君臣又辛甘化阳，加强温补阳气的作用；麦冬、五味子补肺、肾之阴，使阳有所依；麦冬又可清心，五味子敛气，使阳气不致耗散，合人参又益气生脉；黄连清上越虚火，知母滋阴降火；葱白宣通上下阳气；生姜、大枣调补脾胃，入童便冷服，有反佐之意，防止药入口即吐，又可滋阴降火，引无根之火下行归肾，均为佐药。甘草又可调和诸药，有使药之用。诸药相配，益元阳，逐阴寒，引火归原，所以对戴阳证有很好的疗效。

【临床运用】 本方常用于心肌梗死、心力衰竭、急性胃肠炎吐泻过多，或某些急证大汗而见休克等，证属阳衰阴盛者。

【案例举隅】

（1）戴阳案：陈怡太年老体弱，辛苦劳力之人，得伤风小病，头身作痛，发热畏寒。医者不以劳力伤风之例施治，乃以败毒散二服，遂变大汗如雨，舌干如刺，满面赤色，神志昏惑。问其小便不利，大解不通，俨似极热之症，余固知为误治所致。老年阴气既衰，误汗愈涸，故舌刺口渴，而泉源既竭，二便必变，诊脉洪大，按之寂然，虽无急疾之象，然恐误表戴阳于面，元气随汗立散。意欲行真武坐镇之法，但津液内竭，难受辛温之亢味；将欲与生脉救阴之意，而甘酸之药，其何以回垂绝之元阳？继思独阳不生，盖阳无阴，则孤阳失所，而飞越戴出矣。必得扶阳之药，而兼济阴可也，处古益元汤，回阳生阴。药一下咽，果获熟睡，舌刺少减。再剂，热退身凉，汗收食进，与理阴煎，数服而康。（《得心集医案》）

（2）辨证思路：患者年迈外感，发热畏寒而头身疼痛，乃太阳伤寒之症（与伤风不同），用汗法治之，本是对症。然则由于年迈且劳力，阳气本虚，又经发汗太过，则阳气更伤，不得内守，随汗出而外脱。阴阳两伤，阴不足则二便不通，阳浮于外则满面赤色。结合脉象，脉洪大若是火热证，则脉象应兼有疾数之象，反而不疾，应为阳气浮越于外之假象，此证是戴阳无疑。

（七）回阳急救汤

【来源】 陶节庵 《伤寒六书》

【方歌】 回阳救急用六君　　桂附干姜五味群

　　　　　　加麝三厘或胆汁　　三阴寒厥见奇勋

【组成】 熟附子（9g），干姜（6g），人参（6g），甘草（6g），白术炒（9g），肉桂（3g），陈皮（6g），五味子（3g），茯苓（9g），半夏制（9g）。

【用法】 水二盅，姜三片，煎之，临服入麝香三厘（0.1g）调服。中病以手足温和即止，不得多服（现代用法：水煎服，麝香冲服）。

【功用】 回阳救逆，益气生脉。

【主治】 寒邪直中三阴，真阳衰微证。四肢厥冷，神衰欲寐，恶寒蜷卧，吐泻腹痛，或身寒战栗，或指甲口唇青紫，或吐涎沫，舌淡苔白，脉沉微，甚或无脉。

【证治机制】 本证因寒邪直中三阴，阴寒内盛，真阳衰微欲脱所致。真阳衰微，阴寒内盛，阳气无力温煦四末，故四肢厥冷、身寒战栗。心肾阳衰，神失所养，故神衰欲寐。脾阳虚衰，运化失常，清阳不升，浊阴不降，故呕吐下利；阳气不足，阴寒内盛，寒性收引凝滞，故腹中疼痛。心肾阳衰，无力鼓动血脉运行，故指甲口唇青紫、脉沉微甚或无脉。治疗急当破散阴寒，回阳救逆，固脱生脉。

【方义分析】 本方以四逆汤合六君子汤，加肉桂、五味子、麝香、生姜组成。方中熟附子温里散寒、回阳救逆。干姜，温中散寒，助阳通脉；肉桂辛甘性热，补元阳，通血脉。三药并用，温壮元阳，破散阴寒。熟附子药力虽不及生附子猛烈，但有肉桂相辅，其破阴回阳之力也颇为明显。佐以六君子汤补益脾胃，固护中州。其中人参甘温，大补元气，与附子相配，回阳救逆，益气固脱。更用麝香，通阳开窍，通行十二经脉，以"斩关直入，助桂、附、姜、参以速奏殊功"（《重订通俗伤寒论》）。五味子性酸收敛，其用有三，一者收敛虚阳以固脱；二者与人参相合，益气生脉；三者与麝香相合，散中有收，使麝香通阳而无耗散正气之虞。生姜温中散寒，并可解附子、半夏之毒。诸药相合，破散阴寒，回阳救逆，益气固脱。

【临床运用】

（1）本方是治疗寒邪直中，真阳衰微的常用方剂。临床应用以起病急骤，四肢厥冷，神疲欲寐，下利腹痛，脉微或无脉为辨证要点。方中麝香用量不宜过大，服药后手足温和即止。

（2）若呕吐涎沫，或少腹痛者，可加盐炒吴茱萸等温胃暖肝，下气止呕；若泄泻不止者，可加升麻、黄芪等益气升阳止泻；若呕吐不止者，可加姜汁温胃止呕。

（3）本方常用于急性胃肠炎吐泻过多、休克、心力衰竭等，证属亡阳欲脱者。

【案例举隅】

（1）**伤寒挟伏热案**：病者：刘氏妇，年三十岁，夫业机房，住本街。病名：伤寒挟伏热。原因：房后大意，衣被单薄，遂伤寒如冷瘀，虽请数人针之，皆未见效。证侯：腹痛蹲卧，畏寒战栗，干呕不止，无热不渴，面青唇缩，手足厥冷过膝。诊断：脉息三至，按之无力而时止，遂断为房后伤寒，决非急瘀，切勿再针。

疗法：随立回阳急救汤加减，初服倾吐无余，又加姜汁冲服。

处方：西党参三钱　土炒白术三钱　云茯苓三钱　炙甘草一钱　法半夏三钱　老广皮二钱　淡干姜钱半　五味子八分　上肉桂二钱　熟附片钱半　淡吴萸六分　生姜汁二匙，分冲

次诊：服后腹痛虽止，而发热大作，脉息六至，口苦而渴，热象全现。谓此非热药过剂，实因病者先蓄内热，尚未发作，今寒从热化，脉数口渴，只得见症治症，转方用苦辛开透法。

淡枯芩二钱　黑山栀三钱　粉丹皮二钱　天花粉二钱　大连翘三钱姜炒川连一钱　牛蒡子钱半　苏荷尖一钱

效果：服后异常舒泰，依方加减，再二帖即收全功。（《全国名医验案类编》）

（2）辨证思路：患者此因房劳之后受寒所致，为外感兼夹内伤。又腹痛蹲卧，畏寒战栗，面青唇缩，手足厥冷过膝，为阳虚之证。脉息三至，按之无力而时止，故知内伤为重，不得不急进温补，方用回阳急救汤以回阳固脱。"扶正祛邪"迫阳回正气充足而发伏热，后可转为清透之品以除外感之邪。

（八）四神丸

【来源】 王肯堂　《证治准绳》

【方歌】 四神故纸吴茱萸　　肉蔻五味四般须

大枣百枚姜八两　　五更肾泻火衰扶

【组成】 肉豆蔻二两（10g），补骨脂四两（20g），五味子二两（10g），吴茱萸浸，炒一两（5g）。

【用法】 上为末，生姜八两，红枣一百枚，煮熟取枣肉和末丸，如桐子大，每服五七十丸（6～9g），空心或食前白汤送下（现代用法：丸剂，每服6～9g，日2次，用淡盐汤或温开水送服。亦作汤剂，加生姜、大枣水煎，用量按原方酌减）。

【功用】 温肾暖脾，固肠止泻。

【主治】 脾肾阳虚之肾泄证。五更泄泻，不思饮食，食不消化，或久泄不愈，腹痛喜温，腰酸肢冷，神疲乏力，舌淡苔薄白，脉沉迟无力。

【证治机制】 肾泄，又称五更泄、鸡鸣泻、晨泄。《素问·金匮真言论》说："鸡鸣至平旦，天之阴，阴中之阳也，故人亦应之。"五更之时，阳气萌发之际，因命门火衰，阳气当至不至，阴气极而下行，故为五更泄泻。正如《医方集解》所云："久泻皆由肾命火衰，不能专责脾胃。"脾失健运，则不思饮食，食不消化；脾肾阳虚，阴寒凝聚，则腹痛、腰酸肢冷；《素问·生气通天论》曰："阳气者，精则养神"，阳虚不能化精微以养神，则神疲乏力；舌淡苔薄白、脉沉细无力，皆属脾肾阳虚之候。治宜温补脾肾，固肠止泻。

【方义分析】 本方为治脾肾阳虚之肾泄的常用方。方中重用辛苦性温之补骨脂为君，尤善补命门之火，以温暖脾土，是治肾虚泄泻、壮火益土之要药。李时珍《本草纲目》曰："治肾泄，通命门，暖丹田，敛精神。"臣以辛温性涩之肉豆蔻，以温中行气、涩肠止泻，与补骨脂温肾暖脾、涩肠止泻之功相得益彰。佐以吴茱萸温脾肾、散阴寒；五味子收敛固涩，助君、臣涩肠止泻；生姜温胃散寒，大枣健脾益胃，两者同调脾胃，以助运化。诸药合用，共奏温肾暖脾、固肠止泻之功。

《医方集解》载本方服法，强调"临睡前时淡盐汤或白开水送下"，并释云："若平旦服之，至夜药力已尽，不能敌一夜之阴寒故也"，可资临床参考。

本方温补与收涩并用，是以温补治本为主，酸涩治标与辅。《普济本事方》载二神丸（肉豆蔻、补骨脂）主治"脾肾虚弱，全不进食"；五味子散（五味子、吴茱萸）专治肾泄。两方合之，温补固涩之功皆著，《绛雪园古方选注》谓："四种之药，治肾泄有神功也"，故冠名"四神"。

本方最早见于《内科摘要》，主治相同，但无用量。

本方与真人养脏汤皆属固涩之剂，具固涩止泻、温补脾肾之功。但本方重用补骨脂为君，意在温肾为主，暖脾涩肠为辅，主治命门火衰，火不暖土之肾泻。真人养脏汤重用罂粟壳，意在收敛固涩为主，温补脾肾为辅，主治脾肾虚寒以脾虚为主之久痢久泻。

【临床运用】

（1）本方为治脾肾阳虚，火不暖土之肾泄的常用方。临床应用以五更泄泻，不思饮食，舌淡苔白，脉沉细为辨证要点。

（2）若肢冷畏寒甚者，加附子、肉桂温阳补肾；泻痢日久，气虚下陷者，加黄芪、党参、升麻补气升陷。

（3）常用于慢性肠炎、慢性结肠炎、肠道易激综合征、痢疾、肠结核等，证属脾肾虚寒者。

【案例举隅】

（1）泄泻案：江应宿治黄水部新阳公。患脾肾泄十余年，五鼓初，必腹痛，数如厕。至辰刻，共四度，巳午腹微痛而泄，凡七八度，日以为常，食少倦怠嗜卧。诊得右关滑数，左尺微弦无力，此肾虚而脾中有积热也。投黄连枳实丸，腹痛渐除，渐至天明而起。更与四神丸、八味丸，滋其化源。半年饮食倍进而泄愈。（《古今医案按》）

（2）辨证思路：患者腹痛泄泻，每于五更时发作，日七八次。脉象左尺弦而无力，主肾家之寒，右关滑数，主脾家有积热。"诸呕吐酸暴注下迫皆属于热"，故知脾家之积热可导致大便疼痛不实，又肾主二便，肾家大寒不司其职，则导致大便日下数次。脾肾二家之患相合，则为此病，即古人言之"五更泄"。

（九）厚朴温中汤

【来源】　李东垣　《内外伤辨惑论》

【方歌】　厚朴温中陈草苓　　干姜草蔻木香停
　　　　　　煎服加姜治腹痛　　虚寒胀满用皆灵

【组成】　厚朴姜制、橘皮去白，各一两（各15g），炙甘草、草豆蔻仁、茯苓去皮、木香各五钱（各8g），干姜七分（2g）。

【用法】　上为粗末。每五钱匕（15g），水二盏，生姜三片，煮至一盏，去滓食前温服。忌一切冷物（现代用法：按原方比例酌定用量，加生姜三片，水煎服）。

【功用】　行气除满，温中燥湿。

【主治】　脾胃气滞寒湿证。脘腹胀满或疼痛，不思饮食，舌苔白腻，脉沉弦。

【证治机制】　脾胃位于中焦，主受纳、腐熟与运化水谷。脾胃伤于寒湿，易气机壅滞。寒性凝滞，湿性黏腻，易阻气机。故令脘腹胀满，甚则不通则痛；胃失受纳，脾失运化，故不思饮食；舌苔白腻，脉沉弦，皆为脾胃寒湿、气机不畅所致。治宜行气除满，温中燥湿。

【方义分析】　本方为治疗脾胃气滞寒湿证的常用方。方中重用苦、辛而温的厚朴，行气消胀，为君药。《本草汇言》曰："凡气滞于中，郁而不散，食积于胃，羁而不行，或湿郁积而不去，湿痰聚而不清，用厚朴之温可以燥湿，辛可以清痰，苦可以下气也。"草豆蔻仁辛温而燥，能燥湿行气、温中散寒；橘皮、木香行气宽中散寒，共助厚朴行气燥湿，用作臣药。干姜、生姜并用以温中散寒；茯苓、炙甘草健脾渗湿和中，均为佐药。炙甘草兼作使药以调和诸药。全方共奏行气除满、温中燥湿之功。

本方与理中丸在组成上均有干姜、甘草，都有温中散寒之功，均主治中焦寒证。但本方是以行气燥湿为主，主治脾胃气滞寒湿之证；理中丸则温中与补虚并重，而无行气之功，主治中焦虚寒证。

【临床运用】

（1）本方治证以脘腹胀满或疼痛，舌苔白腻，脉沉弦为辨证要点。药性苦辛温燥，胃阴不足者，不宜使用，以免耗气伤阴。

（2）若寒甚腹痛者，宜加高良姜、肉桂以增温中、散寒、止痛之力；兼胃气上逆，而见恶心呕吐者，酌加半夏、砂仁以和胃降逆。

（3）常用于治疗急慢性胃炎、肠炎、胃溃疡和胃肠功能紊乱等，证属脾胃寒湿、气滞者。

【案例举隅】

（1）水肿案：疟止之后，腹胀足肿，湿热内归太阴，防成疟臌。但小便清利，是属脾虚。拟厚朴温中汤加味。

川朴　茯苓　陈皮　干姜　草豆蔻　木香　半夏　冬瓜皮　姜皮（《王旭高临证医案》）

（2）辨证思路："痞块由大疟日久而结，多因水饮痰涎与气相搏而成，久则块散腹满，所谓癖散成臌也。"（《王旭高临证医案》）患者脾胃伤于寒湿，寒湿易阻气机，腹胀足肿，故用厚朴温中汤加减行气除满，温中燥湿。

（十）导气汤

【来源】　汪昂　《医方集解》

【方歌】　寒疝痛用导气汤　　川楝茴香与木香

　　　　　吴茱萸以长流水　　散寒通气和小肠

【组成】　川楝子四钱（12g），小茴香二钱（6g），木香三钱（9g），吴茱萸一钱（3g）。

【用法】　上四味药，用河中长流水煎服。

【功用】　行气疏肝，散寒止痛。

【主治】　寒疝。症见阴囊冷痛，结硬如石，或引睾丸而痛等。

【证治机制】　古人有"诸疝皆归肝经""治疝必先治气"之说。本方证乃寒侵肝经、气机阻滞所致。故寒凝气滞之寒疝为本方主证。厥阴之脉络阴器，系于肝，寒气客于脉中，寒性收引凝滞，则血涩脉郁，致阴囊冷痛或睾丸疼痛。

【方义分析】　方中川楝子入肝经，行气疏肝；小茴香暖下焦而散寒邪，尤善散肝经寒邪，两药共为君药。木香辛、苦、温，可升可降，通理三焦，使气机调畅而止痛；吴茱萸辛、苦、热，疏肝下气、散寒止痛，共为臣药。四药之中，除川楝子苦寒，余皆为温热之品，如此相配，可减川楝之寒性，存其行气疏肝之用。又虑肝内寄相火，气郁久生热，用川楝子可防止暖肝散寒而动相火，还能导小肠、膀胱之热从小便而出。

【临床运用】

（1）小肠疝气偏于寒者，加肉桂和乌药温肾散寒；偏于湿者，加苍术、薏苡仁以利化水湿；气滞痛甚者，加荔枝核、橘核以条畅气机。

（2）本方亦可用于小肠疝气、睾丸炎、睾丸鞘膜积液、精索静脉曲张等见上述证者。

【案例举隅】

（1）疝气案：肾囊冷疼重坠，结硬如石，痛引脐腹，脉弦牢急。此阴气积于内，复为寒邪所袭，故营卫不调，致成寒疝，盖证虽见于肾，病实本乎于肝，以厥阴肝脉络于阴器也。当用导气汤加橘核、乌药、荔枝核、官桂，以温经散寒、行气除湿，使气行寒散，则痛止肿消。（《临证医案笔记》）

（2）辨证思路："疝者痛也，此由阴气积于内，寒气结搏而不散，府藏虚弱，故风邪冷气与正气相击，则腹痛里急，故云寒疝腹痛也。"（《巢氏病源》）患者寒凝气滞于肝脉，寒性收引，阴囊冷痛重坠，痛引脐腹，予以导气汤加橘核、乌药、荔枝核、肉桂，以行气疏肝、散寒止痛。

（十一）疝气汤

【来源】 朱丹溪 《丹溪心法》

【方歌】 疝气方用荔枝核　　栀子山楂枳壳益
再入吴茱暖厥阴　　长流水煎疝痛释

【组成】 荔枝核、栀子、炒山楂、枳壳、吴茱萸各等分（各6g）。

【用法】 上五味药共研粗末，每次用河中长流水煎服二钱（6g）。

【功用】 散寒除湿，理气止痛。

【主治】 寒湿疝气。症见疝气疼痛，或睾丸而痛等。

【证治机制】 寒湿侵犯肝经，气机阻滞，为本方主证。气郁生热及血行不畅致瘀，为本方兼证。因寒性收引凝滞，湿性黏腻重滞，寒湿相搏，侵于肝经，肝木郁而不达，加之气滞壅塞不通，阻滞少腹，故而导致疝气疼痛，或引睾丸而痛等。

【方义分析】 荔枝核甘温，入肝肾经，善理气散寒止痛，为君药。吴茱萸辛热，入肝经散寒燥湿，疏肝调气；枳壳行气破结，共为臣药。山楂散瘀消积；栀子苦寒，清热利湿，导湿热从小便去，共为佐药。诸药相配，共奏散寒除湿、理气止痛之功。煎服能使疝气疼痛消散。

按：原书无方名，方中有枳实十五片，而无枳壳。治诸疝，定痛速效。

【临床运用】 现代医学常用本方治疗睾丸炎、睾丸鞘膜积液、精索静脉曲张等。

（十二）橘核丸

【来源】 严用和 《济生方》

【方歌】 橘核丸中川楝桂　　朴实延胡藻带昆
桃仁二木酒糊合　　㿗疝痛顽盐酒吞

【组成】 橘核炒、海藻洗、昆布洗、海带洗、川楝子去肉, 炒、桃仁麸炒各一两（各15g），厚朴去皮, 姜汁炒、木通、枳实麸炒、延胡索炒, 去皮、桂心不见火、木香不见火, 各半两（各8g）。

【用法】 上为细末，酒糊为丸，如梧桐子大。每服70丸，空心盐酒汤任下。

【功用】 行气止痛，软坚散结。

【主治】 癩疝。睾丸肿胀偏坠，或坚硬如石，或痛引脐腹，甚则阴囊肿大，轻者时出黄水，重者成痈溃烂。舌淡苔白，脉沉迟。

【证治机制】 本方证病位在肾（睾丸为外肾），而病变在肝。因肝脉络于阴器，上抵少腹，寒湿客于肝脉，肝经气血郁滞，经气不通，故睾丸肿胀偏坠，或坚硬如石，或痛引脐腹，舌淡苔白，脉沉迟皆为寒滞之象。癩疝为本方主证；寒湿气滞郁久化热为本方兼证。

【方义分析】 方中橘核苦平，主入肝经，理气散结止痛，是治寒疝腹痛专药，故为君药。川楝子、木香助君行气止痛；桃仁、延胡索入阴血而活血散瘀，延胡索并善行气止痛，共为臣药。肉桂温肾暖肝而散寒；厚朴、枳实下滞气而破坚，厚朴尚可燥湿；木通通利血脉而除湿热，导湿热从小便而去；海藻、昆布、海带软坚散结，共为佐药。盐汤送下可引药下行，还能软坚；用酒可加速血行，以增强行气活血之功。诸药相合，能行气活血、散寒除湿、软坚散结。癩疝顽痛服之有效。

【临床运用】

（1）本方为治疗寒湿疝气的常用方。以睾丸肿胀疼痛或坚硬，痛引少腹，舌淡，苔薄，脉沉迟为辨证要点。

（2）若寒甚者，加小茴香、吴茱萸以温阳散寒；若郁肿甚者，加水蛭、虻虫以活血消肿；若阴囊湿痒者，加土茯苓、车前子以利湿止痒。

（3）现代医学常用本方治疗睾丸炎、睾丸鞘膜积液、附睾炎、前列腺炎、睾丸结核、腹股沟疝等，证属寒食气滞者。

【案例举隅】

（1）疝案：黄左 劳倦奔走，元气下陷，睾丸坠胀，不能行动，胸脘不舒。肝主筋，睾丸为筋之所聚。先建其中气，俾得元气上升，睾丸自能不坠。

炙黄芪三钱 炙升麻一钱 小茴香五分 炒潞党三钱 柴胡梢五分 陈广皮一钱五分 炒白术三钱 清炙草五分 广木香五分 橘核丸（吞服）三钱（《丁甘仁医案》）

（2）辨证思路：《灵枢·经脉》言肝经主病之一为狐疝，肝经环阴器，又主筋膜。前阴为筋之所聚，因此疝气之发，多于肝相关，肝病则疏泄失常，气机不畅。橘核丸中多理气之药，实为对肝家而立。

增　辑

（一）参附汤（附：芪附汤，术附汤）

【来源】　陈自明　《妇人大全良方》

【方歌】　参附汤疗汗自流　　肾阳脱汗此方求
　　　　　卫阳不固须芪附　　郁遏脾阳术附投

【组成】　人参四钱（12g），附子炮，去皮，脐，三钱（9g）。

【用法】　用水煎服，阳气脱陷者，倍用之。

【功用】　益气回阳固脱。

【主治】　元气大伤，阳气暴脱，手足逆冷，冷汗不止，头晕气短，汗出脉微者。亦可用于大病虚极欲脱，或产后及月经暴行崩注，或痈疡久溃，血脱亡阳等。

【证治机制】　本方所治证候，是阳气衰微，脾肺大虚为病。因元气大伤，阳虚不固，故手足逆冷，冷汗不止，头晕气短，汗出脉微等。治当回阳固脱。

【方义分析】　人参，大补元气，补脾益肺；附子回阳救逆，温补肾阳，两者合用，意气回阳固脱。

【临床运用】　本方多用于元气大伤，阳气暴脱的危象。以手足逆冷，冷汗不止，汗出脉微为辨证要点。

【附方】

（1）芪附汤（《妇人大全良方》）：黄芪一两（30g），附子炮，五钱（15g）。用法：水煎服。功用：益气助阳，固表止汗。主治：肾阳虚衰，卫阳不固，冷汗不止或恶寒、肢冷、呕吐、腹泻、腹痛等。

（2）术附汤（《妇人大全良方》）：白术一两（30g），生附子五钱（15g）。用法：上药为末，每次用5钱（10～15g），加生姜、大枣，水煎服。功用：健脾燥湿，助阳固脱。主治：肾阳衰微，汗湿郁遏脾阳。症见汗出身冷，气短喘急，下利不止，脉微欲绝等。

【案例举隅】

（1）洞泄案：工部主政王汉梁，郁怒成痞，形坚痛甚，攻下之剂太过，遂若洞泄，一日一夜计下一百余次，肌肉尽消，神气愦乱，舌不能言。

余曰：在症已无活理，在脉犹有生机，以真藏脉未见也。此甚虚之症，法当甚补。以枯矾、龙骨、粟壳、肉果以固其肠，人参二两，熟附五钱以救其气。三日之内用参半斤，用附二两，泻减大半，舌遂能言。更以补中益气加生附、炮姜、肉果，大补百日而食进神强，然昼夜下四五行，两手瘘废，以仙茅、巴戟、桂、附等为丸，参附汤送下。五日余而痞消、泻止、能步。向使畏多参、附，或掣肘于投剂之时，或懈弛于将愈之际，安望其在生哉。信医不专者，戒诸。（《里中医案》）

（2）辨证思路：患者病泄泻，由情志郁怒，又服攻下药所致。怒伤肝脾，攻下又伤中气，故病泄泻。每日百余次，则水谷精气自肠中泻出。脾主肌肉，肌肉无所充养，遂肌肉尽消。后天久亏，元气必衰，神机失养，故神气愦乱，舌不能言。治疗当从大补元阳入手。

（二）天台乌药散

【来源】 李东垣 《医学发明》

【方歌】 天台乌药木茴香　　川楝槟榔巴豆姜

再用青皮为细末　　一钱酒下痛疝尝

【组成】 乌药、木香、茴香微炒、青橘皮汤浸，去白，焙、高良姜炒各半两（各15g），槟榔锉，二枚（9g），楝实十枚（15g），巴豆微炒，敲破，同楝实二味用麸一升炒，候麸黑色，拣去巴豆并麸不用七十粒（12g）。

【用法】 上除炒巴豆不用外，捣罗为散。每服一钱匕（3g），食前温酒送下；疼甚，炒生姜、热酒调下（现代用法：为散，每服3～5g，食前温服；亦可做汤剂）。

【功用】 行气疏肝，散寒止痛。

【主治】 肝经寒凝气滞证。小肠疝气，少腹痛引睾丸，舌淡苔白，脉沉弦。亦治妇女痛经、瘕聚。

【证治机制】 本方主治病证均为寒凝肝脉，气机阻滞所致。足厥阴肝经起于足大趾，经下肢内侧上行，绕阴器，过少腹。寒客肝经，气机郁滞，则可见前阴牵引脐腹疼痛，睾丸肿胀偏坠，发为小肠疝气。肝为血海，厥阴肝经气滞寒凝，于妇女又可经行腹痛，或瘕聚等。气滞寒凝，则苔白，脉来沉弦。《儒门事亲》曰："诸疝皆归肝经。"张景岳亦有"治疝瘕聚必先治气"（《景岳全书》）之说。故治当行气疏肝，散寒止痛。

【方义分析】 本方主治肝经寒凝气滞诸症，故方用乌药辛温，入肝经，既疏肝行气，又散寒止痛，为君药。青皮疏肝行气，木香理气止痛，共助君药疏肝行气；小茴香暖肝散寒，高良姜散寒止痛，共助君药散寒止痛，四药皆辛温芳香之品，合用以加强乌药行气散寒之功，俱为臣药。槟榔下气导滞，能直达下焦而破坚；川楝子理气止痛，但性苦寒，故与辛热之巴豆同炒，既可制其苦寒之性，又能增其行气散结之力，为方中佐药。诸药配伍，共奏行气疏肝、散寒止痛之功，使气行寒散，肝脉调和，则诸证可愈。

本方是行气疏肝与散寒止痛相合，故徐大椿谓"此温中散滞之剂，为气逆寒滞疝瘕之专方"（《医略六书·杂病证治》）。

【临床运用】

（1）本方主治气滞寒凝之疝气，以少腹痛引睾丸，舌淡苔白，脉沉弦为辨证要点。肝肾阴虚或兼有内热者不宜使用。

（2）若睾丸肿胀偏坠者，可酌加荔枝核、橘核以散结止痛；寒甚而喜温畏寒者，可酌加肉桂、吴茱萸等散寒止痛；痛经者，可酌加当归、川芎、香附等活血调经；瘕聚者，可酌加枳实、厚朴破气消瘕。

（3）常用治腹股沟斜疝或直疝、睾丸炎、附睾炎、慢性胃炎、胃肠功能紊乱、肠痉挛、痛经等，证属寒凝气滞者。

【案例举隅】

（1）疝气案：又治火儿赤怜歹疝气。脐腹阵痛。撮撮不可忍。腰曲不能伸。热物熨之稍缓。脉得沉小而急。难经云。任之为病。男子内结七疝。皆积寒于小肠间所致也。非大热之剂。则不能愈。遂以沉香、附子、川乌、炮姜、良姜、茴香、肉桂、吴茱萸各一两。醋丸。米饮汤下。名沉香桂附丸。一日二服。又间以天台乌药散。每服一钱。热酒泡生姜汤下。服此二药。旬日良愈。（《古今医案按》）

（2）辨证思路：患者病疝气，疼痛难忍，不得屈伸。疼痛性质为撮撮，即拘挛，乃是寒象，且得热则缓，亦可知此病属寒。脉象见沉小急，皆是寒脉。故脉症相合参看，此证乃属寒疝，妙在天台乌药散以逐其寒积也。

（三）黑锡丹

【来源】《太平惠民和剂局方》

【方歌】　黑锡丹能镇肾寒　　硫黄入锡结成团

　　　　　　胡芦故纸茴沉木　　桂附金铃肉蔻丸

【组成】　黑锡、硫黄各二两（各60g），胡芦巴、破故纸、小茴香、木香、沉香、附子、金铃子、肉豆蔻各一两（30g），肉桂半两（15g）。

【用法】　上十一味药，先将硫黄入锡结成团，再放地上出火毒，研成极细末，然后一起和匀再研，至黑色光亮为止，用酒糊丸如梧桐子大，阴干，每次服30～40丸（3～9g），空腹姜盐汤或大枣汤送服；夫人艾醋汤送服。

【功用】　温肾散寒，镇纳浮阳。

【主治】　①真阳衰微，阴寒内盛，肾不纳气证。症见气喘痰鸣，肢冷汗出，四肢厥逆，舌淡苔白，脉沉微。②奔豚。亦治寒疝腹痛，肠鸣滑泄，男子阳痿精冷不孕，女子血海虚寒等。

【证治机制】　肾阳不足，阴寒内盛，肾不纳气，阳虚，气不化津故可致气喘痰鸣，肢冷汗出，四肢厥逆及寒疝腹痛，肠鸣滑泄，男子阳痿等证。

【方义分析】　黑锡质重沉寒，镇纳浮阳；硫黄大热，温补命门之火，共为君药；附子、肉桂温肾散寒，引火归原；胡芦巴、破故纸、小茴香均可温肾、散寒、助阳，共为臣药；沉香降逆平喘，纳气入肾；木香、肉豆蔻、川楝子行气调中止痛。

【临床运用】　本方是温肾纳气的代表方剂，是救急之剂，具有温肾散寒、镇纳浮阳之功。凡由真阳衰微，阴寒内盛，肾不纳气，致气喘痰鸣，肢冷汗出，四肢厥逆，舌淡苔白，脉沉细的危候均可用本方化裁治疗。

【案例举隅】

（1）喘证案：一妇人患喘症，属命门火虚，不能生脾土，用补中益气汤、八味丸而痊。后复患，其喘益甚，下前药不应。遂用黑锡丹，二服喘止，仍用前二药而诸症痊。凡属邪气有余者，其症易识，治效亦速。其属元气不足者，变症不一，效非可以旦夕期也。（《续名医类案》）

（2）辨证思路：本案无舌脉，然而有具体诊断。命门火衰所致之喘，由命门火为肾间动气，《难经》谓之"元气之根"。肾主纳气，所纳者为肺所肃降之气，今命门火衰肾水必寒，肺肃降之气被格拒而不能收纳，故见喘。

（四）半硫丸（附：金液丹）

【来源】《太平惠民和剂局方》

【方歌】　半硫半夏与硫黄　　虚冷下元便秘尝

金液丹中硫一味　　沉寒厥逆亦兴阳

【组成】　半夏汤浸七次，焙干，为细末、硫黄明净好者，研令极细，用柳木槌子杀过，各等分。

【用法】　以生姜自然汁同熬，入干蒸饼末搅和匀，入臼内杵数百下，丸如梧桐子大。每服十五至二十丸，空心温酒或生姜汤送下十五至二十丸，妇人醋汤下。

【功用】　温肾祛寒，通阳泄浊。

【主治】　老年虚冷便秘，或阳虚寒湿久泄。小便清长，面色青白，手足不温，腹中冷痛，或腰脊冷重，舌淡苔白，脉沉迟。

【证治机制】　由于年老体衰，命门阳气不足，阳虚生内寒，寒积内阻，阳虚不运，而致大便秘结，犹如水寒成冰，故下元虚冷，症见小便清长，面色青白，手足不温，腹中冷痛，或腰脊冷重，舌淡苔白，脉沉迟。

【方义分析】　以大热之硫黄为君，温补下元以散寒凝；生姜、半夏温中降浊和胃止呕；生姜兼可解半夏之毒。三药合用，使虚阳得补，寒邪得散，胃气得降，大便得下，诸证可解。

【临床运用】　本方用于治疗老年虚冷便秘，或阳虚寒湿久泄。以小便清长，面色青白，手足不温，腹中冷痛，或腰脊冷重，舌淡苔白，脉沉迟为辨证要点。

【附方】　金液丹（《太平惠民和剂局方》）：硫黄净减去沙石十两（300g）。用法：研细，入砂罐内密封，慢火烧养七昼夜，取出再研，糊丸，为梧桐子大，每服三十至一百丸。功用：助阳散寒。主治：久寒痼冷，劳伤虚损，腰肾久冷，心腹积聚，胁下冷癖，腹中诸虫，失精遗溺，形羸乏力，脚膝疼弱，冷风顽痹，上气衄血，咳逆寒热，霍乱转筋，虚滑下利，痔漏湿䘌生疮，下血不止，及妇人血结寒热，阴蚀疽痔。

【案例举隅】

（1）呕吐案：乔世臣大行令政，年近三十，本体气虚，中寒痰饮，频年半产，因此更虚。酷暑小产，呕吐不纳药食者数日矣，即参附汤亦难下咽，汗出如水。证皆气虚，因思盛暑伤气，中宫愈冷，暑挟痰饮上逆而吐。略去产后，作中暑呕吐，拟用半硫丸。而沈目南同道，亦以为然。遂进二十丸，不吐，又进二十丸，亦不吐，再进二十丸，全不呕矣。继以人参五钱，半夏、茯苓、附子各二钱，日进三剂。专作暑医，三日后加白术，炮姜，减附子，温中补气，饮食始进。七日后减参二钱，调补匝月，方能坐于床。始终皆用气药，若泥产后芎归，去道远矣。（《素圃医案》）

（2）辨证思路：患者因体虚半产，又受暑热之气。经言中焦受气取汁，变化而赤为血，小产后血必虚，而中焦生寒，故有痰饮。暑热伤气，气虚不得固摄津液故汗出如水。中焦寒则浊气上犯，又有暑热上冲，故见呕吐不纳药食。

（五）浆水散

【来源】　刘完素　《素问病机气宜保命集》

【方歌】　浆水散中用地浆　　干姜附桂与良姜
　　　　　再加甘草同半夏　　吐泻身凉立转阳

【组成】　半夏汤洗，一两（60g）　附子炮，半两（15g）　干姜五钱（15g）　高良姜二钱半（7.5g）　肉桂五钱（15g）　炙甘草五钱（15g）

【用法】　上为细末。每服9～15g，用浆水300ml，煎至150ml，和滓热服。甚者三四服，微者三服。

【功用】　温阳散寒，降逆和中。

【主治】　脾肾阳虚，中寒霍乱。症见暴泄如水，周身汗出，一身尽冷，脉微而弱，阳虚欲脱。

【证治机制】　脾肾阳虚，阳虚生内寒，致胃肠挥霍变乱，暴泄如水；阳虚，肢体失去温煦，故身冷，汗出，阳气衰微，阳气欲脱，脉微欲绝。治宜温补脾肾，散寒和中。

【方义分析】　大辛大热的附子、干姜共为君药，温补脾肾、散寒助阳；肉桂助附子温补肾阳、散寒止痛，高良姜助干姜温中散寒，共为臣药；半夏降逆和胃止呕，为佐药，甘草调和药性，为使药。诸药合用，可使寒邪散，阳气复，脾胃和吐泻霍乱可愈。

【临床运用】　本方为治疗脾肾阳衰，急性吐泻不止，而致阳衰欲脱的救急方剂。以暴泄如水，身冷，汗出，脉微欲绝为辨证要点。

【案例举隅】

（1）霍乱案：一少年体肥畏热，因酷暑，午餐酒肉后，以席铺砖地而卧，觉即饱啖西瓜，至晚觉头重恶寒，夜分吐泻大作，四肢拘急，汗冷息微，时时发躁。黎明速余堪之，脉沉弱。予浆水散加吴茱萸、厚朴，投匕即瘥。改授厚朴生姜半夏甘草人参汤，数服而愈。（《随息居重订霍乱论》）

（2）辨证思路：患者体肥，"肥人多湿"，席地而卧易受寒湿之气，西瓜为生冷之物，致胃肠紊乱，暴泻如水，应温阳散寒，降逆和中，予以浆水散加减，后改厚朴生姜半夏甘草人参汤，以温阳健脾、行气除满。

（六）来复丹

【来源】《太平惠民和剂局方》

【方歌】 来复丹用玄精石　　硝石硫黄橘红着
　　　　　　青皮灵脂复元阳　　上盛下虚可镇宅

【组成】 玄精石、硝石、硫黄各一两（各30g），橘红、青皮、五灵脂各二两（各60g）。

【用法】 上六味，硝石同硫黄共为细末，入锅内用微火慢炒，使阴阳气相入，再研极细，名"二气末"，玄精石研水飞，橘红、青皮、五灵脂亦研细末，诸药相合，共研，拌匀，以好醋打糊为丸，如豌豆大，每次服30丸，空腹粥饮吞下。小儿3～5丸（0.3～0.6g）。

【功用】 助阳救阴，镇纳浮阳，行气通闭。

【主治】 上盛下虚，里寒外热。症见痰厥、气闭，心腹冷痛，大便滑脱，身热脉微，或心肾不交等。

【证治机制】 下元虚衰（肾阴、肾阳皆虚），虚阳上浮外越而致心腹冷痛，身热脉微，大便滑脱；痰浊上泛，闭阻气机，故见痰厥、中脘气闭不通等。

【方义分析】 方中硫黄辛热，补火助阳，下气除寒；硝石苦寒，降火通肠，两药相合，为阴阳互济，所以又名"二气末"（即阴、阳二气），以温阳降逆通闭，共为君药。玄精石咸寒，滋阴降火，引虚火下降归肾，为臣药。君臣相配，阴阳并补。青皮、陈皮疏利气机，使气闭得通，气行则痰消，陈皮又能燥湿化痰；五灵脂甘温，善除心腹冷气，通利血脉，散瘀止痛，可引浊阴之物下行，共为佐药。诸药合用，使下元阴阳得补，中焦气机调畅，寒散痰消，则肾阴上济于心，心火下交于肾，相火不妄行，诸证自除。

【临床运用】 本方有助阳救阴、镇纳浮阳、行气通闭之功，故凡属阴阳失调，导致心肾不交，形成痰闭清窍，发为痰厥症候者及心腹冷痛、泄利滑脱者俱可获"来复"之效。

【案例举隅】

（1）下痢案：何，暑湿皆客邪也。原无质。故初起头胀胸满。但伤上焦气分耳。酒家少谷。胃气素薄。一派消导。杂以辛散苦寒。胃再伤残。

在上湿热。延及中下。遂协热自利。三焦邪蒸。气冲塞填胸。躁乱口渴。瓜果下脘。格拒相斗。此中宫大伤。况进热饮略受。其为胃阳残惫。而邪结内踞可知矣。考暑门时风烦躁。清浊交乱者。昔贤每以来复丹五六十粒。转运清浊为先。攻补难施之际。望其效灵耳。(《临证指南医案》)

（2）辨证思路：患者初症见头胀胸满，其人本为酒客，酒气辛热伤津，使人内热。又受湿邪，湿能困阻气机。内热上攻与湿邪困阻相合，则先伤上焦。《黄帝内经》病机中有"诸腹胀大皆属于热"，乃言湿热犯于中焦，今邪在上，故见头胀胸满。又服用苦寒攻伐之药，加之多食瓜果，中焦阳气被伤，遂引湿热邪气自下而出，作协热利。

十二、祛暑之剂

祛暑之剂适用于夏月感受暑热之病。症见身热烦渴，体倦汗多，脉数等。暑为六淫之一，其致病有明显的季节性特点。《素问·热论》云："先夏至日者为病温，后夏至日者为病暑。"因此，前人有"暑本夏月之热病"之说。其治法基本与温热病相同。但夏月淫雨，气候潮湿，故暑病每多挟湿；暑为阳邪，易耗气伤津，每见气津两伤。对于暑病的治疗，如感暑夹湿，见有身热烦渴、呕恶泄泻、小便不利者，治当清暑热利小便为法，常用石膏、滑石等清热药配茯苓、泽泻等利湿药为主组成方剂。

（一）三物香薷饮（附：黄连香薷饮，五物香薷饮，六味香薷饮，十味香薷饮，二香散，藿薷汤，香葛汤）

【来源】《太平惠民和剂局方》

【方歌】　三物香薷豆朴先　　若云热盛加黄连

或加苓草名五物　　利湿祛湿木瓜宣

再加参芪与陈术　　兼治内伤十味全

二香合入香苏饮　　仍有藿薷香葛传

【组成】　香薷去土，一斤（500g），白扁豆微炒、厚朴去粗皮，姜汁制熟，各半斤（各250g）。

【用法】　上为粗末，每服三钱（9g），水一盏，入酒一分，煎七分，去滓，水中沉冷。连吃二服，不拘时候（现代用法：水煎服，或加酒少量同煎，用量按原方比例酌减）。

【功用】　祛暑解表，化湿和中。

【主治】　阴暑。恶寒发热，头重身痛，无汗，腹痛吐泻，胸脘痞闷，舌苔白腻，脉浮。

【证治机制】　本方所治乃夏月乘凉饮冷，外感风寒，内伤于湿所致。夏月感寒，邪滞肌表，故见恶寒发热、头痛身痛、无汗、脉浮等风寒表实证。过食生冷，则湿伤脾胃，气机阻滞，故四肢倦怠、胸闷泛恶，甚则腹痛吐泻。舌苔白腻，乃寒湿之象。根据《素问·阴阳应象大论》"其在皮者，汗而发之"，以及《素问·至真要大论》"湿淫于内，治以苦热，佐以酸淡，以苦燥之，以淡泄之"的原则，治当以辛温解表与芳化、苦燥、淡渗相合为法，以使寒湿兼顾，表里同治。

【方义分析】　方中香薷芳香质轻，辛温发散，为夏月祛暑解表之要药，故重用以为君药。厚朴为苦辛、性温之品，可行气除满、燥湿化滞，为臣药。白扁豆甘平，健脾和中、渗湿消暑，为佐药。入酒少许同煎，意在温通经脉，助药力通达全身。诸药合用，有祛暑解表，化湿和中，表里双解之功。

本方配伍特点为以辛温表散药与芳化苦燥之品相配，既能散外邪而解表证，又可化湿滞而和脾胃。

【临床运用】

（1）本方为治夏月乘凉饮冷，外感风寒，内伤湿滞的常用方。以恶寒发热，头痛身痛，无汗，胸闷，苔白腻，脉浮为辨证要点。若属表虚有汗或伤暑发热汗出，心烦口渴者，不可使用。

（2）若表邪重者，可加青蒿以加强祛暑解表之功；若兼见鼻塞流涕者，可用葱豉汤以通阳解表；若兼内热者，加黄连以清热；湿盛于里者，加茯苓、甘草以利湿和中；胸闷、腹胀、腹痛甚者，可加木香、砂仁、藿香、枳壳等化湿行气。

（3）常用于夏季胃肠型感冒、急性胃肠炎等，证属外感风寒挟湿者。

【附方】

（1）黄连香薷饮（《医方集解》）：三物香薷饮去扁豆，加黄连。用法：水煎，冷服。功用：清心脾，除烦热。主治：中暑热盛，口渴心烦，或大便下血等。

（2）五物香薷饮（《医方集解》）：三物香薷饮加茯苓、甘草。用法：水煎服。功用：驱暑和中。主治：暑湿泄泻，小便不利等。

（3）六味香薷饮（《医方集解》）：三物香薷饮加木瓜。用法：水煎服。功用：祛暑利湿。主治：伤于暑邪，湿邪过盛，泄泻，呕吐等。

（4）十味香薷饮（《百一选方》）：三物香薷饮加人参、黄芪、陈皮、白术。用法：水煎服。功用：祛暑解表，补脾利湿。主治：暑湿内伤，头重吐利，身体疲倦，神志不清等。

（5）二香散（《医方集解》）：三物香薷饮加木瓜、苍术，合"香苏饮"（香附、苏叶、陈皮、甘草）。用法：水煎服。功用：祛暑解表，理气化湿。

主治：暑湿伤人内外，既有身热恶寒，又有胸腹胀闷等证。

（6）藿薷汤（《医方集解》）：三物香薷饮合藿香正气散（大腹皮、紫苏、白芷、桔梗、茯苓、半夏曲、白术、陈皮、厚朴、藿香、甘草）名为"藿薷汤"，可治疗伏暑吐泻。用法：水煎服。功用：祛暑解表，理气和中。主治：暑月外感风寒、内伤湿滞，证见身热恶寒，脘腹胀满，不思饮食，或吐泻等。

（7）香葛汤（《医方集解》）：三物香薷饮加葛根名为"香葛汤"，可治夏月伤风，而见项背拘急的证候。用法：水煎服。功用：祛暑解表，化湿舒筋。主治：暑月伤风，伤湿而见项背拘急，以及泄泻等。

【案例举隅】

（1）泄泻案：易思兰治石城王福谦之妃，癸酉年六月受孕，偶患泄泻。医用淡渗之药止之，自后每月泻三五日。有作脾泻者，用参苓白术散之类，二三服亦止，然每月必泻五七次。至次年三月生产后，连泻半月，日夜八九次，诸药不效。惊惶无措，召易诊之，两寸尺俱平和，惟两关洪大有力。曰：此暑病也。以黄连香薷饮治之，一剂减半，再剂全愈。惟肝脉未退，又用通元二八丹调理，半月后平复。（《续名医类案》）

（2）辨证思路：患者于六月间患泄泻，六月天气颇热，暑多夹湿，暑乃壮火，使人散气而为寒，寒则湿不化，中阳不振，而成泄泻。《黄帝内经》言，湿气胜则濡泻，是此理。而后时发时止，是正气尚足，邪正盛衰交替所致。生产后，气血大亏，正气不足，故泄泻加重。脉象左关大即是暑热，右关大即主湿邪，脉症相参，知此病为暑湿内阻于中焦所致。

（二）清暑益气汤

【来源】 李东垣 《脾胃论》

【方歌】 清暑益气参草芪　　当归麦味青陈皮
　　　　曲柏葛根苍白术　　升麻泽泻姜枣随

【组成】 黄芪汗少者减五分、苍术泔浸去皮，各一钱五分（各4.5g），升麻一钱（3g）、人参去芦、白术、橘皮、神曲炒、泽泻各五分（各2g），炙甘草、黄柏酒浸、当归身、麦冬去心、青皮去白、葛根各三分（各2g），五味子九个（2g）。

【用法】 水煎服。

【功用】 清暑益气，除湿健脾。

【主治】 平素气虚，又受暑湿。身热头痛，口渴自汗，四肢困倦，不思饮食，胸满身重，大便溏薄，小便短赤，苔腻，脉虚。

【证治机制】 暑邪伤人，"暑必伤气"，加之热气燔蒸，致气津不足，可见身热头痛、口渴自汗；"暑必兼湿"，湿邪黏腻重滞，易阻遏气机，故见四肢困倦、不思饮食、胸满身重、大便溏薄；暑热伤阴，汗出多，可见小便短赤；湿邪作祟，故见腻苔；气阴不足，则致脉虚。治当补气生津，清暑利湿。

【方义分析】 黄芪、当归补气养血为君；人参、麦冬、五味子补气养阴为臣；苍术、白术、神曲、陈皮燥湿健脾，理气和胃；升麻、葛根升发脾胃清阳，生津止渴、止泻；青皮理气疏肝；泽泻、黄柏清下焦湿热；生姜、大枣调和脾胃，共为佐药；炙甘草调药和中，为使。

【临床运用】

（1）本方所治为暑热气津两伤证。身热头痛，口渴自汗，四肢困倦，不思饮食，胸满身重，大便溏薄，小便短赤，苔腻，脉虚数为辨证要点。

（2）若暑热较重，可加石膏以清热解暑；暑热夹湿，苔白腻者，加藿香、六一散等，以增强祛湿之功。

【案例举隅】

（1）暑病案：柴屿青治陈忍之患病，医以温散之药投之，遂至彻夜不能合眼，时见鬼物，两脉沉伏。症属受暑，用加减清暑益气汤，去参、苓，一剂热减，六脉俱现洪大。再服六一散，数剂而病退。惟夜间尚不能熟睡，遂以滋补安神之剂调理而安。（《续名医类案》）

（2）辨证思路：以医案看，患者前症本不详。然服温散药，病进，彻夜不眠。知前症多为热性。服温药后，阳气破散，为阴气所格，不能入阴，故夜不合眼。脉沉伏，亦阳气之不足。阳气在外，故见身热。此乃阴阳俱伤，而伤阳更重，故先投清暑益气汤，待气阴稍复，而后治其热。

（三）缩脾饮（附：大顺散）

【来源】《太平惠民和剂局方》

【方歌】　缩脾饮用清暑气　　砂仁草果乌梅暨

　　　　　甘草葛根扁豆加　　吐泻烦渴温脾胃

　　　　　古人治暑多用温　　暑为阴证此所谓

　　　　　大顺杏仁姜桂甘　　散寒燥湿斯为贵

【组成】缩砂仁、草果、乌梅、炙甘草各四两（各120g），葛根、白扁豆各二两（各60g）。

【用法】 上六药共研粗末，每次用四钱（12g），水煎冷服。

【功用】 温脾消暑，除烦止渴。

【主治】 感受暑湿，湿伤脾胃。症见呕吐泄泻，烦躁口渴，以及暑月酒食所伤等。

【证治机制】 感受暑湿，暑热内伏，湿困脾胃，致脾胃升降功能失调，脾气不升可致泄泻；胃气不降则呕吐；暑邪耗气伤阴，加上吐泻均可致烦躁口渴。

【方义分析】 方中砂仁辛温芳香，醒脾和胃，理气化湿，为君药。扁豆专清暑化湿；草果温脾燥湿，使湿去暑消；葛根即可解散暑热，又可鼓舞胃气上升而生津止渴；乌梅除热生津止渴，共为臣药。炙甘草健脾和中，以助脾运化，且又调和诸药，为佐使药。诸药合用，共奏清暑热、除烦渴、温脾止泻之功。

按：暑病有阳暑、阴暑之分。阴暑为夏月过于吹风纳凉，饮冷无度所致，王孟英谓其由于暑月受寒得病，故名阴暑。且暑多挟湿，易伤脾胃，耗气伤津，而脾喜燥恶湿，所以古人治被暑邪寒湿所致的阴暑证多用温药，本方就是一个例子。方歌中云："古人治暑多用温，暑为阴证此所谓"，就是此意。

【临床运用】 本方治疗暑湿损伤脾胃证，以呕吐泄泻、烦躁口渴为辨证要点。

【附方】 大顺散（《太平惠民和剂局方》）干姜、肉桂、杏仁去皮尖各四斤（2kg），甘草三十斤（15kg）。用法：先将甘草用白砂炒至八分黄熟，次入干姜同炒，令姜裂，再入杏仁同炒，候杏仁不作声为度，用筛隔净，后入肉桂，一起捣罗为散，每次用二钱（6g），水煎去滓，温服。功用：温中祛暑，散寒燥湿。主治：感受暑邪，热伏于里，又加饮冷过多，脾胃受湿，升降失常，脏腑不调。症见食少体倦、呕吐泄泻、水谷不分、脉沉缓等。

【案例举隅】

（1）伏暑案：吴，暑湿伏于太阴，中焦阳气不化。神蒙若寐，身热不扬，肢冷脉濡，手指牵引，舌根牵强，风痰阻络之象。服过通阳益阴，云蒸化雨之法，病亦无甚增损。然舌苔灰白厚指，口泛甜味极甚，中宫有浊，阳不舒化。仿缩脾饮醒中化湿浊。浊化则口甜减，阳舒则蒙昧清。（《王旭高临证医案》）

（2）辨证思路：暑湿伤脾，且湿邪困阻阳气，故见身热不扬；四肢为脾所主，阳气困阻不得布于四肢，故见肢冷。湿浊蒙蔽心神，则神蒙若寐。脾气为湿所阻，不得布散，上溢于口，故见口甘。湿极反兼风化，则手指牵引，舌根牵强。

（四）生脉散

【**来源**】　李东垣　《内外伤辨惑论》

【**方歌**】　生脉麦味与人参　　保肺清心治暑淫

　　　　　　气少汗多兼口渴　　病危脉绝急煎斟

【**组成**】　人参五分（9～15g），麦冬五分（9～15g），五味子五粒（6～10g）。

【**用法**】　长流水煎，不拘时服（现代用法：水煎服）。

【**功用**】　益气生津，敛阴止汗。

【**主治**】　①温热、暑热，伤气耗阴证。汗多神疲，体倦乏力，气短懒言，咽干口渴，舌干红少苔，脉虚数。②久咳肺虚，气阴两虚证。干咳少痰，短气自汗，口干舌燥，脉虚细。

【**证治机制**】　本方所治之证，一为感受暑热之邪，或温热病后期，伤气耗津，伤气则气短懒言、神疲乏力、自汗出；耗津则咽干口渴，舌干少苔。气虚则脉亦虚，伤阴则多有虚热，故脉来虚而兼数。一为杂病久咳伤肺，肺气虚则气短自汗，咳久而阴分亦伤，故见干咳少痰、口干舌燥；气阴两虚，故脉来虚弱而细，甚则"脉气欲绝"（《医学启源》）。其病虽不一，但均以气阴两虚为病机之同，皆宜补气养阴生津之法治之。

【**方义分析**】　方用人参为君药，大补元气，并能止渴生津。臣以麦冬甘寒养阴，清热生津，且润肺止咳。人参、麦冬相伍，其益气养阴之功益著。佐以五味子之酸收，配人参补固正气，伍麦冬收敛阴津。三药相合，一补一润一敛，共成益气养阴、生津止渴、敛阴止汗之功。方名"生脉"者，乃补其正气以鼓动血脉，滋其阴津以充养血脉，使气阴两伤、脉气虚弱者得以复生。故汪昂在《医方集解》中赞曰"人有将死脉绝者，服此能复生之，其功甚大。"

至于久咳肺虚，气阴两伤证，则取本方补益肺气，滋润肺阴，并能敛肺止咳，故可一并治之。

【**临床运用**】

（1）本方为益气养阴生脉之主方。以气短、乏力、咽干、舌干红、脉虚数为辨证要点。若阳气衰微、脉来微弱者，则不宜使用。

（2）方中人参为补气之要药，气虚重症必用之。若阴虚有热者，宜用西洋参代之。兼血虚者，酌加当归以补血养心；兼有瘀滞者，宜加丹参等活血祛瘀；疼痛者加三七粉、延胡索以活血止痛。

（3）常用于心肌病、心律失常、心肌梗死、心绞痛、休克、肺心病、低血压、糖尿病、克山病、流行性出血热等，证属气阴两虚者。

【案例举隅】

（1）热病案：张二官发热头痛，口渴，大便秘结三日未行，脉洪大，此阳明少阳二经之症。用大柴胡汤行三五次，所下者皆黑粪，夜出臭汗，次日清爽，惟额上仍热。用白虎汤加葛根、天花粉。因食粥太早，复发热咳嗽，口渴殊甚，且恶心。用小柴胡加枳实、山栀子、麦芽。次日渴不可当。改以白虎汤加麦门冬、天花粉，外与辰砂益元散以井水调下五钱。热始退，渴始定。不虞夜睡失盖，复受寒邪，天明又大发热，不知人事，急用小柴胡汤加升麻、葛根、前胡、薄荷进之而汗出热退。神思大瘁，四肢皆冷，语言懒倦，且咳嗽。以生脉散加石斛、百合、大枣、白芍药，服后咳嗽寻止，精神日加，饮食进而向安矣。（《孙文垣医案》）

（2）辨证思路：仲景言，太阳阳明者脾约是也，正阳阳明者胃家实，少阳阳明者发汗利小便已，胃中燥烦实，大便难是也。今患者大便不解而脉洪大，是阳明病之象，而小便不数则非脾约，无汗出痞满等又非正阳阳明。故为少阳阳明病。阳明病伤津耗气，患者又经食复等，渐渐气阴大伤，气伤则神疲肢冷倦怠，阴伤则虚火灼肺而见咳嗽。

（五）六一散（附：益元散，碧玉散，鸡苏散）

【来源】 刘完素　《伤寒直格》

【方歌】

六一滑石同甘草　　解肌行水兼清燥
统治表里及三焦　　热渴暑烦泻痢保
益元碧玉与鸡苏　　砂黛薄荷加之好

【组成】 滑石六两（180g），甘草一两（30g）。

【用法】 上为末，每服三钱（9g），蜜少许，温水调下（无蜜亦可），日三服，欲冷饮者，新汲水调下。解利伤寒，发汗，煎葱豆汤调下（现代用法：为细末，每服6～18g。包煎，或温开水调下，日2～3服）。

【功用】 清暑利湿。

【主治】 暑湿证。身热烦渴，小便不利，或泄泻。

【证治机制】　本方治证乃暑热夹湿所致。暑为阳热之邪，暑气通于心，夏伤于暑者，多见身热心烦；暑热伤津，则见口渴；暑病多夹湿，湿阻于里，膀胱气化不利，故见小便不利；湿邪下注，则见泄泻。治宜清暑利湿。

【方义分析】　本方为治暑热夹湿之基础方。方中滑石甘淡性寒，质重而滑，既能清解暑热，以治身热烦渴，又能渗湿利小便，使暑热湿邪从小便而泄，以治小便不利或泄泻，用以为君。甘草生用，甘平偏凉，既能清热泻火，又能益气和中，与滑石配伍，可防滑石寒滑伤胃，亦可甘寒生津，使小便利而津液不伤，为佐药。两药合用，清暑利湿，能使暑湿之邪得以清利，则热、渴、淋、泻诸证可愈。正合"治暑之法，清心、利小便最好"（《明医杂著》）之说。

本方药性平和，清热而不留湿，利水而不伤阴，为治疗暑湿证的著名方剂。

本方原名益元散，又名天水散、太白散。后人通称六一散，既取"天一生水，地六成之"之义；又说明方药用量比例，以示区别本方加朱砂之益元散。

【临床运用】

（1）本方主治暑热湿证，以身热烦渴、小便不利为辨证要点。妊娠女性慎服。

（2）若暑热较重，可加淡竹叶、西瓜翠衣等清热祛暑之品；伤津而口渴舌红者，可加麦冬、石斛、沙参等养阴生津止渴之品；若心火旺而心烦舌红者，可加竹叶、灯心草、黄连等清心泻火除烦之品；气津两伤者，可加西洋参、五味子等益气养阴之品；小便涩痛或有砂淋者，可加海金沙、金钱草、鸡内金、白茅根、车前草等化石利水通淋之品。

（3）常用于膀胱炎、尿道炎、泌尿系结石等证属湿热者。

【附方】

（1）益元散（《伤寒直格》）　滑石六两（180g），甘草一两（30g），辰砂三钱（9g）。用法：上为细末。每服二钱（6g），温水送下，灯芯汤调服亦可。功用：清暑利湿，镇惊安神。主治：暑湿证，症见烦渴多汗，心悸怔忡，失眠多梦，小便不利。

（2）碧玉散（《伤寒直格》）　滑石六两（180g），甘草一两（30g），青黛（原书未注分量，可用9g）。用法：研为散。每服三钱（9g），开水调下，或水煎服。功用：祛暑利湿，清热解毒。主治：暑湿证，兼肝胆郁热，目赤咽痛，或口舌生疮。

（3）鸡苏散（《伤寒直格》） 滑石六两（180g），甘草一两（30g），薄荷叶一分（7.5g）。用法：为细末。每服三钱（9g），包煎，或温水调下。功用：疏风祛暑。主治：暑湿证兼见微恶风寒，头痛头胀、咳嗽不爽者。

上述三方均能祛暑清热利湿，用治暑湿证。但一兼安神，一兼清肝，一兼解表，各有所长，宜区别使用。

【案例举隅】

（1）伤暑案：陈某，自黔来浙，一小儿发热肢搐，幼科与惊风药，遂神昏气促，汗出无溺。适孟英至而视之。曰：暑也。令取蕉叶铺于泥地，与儿卧之。投以辰砂六一散，加石膏、知母、西洋参、竹叶、荷花露。一剂而瘳。继有胡氏女病略同，儿科云不治，因恳于孟英，亦以此法活之。（《王孟英医案》）

（2）辨证思路：暑气极热，易伤阴液，小儿阴阳俱不足，受暑则阴伤较重，遂发热抽搐，乃热极生风之象，与惊风大有区别。

十三、利湿之剂

以祛湿药为主组成，具有化湿利水、通淋泄浊等作用，治疗水湿病证的方剂，称为祛湿之剂。本类方剂组成是以"湿淫所胜……以苦燥之，以淡泄之"（《素问·至真要大论》）为理论依据，属于"八法"中的"消法"。

湿与水，异名同类，湿为水之渐，水为湿之积。湿邪为病，有外湿与内湿之分。外湿者，多由气候潮湿，或淋雨涉水，或久居湿处，湿邪侵袭人体肌肉、经络、筋骨、关节而致，症见恶寒发热、头痛身重、肢节酸痛，或面目浮肿等。内湿者，每因恣啖生冷，过食肥甘，伤及中州，脾失健运，湿浊内生；或因脾肾阳虚，津液失布，气化不利，水湿内停，常见胸脘痞满，呕恶泻利，水肿淋浊、黄疸痿痹等症。外湿与内湿在致病过程中又可相互影响，外湿可以内侵脏腑，内湿可以外溢肌肤；脾运失司，水湿不化，亦易招致外湿的侵袭，故外湿与内湿又常相兼为病。

外湿侵袭常与风、寒、暑、热相兼为患，内生之湿可有寒化、热化之异，邪犯部位又有表里高下之别。因此，水湿病证的临床表现较为复杂，祛湿之法亦相应地分为多种。大抵湿邪在外、在上者，可微汗疏解以散之；在内在下者，可芳香苦燥而化之，或甘淡渗利以除之；水湿壅盛，形气俱实者，又可攻下以逐之；湿从寒化者，宜温阳化湿；湿从热化者，宜清热祛湿；湿浊下注而成淋浊带下者，则宜分清化浊以治之。

水湿运化转输，关乎五脏。然主水在肾，制水在脾，调水在肺。若脾失健运则湿邪内生，肾气不足则水湿泛溢，肺失宣降则水道不通，故水湿为病，与肺、脾、肾三脏密切相关，祛湿之法常需配合宣降肺气、健脾助运、温肾化气等。此外，三焦气阻则决渎无权，膀胱不利则小便不通，是以畅三焦之机，助膀胱气化，亦有利于祛除水湿。湿为阴邪，其性重浊黏腻，最易阻碍气机，而气机阻滞，又使湿邪不得运化，故祛湿剂中常常配伍理气之品，以求气化则湿亦化。

利湿之剂多由芳香温燥或甘淡渗利之药组成，易耗伤阴津；辛香之品亦易耗气，苦燥渗利之剂又有碍胎元，故对于素体阴血不足，病后体弱及妊娠女性水肿等均应慎用。

（一）五苓散（附：四苓散，猪苓汤）

【来源】 张仲景 《伤寒论》

【方歌】 五苓散治太阳腑　　白术泽泻猪茯苓

　　　　　膀胱化气添官桂　　利便消暑烦渴清

　　　　　除桂名为四苓散　　无寒但渴服之灵

　　　　　猪苓汤除桂与术　　加入阿胶滑石停

　　　　　此为和湿兼泻热　　疸黄便闭渴呕宁

【组成】 猪苓去皮十八铢（9g），泽泻一两六铢（15g），白术十八铢（9g），茯苓十八铢（9g），桂枝去皮半两（6g）。

【用法】 上捣为散，以白饮和服方寸匕，日三服，多饮暖水，汗出愈，如法将息（现代用法：散剂，每服6～10g，多饮热水，取微汗；汤剂，水煎温服取微汗，用量按原方比例酌定）。

【功用】 利水渗湿，温阳化气。

【主治】 ①蓄水证。小便不利，头痛微热，烦渴欲饮，甚则水入即吐，舌苔白，脉浮。②痰饮。脐下动悸，吐涎沫而头眩，或短气而咳者。③水湿内停证。水肿，泄泻，小便不利，以及霍乱吐泻等。

【证治机制】 本方原治伤寒太阳病之"蓄水证"，后世扩大用于多种水湿内停证候。所谓"蓄水证"，即太阳表邪不解，循经传腑，以致膀胱气化不利，而成太阳经腑同病之证。表邪未解，故头痛微热、脉浮；膀胱气化失司，故小便不利；水蓄下焦，津液不得上承于口，故渴欲饮水；饮入之水不得输布而上逆，故水入即吐，又称"水逆证"。若水湿内盛，泛溢肌肤，则为水肿；下注大肠，则为泄泻；水湿稽留，升降失常，清浊相干，则成霍乱吐泻；水停下焦，水气内动，则脐下动悸；水饮上犯，阻遏清阳，则吐涎沫而头眩。诸症临床表现虽然各异，但皆与水湿内盛、膀胱气化不利有关，故治宜利水渗湿为主，兼以助阳化气之法。

【方义分析】 本方原为外有表证，内停水湿，膀胱气化不利之证而设。方中重用泽泻为君，以其甘淡，直达肾与膀胱，利水渗湿。臣以茯苓、猪苓之淡渗，助君药利水渗湿之力。佐以白术补气健脾，以运化水湿，合茯苓既可彰健脾制水之效，又可奏输津四布之功。《素问·灵兰秘典论》谓："膀胱者，州都之官，津液藏焉，气化则能出矣。"膀胱的气化有赖于阳气的蒸腾，故佐入桂枝温阳化气以助利水。若欲其解表，当遵方后"多饮暖水"之嘱，以助桂枝辛温发散之性，达"汗出愈"之功。诸药相伍，共奏淡渗利湿、健脾助运、温阳化气、解表散邪之功。由于方中桂枝并非专为解表而设，故"蓄水证"之证，当依方后所嘱，而取利水兼解表邪之功；水湿内盛而无表证者得之，则独取化气利水之效。本方主以甘淡渗利，辅以温阳化气，使内停水湿从小便而去。

【临床运用】

（1）本方为化气利水的代表方。临床应用以小便不利，舌苔白，脉缓为辨证要点。

（2）若表邪未解，恶寒头痛较甚者，可加麻黄、苏叶以助解表宣肺之功；若水湿壅盛而水肿腹胀者，可与五皮散合用以增强利水消肿之效；若霍乱吐泻者，可加藿香、半夏以和胃而止吐泻；若水肿而见腰痛脚弱、畏寒者，可将桂枝易为肉桂，或再加附子以温肾暖脾。

（3）常用于急慢性肾炎之水肿、肝硬化腹水、心源性水肿、急性肠炎、尿潴留、脑积水等证属水湿内停证者。

【附方】

（1）四苓散（《明医指掌》）：白术、茯苓、猪苓各一两半（各45g），泽泻二两半（75g）。四味共为末，每次12g，用法：水煎服。功用：健脾渗湿。主治：脾失健运，水湿内停证。水泄，小便不利。

（2）猪苓汤（《伤寒论》）：猪苓去皮、茯苓、泽泻、阿胶、滑石碎，各一两（各10g）。用法：以水四升，先煮四味，取二升，去滓，内阿胶烊消，温服七合，日三服（现代用法：水煎服，阿胶分二次烊化）。功用：利水渗湿，清热养阴。主治：水热互结伤阴证。小便不利，发热，口渴欲饮，或心烦不寐，或咳嗽，或呕恶，或下利，舌红苔白或微黄，脉细数。亦治热淋、血淋，小便涩痛，点滴难出者。

本方与五苓散均含泽泻、猪苓、茯苓三药，为利水渗湿的常用方剂，皆可用于小便不利、身热口渴之症。然五苓散证由水湿内盛，膀胱气化不利而致，故配伍桂枝温阳化气兼解太阳未尽之邪，白术健脾燥湿，共成温阳化气利水之剂；本方治证乃因邪气入里化热，水热互结，灼伤阴津而成里热阴虚，水湿停蓄之证，故配伍滑石清热利湿，阿胶滋阴润燥，共成利水清热养阴之方。

【案例举隅】

（1）水逆案：一妇患时疫，饮水过多，胸膈坚痞，咳逆倚息，短气不卧，汤饮入而吐出，诸药罔效。作停饮治，以五苓散一剂愈。（《续名医

类案》)

（2）辨证思路：患者得时行病，饮水过多，阳气本伤不能运化，遂成停饮。饮邪上乘心肺，则胸膈坚痞，肺气不得下降，则可逆短气，不得卧。水饮在胃中，则胃不能容物，故水入即吐。如《伤寒论》云："渴欲饮水水入即吐者名曰水逆，五苓散主之。"

（二）小半夏加茯苓汤（附：茯苓甘草汤）

【来源】　张仲景　《金匮要略》

【方歌】　小半夏加茯苓汤　　行水散痞有生姜
　　　　　　加桂除夏治悸厥　　茯苓甘草汤名彰

【组成】　半夏一升（9g），茯苓三两（9g），生姜半斤（10g）。

【用法】　上三药水煎，分2次温服。

【功用】　行水消痞，降逆止呕。

【主治】　膈间停水。症见突然呕吐，心下痞满，头眩心悸，口不渴等。

【证治机制】　因水饮停蓄，气机阻滞，胃失和降，故见呕吐，心下痞满，头眩；水气凌心，可见心悸；口不渴，为水属阴邪，且水饮较多之故。

【方义分析】　方中用甘淡寒之茯苓为君，健脾渗湿行水，使膈间之水从小便而去。生姜辛温，为呕家圣药，既可辛散水饮，又和胃降逆止呕；半夏辛温，行散水湿，和胃降逆止呕。共为臣药。三药合用，使水行胃和，呕吐痞满也就自然消除。

【临床运用】

（1）本方是治疗呕吐的基本方剂，具有行水消痞、降逆止呕之功，以呕吐、心下痞满、头眩心悸、口不渴为主证。

（2）现代医学常用本方治疗妊娠呕吐、慢性胃炎、神经性呕吐等。

【附方】

茯苓甘草汤（《伤寒论》）：茯苓二两（12g），桂枝二两（6g），生姜三两（9g），炙甘草一两（3g）。用法：水煎分三次温服。功用：温中化饮，通阳利水。主治：水饮停心下。症见心下悸，口不渴，四肢厥逆等。

【案例举隅】

（1）水饮案：如傅金生一症，时当暑月，天气亢燥，饮水过多，得胸痛病，大汗呕吐不止，视之口不渴，脉不躁，投以温胃之剂，胸痛遂愈，而呕吐未除，自汗头眩加甚。其父来寓更方，余以昨剂颇效，原方加黄芪与服，服后亦不见躁，惟汗出抹拭不逮，稍动则眩晕难支，心下悸动。举家咸以为脱，吾许以一剂立愈，以半夏五钱，茯苓三钱，生姜一片，令即煎服，少顷汗收呕止，头眩心悸顿除。(《得心集医案》)

（2）辨证思路：暑本夹湿，患者又多饮水，水湿停而不化，便成水饮症。水饮内停，气机阻滞，胃气上逆，则见呕吐，饮邪上冲心胸则见胸痛、头眩。水饮在胃，谷气不行，郁则作内热，故见自汗出。温药可平冲降逆温化水饮，因此服温热药，胸痛得除。呕吐、自汗仍在，皆由胃气不平，故以半夏、生姜、茯苓和胃降逆，胃气平则呕吐、汗出皆止。

（三）肾着汤（附：防己黄芪汤）

【来源】 张仲景 《金匮要略》

【方歌】 肾着汤内用干姜　　茯苓甘草白术襄
　　　　 伤湿身痛与腰冷　　亦名干姜苓术汤
　　　　 黄芪防己除姜茯　　术甘姜枣共煎尝
　　　　 此治风水与诸湿　　身重汗出服之良

【组成】 甘草二两（6g），白术二两（6g），干姜四两（12g），茯苓四两（12g）。

【用法】 上四味，以水五升，煮取三升，分温三服。

【功用】 祛寒除湿。

【主治】 肾着病。身重，腰下冷痛，腰重如带五千钱，饮食如故，口不渴，小便自利，舌淡苔白，脉沉迟或沉缓。

【证治机制】 寒湿外袭，痹阻腰部，着而不去，以致腰重冷痛，名为"肾着"，盖因腰者肾之府也。此病多起于劳动汗出之后，腠理开泄，衣里冷湿，寒湿入侵，或久居卑湿之处，或淋雨涉水，寒湿侵于腰间，筋脉痹阻，气血失畅，不通则痛，以致身体困重，腰以下冷痛，如坐水中；邪着于肌里，而未伤及脏腑，故其人饮食如故，小便自利；口不渴，舌淡苔白，脉沉迟或沉缓等均为寒湿痹阻之征。尤在泾说："肾受冷湿，着而不去，则为肾着……然其病不在肾之本脏，而在肾之外府，故其治法，不在温肾以散寒，而在燠土以胜水"（《金匮要略心典》）。

【方义分析】 本方为治疗寒湿之邪外侵，痹阻于腰部的肾着病而设。方中重用干姜，散寒通痹、温中燠土，为君药。茯苓淡渗利湿，与干姜配伍，寒湿并除，为臣药。白术健脾燥湿，合茯苓，更助除湿之力，为佐药。甘草调和药性，伍茯苓、白术，以增补脾助运之功，为佐使药。四药相伍，温中燠土以散寒，健脾助运以祛湿，使寒湿尽去，则腰冷重痛自除。

【临床运用】

（1）本方为治疗寒湿腰痛的常用方剂。以腰重冷痛，苔白不渴，脉沉迟或沉缓为辨证要点。

（2）若腰部冷痛甚者，可加附子、细辛以助散寒止痛之力；若病延日久，腰膝酸软者，可加桑寄生、杜仲、牛膝以补肾强腰。

（3）常用于风湿性关节炎、坐骨神经痛、腰肌劳损等，证属寒湿痹阻者。

【附方】

防己黄芪汤（《金匮要略》）：防己一两（12g），甘草炒，半两（6g），白术七钱半（9g），黄芪去芦，一两一分（15g）。用法：上锉麻豆大，每抄五钱匕（15g），生姜四片，大枣一枚，水盏半，煎八分，去滓，温服，良久再服。服后当如虫行皮中，从腰下如冰，后坐被上，又以一被绕腰以下，温令微汗，瘥（现代用法：作汤剂，加生姜、大枣，水煎服，用量按原方比例酌定）。功用：益气祛风，健脾利水。主治：风湿表虚证。汗出恶风，身重疼痛，舌淡苔白，脉浮。亦可用风水表虚证。

【案例举隅】

（1）腰痛案：丁，卒然腰痛，坐立不支，脉沉迟细。乃身牢汗出，湿伤腰肾，盖腰为肾之府，冷湿之邪着不移，故腰痛身重也。宜用肾着汤加杜仲、附子、泽泻，以燥湿祛寒、淡渗行水。（《临证医案笔记》）

（2）辨证思路：患者受寒湿之邪外袭，侵袭腰府，致腰部筋脉痹阻，不通则痛，故腰痛身重、脉沉迟细为寒湿痹阻之象，应用肾着汤祛寒除湿，加用杜仲补肝肾、强筋骨，附子散寒止痛，泽泻利水渗湿。

（四）舟车丸

【来源】　汪昂《医方集解》引刘完素方

【方歌】　舟车牵牛及大黄　　遂戟芫花又木香
　　　　　青皮橘皮加轻粉　　燥实阳水却相当

【组成】　黑丑头末，四两（120g），甘遂面裹煮，芫花、大戟俱醋炒，各一两（各30g），大黄二两（60g），青皮、陈皮、木香、槟榔各五钱（15g），轻粉一钱（3g）。

【用法】 上为末，水糊丸如小豆大，空心温水下，初服五丸，日三服，以快利为度（现代用法：研末为丸，每服 2～3 丸，日一次，清晨空腹温开水下）。

【功用】 行气逐水。

【主治】 水热内壅，气机阻滞证。水肿水胀，口渴，气粗，腹坚，大小便秘，脉沉数有力。

【证治机制】 本方证乃水热内壅，郁而化热，水热壅实，胃肠气机受阻所致。病属邪气壅盛，行证俱实。水饮盛于脘腹经髓，则水肿水胀，按之坚满；水阻气滞，则二便闭阻；水热互结，气不化水，津液不布，邪热又伤津液，则口渴；肺气不得肃降，则气粗，喘满。治当峻下攻逐、泄热逐水、调畅气机。

【方义分析】 方中用甘遂、大戟、芫花，共为君药，攻逐胸胁、脘腹、经髓之水，大黄助君药荡涤肠胃、泻热通便；黑牵牛苦寒，以通利二便、下气行水，为臣药；君臣相配，相辅相成，使水湿从二便分消而去。青皮、橘皮、木香舒畅气机，使气行则水行；轻粉走而不守，通窍利水，协助诸药，使水湿分消下泄，共为佐药。诸药相配，共奏行气逐水消肿之功。

【临床运用】

（1）本方为治疗水热互结，阳水实证的常用方。以腹胀而坚，口渴，气粗，二便不利为辨证要点。

（2）现代临床多用于肝硬化腹水、肾炎水肿等，证属水热壅盛者。

【案例举隅】

（1）水饮案：陈三农治一妇，患眩晕腰痛，过寅卯二时，则日夜昏迷，不省人事，身如在浮云中，脉细数弦滑。细为湿，数为热，弦为饮。湿热痰饮，留滞胸膈，随气升降，上涌则为眩晕，下坠则为腰痛，痰饮沃心包，致窍不通，故昏不省人事。至巳午时，心火助其湿热，鼓击痰涎，故昏痴益甚也。此必痛饮所致，叩之果然。遂以稀涎散涌酸臭痰数升，仍以舟车丸泄如漏屋水者五六次，诸症均愈。（《续名医类案》）

（2）辨证思路：医案中已给出明确的辨证思路。唯痰饮于寅卯二时醒，余时则不知人。盖由患者痰饮较重，蒙蔽心神。夫痰饮本为湿属土而性阴，寅卯二时木气当令，木能胜土，故于此时邪气暂退，神气稍复。至辰时邪气复，故始又陷昏迷。

（五）疏凿饮子

【来源】　严用和　《济生方》

【方歌】　疏凿槟榔及商陆　　茯皮大腹同椒目

　　　　　赤豆芫羌泻木通　　煎益姜皮阳水服

【组成】　泽泻（12g）、赤小豆炒（15g）、商陆（6g）、羌活去芦（9g）、大腹皮（15g）、椒目（9g）、木通（12g）、秦艽去芦（9g）、槟榔（9g）、茯苓皮（30g）。

【用法】　上㕮咀，每服四钱（12g），水一盏半，生姜五片，煎至七分，去滓，温服，不拘时候（现代用法：水煎服）。

【功用】　泻下逐水，疏风发表。

【主治】　阳水。遍身水肿，喘呼气急，烦躁口渴，二便不利。

【证治机制】　本方所治证候乃水湿壅盛，泛溢上下、表里的阳水实证。水湿壅盛，泛溢肌肤，故遍身浮肿；水迫于肺，肺气上逆，故喘呼气急；水壅于里，三焦气机闭阻，肺气不降，腑气不通，则二便不利；水壅气结，津液不布，故口渴。根据《素问·汤液醪醴论》"开鬼门，洁净府"，以及《金匮要略·水气病脉证并治》"诸有水者，腰以下肿，当利小便；腰以上肿，当发汗乃愈"之旨，治宜上下、表里分消，泻下逐水，疏风发表。

【方义分析】　方中商陆苦寒有毒，其性下行，专于行水，可通利二便，为方中君药。茯苓皮、木通、泽泻、椒目、赤小豆渗利在里之水湿，为臣药。以上诸药合用，导在里之水湿从二便而出。配以羌活、秦艽、生姜疏风发表，开泄腠理，使在表之水，从肌肤而泄；水湿之邪，最易阻遏气机，故伍以大腹皮、槟榔下气行水，使气化则水湿亦化，共为佐药。诸药合用，上下表里，分消其势，以除其水，犹如夏禹疏凿巴东三峡，以利水势之意，故方以"疏凿"名之。

【临床运用】

（1）本方用治水湿壅盛、表里俱病的阳水实证。以遍身水肿、气喘、口渴、二便不利、脉沉实为辨证要点。脾肾阳虚阴水者忌服。

（2）常用于急性肾炎水肿，证属水湿壅盛、表里俱实者。

【案例举隅】

（1）肿胀案：方太和大怒后复大醉，至明日目下如卧蚕，居七日，肢体皆肿，不能转侧，二便不通，烦闷欲绝。诊之，脉沉且坚，当逐其水。

用疏凿饮子，一服二便快，再服四肢宽。更以五皮饮，三日随愈。(《续名医类案》)

（2）辨证思路：肝在志为怒，大怒肝木乘脾土，加之大饮。脾土为酒水稀涎之物所困，化为积饮，故见目下肿，肢体亦肿。《黄帝内经》曰："脾者至阴也，目下亦阴也，诸水在腹中，微肿先见于目下。"中焦气机否塞不通，故二便不快，烦闷欲绝。

（六）实脾饮

【来源】　严用和　《济生方》

【方歌】　实脾苓术与木瓜　　甘草木香大腹加
　　　　　草蔻附姜兼厚朴　　虚寒阴水效堪夸

【组成】　厚朴去皮, 姜制, 炒、白术、木瓜去瓤、木香不见火、草果仁、大腹子、附子炮, 去皮脐、白茯苓去皮、干姜炮，各一两（各30g），炙甘草半两（15g）。

【用法】　上咬咀，每服四钱（12g），水一盏半，生姜五片，大枣一枚，煎至七分，去滓，温服，不拘时服（现代用法：加生姜、大枣，水煎服，用量按原方比例酌减）。

【功用】　温阳健脾，行气利水。

【主治】　阳虚水肿。身半以下肿甚，手足不温，口中不渴，胸腹胀满，大便溏薄，舌苔白腻，脉沉迟。

【证治机制】　本方所治之水肿，是谓阴水，乃由脾肾阳虚，阳不化水，水湿内停所致。正如汪绂所云："阴水之作，由命火不壮，脾胃虚寒，而或外兼冷饮，身冒寒湿，土不能制水，则水妄行无制而浮肿也"(《医林纂要探源》)。水为阴邪，其性下趋，故身半以下肿甚；脾肾阳虚，失于温煦，则手足不温；水湿内阻，气机不畅，则胸腹胀满；脾阳不足，运化失司，则便溏；口不渴，舌苔白腻，脉沉弦而迟等亦为阳虚水停之证。治疗当予以温阳健脾、行气利水之法。

【方义分析】　本方是为阳虚水停、泛溢肌肤之证而设。方中附子温肾阳而助气化以利水；干姜温脾阳而助运化以制水，两药相合，温肾暖脾，扶阳抑阴，共为君药。茯苓、白术健脾渗湿、利水消肿，同为臣药。君臣相协，补火助阳，崇土实脾，利水渗湿。木瓜除湿和中；厚朴、木香、大腹子（槟榔）行气利水，令气化则湿化，气顺则胀消；草果温中燥湿，俱为佐药。甘草、生姜、大枣益脾和中，生姜兼能温散水气，甘草还可调和药性，同司佐使之职。本方温阳与健脾同用，脾肾同治，而以温脾阳为主，令脾实而水制；行气与利水合法，使气行则湿化。吴谦曰："气者水之母也，土者水之防也，气行则水行，土实则水治，故名曰实脾也。"（《医宗金鉴·删补名医方论》）

真武汤与实脾散均含附子、茯苓、白术，具有温补脾肾、利水渗湿之功，可治疗阳虚水肿。真武汤以附子为君，佐以芍药、生姜，故偏于温肾，并善散水消肿，兼可敛阴缓急，宜于阳虚水肿，伴有腹痛，四肢沉重疼痛，或身眴动者；实脾散以附子、干姜共为君药，故温脾之力胜于真武汤，且佐入木香、厚朴、槟榔等行气除满之品，宜于阳虚水肿兼有胸腹胀满者。

【临床运用】

（1）本方为治疗脾肾阳虚水肿之常用方。临床应用以身半以下肿甚，胸腹胀满，舌淡胖苔白腻，脉沉迟为辨证要点。若气虚之象较著者，不宜使用。

（2）若小便不利、水肿甚者，可合五苓散以助利水消肿之功；若大便秘结，可加牵牛子通利二便，使内停之水由前后分消。

（3）常用于慢性肾小球肾炎、心源性水肿、肝硬化腹水等，证属脾肾阳虚、水停气滞者。

【案例举隅】

（1）湿盛滑胎案：李振华问：胡妇三十六岁，体素肥胖，连怀六孕，均系半产。每至三个月后，腹内渐有水积如臕。迨七八月间，则溲如米泔水，数日后胎随而下。所产死儿，以刀刺之，通体皆水，不见滴血。

方案：肥胖之体，大抵气虚湿盛。受孕之后，精血营养胎儿，气益不支，湿更难化，日积月渐，顿成卑监。胎儿时受湿浊之浸渍，势必不能生长。接连6次，蒂固根深。一面节制生育，一面大剂温补。或能奏功，拟方候正。

熟附块4.5g，云茯苓15g，益智仁4.5g，淡茱萸3g，清炙草4.5g，破故纸9g，白术（土炒）15g，大腹皮9g，菟丝饼9g，淡干姜4.5g，炒苡米15g。（《秦伯未医案》）

（2）辨证思路：患者素体肥胖，易气虚湿盛，受孕之后，气难以制水，胎儿受湿浊浸渍难以生长，应用实脾饮合四神丸温阳健脾，行气利水并节制生育。

（七）五皮饮

【来源】　华佗　《中藏经》

【方歌】　五皮饮用五般皮　　陈茯姜桑大腹奇

或用五加易桑白　　脾虚肤胀此方司

【组成】　生姜皮、桑白皮、陈橘皮、大腹皮、茯苓皮各等分（各9g）。

【用法】　上为粗末，每服三钱（9g），水一盏半，煎至八分，去滓，不拘时候温服（现代用法：水煎服）。

【功用】　利水消肿，理气健脾。

【主治】　水停气滞之皮水证。一身悉肿，肢体沉重，心腹胀满，上气喘急，小便不利，以及妊娠水肿，苔白腻，脉沉缓。

【证治机制】　脾失健运，水湿内停，泛溢肌肤，故一身悉肿；水湿内停，气机壅滞，则心腹胀满；肺气不降，水道不通，则上气喘急、小便不利。肢体沉重、苔白腻、脉沉缓等皆水湿停聚之象。治宜健脾渗湿，利水消肿，理气除满之法。

【方义分析】　本方是为脾失健运，水停气滞之"皮水"而设。方中茯苓皮甘、淡、性平，专行皮肤水湿，以奏健脾渗湿、利水消肿之功，为君药。大腹皮行气消胀、利水消肿；橘皮理气和胃、醒脾化湿，同为臣药。生姜皮散皮间水气以消肿，桑白皮肃降肺气以通调水道，令"肺气清肃，则水自下趋"（《成方便读》），俱为佐药。本方利水与行气同用，有气行湿化之功；健脾与肃肺并行，开水湿下行之路。五药皆用其皮，借"以皮行皮"而除肌腠皮间水气。

《麻科活人全书》所载五皮饮，以五加皮易桑白皮，主治相近，惟稍兼通经络祛风湿之力。《太平惠民和剂局方》所载五皮散，较本方多五加皮、地骨皮，少桑白皮、橘皮，其行气之力不及本方。

【临床运用】

（1）本方为治疗皮水之常用方。临床应用以一身悉肿，心腹胀满，小便不利为辨证要点。

（2）本方药简力薄，若水湿壅盛者，可与五苓散合用；若兼腹胀呕吐或泄泻，可与平胃散合用；若兼脾虚倦怠食少、便溏，可与四君子汤合用；若兼肢冷畏寒，可加附子、干姜等温阳利水；若兼口渴、舌红，可加滑石、木通等清利湿热；若肺失宣降，上气喘急较甚，可加麻黄、葶苈子以增宣降肺气之功；若妊娠水肿，可加白术等以健脾利湿而安胎。

（3）常用于慢性肾炎水肿、心源性水肿、肝硬化水肿、经行浮肿、妊娠水肿等，证属脾湿壅盛、气滞不畅者。

【案例举隅】

（1）水肿案：丙申秋，余客都门，有罗某患水肿半年，转重转剧。余治之，用五皮饮加白术等味，补益而愈。丁酉夏，余客天津，吕鹤孙别驾患水肿症，初从腹起，继则头面四肢皆肿。余切其脉，浮举缓大，沉按细弱，知是脾虚湿侵，用黄芪建中汤理中汤五皮饮五苓散加减治之而愈。（《诊余举隅录》）

（2）辨证思路：脉缓主湿，脉沉细弱，知阳气不足。《黄帝内经》言，诸湿肿满皆属于脾，脾虚不能运化水谷，则化为水湿之邪，又脾主肌肉，水湿随经泛溢于肌肤，便成水肿。

（八）羌活胜湿汤（附：羌活除湿汤）

【来源】　李东垣　《内外伤辨惑论》

【方歌】　羌活胜湿羌独芎　　甘蔓藁本与防风
　　　　　　湿气在表头腰重　　发汗升阳有异功
　　　　　　风能胜湿升能降　　不与行水渗湿同
　　　　　　若除独活芎蔓草　　除湿升麻苍术充

【组成】　羌活、独活各一钱（各6g），藁本、防风、炙甘草各五分（各3g），蔓荆子三分（2g），川芎二分（1.5g）。

【用法】　上㕮咀，都作一服，水二盏，煎至一盏，去滓，食后温服（现代用法：作汤剂，水煎服，用量按原方比例酌定）。

【功用】　祛风胜湿止痛。

【主治】　风湿犯表，头痛身重，肩背、腰脊疼痛，难以转侧，苔白，脉浮。

【证治机制】　风为阳邪，其性浮越。外感风湿，邪客肌表经络，太阳经气不畅，以致头痛身重，或肩背、腰脊疼痛，难以转侧，苔白脉浮。在表之邪，宜从汗解，故治以辛温疏散、祛风胜湿、通络止痛之法。

【方义分析】　本方是为风湿客于肌表经络之证而设。方中羌活善祛上部风湿，独活善祛下部风湿，合而用之，则发散一身上下风湿之邪，通利关节而止痹痛，共为君药。防风散风胜湿而治一身之痛；川芎上行头目，旁通络脉，既可疏散周身风邪，又能活血行气而止头身之痛，共助君药散邪通痹止痛之力，用为臣药。藁本疏散太阳经之风寒湿邪，且善达巅顶而止头痛；蔓荆子亦轻浮上行，主散头面之邪，并可清利头目，俱为佐药。甘草缓诸药辛散之性，并调和诸药，为佐使药。方中虽集大队辛温升散之品，但量轻力缓，意在微发其汗，使在表之风湿随汗而解。正如张璐所说："无藉大开汗孔，急祛风邪之法，使肌腠馁弱无力，湿邪因之内缩，但风去而湿不去也"（《张氏医通》）。

本方与九味羌活汤均用羌活、防风、川芎、甘草，皆能祛风胜湿、止头身之痛。但九味羌活汤中配伍苍术、细辛、白芷、生地黄、黄芩，解表发汗之功较著，兼清里热，适宜于风寒湿邪在表且内有蕴热之证，临床表现以恶寒发热、无汗、口苦微渴为特征；本方配伍独活、藁本、蔓荆子等，善祛一身上下之风湿，而发汗散寒之力逊之，适用于风湿客于肌表经络之证，临床表现以头项、肩背、腰脊重痛为主证。

【临床运用】

（1）本方是治疗风湿在表之证的常用方。临床应用以头身重痛或腰脊疼痛，苔白脉浮为辨证要点。

（2）若湿邪较著，肢体酸楚困重甚者，可加苍术、细辛以助祛湿通络；若邪郁化热，关节红肿者，可加黄柏、忍冬藤、秦艽等以清热通络。

（3）常用于风湿性关节炎、类风湿关节炎、骨质增生症、强直性脊柱炎等，证属风湿在表者。

【附方】

羌活除湿汤（《内外伤辨惑论》）：为羌活胜湿汤除去独活、川芎、蔓荆子、甘草，加升麻、苍术而成。用法：水煎服。功用：祛风除湿。主治：风湿相搏，一身尽痛。

【案例举隅】

（1）痉病案：易思兰治宗室毅斋，年五十二，素乐酒色，九月初，忽倒地，昏不知人，若中风状，目闭气粗，手足厥冷，身体强硬，牙关紧闭。有以为中风者，有以为中气中痰者，用乌药顺气散等药俱不效。有作夹阴治者，用附子理中汤，愈加痰响。五日后召易诊，六脉沉细紧滑，愈按愈有力。曰：问此何病？曰：寒湿相搏，痉病也。痉属膀胱，当用羌活胜湿汤主之。先用稀涎散一匕，吐痰一二碗，昏愦即醒，随进胜湿汤六剂全愈。（《续名医类案》）

（2）辨证思路：患者病因酒色过度，房劳伤肾，肾属少阴，肾伤则阴精不足。且酒气辛热，亦伤阴之品。现患者忽倒地，昏不知人，如中风状，目闭气粗，手足厥冷，身体强硬，牙关紧闭等，确与中风极其相似。但若为阴虚动风，则患者脉不应见沉紧，沉细紧为寒，滑主痰湿。患者本肾气不足，肾与膀胱表里，肾虚则膀胱经气亦虚，膀胱经受寒，则筋脉不舒，故见身体强硬。内有痰湿阻窍，气机不通，故忽昏倒不知人，目闭气粗，手足厥冷，牙关紧闭。此非独痉病，亦兼痰厥。

（九）大橘皮汤

【来源】　方贤　《奇效良方》

【方歌】　大橘皮汤治湿热　　　五苓六一二方缀
　　　　　陈皮木香槟榔增　　　能消水肿及泄泻

【组成】　茯苓一钱半（4.5g），猪苓、泽泻、白术各一钱（各3g），肉桂半钱（1.5g），滑石四钱（12g），甘草三分（1g），橘皮三钱（9g），木香、槟榔各一钱（各3g）。

【用法】　上十味药，加生姜五片，水煎服。

【功用】　清热利湿，理气行水。

【主治】　湿热内盛。症见心腹胀满，小便不利，大便泄泻及水肿等。

【证治机制】　"脾喜燥恶湿"，湿热内盛，则脾不运化，湿邪下注，则见大便泄泻及水肿；热邪伤阴加之泄泻则小便不利；湿热互结，气机阻滞则见心腹胀满等。湿热内盛为本方主证。气机阻滞为本方兼证。治宜清热，利湿，行气。

【方义分析】　故方中重用滑石为君药，清热利湿。赤茯苓、猪苓、泽泻利水渗湿泄热，助君药清热利湿，使湿热从小便而去，共为臣药。白术健脾燥湿，健则可运化水湿；肉桂温阳化气，使气化水行；槟榔行气利水；橘皮、木香理气行气，使气行则水行，气行湿亦化，共为佐药。甘草调和诸药，为使药。诸药相合，可利小便而实大便，水湿从小便而去，则水肿、泄泻可消除。

按：本方即五苓散和六一散，再加橘皮、木香、槟榔而成。而五苓散原方是用桂枝，本方则用肉桂，以更利温阳化气。

【临床运用】　本方具有疏泄水湿、通利水道之功，凡水热互结出现心腹胀满，小便不利，大便泄泻等证者皆可以本方为基础化裁治疗。

【案例举隅】

（1）水肿案　某：暑湿伏邪挟积，阻滞脾胃，中州不运，大腹骤满，

腹中时痛，痛则大便黏腻，色红如痢，小水短少，脉沉滑数，是积之征也，拟大橘皮汤送服木香槟榔丸。(《王旭高医案》)

（2）辨证思路：患者湿热内盛，气机阻滞，则见腹满；不通则痛，可见腹痛；湿邪下注，可见大便黏腻。应清热利湿行气选用大橘皮汤，加用木香槟榔丸增加行气导滞、攻积泄热之功。

（十）茵陈蒿汤（附：栀子柏皮汤）

【来源】　张仲景　《伤寒论》

【方歌】　茵陈蒿汤治疸黄　　阴阳寒热细推详
　　　　　阳黄大黄栀子入　　阴黄附子与干姜
　　　　　亦有不用茵陈者　　仲景柏皮栀子汤

【组成】　茵陈蒿六两（18g），栀子擘，十四枚（12g），大黄去皮二两（6g）。

【用法】　上三味，以水一斗二升，先煮茵陈蒿，减六升，内二味，煮取三升，去滓，分三服（现代用法：水煎服）。

【功用】　清热利湿退黄。

【主治】　湿热黄疸。一身面目俱黄，黄色鲜明，身热，无汗或但头汗出，口渴欲饮，湿热，腹微满，小便短赤，舌红苔黄腻，脉沉数或滑数有力。

【证治机制】　"黄家所得，从湿得之"（《金匮要略·黄疸病脉证并治》），湿从热化者为阳黄，湿从寒化者为阴黄。阳黄之成，或源于外感湿热疫毒，蕴结中焦；或因于饮食伤中，湿蕴化热。湿热既成，壅滞于中，熏蒸肝胆，疏泄不利，胆汁外溢，浸渍肌肤，故见一身面目俱黄，黄色鲜明。仲景概之"瘀热在里"（《伤寒论》）。湿热内蕴，气机失畅，故腹微满；热不得外越，湿不得下泄，故见无汗或但头汗出，小便不利；湿热内郁，津液不化，则口中作渴。发热，舌苔黄腻，脉沉数或滑数等皆为湿热内蕴之证。故以湿热瘀滞为病机要点，治疗当以清热利湿、化瘀通滞之法为要。

【方义分析】　本方为湿热瘀滞，发为阳黄而设。方中重用茵陈蒿为君药，以其苦寒降泻，长于清利脾胃肝胆湿热，为治黄疸要药。栀子泄热降火，清利三焦湿热，合茵陈蒿可使湿热从小便而去，用为臣药。大黄泻热逐瘀，通利大便，伍茵陈蒿则令湿热瘀滞由大肠而去，以为佐药。本方利湿与泄热同用，通腑与逐瘀并行，使二便通利，湿热瘀滞得由前后分消，邪有去路，则腹满自减，黄疸渐消。

【临床运用】

（1）本方为治疗湿热黄疸之代表方。临床应用以一身面目俱黄，黄色鲜明，舌苔黄腻，小便不利，脉数有力为辨证要点。

（2）若湿重于热而身热口渴不甚，食少便溏者，可加茯苓、泽泻以助利水渗湿之力；若热重于湿而舌红苔黄燥，可加龙胆草、虎杖等以增清热之功；若肝气失疏而胁痛明显，可加柴胡、川楝子以疏肝理气。

（3）常用于病毒性肝炎、胆囊炎、胆石症、钩端螺旋体病等引起的黄疸证属湿热内蕴者。

【附方】

栀子柏皮汤（《伤寒论》）：栀子十五枚（9g），黄柏二两（6g），炙甘草一两（3g）。用法：水煎，分二次温服。功用：清热利湿。主治：伤寒身热发黄。

【案例举隅】

（1）黄疸案：治一妇，面目、周身黄如染金，腹胀气促。始由果斋用仲景栀子柏皮汤治之，不应。余诊脉濡而沉，此属湿蕴日久，水窜腠理，未能外达，郁湿化热而发黄，投以茵陈蒿汤加栀、柏、大黄，以泄湿热，外用金麟黑脊活鲫鱼七尾，剪鱼尾贴脐之四围，当脐勿贴，干则易之，未及四时，水由脐出，其黄渐退，如是旬日厥疾以瘳。（《肯堂医案》）

（2）辨证思路：患者面目、周身黄如染金，应属黄疸之证。又见腹胀气促，脉濡而沉，当知湿邪日久，蕴湿化热瘀滞肝胆，以清热利湿退黄之法，引湿热自小便而出，瘀滞由大肠而去，全身黄染消退，腹胀自减。

（十一）八正散

【来源】　《太平惠民和剂局方》

【方歌】　八正木通与车前　　萹蓄大黄滑石研
　　　　　　草梢瞿麦兼栀子　　煎加灯草痛淋蠲

【组成】　车前子、瞿麦、萹蓄、滑石、山栀子仁、炙甘草、木通、大黄面裹煨，去面，切，焙，各一斤（各500g）。

【用法】　上为散，每服二钱，水一盏，入灯心草，煎至七分，去滓，温服，食后临卧。小儿量力少少与之（现代用法：散剂，每服6～10g，灯心草煎汤送服；汤剂，加灯心草，水煎服，用量根据病情酌定）。

【功用】　清热泻火，利水通淋。

【主治】　湿热淋证。尿频尿急，溺时涩痛，淋沥不畅，尿色浑赤，甚则癃闭不通，小腹急满，口燥咽干，舌苔黄腻，脉滑数。

【证治机制】 湿热下注，蕴于膀胱，气化不利，故尿频尿急、排尿涩痛、淋沥不畅，甚则癃闭不通、少腹急满；湿热蕴蒸，故尿色浑赤；津液不布，则口燥咽干；湿热内蕴，故见舌苔黄腻、脉来滑数。诸症皆由湿热蕴于膀胱，水道不利所致，故治宜清热利水通淋之法。

【方义分析】 本方是为湿热淋证而设。方中滑石"体滑主利窍，味淡主渗热"（《药品化义》），故长于清热利湿，滑利溺窍，利水通淋；木通上清心火，下利湿热，通利溺窍，使湿热从小便而去，两者共为君药。萹蓄、瞿麦、车前子均为清热利水通淋要药，合滑石、木通则利尿通淋之效尤彰，同为臣药。山栀子仁清热泻火，清利三焦湿热；大黄荡涤邪热，通利肠腑，亦治"小便淋沥"（《本草纲目》），合诸药可令湿热由二便分消，俱为佐药。甘草调和诸药，兼以缓急止茎中涩痛，有佐使之功。煎加灯心草则更增利水通淋之力。本方集大队寒凉降泄之品，泻火与利湿合法，利尿与通腑并行，诸药合用，既可直入膀胱清利而除湿热，又兼通利大肠导浊以分消，务使湿热之邪尽从二便而去，共成清热泻火，利水通淋之剂。

《太平惠民和剂局方》曾载本方治"大人、小儿心经邪热，一切蕴毒"，乃取方中木通、山栀子仁、大黄、车前子、灯心草等药，皆入心经以清热，并可泻火解毒；又合滑石、萹蓄、瞿麦诸清热利湿之品，通利小肠以导心热下行。

本方与小蓟饮子同具清热通淋之效，均可治疗淋证。本方专于清热利尿通淋，主治热淋；小蓟饮子则以生地黄、小蓟、藕节、蒲黄等凉血止血药与利水通淋之品为伍，故宜于膀胱有热，灼伤血络之血淋。

【临床运用】

（1）本方为治疗湿热淋证之主方。临床应用以尿频尿急，溺时涩痛，舌苔黄腻，脉滑数为辨证要点。

（2）若大便秘结，腹胀者，原方煨大黄宜改用生大黄，并加枳实以通腑泄热；若伴寒热往来、口苦、呕恶者，宜与小柴胡汤合用以和解少阳；若湿热伤阴，口渴舌红苔少者，可去大黄，加生地黄、知母以养阴清热。本方苦寒通利，凡淋证属湿热下注者均可加减用之。若属血淋者，可加生地黄、小蓟、白茅根以凉血止血；若为石淋，可加金钱草、海金沙、石韦等以化石通淋；若属膏淋，可加萆薢、石菖蒲以分清化浊。

（3）常用于膀胱炎、尿道炎、急性前列腺炎、泌尿系结石、肾盂肾炎、术后或产后尿潴留等见小便涩痛而，证属湿热下注膀胱者。

【案例举隅】

（1）淋浊案：邑子邓某，年三十许，喜狎邪游，得淋疾，赤白交下，痛不可支，踵门求诊。脉弦滑。与八正散六剂，痛止，红白断，惟黄浊不时泫流；改用二陈加萆薢、苍术、黄柏、滑石等味而瘥。后因犯淫屡发，仍用上方加减辄效，最后以六味加萆薢、黄柏调理，不复发矣。（《遯园医案》）

（2）辨证思路：患者小便不利、疼痛难忍、赤白交下，脉弦而滑。患者久伤房劳，肾阴亏耗，致使水不涵木，肝家动热。肝脉者环于阴器，热则小便不通，甚而热伤血络，故赤白交下。

（十二）萆薢分清饮（附：缩泉丸）

【来源】 杨倓 《杨氏加藏方》

【方歌】 萆薢分清石菖蒲　　草梢乌药益智俱
　　　　　　或益茯苓盐煎服　　通心固肾浊精驱
　　　　　　缩泉益智同乌药　　山药糊丸便数需

【组成】 益智仁、川萆薢、石菖蒲、乌药各等分（各9g）。

【用法】 上为细末，每服三钱（9g），水一盏半，入盐一捻（0.5g），同煎至七分，食前温服（现代用法：水煎服，加入食盐少许）。

【功用】 温肾利湿，分清化浊。

【主治】 虚寒白浊。小便频数，浑浊不清，白如米泔，凝如膏糊，舌淡苔白，脉沉。

【证治机制】 肾为先天之本，主蛰藏，职司气化。若年老、病后体虚，或劳累过度、房事不节等，可致肾阳亏虚，气化失司，湿浊下注，使肾失封藏，膀胱失约，清浊不分，脂液下泄，而见小便浑浊不清，白如米泔，稠如膏糊，小便频数；舌淡苔白，脉沉亦为下元虚寒之象。治宜温暖下元，利湿化浊之法。

【方义分析】 本方是为肾阳不足，湿浊下注之尿浊而设。方中萆薢长于利湿分清化浊，为治小便浑浊之要药，故以为君。益智仁补肾助阳，固精缩尿，为臣药。石菖蒲芳香化浊助萆薢祛湿之力，兼可温肠暖胃，祛膀胱虚寒；乌药温暖下元助益智温肾之功，兼以行气散寒而使气化则湿化，俱为佐药。入盐煎服，取其咸以入肾，引药直达下焦，用以为使。本方泄中有补，通中寓涩，邪正兼顾，标本同治，共成温肾祛湿、分清化浊之功。

原书方后云："一方加茯苓、甘草"，则其利湿分清之效益佳。

　　本方出自南宋医家杨倓的《杨氏家藏方》，原名"草薢分清散"，及至元代《丹溪心法》收载本方时更其名为"草薢分清饮"。

【临床运用】

　　（1）本方为治疗下焦虚寒尿浊的常用方。临床应用以小便浑浊频数，舌淡苔白，脉沉为辨证要点。

　　（2）若兼腹痛者，可加肉桂、小茴香以增温里祛寒之力；若久病形体消瘦，神疲乏力者，可加黄芪、白术、升麻、柴胡等以益气健脾升清；若兼腰膝酸痛者，可加续断、狗脊、杜仲以益肾强腰壮骨。

　　（3）常用于乳糜尿、慢性前列腺炎、慢性肾盂肾炎、慢性肾炎、慢性盆腔炎等，证属下元虚寒，湿浊不化者。

【附方】

　　缩泉丸（《妇人大全良方》）　天台乌药细锉、益智仁大者，去皮，炒，各等分（各9g）。用法：上为末，酒煎山药末为糊，丸桐子大，每服七十丸（9g），盐、酒或米饮下（现代用法：汤剂，加山药，水煎服；加山药糊丸剂，每次6～9g，每日2～3次）。功用：温肾祛寒，缩尿止遗。主治：下元虚寒证。小便频数或遗尿不禁，舌淡，脉沉弱。证治机制：肾气不足则下元虚冷，膀胱虚寒，不能约束，封藏失职，故小便频数，或遗尿不禁，舌淡，脉沉弱亦是虚寒之证。治宜温肾散寒，缩尿止遗。方解：本方为治下元虚寒之小便频数、遗尿的常用方。方中益智仁辛温入肾，温补脾肾，固涩精气，缩泉止遗为君药。乌药辛温，调气散寒，除膀胱肾间冷气，止小便频数，为臣药。与益智仁相伍，使收散有序，涩而不滞。山药甘平补肾健脾，固涩精气，为佐药。三药合用，温中兼补，涩中寓行，使下焦得温而寒去，膀胱气化如常，约束有权，则尿频、遗尿自愈。

　　本方与桑螵蛸散皆有固涩止遗之功，用治小便频数或遗尿。但本方以益智仁与乌药为伍，重在温肾散寒，适宜于下元虚寒者；桑螵蛸散以桑螵蛸与龟甲、龙骨、茯神等为伍，偏于调补心肾，适宜于心肾两虚者。运用：①本方为治下元虚寒之小便频数或遗尿的常用方。以小便频数，或遗尿，舌淡，脉沉弱为辨证要点。②若肾阳虚甚者加淫羊藿、山萸肉、鹿角胶等；遗尿不止者，加桑螵蛸、补骨脂等。③常用于真性及应力性尿失禁、神经性尿频、尿崩症等，证属下元虚寒者，亦可用于多涕、流涎等，证属肾气不足，固涩无权者。

【案例举隅】

（1）白浊案：光禄卿吴玄水，闭精入房有年，时有文字之劳，白浊淋漓，茎痛如刺。服疏利药、服补肾药无当。余曰：败精久蓄，已足为害，何况心劳，则水火不交，坎离顺用也。萆薢分清饮加茯神、牛膝、黄连、肉桂，使心肾交而阏败之精有以疏导，因服之而愈。（《里中医案》）

（2）辨证思路：白浊，即小便时精从溺孔中出。患者闭精日久，肾精久积。又费神思想，心气被耗，致使心火不得下潜。下元失于温煦，则肾水不得升腾，故久积之精随便溺时出。

（十三）当归拈痛汤

【来源】 李东垣 《兰室秘藏》

【方歌】 当归拈痛羌防升　　猪泽茵陈芩葛朋
　　　　　　二术苦参知母草　　疮疡湿热服皆应

【组成】 羌活半两（15g），防风三钱（9g），升麻一钱（3g），葛根二钱（6g），白术一钱（3g），苍术三钱（9g），当归身三钱（9g），人参二钱（6g），甘草五钱（15g），苦参酒浸、二钱（6g），黄芩炒、一钱（3g），知母酒洗、三钱（9g），茵陈蒿酒炒、五钱（15g），猪苓三钱（9g），泽泻三钱（9g）。

【用法】 上锉，如麻豆大。每服一两（30g），水二盏半，先以水拌湿，候少时，煎至一盏，去滓温服。待少时，美膳压之（现代用法：水煎服）。

【功用】 利湿清热，疏风止痛。

【主治】 湿热相搏，外受风邪证。遍身肢节烦痛，或肩背沉重，或脚气肿痛，脚膝生疮，舌苔白腻或微黄，脉濡数。

【证治机制】 湿热内蕴，外受风邪，风湿热邪留滞经脉关节，气血运行失畅，故遍身肢节烦痛，痛处有灼热感；湿热浸淫，流注肩背肌腠经络，故觉肩背沉重；湿热注于下肢，则脚气肿痛，脚膝生疮；舌苔白腻或微黄，脉濡数亦为湿热内蕴之征。治当祛湿清热、疏风止痛。

【方义分析】 本方是为风湿热邪留滞经脉关节之证而设。方中羌活辛散祛风，苦燥胜湿，通痹止痛，尤擅治上肢肩背之痛；茵陈蒿苦泄下降，清热利湿，《本草拾遗》言其能"通关节，去滞热"。两药相合，共成祛风散邪、除湿清热、通痹止痛之功，使风湿热邪由内外分消，故重用以为君药。猪苓、泽泻甘淡，以助茵陈蒿渗湿热于下；黄芩、苦参寒凉以助茵陈蒿清热毒于内；防风、升麻、葛根辛散，以助羌活祛风湿于外，共为臣药。苍术辛温，擅除内外之湿；白术甘温，专以健脾燥湿；知母苦寒质润，既可助诸药清热之力，又可防苦燥渗利伤阴之偏，"血壅不流则为痛，当归辛温以散之"（《医方集解·利湿之剂》）；人参、甘草"补脾养正气，使苦药不能伤胃"（《医学启源》），两药合当归又能补益气血，使辛散温燥而无耗气伤阴之虞，俱为佐药。甘草清热解毒，调和诸药，兼作使药。方中升散配伍清利，令湿邪由表里上下分消；祛邪兼以扶正，防除湿而致耗气伤阴之虞。诸药表里同治，上下分消，升降并行，邪正兼顾，则风湿热邪俱可借之以除。

【临床运用】

（1）本方为治疗风湿热痹或湿热脚气之常用方。临床应用以肢节沉重肿痛，苔腻微黄，脉数为辨证要点，病在下肢者尤宜。

（2）若脚膝肿甚者，可加防己、木瓜以助祛湿消肿之力；若身痛甚者，可加桑枝、姜黄、海桐皮以活血通络止痛；若足膝生疮，灼热疼痛者，加金银花、连翘、野菊花等以清热解毒。

（3）常用于风湿性关节炎、类风湿关节炎、痛风、下肢溃疡等证属风湿热邪者。

【案例举隅】

（1）腿痛案：一男子右腿赤肿焮痛，脉沉数，用当归拈痛汤，四肢反痛。乃湿毒壅遏，又况下部，药难达，非药不对症也。遂砭患处去毒血，仍用前药，一剂顿减，又四剂而消。（《续名医类案》）

（2）辨证思路：患者右腿红肿焮痛，脉数，属阳，脉沉则属阴，是以病家所患是痈而非疽。《黄帝内经》言："清湿伤下"，故知此痈乃由寒湿郁闭气血，局部气血郁而化热所致。且患者脉沉，寒湿在外颇重，故服用当归拈痛汤，寒湿未散反助里热，是以疼痛加重。先砭刺其外，使湿毒随血而出，则寒湿大衰，再投清热活血利湿之当归拈痛汤正合其病，故收效。

增　辑

（一）五淋散

【来源】《太平惠民和剂局方》

【方歌】　五淋散用草栀仁　　归芍茯苓亦共珍

气化原由阴以育　　调行水道妙通神

【组成】 赤茯苓六两（180g），当归去芦、甘草生用，各五两（各150g），赤芍去芦，锉、山栀仁各二十两（各600g）。

【用法】 上为细末，每服二钱（6g），水一盏，煎至八分，空心食前服。

【功用】 清热凉血，利水通淋。

【主治】 五淋。症见尿频、尿急，淋沥不畅，脐腹急痛，劳倦即发，或尿如豆汁，或尿如沙石，或冷淋如膏等。血淋，尿如豆汁，溺时涩痛，或溲如砂石，脐腹急痛。

【证治机制】 本方能治疗多种淋证。多因肾气不足，膀胱有热，气化不利，水道不通所致。本方证五淋即为本方主证。久淋不愈，耗伤正气，阴血亏虚为本方兼证。

【方义分析】 方中用苦寒栀子仁泻三焦之火而利小便，使湿热从小便而去，为君药。赤茯苓渗利膀胱湿热，助君利水道泻热；赤芍清热凉血，又可利小便，共为臣药。当归养血和血，补益肝肾，防利尿伤阴血，为佐药。生甘草泻火和中调药，为佐使药。五药相配，有泻火通淋之功。凡血淋、气淋、膏淋、石淋、劳淋均可用本方加减治疗。

【临床运用】 本方为治疗淋证的通用方剂，治疗各种淋证，可随症加减。

【案例举隅】

（1）淋沥案：王中阳治一人，弱冠未婚，病遗沥日久。每作虚寒脱泄治之，愈甚。王诊其六部弦数，不记至数，人已骨立，不能自支，乃曰苦哉。此三焦不利，膀胱蓄热，五淋病也。患者曰：膏血砂垢，每溺则痛不可言。遂用《局方》五淋散加山栀、赤芍、木通、瞿麦、鲜车前、滑石作大剂，入灯心二十茎煎服，五七日痊愈。无奈频发。一日忽来告急，云：九日便溲俱不通，秘闷将死。王即令用细灰，于患人连脐带丹田作一泥塘，径如碗大，下令用一指厚灰，四围高起，以新汲水调朴硝一两许令化，渐渐倾入灰塘中，勿令漫溢横流。须臾，大小便迸然而出，溺中血条如指。若非热解气快，其如龟窍之小，何由连出三四日恶物，复得回生。再令服黄连解毒丸，三载约四斤，乃不复发。（《古今医案按》）

（2）辨证思路：患者病小便遗沥，服温热药，其病加重，而脉象弦数，故知此病性是热而非寒。热所以能令人遗沥者，正如刘完素所言"火极似水"之理。医者不识，投以热药，导致热盛血败，故见溺时疼痛兼膏血砂垢等症。五淋散清热利湿，故能缓解。然则此病虽热，但阴气本少，服利湿之药，终究治标而不治本。故后病突发加重，乃利湿伤阴、火热来复所致。故外用朴硝，能荡涤膀胱而治便，又服黄连解毒丸清热以治本，其病方愈。

（二）三仁汤

【来源】 吴鞠通 《温病条辨》

【方歌】 三仁杏蔻薏苡仁 朴夏白通滑竹伦

水用甘澜扬百遍 湿温初起法堪遵

【组成】 杏仁五钱（15g），飞滑石六钱（18g），白通草二钱（6g），白蔻仁二钱（6g），竹叶二钱（6g），厚朴二钱（6g），生薏苡仁六钱（18g），半夏五钱（15g）。

【用法】 甘澜水八碗，煮取三碗，每服一碗，日三服（现代用法：水煎服）。

【功用】 宣畅气机，清利湿热。

【主治】 湿温初起或暑温夹湿之湿重于热证。头痛恶寒，身重疼痛，面色淡黄，胸闷不饥，午后身热，苔白不渴，脉弦细而濡。

【证治机制】《温病条辨·上焦篇》云："湿温者，长夏初秋，湿中生热，即暑病之偏于湿者也。"夏秋之季，天暑下逼，地湿上腾，人处气交之中，极易感受湿热病邪。外湿之侵每与内湿有关，诚如薛生白所言："太阴内伤，湿饮停聚，客邪再至，内外相引，故病湿热"（《湿热病篇》）。湿温初起，邪遏卫阳，则见头痛恶寒；湿性重浊，故身重疼痛，肢体倦怠；湿邪内蕴，气机不畅，则见胸闷不饥；湿为阴邪，湿遏热伏，故午后身热；面色淡黄，苔白不渴，脉弦细而濡等，皆湿邪为患。综观诸证，本病为湿重于热、气机受阻之证，故治法宜宣畅气机、利湿清热。至于暑温初起挟湿而证见湿重热轻者，治法亦同。

【方义分析】 本方是为湿温初起，湿重热轻之证而设。方中以滑石为君，清热利湿而解暑。以薏苡仁、杏仁、白蔻仁"三仁"为臣。薏苡仁淡渗利湿以健脾，使湿热从下焦而去；杏仁宣利上焦肺气，"盖肺主一身之气，气化则湿亦化"（《温病条辨》）；白豆蔻芳香化湿，利气宽胸，畅中焦之脾气以助祛湿。佐以通草、竹叶甘寒淡渗，助君药利湿清热之效；半夏、厚朴行气除满，化湿和胃，合诸药更增理气除湿之功。本方淡渗、芳化、苦燥同用，宣上、畅中、渗下并行，使三焦湿热上下分消，气行湿化，热清暑解，水道通利，诸症可除。原方甘澜水又名"劳水"，以此煎药，意在取其益脾胃而不滞邪。

湿温初起,证多疑似,每易误治,故吴瑭于《温病条辨》中明示"三戒":一者,不可见其头痛恶寒,身重疼痛以为伤寒而汗之,汗伤心阳,则神昏耳聋,甚则目瞑不欲言;二者,不可见其中满不饥,以为停滞而下之,下伤脾胃,湿邪乘势下注,则为洞泄;三者,不可见其午后身热,以为阴虚而用柔药润之,使湿热痼结而病深不解。

【临床运用】

(1)本方是治疗湿温初起,湿重于热证的代表方。临床应用以头痛恶寒,身重疼痛,午后身热,苔白不渴为辨证要点。

(2)若湿温初起,恶寒头痛等卫分症状较明显者,可加藿香、香薷以助解表、散寒、化湿之功;若湿甚而尿少、便溏者,可加茯苓、泽泻等淡渗利湿,利小便以实大便;若湿热秽浊郁伏膜原,寒热往来者,可加青蒿、草果、槟榔等以疏利透达膜原湿浊;若热势渐增,口渴舌红者,可加黄连、黄芩等加强清热燥湿之功。

(3)常用于肠伤寒、胃肠炎、肾盂肾炎、布氏杆菌病、肾小球肾炎及关节炎等,证属湿重于热者。

【案例举隅】

(1)痰饮案:汪 室女 十七岁 伏暑夹痰饮,与三仁汤重加半夏、广皮,屡效而热不退。痰不除,右脉微结,中有痰块堵塞隧道。因延郏芝谷兄针中泉穴,紫血出后,继咳老痰二口。以后用药无不见效,半月后伏暑痰饮皆愈矣。(《吴鞠通医案》)

(2)辨证思路:患者素有痰饮,又兼暑热,暑热伤阴,炼液为痰,又加重痰阻。痰阻气机,故脉微结。气机不宣,郁而发热。所以服三仁汤不能愈,乃由痰气阻隔,药不能彻达。故针天泉穴,使气通而痰出,继服汤药方愈。

(三)甘露消毒丹

【来源】 魏之琇 《续名医类案》引叶天士方

【方歌】 甘露消毒蔻藿香　　茵陈滑石木通草
　　　　　芩翘贝母射干薄　　暑疫湿温为末尝

【组成】 飞滑石十五两(450g)、淡黄芩十两(300g)、绵茵陈十一两(330g)、石菖蒲六两(180g)、川贝母、木通各五两(各150g)、藿香、连翘、白蔻仁、薄荷、射干各四两（各120g）。

【用法】 生晒研末，每服三钱，开水调下，或神曲糊丸，如弹子大，开水化服亦可（现代用法：散剂，每服6～9g；丸剂，每服9～12g；汤剂，水煎服，用量按原方比例酌定）。

【功用】 利湿化浊，清热解毒。

【主治】 湿温时疫，湿热并重证。发热口渴，胸闷腹胀，肢酸倦怠，咽痛颐肿，或身目发黄，小便短赤，或泄泻淋浊，舌苔白腻或黄腻或干黄，脉濡数或滑数。

【证治机制】 湿热交蒸，疫毒充斥气分，以致发热口渴、肢酸倦怠；湿邪困阻，气机失畅，故胸闷腹胀；热毒上壅，则咽痛颐肿；湿热熏蒸肝胆，胆汁外溢，则身目发黄；湿热下注，则小便短赤、淋浊，甚或泄泻；舌苔厚腻或干黄，脉濡数或滑数等亦为湿热稽留气分之征。是证病涉三焦，临床表现复杂，但均由湿热疫毒所致，故治宜利湿化浊、清热解毒之法。

【方义分析】 本方是为湿温时疫，湿热并重之证而设。方中重用滑石、茵陈蒿、黄芩为君，其中滑石利水渗湿，清热解暑，两擅其功；茵陈蒿清利湿热而退黄；黄芩清热燥湿，泻火解毒，三药相伍，正合湿热并重之病机。白豆蔻、石菖蒲、藿香行气化湿，悦脾和中，令气畅湿行，助君药祛湿之力；连翘、薄荷、射干、贝母清热解毒，透邪散结，消肿利咽，助君药解毒之功；木通清热通淋，助君药导湿热从小便而去，俱为臣佐药。诸药相伍，清上、畅中、渗下同用，清热、利湿、解毒并行，共奏利湿化浊、清热解毒之功，故可令弥漫三焦之湿热毒邪俱除。

本方与三仁汤均有清热利湿之功，治疗湿温邪留气分之证。三仁汤以滑石配伍三仁、通草、竹叶清利湿热，故重在化湿理气，兼以清热，适宜于湿多热少之湿温初起或暑温夹湿证；本方重用滑石、茵陈蒿、黄芩为君，配伍连翘、射干、贝母散结消肿，故利湿化浊与清热解毒并举，适宜于湿热并重之疫毒充斥气分证。

【临床运用】

（1）王士雄称本方为"治湿温时疫之主方"，夏令暑湿季节尤为常用。临床应用以身热肢酸，口渴尿赤，或咽痛身黄，舌苔腻，色白或微黄为辨证要点。

（2）若黄疸明显者，宜加栀子、大黄、金钱草等以助清热利胆退黄之功；若咽颐肿甚，可加山豆根、板蓝根、牡丹皮等以增清热解毒、消肿利咽之效。

（3）常用于肠伤寒、急性胃肠炎、病毒性肝炎、钩端螺旋体病、胆囊炎等，证属湿热并重者。

【案例举隅】

（1）暑温案：李童　暑温十天，身热汗出不彻，渴不多饮，胸脘烦闷，口有甜味，苔薄腻黄，脉濡数。暑必夹湿，伏于募原，既不能从阳明而解，亦不能下焦而去，势有欲发白㾦之象。暑湿为粘腻之邪，最为缠绵。

香薷八分　青蒿梗一钱五分　净蝉衣八分　江枳壳一钱五分　通草八分　川连三分　清水豆卷三钱　炒牛蒡二钱　郁金一钱五分　赤苓三钱　鲜藿香一钱五分　鲜佩兰一钱五分　甘露消毒丹（包）三钱（《丁甘仁医案》）

（2）辨证思路：患者发热汗出不解，兼口渴胸闷，则病不在表，乃是里证。又口有甜味，乃是脾家蕴热，脾主湿，舌苔黄腻，脉濡数皆主湿热。故此病乃是暑温迁延，入里变为湿热所致，湿热蒸腾故汗出，汗出而内热更盛，故热不解。湿邪在中，故口渴不多饮。中焦湿阻，气机不通，故胸脘满闷。

（四）鸡鸣散

【来源】　王肯堂　《证治准绳》

【方歌】　　鸡鸣散是绝奇方　　苏叶茱萸桔梗姜

　　　　　　　瓜橘槟榔煎冷服　　肿浮脚气效彰彰

【组成】　苏叶三钱（9g），吴茱萸三钱（6g），桔梗、生姜各半两（各15g），木瓜、橘皮各一两（各30g），槟榔七枚（15g）。

【用法】　上药研成粗末，分作八服。隔宿用水三大碗，慢火煎至一碗半，药汁倒出，药渣再加水二大碗，煎至一碗，二汁相合，安置床头，至次日五更鸡鸣时作二三次冷服（冬天可略温服）（现代用法：水煎，两次相和，凌晨空腹分两三次冷服）。

【功用】　温化寒湿，行气降浊。

【主治】　寒湿脚气。症见足胫肿重无力，麻木冷痛，不能行走，恶寒发热，或挛急上冲，甚至胸闷泛恶。亦可治风湿流注，脚足痛不可忍，筋脉浮肿。

【证治机制】　脚气病是以足胫肿重无力，麻木冷痛，行走不便为特征。因寒湿之邪着于下焦经络，气血不得宣通则足胫肿重无力，麻木冷痛，行走不便；外感风寒，伤于肌表则发热恶寒；湿阻气机，胃失和降则胸闷泛恶；寒湿下侵则风湿流注，脚足痛不可忍，筋脉浮肿等。

【**方义分析**】 故方中以槟榔质重下达，利水化湿，为君药。木瓜酸温，下冷气化湿，舒筋通络，为臣药。佐以生姜、吴茱萸散寒祛湿，且和胃降逆；苏叶、桔梗宣通气机，外散表邪；陈皮燥湿健脾，更能理气畅中。诸药相配，开上，畅中，导下，共奏温化寒湿、宣通散邪、行气降浊之功效。服后久着之寒湿从大便而去，肌表之邪从微汗而解，因此治疗湿脚气疗效明显。

按：原书规定在鸡鸣时服药，是取空腹则药力易行的意思，再者五更时自然界阳气始升，人体阳气亦始升动，此时服药则得阳助，更易收效。

【**临床运用**】

（1）本方为治疗寒湿脚气的常用方剂。以足胫肿重无力，麻木冷痛，为辨证要点。

（2）现代临床多用本方治疗各种关节炎所致的膝关节疼痛、慢性肾炎等，证属寒湿内侵者。

【**案例举隅**】

（1）脚气病案：何左 湿浊之气，从下而受，由下及上，由经络而入脏腑，太阴健运失常，阳明通降失司，腿足浮肿，大腹胀满，胸闷气逆，不能平卧，面色灰黄，脉左弦右濡滑，脚气冲心重症，脚气谓之壅疾。急拟逐湿下行。

紫苏梗一钱五分 连皮苓五钱 陈木瓜五钱 苦桔梗一钱 海南子三钱 陈广皮三钱 汉防己三钱 淡吴萸一钱五分 生熟苡仁各五钱 福泽泻二钱 连皮生姜三片

二诊 昨进逐湿下行之剂，大便先结后溏，气逆略平，而大腹胀满，腿足浮肿，依然如旧。面无华色，舌苔白腻，脉左弦细，右濡滑。蕴湿由下而上，由经络而入脏腑，脾胃运化无权，脚气重症，还虑冲心之变。前法既获效机，仍守原意出入。

照前方加川牛膝三钱、冬瓜皮五钱。

三诊 腿足肿略减，两手背亦肿，大腹胀满虽松，胸闷气升，难以平卧。身热不壮，口干且苦，面色无华，舌苔薄腻微黄，脉象濡小而滑。脾主四肢，脾弱水湿泛滥，浊气上干，肺胃之气，失于下降，恙势尚在重途，未敢轻许不妨。再仿五苓合鸡鸣散加减，逐湿下行。

川桂枝五钱　福泽泻二钱　陈木瓜三钱　大腹皮三钱　酒炒黄芩八分　猪苓三钱　川牛膝二钱　淡吴萸八分　连皮苓五钱　陈皮三钱　冬瓜皮五钱　汉防己三钱　生熟苡仁各五钱　连皮生姜三片

四诊　脚气肿势减，大腹胀满亦松，小溲渐多，水湿有下行之势。身热时轻时剧，口苦且干，面无华色，舌苔腻黄，脉象濡小而滑。浊气留恋募原，脾胃运化无权，能得不增他变，可望转危为安。脚气壅疾，虽虚不补，仍宜五苓合鸡鸣散加减，逐湿下行，运脾分消。

前方去吴萸，加地枯萝三钱。

五诊　肿势大减，大腹胀满渐松，小溲渐多，水湿有下行之渐。纳少嗳气，且见咳嗽，舌苔薄白而腻，脉象弦小而滑。浊气聚于募原，水湿未能尽化，太阴健运失常，阳明通降失司也。前法颇合，毋庸更张。

川桂枝六分　泽泻一钱五分　大腹皮二钱　光杏仁三钱　连皮苓四钱　生熟苡仁各三钱　陈皮一钱　淡吴萸八分　陈木瓜三钱　连皮生姜三片　粉猪苓二钱　牛膝二钱　汉防己三钱　地枯萝三钱

六诊　肿势十去七八，胀满大减，小溲渐多，水湿浊气，已得下行，沟渎通则横流自减，理固然也。苔腻未化，纳谷不旺，余湿未楚，脾胃运化未能如常。去疾务尽，仍守前法。

前方去地枯萝，加生白术一钱五分、冬瓜皮四钱。（《丁甘仁医案》）

（2）辨证思路：脚气病多由湿邪所起。脾苦湿，湿盛则清气不升，浊阴不降。浊阴本归六腑，今浊气不降则腑气不通，气逆而上，故大腹胀满，胸闷气逆。脾经在足，"脾藏营"，湿气在脾，随经入于腿足，致令营血不通，故腿足浮肿。脾脉注于心中，故可导致气冲心胸。

（五）中满分消汤（丸）

【来源】 李东垣 《兰室秘藏》

【方歌】 中满分消泊朴乌　　归萸麻夏荜升胡
　　　　　香姜草果参芪泽　　连柏苓青益智需
　　　　　丸用芩连砂朴实　　夏陈知泽草姜俱
　　　　　二苓参术姜黄合　　丸热汤寒治各殊

【组成】 川乌、当归、麻黄、荜澄茄、柴胡、生姜、干姜、人参、泽泻、黄连、青皮各二分（各0.6g），吴茱萸、厚朴、草果、黄芪、黄柏各五分（各1.5g），升麻、木香、半夏、茯苓、益智仁各三分（各0.9g）。

【用法】 上二十一味药水煎，食前热服。

【功用】 散寒利湿，消胀除满。

【主治】 脾肾虚寒，清浊不分。症见中满寒胀，四肢厥逆，腹中寒，心下痞，食入反出，以及寒疝、奔豚等证。

【证治机制】 脾肾虚寒，脾虚不能运化，湿浊内郁，故见脘腹胀满，腹中寒，心下痞；脾虚不能运化，胃气上逆，则见食入反出；脾肾阳虚，阳虚生内寒，加之气机上逆，可见寒疝、奔豚等症。

【方义分析】 方中用辛热之干姜温中散寒，以助脾运化水湿；吴茱萸味辛大热，入肝、脾、肾经，散寒燥湿，温助脾肾之阳，两药共为君药。草豆蔻（原书是草豆蔻，非草果）散寒燥湿，温中止呕；荜澄茄既能暖脾胃而行滞气，又可温肾与膀胱；川乌散寒除湿；益智仁温暖脾肾散寒；茯苓、泽泻渗利湿浊，使湿浊从小便而去，俱为臣药。君臣相配，除湿散寒，暖脾胃温肾，利小便作用尤强。青皮、陈皮、厚朴理气燥湿，消痞除满；人参、黄芪补气健脾，以助脾运；升麻、柴胡升清气，清升则浊降；麻黄开毛窍，使寒湿从汗而出；半夏燥湿化痰，和胃降逆；当归和血；生姜温胃散寒，黄连、黄柏清热燥湿，以去湿郁之热，共为佐药。诸药相配，使寒得散，虚得补，气得顺，湿从上下分消，则中满寒胀自除。

【临床运用】 本方可治疗脾肾虚寒，清浊不分所致的中满寒胀，四肢厥逆，腹中寒，心下痞等证。

【附方】

中满分消丸（《兰室秘藏》） 炒黄连、枳实、半夏各五钱（各15g），炒黄芩一两二钱（36g），砂仁、干生姜、白茯苓各二钱（各6g），厚朴一两（30g），陈皮、泽泻各二钱（各9g），知母四钱（12g），炙甘草、猪苓、人参、白术、姜黄各一钱（各3g）。用法：共研细末，汤浸蒸饼糊丸，如梧桐子大，每次服100丸（6～9g），开水送下。功用：清热利湿，消胀除满。主治：湿热内蕴而致中满热胀、二便不利及气胀、水胀等。

【案例举隅】

（1）腹满寒胀案：中满寒胀，食入反出，四肢厥逆，二便不通，诊脉沉迟小。系脾胃虚寒，多食生冷腻物，而成腹中寒胀、心下痞满之疾。（《临证医案笔记》）

（2）辨证思路：患者脾肾虚寒，脾虚不能运化，湿浊内郁故见脘腹胀满，腹中寒，心下痞，胃气上逆则见食入反出。中满治法，当开鬼门，洁净府。令上下分消其湿，下焦如渎，气血自然分化。故拟用本方使其诸症自除。

（六）二妙丸（附：三妙丸）

【来源】　朱丹溪　《丹溪心法》

【方歌】　二妙丸中苍柏煎　　　若云三妙膝须添

　　　　　痿痹足疾堪多服　　　湿热全除病自瘥

【组成】　黄柏炒、苍术米泔水浸，炒（各15g）。

【用法】　上二味为细末，面糊为丸，如梧桐子大，每服五七十丸（10～15g），沸汤入姜汁调服（现代用法：上药等分，研细末和匀，每次3～5g；或制成丸剂，每次5g；亦可作汤剂，水煎服）。

【功用】　清热燥湿。

【主治】　湿热下注证。筋骨疼痛，或两足痿软，或足膝红肿疼痛，或湿热带下，或下部湿疮，小便短赤，舌苔黄腻者。

【证治机制】　湿热下注，浸淫经脉关节，则筋骨疼痛，足膝红肿，或脚气肿痛；湿热下注于带脉与前阴，则为带下臭秽；湿热浸淫下焦，郁滞肌肤，则患湿疮；湿热不攘，筋脉弛缓，则两足痿软无力，而成痿证；小便短赤，舌苔黄腻亦为湿热之证。诸症皆由湿热而致，故治宜清热燥湿之法。

【方义分析】　本方是为湿热注于下焦之证而设。方中黄柏寒凉苦燥，可清热燥湿，其性沉降，尤擅清泄下焦湿热，故为君药。苍术辛苦而温，其性燥烈，一则健脾助运以治生湿之本，一则芳化苦燥以除湿阻之标，为臣药。两药相使而用，"苍术妙于燥湿，黄柏妙于去热"（《医方考》），药简效专，长于清泄下焦之湿热；且两药分别炒制或米泔米浸炒，可减其苦寒或温燥之性，以防败胃伤津之虞。再加入姜汁少许调药，既可借其辛散以助祛湿，亦可防黄柏苦寒伤中。

【临床运用】

（1）本方为治疗湿热下注之痿痹、脚气、带下、湿疮等病证的基础方。临床应用以足膝肿痛，小便短赤，舌苔黄腻为辨证要点。

（2）本方宜用于湿热俱重之证，且药简力薄，临床作汤剂使用时常需加味或与其他方剂相合。若湿重者，重用苍术，或与五苓散相合以助健脾渗湿之功；热重者，重用黄柏，或加虎杖、栀子等以增清热之效；若为湿热痿证，可加豨莶草、木瓜、萆薢等祛湿热，强筋骨；若为湿热脚气，宜加薏苡仁、木瓜、槟榔等渗湿降浊；若为下部湿疮，可加赤小豆、土茯苓、苦参等清湿热，解疮毒。

（3）常用于风湿性关节炎、阴囊湿疹、阴道炎等证属湿热下注证者。

【附方】

三妙丸（《医学正传》）　黄柏切片，酒拌，略炒，四两（120g），苍术米酒浸一二宿，细切，焙干，六两（180g），川牛膝去芦，二两（60g）。用法：上为细末，面糊为丸，如梧桐子大，每服五七十丸（10～15g），空腹，姜、盐汤下。忌鱼腥、荞麦、热面、煎炒等物。功用：清热燥湿。主治：湿热下注之痿痹。两脚麻木或肿痛，或如火烙之热，痿软无力。

【案例举隅】

（1）月事不至案：汪氏女，年十余岁，忽恶食，自云秽臭不可闻，驯至月事亦不行，医治罔效，已两月矣。诊之：脉濡缓，舌色红，苔白。细询症因，据云清明节，母命在山中守笋，坐卧湿地得之。因悟此乃湿热侵入血室所致，以小柴胡汤合二妙散加萆薢、桃仁、归、芍，三剂而月事行，渐次进食而愈。（《邅园医案》）

（2）辨证思路：脉濡而缓，主湿盛。若单纯为湿盛所致之厌食，应无食欲，而非觉食嗅会臭不可闻。嗅在肝为臊，在肾为腐，秽臭应在此类。盖脾气之盛必由肝肾之虚。木为土侮则化郁热，水为土乘，则不能涵木，故嗅秽臭。乙癸同源，二脉为湿气所阻，又兼郁热，故月事不行。

十四、润燥之剂

　　以轻宣辛散或甘凉滋润药为主组成，具有轻宣外燥或滋阴润燥等作用，治疗燥证的方剂，统称润燥之剂。

　　燥证有外燥与内燥之分。外燥是由感受秋令燥邪所致，因秋令气候有偏寒、偏热之异，故感邪后所表现的证候又有凉燥、温燥之别。《通俗伤寒论》云："秋深初凉，西风肃杀，感诸多病风燥，此属燥凉，较严冬风寒为轻。若久晴无雨，秋阳以曝，感之者多病温燥，此属燥热，较暮春风温为重。"内燥是因津亏液耗，脏腑失濡而成，常累及肺、胃、肾、大肠。治疗燥证，应根据《素问·至真要大论》"燥者濡之"之旨，以濡润为基本大法。具体言之，外燥治宜轻宣，使邪气外达；内燥治宜滋润，令脏腑津液复常。

　　一般而言，燥在上者，多责之于肺；燥在中者，多责之于胃；燥在下者，多责之于肾与大肠。然而人体内外、脏腑之间相互联系，故临床上所见燥证亦多常内外相兼，上下互见，治法亦须随症而施。如外感温燥，不仅有发热、头痛等表证，而且兼有咽干鼻燥、咳嗽少痰等上燥证，治疗时当以轻宣燥热与凉润肺金并用；而咽喉燥痛、干咳少痰或痰中带血等上燥证，每与肾阴不足，虚火上炎有关，治宜养阴润肺，金水并调。因此，遣药制方必须根据具体病情灵活运用。

　　燥邪最易化热，伤津耗气，故运用治燥剂有时还需酌情配伍清热泻火或益气生津之品。至于辛香耗津、苦寒化燥之品，均非燥证所宜。此外，甘凉滋润药物易于助湿滞气，脾虚便溏或素体湿盛者亦当慎用。

（一）炙甘草汤

【来源】 张仲景 《伤寒论》

【方歌】 炙甘草汤参姜桂　　麦冬生地大麻仁
　　　　　　大枣阿胶加酒服　　虚劳肺痿效如神

【组成】 炙甘草四两（12～20g），生姜切，三两（9～15g），桂枝去皮，三两

（9～15g），人参二两（6～10g），生地黄一斤（40～60g），阿胶二两（6～10g），麦冬去心半升（10～20g），麻仁半升（10～20g），大枣擘，三十枚（10枚）。

【用法】 上以清酒七升，水八升，先煮八味，取三升，去滓，内胶烊消尽，温服一升，日三服（现代用法：水酒各半煎服，阿胶烊化）。

【功用】 滋阴养血，益气温阳，复脉定悸。

【主治】 ①阴血不足，阳气虚弱证。脉结代，心动悸，虚羸少气，舌光少苔，或舌干而瘦小者。②虚劳肺痿。咳嗽，涎唾多，形瘦短气，虚烦不眠，自汗盗汗，咽干舌燥，大便干结，脉虚数。

【证治机制】 本方在《伤寒论》中治"伤寒脉结代、心动悸"，是为气血阴阳俱虚之证。阴血两虚，不能充盈血脉，加之阳气俱虚，不能鼓动血脉，故脉来不能自续，而为结代。气血阴阳俱不足，心失所养，故心动悸，虚羸少气。至于虚劳肺痿，亦是气血阴阳皆亏所致，两者均宜以补养阴阳气血之法治之。

【方义分析】 方中重用生地黄为君药，滋阴养血，《别录》云其善能"补五脏内伤不足，通血脉，益气力"。臣以炙甘草益气养心；麦冬滋养心阴；桂枝温通心阳。与生地黄相伍，可收气血阴阳并补之效。佐以人参补中益气；阿胶滋阴养血；麻子仁滋阴润燥；大枣益气养血；生姜辛温，具宣通之性，合桂枝以温通阳气，配大枣益脾胃，滋化源，调阴阳，和气血。诸药配伍，滋阴养血，益气助阳，滋而不腻，温而不燥，刚柔相济，相得益彰。使阴血足而血脉充，阳气旺而心脉通，气血充足，阴阳调和，则悸定脉复，故本方又名"复脉汤"。用法中加酒煎服，以清酒辛热，可温通血脉，以行药势。

虚劳者，阴阳气血诸不足。本方滋阴养血，益气温阳，故可用治阴阳气血俱虚之虚劳肺痿。

本方与归脾汤均治心悸，但归脾汤所主为心脾气血两虚不能荣养心神所致，故见气短乏力，失眠健忘，脉虚无力；本方所主乃虚劳气血阴阳俱不足，心失所养所致，故见脉结代，心动悸。

本方与生脉散均具气阴并补之功，皆可兼治肺虚之咳。但本方阴阳气血俱补，用于肺痿之咳；而生脉散偏于益气养阴，但其力不及本方，然具敛肺止咳之力，用于肺气阴两虚之久咳。

【临床运用】

（1）本方为治气血阴阳虚损之常用方剂。临证以虚羸少气，心动悸，脉结代为辨证要点。

（2）若气虚偏重，可加黄芪；血虚偏重，加熟地黄、当归；阳虚者易桂枝为肉桂，甚者可加鹿角胶、熟附子，以温补阳气。

（3）常用于心律失常、冠心病、病毒性心肌炎、病态窦房结综合征，及甲状腺功能低下等，证属阴阳气血俱虚者。

【案例举隅】

（1）心悸案：律师姚建，现住小西门外大兴街，尝来请诊，眠食无恙，按其脉结代，约十余至一停，或二三十至一停不等，又以事繁，心常跳跃不宁，此仲师所谓心动悸，脉结代，炙甘草汤主之之证是也。因书经方与之，服十余剂而瘥。（《经方实验录》）

（2）辨证思路：患者因事务繁忙，多耗心血，心脉失养，故见脉结代、心动悸。眠无恙则神尚无影响，食无恙则化源尚足，故病只在心，滋阴养血，复脉定悸即可，仲景有言："脉结代，心动悸，炙甘草汤主之"。

（二）滋燥养营汤

【来源】　孙一奎　《赤水玄珠》

【方歌】　滋燥养营两地黄　　芩甘归芍及艽防
　　　　　爪枯肤燥兼风秘　　火燥金伤血液亡

【组成】　生地黄、熟地黄、黄芩酒炒、当归炒、芍药、秦艽各一钱（各3g），甘草、防风各五分（各1.5g）。

【用法】　上八味药，水煎服。

【功用】　润燥养血。

【主治】　火灼肺金，血虚外燥。症见皮肤干燥皱揭（即粗燥而褶纹明显），爪甲枯槁，筋脉拘急，肌肤瘙痒，大便燥结等。

【证治机制】　肺合皮毛，肝主筋爪，今火热伤肺，灼伤肺阴，肝血不足，则筋爪肌肤失养，而见皮肤干燥瘙痒、爪甲枯槁、筋脉拘急；肺和大肠相表里，火灼肺金，加之血虚故而大便燥结。

【方义分析】　方中当归润燥，为君药。生地黄、熟地黄滋阴补血，润肺补肝；芍药养肝血，兼泻肝热，为臣药。由于兼有风热，所以又佐黄芩清肺热；秦艽、防风以散风（两药皆为风药中的润药），秦艽又能通络舒筋。甘草泻火调药，为佐使药。诸药相配，组成一个滋阴润燥养血，兼以清热散风之剂。

【临床运用】　本方具有养血补肝、滋阴润燥之功。凡属肝血失养，木郁化火，或血虚生风者皆可用此方化裁。

【案例举隅】

（1）大便不通脉案：石氏　老年风秘，兼痔血肿痛，脉洪而虚。用滋燥养营汤，加荆芥（醋炒）、地榆（酒炒）、胡麻、升麻、苁蓉（蒸），炼蜜为丸，服效。（《类证治裁》）

（2）辨证思路：徐荣斋引何廉臣先生语："六气之中，惟燥气难明。盖燥有凉燥、温燥、上燥、下燥之分。凉燥者，燥之胜气也，治以温润，杏苏散主之。温燥者，燥之复气也，治以清润，清燥救肺汤主之。上燥治气，吴氏桑杏汤主之。下燥治血。滋燥养营汤主之"（《重订通俗伤寒论》）。此案患者年老，便秘，伴有痔疮血肿，为下燥之气盛，故用滋燥养营汤以润燥养血。

（三）活血润燥生津散

【来源】　汪昂　《医方集解》引朱丹溪方

【方歌】　活血润燥生津散　　二冬熟地兼瓜蒌
　　　　　　桃仁红花及归芍　　利秘通幽善泽枯

【组成】　天冬、麦冬、瓜蒌各八分（各2.5g），熟地黄、当归、白芍各一钱（各3g），桃仁、红花各五分（各1.5g）。

【用法】　上八味，水煎服。

【功用】　润燥生津，活血通便。

【主治】　内燥血枯。症见津液枯少，大便秘结，皮肤干燥，口干等。

【证治机制】　肝经阴血不足，肺金失于濡润滋养，"肺主皮毛，肺与大肠相表里"，肺金枯燥则外不能宣发润泽皮肤，内不能洒陈濡润肠道，故见皮肤干燥、大便秘结等一系列津液不足之证。

【方义分析】　内燥血枯为本方的主证。血枯必血行不畅，易生瘀滞，故血瘀为本方的兼证。方中熟地黄、当归滋阴养血润燥，当归活血，且润肠通便，共为君药。白芍助君益阴养血润燥；天冬、麦冬、瓜蒌滋阴润燥，兼能生津，润肠通便，共为臣药。桃仁、红花活血祛瘀，桃仁又可润肠通便，共为佐药。诸药合用，能滋阴养血、润燥生津、活血通便，对内燥血枯、皮肤枯槁的病证有润泽之功。

【临床运用】　本方具有润燥生津、活血通便之功，以大便秘结，皮肤干燥为辨证要点。

（四）韭汁牛乳饮（附：五汁安中饮）

【来源】 朱丹溪 《丹溪心法》

【方歌】 韭汁牛乳反胃滋　　养营散瘀润肠奇

　　　　　五汁安中姜梨藕　　三般加入用随宜

【组成】 韭菜汁、牛乳各等分。

【用法】 上两汁相合，时时小口地喝。有痰阻者，加入姜汁。

【功用】 滋燥养血，散瘀润肠。

【主治】 胃脘有死血，干燥枯槁。症见食下胃脘痛，反胃便秘等。

【证治机制】 本方证系胃脘有瘀血阻滞，不通则痛，故胃脘痛，反胃；瘀血不去，新血不生，瘀久血枯燥热，胃肠干燥致便秘。故血枯胃燥为本方的主证，有痰瘀则为本方的兼证。

【方义分析】 方中牛乳甘温，润燥养血，为君药。韭汁辛温，益胃消瘀为臣药。二药合用，使胃润得降，肠润便通，瘀血去，胃无阻，食得下。

【临床运用】 小儿后天失养，生长发育迟缓，肠胃消化不良者可用本方治疗。

【附方】

五汁安中饮（《汤头歌诀》引张任候方）：本方系韭汁牛乳饮再加姜汁、梨汁、藕汁而成。用法：少量频服。功用：润燥养血，消瘀化痰。主治：胃有寒痰瘀血或胃燥血枯。症见食下作痛，反胃噎膈，大便艰涩，口干咽燥，胸膈痞闷隐痛等。

本方加生姜汁温胃散痰；梨汁能润燥消痰；藕汁能益胃化瘀。临证时需根据病情加减应用，假使没有寒痰可不用生姜汁，没有燥痰可不用梨汁。

【案例举隅】

（1）反胃案：花总戎，述胃脘干燥，食下作痛，良久吐出，大便燥结。余曰：脉沉细弱，由于军营终朝劳役，饮食起居不时，气血俱虚，寒积下焦，所以食入幽门，丙火不能传化，故久而复出，乃命门阳虚，致成反胃也。宜服六味回阳饮，并用韭汁牛乳饮加生姜汁，时时呼之。如行营无乳，或用豕膏，亦妙，总以润燥养血为上策。（《临证医案笔记》）

（2）辨证思路：患者食下吐出，病属反胃。身居军营，饮食起居无常，气血亏虚，胃肠失于濡养，久则血枯肠燥，治疗则当以滋燥养血、散瘀润肠为主，反胃之病自愈。

（五）润肠丸（附：活血润燥丸）

【来源】　李东垣　《脾胃论》

【方歌】　润肠丸用归尾羌　　桃仁麻仁及大黄

　　　　　　或加芄防皂角子　　风秘血秘善通肠

【组成】　当归尾、羌活、大黄各五钱（各15g），桃仁、麻子仁各一两（各30g）。

【用法】　上五药捣研极细末，用白蜜炼和做成丸药，如梧桐子大，每次服30～50丸（6～9g），白开水送下。

【功用】　润肠通便，疏风活血。

【主治】　风秘、血秘。症见大便秘涩，不思饮食等，以及脾胃有伏火之便秘。

【证治机制】　脾胃有伏火，必伤其津液，而致肠胃干燥、津液不足。风传于大肠，易化热伤津，血虚津亏则肠燥，故血虚肠燥，津液不足而致大便秘涩为本方主证。

【方义分析】　方中用麻子仁润燥滑肠通便，兼能补虚，为君药。桃仁助君药润肠通便，又能活血祛瘀；大黄泻肠胃伏火燥热，通便逐瘀；当归尾养血活血、润肠通便，共为臣药。羌活疏散风邪，为佐药。五药合用，使血和风疏，肠胃得润，大便自然通利。

【临床运用】　本方常与麻子仁丸合方加减运用，多用于治疗习惯性便秘等。

【附方】

　　活血润燥丸（《兰室秘藏》）：为润肠丸加防风、皂角子而成。其用法及功用、主治同润肠丸。唯其祛风通便作用更强，且能胜湿。

【案例举隅】

　　（1）噎膈案：虞天民治一人。年五十余。夏秋间得噎证。胃脘痛。食不下。或食下良久复出。大便燥结。人黑瘦甚。右手关前弦滑而洪。关后略沉小。左三部俱沉弦。尺带芤。此中气不足。木来侮土。上焦湿热。郁结成痰。下焦血少。故大便结燥。阴火上冲吸门。故食不下。用四物以生血。四君以补气。二陈以祛痰。三合成剂。加姜炒黄连、枳实、栝蒌仁。少加砂仁。又间服润肠丸。或服丹溪坠痰丸。半年服煎药百余帖而全愈。（《古今医案按》）

（2）辨证思路：《黄帝内经》曰："三阳结谓之膈"，三阳言手太阳小肠经。小肠属火，热则大便燥结。腑气不通，气逆而上行，故食入而复出。病久则下焦之火上炎，遂见噎象。脉象沉弦而芤，主营血之不足，脉洪滑主火热、气逆。脉症相参，知此噎膈之病起于血虚肠燥。

（六）通幽汤（附：当归润肠汤）

【来源】 李东垣 《脾胃论》

【方歌】　通幽汤中二地俱　　桃仁红花归草濡
　　　　　　升麻升清以降浊　　噎塞便秘此方需
　　　　　　有加麻仁大黄者　　当归润肠沁名殊

【组成】　生地黄、熟地黄各五分（各1.5g），桃仁研、红花、当归身、炙甘草、升麻各一钱（各3g）。

【用法】　上七味水煎温服。

【功用】　养血润燥，活血通幽。

【主治】　幽门不通而上攻，吸门不开（吸门即会厌）。症见噎塞，气不得上下，大便艰难等。

【证治机制】　幽门不通上攻，则见噎塞，气不得上下，为本方主证。此证多由瘀血内停幽门所致，因此血瘀气滞为本方兼证。胃不能受纳腐熟水谷，津液阴血不足，则血枯不润、大便难。

【方义分析】　方中用当归身、生地黄补血滋阴、润燥通便，为君药。熟地黄助君药滋阴、补血、润燥；桃仁、红花活血祛瘀、润肠通便，共为臣药。升麻为阳明引经药，可引诸药入胃，且又可散郁热，升清阳，清阳升则浊阴自降，以加强通幽通便之功，为佐药。甘草益气和中调药，为佐使之药。诸药相配，共奏养血润燥、活血通幽之功。

【临床运用】　本方可用于治疗阴虚血燥之噎塞、便秘证。现代临床多用此方加减治疗由食管癌、胃癌及溃疡病造成的幽门不全梗阻所致的便秘、呕吐。

【附方】

当归润肠汤（《兰室秘藏》）：即通幽汤加麻仁、大黄而成。其功用、主治同通幽汤，润肠通便之力较通幽汤强，更适用于大肠燥热，大便秘结不通者。

【案例举隅】

（1）烦躁案：陈赤堂令正患感，面赤不眠，烦躁谵语，口甘渴腻，溲涩而疼，顾听泉多剂清解未应。孟英切其脉，左弦洪而数，右滑而溢，胸次痞结，大解未行，肝阳上浮，肺气不降，痰热阻痹，邪乃逗留。与小陷胸，合温胆、雪羹，加旋、薤投之。胸结渐开，乃去半、薤，而送当归龙荟丸。谵语止，且能眠，参以通幽汤下其黑矢。三次后始进养阴和胃而痊。（《王孟英医案》）

（2）辨证思路：患者胸痞，大便不通，而不发热，故知非阳明病。而脉左洪主热，右滑主痰。故知此病为痰热结于胸胁。痰热蕴于中焦，故口甘渴腻；扰神则烦躁谵语不眠；火热伤阴，则溲涩而痛。

（七）搜风顺气丸

【来源】《太平圣惠方》

【方歌】　搜风顺气大黄蒸　　郁李麻仁山药增
　　　　　　防独车前及槟榔　　菟丝牛膝山茱仍
　　　　　　中风风秘及气秘　　肠风下血总堪凭

【组成】　大黄_{九蒸九晒，}五两（150g），郁李仁、火麻仁、山药、车前子、怀牛膝、山茱萸各二两（各60g），防风、独活、槟榔、炒枳壳、菟丝子各一两（各30g）。

【用法】　上十二味共研细末，和白蜜做成丸药，如梧桐子大，每次服二三十丸（9g），清茶或温酒、米汤送下。

【功用】　润燥通便，搜风顺气。

【主治】　中风风秘、气秘。症见大便秘结，小便不畅，周身虚痒，脉浮数等。亦治肠风下血，中风瘫痪。

【证治机制】　风热壅于大肠，津液不行，大便秘结为本方主证。热伤血络而致肠风下血，气血运行不畅，筋脉失养之瘫痪均为本方兼证。周身虚痒为本方次证。

【方义分析】　方中用苦寒之大黄泻燥结、清瘀热，其经九蒸九晒后，性能比较缓和；火麻仁润燥通便，两药共为君药。郁李仁助麻仁润肠通便；防风、独活搜风散邪，共为臣药。车前子利小便，枳壳、槟榔下气宽肠、破滞顺气，使大肠风热从下而去；山药补气养阴，以助润燥；山茱萸、菟丝子补益肝肾、益阴壮阳；怀牛膝补益肝肾、强壮筋骨，又可引诸药下行，共为佐药。诸药相合，共奏搜风顺气、润燥通便、补益肝肾之功。

【临床运用】 本方为治疗肝肾失养、肠燥便秘之剂，以大便秘结、小便不畅、周身虚痒为主证。

【案例举隅】

（1）肘膝痛案：王国翁，少年嗜酒过度，致经隧凝痰，近来嗔怒频生，木火炽盛。今春肝阳暴升，肘膝痛楚重坠，寐难成睡，面白而光，舌黄而裂，鼻煤，眼泪，腹痛，便秘，旧痔复作，恶寒鼓栗，玉茎痿缩，脉得关弦尺数，洪而有力，固非阳绝，亦非阴虚。细按诸症丛杂，由乎肝阳拂逆，木盛生火生风，《内经·病形篇》曰：诸禁鼓栗，皆属于火。于是以左金丸为君，加入山栀、苍术、白芍、瓜蒌，连进十剂，接服搜风顺气丸而愈。（《得心集医案》）

（2）辨证思路：饮酒过度则伤阴，大怒肝火妄动，两者皆能伤阴。肝主身之筋膜，"诸筋者，皆属于节"，肘膝皆为关节，筋之所聚，筋为热所灼，故见周膝疼痛。肝热则魂不藏，故也不成眠。玉茎乃筋之所聚，热则痿软，脉弦数洪，与正相合，是火热无疑。鼻煤，眼泪，腹痛，便秘，旧痔复作，恶寒鼓栗，亦皆火热之故。

（八）消渴方

【来源】 朱丹溪 《丹溪心法》

【方歌】 消渴方中花粉连　　藕汁地汁牛乳研
　　　　或加姜蜜为膏服　　泻火生津益血瘥

【组成】 天花粉末、黄连末、藕汁、生地黄汁、牛乳（原书未著剂量）。

【用法】 将花粉末、黄连末和入藕汁、生地黄汁、牛乳中调匀服。或再加入生姜汁、蜂蜜做成膏，噙化（即将膏含在口中）。

【功用】 泻火生津，益血润燥。

【主治】 胃热消渴。症见善消水谷，多食易饥，口渴欲饮等。

【证治机制】 胃火盛，胃热消磨太过，则消谷善饥；火热伤津，则见口渴欲饮等证。

【方义分析】 胃热消渴为本方主证。故方中用苦寒的黄连清泻胃热，又泻心火；天花粉甘寒，生津止渴，清热润燥，共为君药。生地黄滋阴清热，尤善滋肾水；藕汁降火生津；牛乳补血润燥，共为臣药。或加入生姜汁和胃降逆，鼓舞胃气；蜂蜜清热润燥，且可调和诸药，有佐使之用。诸药合用，有泻火生津，益血润燥的作用，能使胃热消渴痊愈。

【临床运用】　本方为治疗上消的有效方剂。可用于治疗糖尿病而以消谷善饥、口渴欲饮为主证者。

（九）白茯苓丸

【来源】　王怀隐　《太平圣惠方》

【方歌】　白茯苓丸治肾消　　花粉黄连草薢调

　　　　　二参熟地覆盆子　　石斛蛇床腽胵要

【组成】　白茯苓、天花粉、黄连、草薢、人参、玄参、熟地黄、覆盆子各一两（各30g），石斛、蛇床子各七钱五分（各22g），鸡腽胵（即鸡内金）三十具，微炒。

【用法】　上十一味共研细末，和白蜜做成丸药，如梧桐子大，每服三十丸（9g），用磁石煎汤送下。

【功用】　补肾清热，生津润燥。

【主治】　肾消。症见两腿渐细，腿脚无力，口渴多饮，小便频数，尿浑如膏脂，味甘等。

【证治机制】　本方证乃因胃热失治，灼伤阴津，肾阴耗伤，蒸化失常所致。肾阴亏虚，故见两腿渐细，腿脚无力；秘别清浊失职，精关不固，则可致小便频数，尿浑如膏脂，味甘；胃有积热，则见口渴多饮。

【方义分析】　方中熟地黄滋补肾阴；白茯苓补脾益胃，助脾健运，使阴津生化有源，且又淡渗利湿，导热从小便去，两药共为君药。玄参助熟地黄滋补肾阴，并清虚热；石斛甘寒，养胃阴，生津液，滋肾阴，清虚热；黄连、天花粉又能生津止渴，共为臣药。人参益气补脾，生津止渴；草薢清热利湿去浊；覆盆子益肾固精缩尿；蛇床子温肾壮阳，以助气化；鸡腽胵运脾健胃，消食除热，且止小便数；共为佐药。用磁石煎汤送下，取其色黑重坠，引诸药入肾，补肾益精，有佐使之用。

【临床运用】　本方为治疗肾虚胃热消渴的主要方剂，以口渴多饮、小便频数、尿浑如膏脂为辨证要点。

【案例举隅】

（1）消渴并痿案：喻嘉言曰：友人病消渴后，渴少止，反加躁急，足膝痿弱。予主白茯苓丸方，用白茯苓、覆盆子、黄连、栝蒌根、草薢、人参、熟地、元参各一两，石斛、蛇床子各七钱五分，鸡腽胵三十具，微炒为末，蜜丸梧桐子大，食前磁石汤下三十丸，内加犀角。有医曰：肾病而以黄连、犀角治心，毋乃倒乎？予曰：肾者，胃之关也，胃热下传于肾，则关门大开，心之阳火，得以直降于肾，心火灼肾，躁不能濡。予用犀角、黄连，对治其下降之阳光，宁为倒乎？服之果效。再服六味地黄丸加犀角，而肌泽病起矣。（《续名医类案》）

（2）辨证思路：患者先病消渴，消渴乃燥热伤津所致，津液不足则生内热。筋得热则纵，且热能消肌肉，故见痿软。

（十）猪肾荠苨汤

【来源】　孙思邈　《备急千金要方》

【方歌】　猪肾荠苨参茯神　　知芩葛草石膏因

　　　　　磁石天花同黑豆　　强中消渴此方珍

【组成】　猪肾一具，荠苨、石膏各三两（各9g），人参、茯神、知母、黄芩、葛根、甘草、磁石、天花粉各二两（各6g），黑大豆一升（30g）。

【用法】　上十二味药，用水先煮猪肾、黑大豆取汁，用汁煎诸药，分三次服。

【功用】　补肾生津，泻火解毒。

【主治】　肾消强中。症见小便频数，唇焦口渴，多饮，并见强中，或发痈疽等。

【证治机制】　本方证多因久服壮阳的金石药，热毒积在肾中，消灼肾阴所致。肾阴耗伤，热毒蕴积，则见小便频数，唇焦口渴，多饮，或发痈疽。肾阴虚，相火妄动，则见强中。

【方义分析】　方中猪肾、黑大豆补肾益阴；荠苨甘寒，解毒生津，与大豆相配，能解金石药的热毒，三药共为君药。葛根、天花粉清热生津止渴；磁石补肾益精潜阳；石膏、黄芩、知母清热泻火，知母又能滋阴润燥，共为臣药。人参、茯神、甘草益气健脾，使肾阴生化有源；共为佐药。甘草又调和诸药，为使药之用。诸药相配，有补肾生津、解毒泻火之功。

【临床运用】　本方有补肾生津、泻火解毒之功。凡属阴虚火旺、心肾不交、相火妄动所致的强中或消渴均可用本方治疗。

【案例举隅】

（1）强中案：寓南淮何，持原病索方。案云：茎长兴盛，不交而精自出，强中之症，属之肾热，仿《千金》法，猪肾荠苨汤。（《心太平轩

医案》）

（2）辨证思路：患者为热毒积于肾中，灼伤肾阴，相火妄动发为强中，治疗当以补肾生津、泻火解毒为法。

（十一）地黄饮子

【来源】 王贶

【方歌】 地黄饮子参芪草　　二地二冬枇斛参

　　　　　　泽泻枳实疏二腑　　躁烦消渴血枯含

【组成】 人参、黄芪、炙甘草、生地黄、熟地黄、天冬、麦冬、枇杷叶、石斛、泽泻、枳实各等分（各6g）。

【用法】 上十一味药共研粗末，每次用9g，水煎服。或作汤剂，水煎服。

【功用】 滋阴补血，除烦止渴。

【主治】 消渴证。症见咽干口渴，多饮，烦躁，面赤，小便频数量多等。

【证治机制】 本方消渴乃肝肾阴虚，阴虚则生内热，加上阴血不足，故可见咽干口渴、多饮、烦躁、面赤、小便频数量多等症。

【方义分析】 方中生地黄、熟地黄滋阴养血以润燥，生地黄又可清热，共为君药。天冬、麦冬、石斛滋养肾胃之阴，且又清热，共为臣药。人参、黄芪、炙甘草益气补脾，使阴血生化有源，补气以生血，气旺能生水；枇杷叶清降肺胃之热；泽泻疏利膀胱；枳实疏利大肠，使火热从下而去。诸药合用，使阴血得补，内热得清，则烦躁消渴可除。

【临床运用】 本方常与增液汤、生脉散合用，以治疗津伤阴亏、心烦口渴的热性疾病。

【案例举隅】

（1）温病案：沈凝芝侧室病伤寒，壮热不止，疏散之愈甚，神情昏愦不寐。吕诊之曰：此感症也，然起于劳倦，不当重虚其虚。即投以参、术等，得汗，神情顿清。次用地黄饮子，下黑矢，熟寐。惟热未尽退，前方加炙草一钱即安。继以滋肾养荣等药，调理复初。（《续名医类案》）

（2）辨证思路：患者劳倦外感，劳则精气耗，故外感之热无制，而壮热不止。用药发散，伤表之阳，又亡津液。故邪热不去，正气反伤，热扰神明，病进而见神昏。此时病已非表证，而是气阴两伤之里热证。

（十二）酥蜜膏酒

【来源】 孙思邈 《备急千金要方》

【方歌】 酥蜜膏酒用饴糖　　二汁百部及生姜
　　　　杏枣补脾兼润肺　　声嘶气惫酒喝尝

【组成】 酥、白蜜、饴糖、百部汁、生姜汁、杏仁研、枣肉各一升（各 6g）。

【用法】 上药用微火缓缓煎熬如膏，每次用酒细细咽下方寸匕（一汤匙）（3g）。

【功用】 补脾润肺。

【主治】 阴虚肺燥，气乏声嘶。症见气短乏力、声音嘶哑、咽喉干燥，或咳喘、吐涎沫等。

【证治机制】 本方证乃因脾肺气虚，肺阴不足，肺失清肃所致。故见气短乏力，声音嘶哑，咽喉干燥，或见咳喘，吐涎沫等。肺阴不足为本方主证，脾气虚为本方兼证。

【方义分析】 方中以酥、白蜜为君药，补脾润肺燥。百部、杏仁润肺止咳，宣利肺气；饴糖润肺止咳，补脾益气，使气阴生化有源，共为臣药。姜汁、大枣调补脾胃，以培土生金，生姜汁且又散寒化痰饮，使润肺补脾不敛邪，合为佐药。诸药合用，使肺气阴得补，肺得濡润，宣降正常，则声嘶气惫可治愈。酒辛散温行，既能助药力上行于胸膈之间，又能使滋补不腻。

【临床运用】 本方为脾肺双补，甘温润燥之剂，凡脾肺失养、气津匮乏所致的声音嘶哑，咽喉干燥者皆可以本方为基础加减治疗。

（十三）清燥汤

【来源】 李东垣 《脾胃论》

【方歌】 清燥二术与黄芪　　参苓连柏草陈皮
　　　　猪泽升麻五味曲　　麦冬归地瘘方推

【组成】 苍术一钱（3g），白术五分（1.5g），黄芪一钱半（4.5g），人参、白茯苓、升麻各三分（各1g），黄连、黄柏、柴胡各一分（各0.3g），炙甘草、猪苓、神曲、麦冬、当归身、生地黄各二分（各0.6g），陈皮、泽泻各五分（各1.5g），五味子九粒（1g）。

【用法】 上十八味药共研粗末，每次用五钱（15g），水煎服。

【功用】 清肺润燥，健脾祛湿。

【主治】 肺金受湿热之邪。症见痿躄喘促，胸满少食，色白毛败，头眩体重，口渴便秘等。

【证治机制】 湿热之邪伤肺，则肺金被灼，致肺热叶焦；金不能生水，则肾阴亏虚（肾主骨，肝主筋），而产生痿躄诸证。故湿热熏蒸、肺伤而燥为本方主证。胸满少食，头眩为本方次证。

【方义分析】 "治痿独取阳明"，方中麦冬甘寒，滋养肺胃之阴，兼清肺热；黄芪补脾气益肺气，以补土生金，金能生水，共为君药。生地黄、当归滋阴养血，以补肝肾；五味子益气生津保肺，又能下滋肾水；黄连、黄柏清热燥湿；人参大补元气，益脾肺，以资生化之源，共为臣药。苍术、白术健脾燥湿，以助脾运；茯苓、猪苓、泽泻利湿清热，导湿热之邪从小便去；升麻、柴胡以升清气，清阳升则湿浊降，兼可清热；陈皮理气健脾燥湿；神曲消食化滞，共为佐药。炙甘草补中调药为佐使药。诸药相配，使肺中湿热得清，肺燥得润，肺复清肃，以滋肾水，诸症可除。

【临床运用】 本方与二妙丸均为治疗湿热所致痿证的方剂。二妙丸以清热燥湿立法；本方上可润肺燥，中可补脾，下可补益肝肾，可治疗湿热兼有虚证之痿证。

【案例举隅】

（1）痿证案：乙未，余寓上海，刘君润甫之室，病起夏秋，缠绵数月，偃息在床，起坐无力，手足软弱，不任举持，来延余诊。切其脉，大而滑，知是夏令湿热，蕴久不化，气分受伤，致成痿症，与草木在暑日中，热气蒸灼，枝叶皆痿软下垂无异，非得夜来清气涵濡，则生气必不能勃然。遂用清燥汤法，加减治之，月余而症悉愈。（《诊余举隅录》）

（2）辨证思路：患者病手足痿软，脉大而滑，滑主湿大主热，湿热相合，致阴津耗伤。脾主四肢、肌肉，喜燥恶湿。湿热熏蒸，肌肉不得津液濡润，为热邪所消，渐生痿废之病。

增　辑

（一）沙参麦冬饮

【来源】 吴鞠通 《温病条辨》

【方歌】 沙参麦冬饮豆桑　　玉竹甘花共和方

秋燥耗伤肺胃液　　苔光干咳此堪尝

【组成】 沙参三钱（9g），生扁豆一钱五分（4.5g），冬桑叶一钱五分（4.5g），玉竹二钱（6g），生甘草一钱（3g），天花粉一钱五分（4.5g），麦冬三钱（9g）。

【用法】 上七味水煎，分两次服。

【功用】 清养肺胃，生津润燥。

【主治】 秋燥伤肺，肺胃阴伤。症见咽干口燥，或身热，或干咳，舌红少苔，脉细数等。

【证治机制】 燥伤肺胃阴津，喉为肺系，燥邪伤肺则咽干口燥；肺合皮毛，燥热伤肺，故身热；燥邪犯肺，失其清肃润降之常，故干咳；舌红少苔，脉细数为阴虚之象。

【方义分析】 方中用甘寒入肺胃经的沙参、麦冬为君药，以清肺热，养肺阴，且养胃阴，生津液。桑叶质轻性寒，清宣肺中燥热；天花粉、玉竹滋养肺胃之阴，清热生津止渴，共为臣药。扁豆、生甘草益气健脾，培土生金，共为佐药。生甘草为调药、使药之用。诸药相配，共奏清养肺胃，生津润燥之功。

【临床运用】 本方为外感秋燥的常用方剂。现代临床可用于治疗胸膜炎、急性感染性多发性神经炎、慢性咽炎、乙型脑炎及其他急性传染病恢复期而证见肺胃津亏者。

【案例举隅】

（1）哮病案：鲍左。自幼即有哮咳，都由风寒袭肺，痰滞于肺络之中，所以隐之而数年若瘳，发之而累年不愈。今则日以益剧，每于酣睡之中突然呛咳，由此而窭，窭频咳，其咯吐之痰却不甚多。夫所谓袭肺之邪者，风与寒之类也。痰者，有质而胶黏之物也。累年而咳不止，若积痰为患，何以交睫而痰生，白昼之时痰独何往哉，则知阳入阴则卧，阴出之阳则窭。久咳损肺，病则不能生水，水亏不能含阳，致阳气预收反逆，逆射太阴，实有损乎本元之地矣。拟育阴以配其阳，使肺金无所凌犯，冀其降令得行耳。

南沙参（炒）120g、松麦冬（炒）45g、云茯苓120g、海蛤壳（打）150g、川贝母（去心）60g、款冬花（蜜炙）30g、橘红（蜜炙）30g、香玉竹（炒）90g、紫菀肉（蜜炙）60g、甜杏仁（去皮，水浸，打绞汁）90g、代赭石（煨）120g、川石斛90g、牛膝炭60g、杜苏子（水浸，打绞汁，冲入）150g、百部（蜜炙）60g。

共煎浓汁。用雪梨2斤、白蜜60g同入，徐徐收膏。（《秦伯未医案》）

（2）辨证思路：患者自幼哮咳，风寒袭肺，久咳损伤肺阴，耗伤津液。日以益剧，醋睡突咳，由此而瘤，累年不止，积痰为患。治疗当清养肺胃，滋阴润燥，育阴以配其阳，方可痊愈。

（二）清燥救肺汤

【来源】 喻嘉言 《医门法律》

【方歌】 清燥救肺参草杷　石膏胶杏麦芝麻
　　　　 经霜收下干桑叶　解郁滋干效可夸

【组成】 桑叶经霜者，得金气而柔润不调取之为君。去枝、梗，净叶三钱（9g），石膏煅，禀清肃之气极清肺热，二钱五分（8g），甘草和胃生津，一钱（3g），人参生胃之津，养肺之气，七分（2g），胡麻仁炒，研，一钱（3g），真阿胶八分（3g），麦冬去心，一钱二分（4g），杏仁泡，去皮尖，炒黄，七分（2g），枇杷叶刷去毛，蜜涂，炙黄，一片（3g）。

【用法】 水一碗，煎六分，频频二三次，滚热服（现代用法：水煎，频频热服）。

【功用】 清燥润肺。

【主治】 温燥伤肺证。身热头痛，干咳无痰，气逆而喘，咽喉干燥，鼻燥，心烦口渴，胸满胁痛，舌干少苔，脉虚大而数。

【证治机制】 本方证是由秋令久旱无雨，温燥伤肺所致。肺合皮毛，燥热伤肺，故身热头痛；燥邪犯肺，失其清肃润降之常，故干咳无痰，气逆而喘；"诸气膹郁，皆属于肺"（《素问·至真要大论》），肺气不降，故胸膈满闷，甚则胁痛；心烦口渴，咽喉干燥、鼻燥、舌干无苔脉虚数等，皆为燥热灼肺之象。治疗当以清肺润燥，养阴益气为法。

【方义分析】 方中重用桑叶，以其质轻性寒，轻宣燥热，透邪外出，为君药。温燥犯肺，温者属热宜清，燥胜则干宜润，故臣以石膏辛甘而寒，清泄肺热；麦冬甘寒，养阴润肺。君臣相伍，宣中有清，清中有润，清润而不碍宣轻宣肺而不伤肺。《难经·十四难》云："损其肺者，益其气"，而土为金之母，故用人参、甘草益气生津，培土生金；胡麻仁、阿胶养阴润肺，肺得滋润，则治节有权；《素问·藏气法时论》曰："肺苦气上逆，急食苦以泄之"，故用少量杏仁、枇杷叶苦降肺气，以上俱为佐药。甘草调和诸药，兼作使药。诸药合用，共奏清燥润肺，养阴益气之功。全方宣、清、润、补、降五法并用，则肺金之燥热得以清宣，肺气之上逆得以肃降，则燥热伤肺之证自除，故名"清燥救肺"。

　　本方与桑杏汤均含桑叶、杏仁，均可轻宣温燥、养阴润肺，用于温燥伤肺之证，然两方所治证候又有轻重之别。桑杏汤宜于治疗外感温燥，邪伤肺卫，肺津受灼之轻证，症见身热不甚、干咳少痰、右脉数大；清燥救肺汤适用于外感温燥，燥热伤肺，气阴两伤之重证，症见发热、咳嗽，甚则气逆而喘、胸膈满闷、脉虚大而数。

【临床运用】

　　（1）本方为治疗温燥伤肺的代表方。临床以身热，干咳无痰，气逆而喘，舌红少苔，脉虚大而数为辨证要点。

　　（2）若咳痰黏滞不爽，可加川贝母、瓜蒌以润燥化痰；若咳痰带血，去人参，加水牛角、生地黄等以凉血止血；若燥热较甚，发热较著，可再加知母、羚羊角（水牛角）等以增清热之效。

　　（3）常用于肺炎、支气管哮喘、急慢性支气管炎、支气管扩张、肺癌等证属燥热犯肺，气阴两伤证者。

【案例举隅】

　　（1）白喉案：伯章研究医学已十年矣，恒兢业不敢为人举方。秋杪，舍弟璋如患白喉，又兼泄泻，猝难延医。适章自馆归，诊之，身无寒热，口不渴，舌胎淡白而薄，底面微露鲜红色，小便时清时浊，脉浮涩满指。审由燥气所发，因兼泄泻，始尚犹豫，继乃恍然大悟曰：此肺移热于大肠，病邪自寻去路也。即疏喻氏清燥救肺汤，一剂知，再剂已。嗣表兄彭君厚生暨李磻丞姻丈以他病同至，章举以相告，彭君拍案大叫曰：非名手莫辨！李公亦深相嘉许。因此踵门求方者，络绎不绝，章亦不能深闭固拒矣。（《遁园医案》）

　　（2）辨证思路：患者病如白喉，喉为肺之门户，肺属娇脏，主皮毛。患者脉象见浮涩满指，盖燥热伤肺，脉应在皮毛则浮，阴伤则涩，满指者，由热故也。而无寒热口渴症，知阴伤不甚。又兼泄泻，则燥热有去路，因此病尚属轻浅。

（三）琼玉膏

【来源】　洪遵《洪氏集验方》引申铁瓮方

【方歌】　　琼玉膏中生地黄　　参苓白蜜炼膏尝

　　　　　　　肺枯干咳虚劳症　　金水相滋效倍彰

【组成】　新罗人参春一千下，为末，二十四两（750g），生地黄九月采，捣，一秤十六斤（8kg），雪白茯苓木舂千下，为末，四十九两（15kg），白沙蜜十斤（5kg）。

【用法】　人参、茯苓为细末，蜜用生绢滤过，地黄取自然汁，捣时不得用铁器，取汁尽去滓用药一处拌，和匀，入银、石器或好瓷器内封用。每晨朝，以两匙温酒化服，不饮者白汤化之（现代用法：前三味加水煎三次，合并药液，浓缩至稠膏。另取白蜜加入搅匀，加热微炼，装瓶密封备用。每服9～15g，早晚各服1次，温开水冲服或酒化服）。

【功用】　滋阴润肺，益气补脾。

【主治】　肺肾阴亏之肺痨证。干咳少痰，咽燥咯血，气短乏力，肌肉消瘦，舌红少苔，脉细数。

【证治机制】　本方主治因肺肾阴亏，脾气虚弱，虚火灼津，阴虚肺燥所致之肺痨。肺肾阴虚，虚火上灼，消烁津液，损伤肺络，肺失清肃，故见干咳、咽燥咯血；阴虚失养，脾气虚弱，故肌肉消瘦、气短乏力；舌红少苔，脉细数亦为阴虚内热之象。治宜滋阴润肺，清热生津，益气补脾之法。

【方义分析】　方中重用生地黄滋阴壮水，生津养液，清上炎之虚火，并可凉血止血，为君药。白蜜补中润肺，为治肺燥咳嗽之佳品，为臣药。两药合用，金水相生，能滋肾阴而润肺燥。佐以人参、茯苓益气健脾，以培脾土而生肺金，且茯苓味淡气薄，能化痰涎，用于大量甘寒滋润药中，可滋而不腻，补而不滞。每晨用温酒化服，因地黄得酒良，可去腻膈之弊。本方药少方简，甘凉濡润，气液双补；肺肾同补，金水并调，肺脾同治，培土生金。采用膏剂，意在膏泽滋润，从本缓治，久服奏效。全方药性平和，善起沉瘵，珍赛琼瑶，故名"琼玉"。

【临床运用】

（1）本方是为纯虚无邪，阴虚肺燥之证而设，乃治本缓图之剂。以干咳咯血，气短乏力，舌红少苔，脉细数为辨证要点。方中用药较为阴柔滋腻，兼有表证或外感所致的咳嗽、咯血者禁用。

（2）若虚火损伤肺络，咳血较多，可加白及、白茅根、阿胶以凉血止血；若肺气上逆，咳嗽较著，可加百部、紫菀、桑白皮以加强止咳之功；若虚火灼津成痰，咳痰不爽，可加川贝母、瓜蒌等以清肺润燥化痰。

（3）常用于治疗肺结核、慢性气管炎等，证属阴虚肺燥、脾胃气虚者。

【案例举隅】

（1）吐血案：杨（右）　产后久咳，复产更甚，吐血时止时来，不能左卧，其至音声雌喑，左胁漉漉有声，咽痒有时呕吐。脉细弦数，舌红少苔。阴虚木旺，木叩金鸣。证入损门，不敢言治。

　　阿胶珠三钱　金石斛四钱　生扁豆三钱　大天门冬二钱　青蛤散四钱　生白芍一钱五分　生甘草四分　怀牛膝三钱　冬虫夏草二钱　琼玉膏二次冲五钱（《张聿青医案》）

　　（2）辨证思路：患者病吐血，产后阴血不足，肝失血养，内热便生。左卧则肝热被迫，故不能左卧。木火刑金则兼咳嗽，咽痒，热盛动血，故吐血。脉象细数弦，舌红少苔，正阴虚内热之象。

（四）黄连阿胶汤（附：驻车丸）

【来源】　张仲景　《伤寒论》

【方歌】　黄连阿胶鸡子黄　　芍药黄芩合自良
　　　　　　更有驻车归醋用　　连胶姜炭痢阴伤

【组成】　黄连四两（12g），阿胶三两（9g），鸡子黄二枚，芍药二两（6g），黄芩二两（6g）。

【用法】　上五味药，宜先煎黄连、黄芩、芍药，然后去滓，放入阿胶烊化尽，再放鸡子黄，搅令相得。

【功用】　滋肾阴，清心火。

【主治】　热伤肾阴，心火偏盛。症见心烦，失眠，舌红绛，脉细数等。

【证治机制】　肾阴不足，心火亢盛，心肾不交则心烦，失眠，舌红绛，脉细数均为火盛阴虚之象。

【方义分析】　肾阴不足，心火亢盛均为本方主证。故方中用阿胶滋阴养血；黄连直泻心火，共为君药。芍药、鸡子黄助胶滋阴补血；黄芩助黄连泻火除烦，共为臣药。五药相合，有滋阴补血、泻火除烦之效。

【临床运用】　本方具有滋阴降火的作用，对于阴虚火旺所致的心烦，失眠具有较好的治疗作用。

【附方】

　　驻车丸（《备急千金要方》）：黄连六两（180g），干姜二两（60g），当归、阿胶各三两（各90g）。用法：除阿胶外均研成细末，再用醋八合（适量）烊化阿胶，与药末和匀作丸，如大豆许，每服三十丸（6～9g），米汤或温开水送下。功用：寒热并调，养阴补血。主治：冷痢肠滑，下痢脓血，日夜无节，痢久伤阴。

【案例举隅】

（1）便血案：张璐玉治郑墨林夫人，素有便红证，妊七月，正肺气养胎时，患冬温咳嗽，咽痛如刺，下血如崩，脉较平时反觉小弱而数，此热伤手太阴血分也。与黄连阿胶汤，二剂血止。后去黄连，加葳蕤、桔梗、人中黄，四剂而安。(《续名医类案》)

（2）辨证思路：患者素有便血，妊娠期外感冬温之病，温热从皮毛循经而入肺，故咳嗽。肺经过咽喉，喉为热邪所伤，故咽痛如此。肺主气，肺伤则气伤，血失统摄，故下血加重。脉小者属伤气，数者属热。

（五）滋肾通关丸（附：大补阴丸）

【来源】 李东垣 《兰室秘藏》

【方歌】 滋肾通关桂柏知　　溺癃不渴下焦医

　　　　　　大补阴丸除肉桂　　地龟猪髓合之宜

【组成】 肉桂五分（1.5g），黄柏酒炒、知母酒炒各一两（各30g）。

【用法】 三药共研细末，水泛为丸，如梧桐子大，每服100丸（9g），空腹白汤送下。

【功用】 滋肾通关，降火燥湿。

【主治】 湿热蕴结膀胱，耗伤肾阴。症见小便癃闭，点滴而下，甚则不通等。

【证治机制】 湿热蕴结下焦，膀胱的气化功能失常，则见小便癃闭，点滴而下，甚则不通等。肾阴被耗为本方主证；肾阳不足，气化失常为本方兼证。

【方义分析】 方中用苦寒质润之知母以滋润肾阴，且又降火；黄柏苦寒，泻下焦湿热而坚阴，两药共用，滋阴降火、清热燥湿之力尤强，为君药。配少许肉桂以温养命门真阳，蒸水化气，使小便通利，为佐药。三药合用，使下焦湿热得清，肾阴得补，气化正常，癃闭自除。

【临床运用】 本方有滋肾通关、降火燥湿、输利小便的作用，凡属肾阴不足，虚火妄动，气化不行，小便淋涩或癃闭不通者是本方治疗的重点。

【附方】

大补阴丸（《丹溪心法》）：熟地黄酒蒸、龟板酥炙，各六两（各18～30g），黄柏炒褐色、知母酒浸，炒，各四两（各12～20g）。用法：上为细末，猪脊髓蒸熟，炼蜜为丸。服七十丸（6～9g），空心盐白汤送下（现代用法：蜜丸，每服9g，淡盐汤送服；亦可作汤剂，水煎服）。功用：滋阴降火。主治：阴虚火旺证。骨蒸潮热，盗汗遗精，咳嗽咳血。

【案例举隅】 湿温案：费左　湿温三候，初病足背湿热结毒起见，腐溃不得脓，疮旁四周肿红焮痛，寒热晚甚，梦语如谵。前医叠投寒凉解毒，外疡虽见轻减，而加呃逆频频，胸痞泛恶，口有酸甜之味，不能饮食，渴不欲饮，口舌糜腐，小溲短赤，脉象濡滑而数。良由寒凉太过，湿遏热伏，热处湿中，胃阳被遏，气机窒塞，已成坏症。议进辛以开之，苦以降之，芳香以宣之，淡渗以利之，复方图治，应手乃幸。

仙半夏二钱　淡吴萸一分　郁金五钱　通草八分　清水豆卷四钱　枳实炭一钱　川雅连四分　姜竹茹五钱　柿蒂五枚　鲜藿香五钱　鲜佩兰五钱　鲜枇杷叶去毛、包，三张

二诊：连服辛开苦降，芳香淡渗之剂，呃逆止，泛恶亦减，胸痞噫气，口舌糜腐依然，口有酸甜之味，身热起伏无常，小溲短赤，脉象濡数。湿热为粘腻之邪，最难骤化，胶阻于中，则胸痞噫气，熏蒸于上，则口有酸甜，三焦决渎无权，则小溲短赤，白疹不现，邪无出路。前方既见合度，循序前进，以图后效。

仙半夏五钱　左金丸（包）五分　清水豆卷四钱　通草八分　枳实炭一钱　炒竹茹二钱　茯苓皮三钱　鲜藿佩各五钱　柿蒂五枚　枇杷叶（去毛、包）五张　滋肾通关丸（包煎，五钱）

三诊：呕恶止，胸痞未舒，口舌糜腐亦减，白疹渐现，伏邪湿热，已有暗泄之机。十余日未更衣，小溲短赤，身热临晚似剧，脉濡数。申酉为阳明旺时，阳阴腑垢不得下达，三焦之余湿，一时未易清澈。再守原法，加入通幽润肠之品，腑垢得去，则经中之余热，自无形默化也。

仙半夏四钱　川连四分　青蒿梗五钱　白薇五钱　清水豆卷四钱　全栝蒌（切）四钱　郁李仁（研）三钱　大麻仁（研）三钱　枳实炭一钱　炒竹茹五钱　鲜佩兰四钱　滋肾通关丸（包煎）五钱

四诊：腑气已通，诸羔均平。今且调其胃气，宣化余湿，更当节饮食，以杜反复。

南沙参三钱　青蒿梗五钱　白薇五钱　清水豆卷三钱　鲜佩兰五钱　仙半夏五钱　江枳壳一钱　竹茹五钱　通草八分　鲜枇杷叶四张　生熟谷芽各三钱　滋肾通关丸（包）五钱（《丁甘仁医案》）

（六）增液汤（附：黄龙汤）

【来源】 吴鞠通　《温病条辨》

【方歌】 增液汤中参地冬　　鲜乌或入润肠通
　　　　　黄龙汤用大承气　　甘桔参归妙不同

【组成】 玄参—两（30g），麦冬连心八钱（24g），细生地八钱（24g）。

【用法】 水八杯，煮取三杯，口干则与饮，令尽；不便，再作服（现代用法：水煎服）。

【功用】 增液润燥。

【主治】 阳明温病，津亏便秘证。大便秘结，口渴，舌干红，脉细数或沉而无力。

【证治机制】 阳明温病不大便，不外热结、液干两端。本方所治大便秘结为热病耗津，阴亏液涸，不能濡润大肠，"无水舟停"所致，故伴有口渴、舌干红、脉细数等津液亏乏、阴虚内热之象；脉象沉而无力亦主里主虚之候。治疗之法，大凡阳邪炽盛之热结实证，宜用承气汤之类以急下存阴；对于阴亏液涸，"水不足以行舟，而结粪不下者"（《温病条辨》），则当增水行舟，润燥通便。

【方义分析】 本方是为阳明温病，阴亏液涸，无水舟停之证而设。方中重用玄参，苦咸而寒，滋阴润燥，壮水制火，启肾水以润肠燥，为君药。生地黄、麦冬甘寒，清热养阴、壮水生津，以增玄参滋阴润燥之力，同为臣药。方中三药合用，大补阴液，润滑肠道，增水行舟，促使糟粕下行，故名曰"增液汤"，然非重用不为功，且可借三药寒凉之性以清热。"妙在寓泻于补，以补药之体，作泻药之用，既可攻实，又可防虚"（《温病条辨》），使肠燥得润，大便得下。

【临床运用】

（1）本方为治疗热病伤阴，津亏肠燥所致大便秘结之证，临床应用以便秘，口渴，舌干红，脉细数或沉而无力为辨证要点。由于本方功擅养阴润燥，故又常用于多种内伤阴虚之证。

（2）若津亏兼有燥热，服增液汤大便不下者，可加生大黄、芒硝以清热泻下；若胃阴不足，舌质光泽，口干唇燥者，可加沙参、石斛等以养阴生津。

（3）常用于温热病津亏肠燥便秘，以及习惯性便秘、慢性咽喉炎、复发性口腔溃疡、糖尿病、皮肤干燥综合征、肛裂、慢性牙周炎等，证属阴津不足者。

【附方】

黄龙汤（《伤寒六书》） 大黄（12g），芒硝（9g），枳实（9g），厚朴（12g），甘草（3g），人参（6g），当归（9g）（原书无用量）。用法：水二盅，姜三片，大枣二枚，煎之后，再入桔梗一撮，热沸为度（现代用法：上药加桔梗3g，生姜三片，大枣二枚，水煎，芒硝溶服）。功用：攻下热结，益气养血。主治：阳明腑实，气血不足证。自利清水，色纯青，或大便秘结，脘腹胀满，腹痛拒按，身热口渴，神倦少气，谵语甚或循衣撮空，神昏肢厥，舌苔焦黄或焦黑，脉虚。

方名"黄龙"者，是喻本方之功效，取龙能兴云致雨以润燥土之意而命名。

【案例举隅】

（1）阳明燥结案：节庵治一壮年，夏间劳役后食冷物，夜卧遗精，遂发热痞闷，至晚，头额时痛，两足不温。医不知头痛为火热上乘，足冷为脾气不下，误认外感夹阴，而与五积散汗之，则烦躁口干，目赤便秘。明日，便与承气下之，但有黄水，身强如痉，烦躁转剧，腹胀喘急，舌胎黄黑，已六七日矣。诊其脉，六七至而弦劲，急以黄龙汤，下黑物甚多，下后腹胀顿宽，躁热顿减，但夜间仍热，舌胎未尽。更与解毒汤合生脉散加生地，二剂热除。平调月余而安。（《古今医案按》）

（2）辨证思路：患者于夏月食用生冷，则脾为寒凉所伤。中气不运，则上下不得交通，故精自下。寒湿困阻中焦，气机不畅，郁而发热，故见发热痞闷。上热则火冲头额，故头痛；下寒则阴气下流，故足冷。有服发汗药，则津液伤，中焦湿热停于阳明，则烦躁口干，目赤便秘。服下药太早，燥热不去，太阴反伤，故见身强如痉、腹胀喘急等症。

十五、泻火之剂

　　以清热药物为主组成，具有清热、泻火、凉血、解毒等作用，治疗里热病证的方剂，统称泻火之剂，也称清热剂，属于"八法"中的"清法"。

　　温、热、火三者同一属性。温盛为热，热极为火，其区别只是程度不同而已，故统称为热。《素问·至真要大论》所载病机十九条，言火者五，言热者四，可知火热为病极为常见。然究其病因，火热证的形成不外内生与外感两端，外感六淫，可转化为里热证；五志过极，脏腑偏胜，亦可化火，导致里热偏盛。其共同临床表现为身热，恶热，口渴喜冷饮，小便黄赤，舌红苔黄，脉数等。

　　里热证由于热邪所在部位、程度及性质的不同，而有气分、血分之异，脏腑偏盛之殊，见证不同，治法方药各异，故本章分为清气分热、清营凉血、气血两清、清热解毒、清脏腑热、清热祛暑及清虚热等七类。

　　在表证已解，里热炽盛，或里热虽盛但尚未结实的情况下方可运用泻火之剂。若邪热在表，应当解表；里热已成腑实，则宜攻下；表证未解，热已入里，则宜表里双解；气血俱热，应以清气凉血为宜。总之，运用时应分清主次，区别对待。

　　应用清热剂需注意以下事项：一是要辨别里热所在部位。若热在气而治血，则必将引邪深入；若热在血而治气，则无济于事。此即叶天士所谓"前后不循缓急之法，虑其动手便错"之理。二是辨别热证真假，勿被假象迷惑，若为真寒假热，不可误用寒凉。三是辨别热证的虚实，要注意屡用清热泻火之剂而热仍不退者，即如王冰所说"寒之不寒，是无水也"。此时当改用甘寒滋阴壮水之法，使阴复则其热自退。四是权衡轻重，量证投药。热盛而药量太轻，无异于杯水车薪；热微而用量太重，势必热去寒生。五是对于热邪炽盛，服清热剂入口即吐者，可于清热剂中少佐温热药，或采用凉药热服法，此即《素问·五常政大论》所说："治热以寒，温而行之"的反佐法。

（一）黄连解毒汤（附：三黄石膏汤，栀子金花丸）

【来源】 孙思邈 《千金要方》

【方歌】 黄连解毒汤四味　　黄柏黄芩栀子备
　　　　躁狂大热呕不眠　　吐衄斑黄均可使
　　　　若云三黄石膏汤　　再加麻黄及淡黄
　　　　此为伤寒温毒盛　　三焦表里相兼治
　　　　栀子金花加大黄　　润肠泻热真堪倚

【组成】 黄连三两（9g），黄芩、黄柏各二两（各6g），栀子擘，十四枚（9g）。

【用法】 水六升，煎取二升，分再服（现代用法：水煎服）。

【功用】 泻火解毒。

【主治】 三焦火毒证。大热烦躁，口燥咽干，错语不眠；或热病吐血、衄血；或热甚发斑；或身热下利；或湿热黄疸；或外科痈肿疔毒，小便黄赤，舌红苔黄，脉数有力。

【证治机制】 本方证由火毒充斥三焦所致。火热毒盛，充斥三焦，波及上下内外，上扰心神，故大热烦躁，错语不眠；热灼津伤，故口燥咽干；血为热迫，随火上逆，故为吐衄；热伤络脉，血溢肌肤，故发斑；邪热蒸熏外越，则为黄疸；热壅肌肉，气血腐败，故发为痈肿疔毒。本方治证虽多，但其病因单一，均由火毒充斥三焦所致。治宜泻火解毒，苦寒直折。

【方义分析】 本方为治火热毒盛，充斥三焦的代表方。方中黄连苦寒，可清热泻火解毒，尤善泻心火及中焦之火，心主火，泻心便是泻其所主，心火一清，诸经之火自降，故为君药。臣以黄芩清泻上焦之火，黄柏清泻下焦之火，更配栀子通泻三焦之火，导热以下行，合为佐使。四味同用，苦寒直折，共奏泻火解毒之功。

【临床运用】

（1）本方为泻火解毒的基础方剂，以大热烦躁，口燥咽干，舌红苔黄，脉数有力为辨证要点。本方为大苦大寒之剂，久服或过量易伤脾胃，非火盛者不宜使用。

（2）若便秘者，可加大黄，以泻下实热；吐血、衄血、发斑者，酌加生地黄、白茅根、玄参、牡丹皮，以清热止血、凉血化斑；发黄者，加茵陈蒿、大黄，以清热祛湿退黄；痈肿疔毒者，加紫花地丁、蒲公英，以加强清热解毒之力。

（3）常用于败血症，脓毒血症，痢疾，肺炎等证属火毒炽盛者。

【附方】

（1）三黄石膏汤（《伤寒六书》）：黄连三两（10g），黄柏、黄芩各二两（6g），栀子二两（6g），麻黄、淡豆豉各一两（各3g）。用法：水煎服。功用：清热解毒，解表透邪。主治：伤寒温毒较盛者。

（2）栀子金花丸（《医方集解》）：黄连三两（3～9g），黄柏、黄芩各二两（各6g），栀子十四枚（9g），大黄一两（3g）。用法：研细末做成水丸，每次服二钱（6g）。功用：泻热润肠通便。主治：三焦实热，大便不通。

【案例举隅】

（1）外感热病案：万密斋治胡应龙，五月患热病，治半月未愈。脉弦数，鼻衄三四日一作，左胁痛不能侧卧。先以炒山栀一个，妇人发同烧存性，吹入鼻中而衄止。再以当归龙荟丸方作汤，一剂而胁痛即止。再诊其脉，弦而浮数，曰：当以汗解。盖卫气不共营气谐和者也，当用桂枝汤以治其阳。今乃营气不共卫气谐和，则当用黄连解毒汤，合白虎以治其阴，使营卫和则得汗而愈也。乃以二汤合煎饮之。先告之曰：当战汗，勿惊也。连进二剂，果汗而愈也。（《续名医类案》）

（2）辨证思路：患者热病不愈，阴气大伤，致使肝木失于濡养，变出龙雷。肝火胜而冲肺动血，肺开窍于鼻，故见鼻衄。服当归龙荟丸，肝热得清，则胁痛除。内热大减，邪气不得入里，便欲从表而出，故脉见浮象。此时不可发汗，因汗后亡阴，热必来复。故用清解之药，营卫和自汗出而愈。

（二）附子泻心汤（附：大黄附子汤）

【来源】　张仲景　《伤寒论》

【方歌】　附子泻心用三黄　　寒加热药以维阳
　　　　　痞乃热邪寒药治　　恶寒加附治相当
　　　　　大黄附子汤同意　　温药下之妙异常

【组成】　大黄二两（6g），黄连、黄芩各一两（各3g），附子一两（3g）。

【用法】　水煎服，附子另煎。

【功用】　泻热除痞，助阳固表。

【主治】　热痞兼表阳虚。症见心下痞塞不通，按之柔软不痛，心下或胸中烦热，口渴，而后恶寒汗出，苔黄，关脉浮盛。

【证治机制】 此为伤寒表证，误用下法，致表邪内陷，里阴上逆，寒热搏结，无形邪热结于心下（胃脘部），气窒不通致心下痞塞不通，按之柔软不痛，为本方主证。表阳虚，腠理不密，则恶寒汗出，为兼证。治宜调阴阳，泻心痞，除寒热。

【方义分析】 大黄、黄连、黄芩味薄气轻，清泄上部邪热而消痞，为君药。附子辛热醇厚，温经扶阳，为佐药。本方寒热并用，各奏其功。

【临床运用】 本方为治疗表证误下，阴阳失调，邪热结于心下，导致心下痞满的方剂，以心下痞满而不痛、恶寒汗出为辨证要点。

【附方】 大黄附子汤（《金匮要略》）：大黄三两（9g），附子炮三枚，（12g），细辛二两（6g）。用法：以水五升，煮取二升，分温三服。若强人煮取二升半，分温三服。服后如人行四五里，进一服（现代用法：水煎服）。功用：温里散寒，通便止痛。主治：寒积里实证。腹痛便秘，胁下偏痛，发热，手足不温，舌苔白腻，脉弦紧。

【案例举隅】

（1）伤寒案：金鉴春日病瘟，误治二旬，酿成极重死症，壮热不退，谵语无伦，皮肤枯涩，胸膛板结，舌卷唇焦，身倦足冷，二异，但彼日传二经，三日传经已尽即死。不死者，又三日再传一周定死矣。此春温症不传经，故虽邪气留连不退，亦必多延几日便略通，半渴不渴，面上一团黑滞。前医所用之药，不过汗下和温之法，绝无一效。喻曰：此症与两感伤寒无，待元气竭绝乃死。观其阴症阳痰，两下混在一区，治阳则碍阴，治阴则碍阳。然法曰：发表攻里，本自不同。又谓：活法在人，神而明之，未尝教人执定勿药也。吾有一法，即以仲景表里二方为治，虽未经试验，吾天机勃勃自动，若有生变化行鬼神之意，必可效也。于是以麻黄附子细辛汤，两解其在表阴阳之邪，果然皮间透汗，而热全清。再以附子泻心汤，两解其在里阴阳之邪，果然胸前柔活，而人事明了，诸症俱退，次日即食粥，以后竟不需药。只在此二剂，而起一生于九死，快哉。(《续名医类案》)

（2）辨证思路：此案于春日之时得瘟病之邪，因误治使得表邪内陷，郁积于内出现壮热不退，谵语无伦；阳损及阴，津液亏耗，故皮肤枯涩，舌卷唇焦；阳气不能外达，四肢不得温养出现身倦足冷。故用麻黄附子细辛汤助表之阳，以解在表阴阳之邪。待表邪解，热全清，再助以附子泻心汤解内里之邪而固表，其泻热除痞之功也使得患者胸前柔活，诸症皆消。

（三）半夏泻心汤

【来源】 张仲景 《伤寒论》

【方歌】 半夏泻心黄连芩　　干姜甘草与人参

　　　　大枣和之治虚痞　　法在降阳而和阳

【组成】 半夏洗，半升（12g），黄芩、干姜、人参各三两（各9g），黄连一两（3g），大枣擘，十二枚（4枚），炙甘草三两（9g）。

【用法】 上七味，以水一斗，煮取六升，去渣，再煮，取三升，温服一升，日三服（现代用法：水煎服）。

【功用】 寒热平调，散结除痞。

【主治】 寒热互结之痞证。心下痞，但满而不痛，或呕吐，肠鸣下利，舌苔腻而微黄。

【证治机制】 本方所治之痞，原系小柴胡汤证误用攻下，损伤中阳，少阳邪热乘虚内陷，以致寒热互结，而成心下痞。痞者，痞塞不通，上下不能交泰之谓。心下即胃脘，属脾胃病变。脾胃居中焦，为阴阳升降之枢纽，今中气虚弱，寒热互结，遂成痞证。脾为阴脏，其气主升，胃为阳腑，其气主降，中气既伤，升降失常，故上见呕吐，下则肠鸣下利。法宜调其寒热，益气和胃，散结除痞。

【方义分析】 方中以辛温之半夏为君，散结除痞，又善降逆止呕。臣以干姜之辛热以温中散寒，黄芩、黄连之苦寒以泄热开痞。以上四味相伍，具有寒热平调、辛开苦降之效。然寒热互结，又缘于中虚失运，升降失常，故方中又以人参、大枣甘温益气，以补脾虚，为佐药。使以甘草补脾和中而调诸药。全方寒热互用以和其阴阳，苦辛并进以调其升降，补泻兼施以顾其虚实，为本方的配伍特点。使寒去热清，升降复常，则痞满可除，呕利自愈。

本方即小柴胡汤去柴胡、生姜，加黄连、干姜而成。变和解少阳之剂，而为调和寒热之方。后世师其法，随症加减，广泛应用于中焦寒热互结，升降失调诸证。

【临床运用】

（1）本方为治疗中气虚弱，寒热互结，升降失常的基础方，又是寒热平调、散结除痞的代表方。临床以心下痞满，呕吐泻利，苔腻微黄为证治要点。因气滞或食积所致的心下痞满，不宜应用。

（2）湿热蕴积中焦，呕甚而痞，中气不虚，或舌苔厚腻者，可去人参、甘草、大枣、干姜，加枳实、生姜以下气消痞止呕。

（3）常用于急慢性胃肠炎、慢性结肠炎、慢性肝炎、早期肝硬化等属中气虚弱，寒热互结，症见痞、呕、下利者。

【案例举隅】

（1）胸痞案：张璐玉治内兄顾九玉，大暑中患胸痞颅胀。脉得虚大而濡，气口独显滑象，此湿热泛滥于膈上也。与清暑益气二剂，颅胀止而胸痞不除。与半夏泻心汤，减炮姜，去大枣，加枳实，一服而愈。

（2）辨证思路：暑热伤气，气属于肺，肺伤则百脉滞，导致中焦不运，便生湿热。热气上冲，兼肺气之虚，故见胸痞。"因于湿首如裹"，头为诸阳之会，湿邪困阻，气机不通，故见颅胀。脉虚主伤气，大主热，濡滑主痰。脉症相参，病机可知矣。

（四）白虎汤（附：白虎加人参汤，苍术白虎汤）

【来源】 张仲景 《伤寒论》

【方歌】 白虎汤用石膏偎　　知母甘草粳米陪
　　　　亦有加入人参者　　躁烦热渴舌生苔

【组成】 石膏碎一斤，（50g），知母六两（18g），炙甘草二两（6g），粳米六合（9g）。

【用法】 上四味，以水一斗，煮米熟汤成，去滓。温服一升，日三服（现代用法：水煎至米熟汤成，取汤温服）。

【功用】 清热生津。

【主治】 气分热盛证。壮热面赤，烦渴引饮，汗出恶热，脉洪大有力。

【证治机制】 本方所治乃伤寒化热内传阳明之经，入里化热；或温邪传入气分的热盛证。热邪炽盛，故壮热面赤；内热熏蒸，迫津外越，故大汗出；热灼胃津，故烦渴引饮；热邪盛于经脉，故脉洪大有力。气分热盛，但未致阳明腑实，故不宜攻下；热盛津伤，又不能苦寒直折，唯以清热生津法最宜。

【方义分析】 本方原为治阳明经证之主方，后世温病学家又以此为治气分热盛之代表方剂。方中重用辛甘大寒之石膏，主入肺胃气分，善能清阳明气分大热，并能止渴除烦，用为君药。臣以知母苦寒质润，既助石膏清肺胃之热，又滋阴润燥救已伤之阴津，以止渴除烦。石膏配知母相须为用，清热除烦生津之力尤强，为阳明气分大热之最佳配伍。粳米、炙甘草益胃生津，亦可防止大寒伤中之弊，均为佐药。炙甘草兼以调和诸药为使。四药配伍，共奏清热生津之效。

本方配伍特点主要有二：一是取辛甘寒之石膏与苦寒润之知母相配，君臣相须，使清热生津之力倍增。二是寒凉的石膏、知母配伍和中护胃的甘草、粳米，以防寒凉伤胃，使祛邪而不伤正。药虽四味，但清热生津之功明显，实为治疗气分大热之良剂。

【临床运用】

（1）本方为大寒之剂，清热之力强，应以身大热、汗大出、口大渴、脉洪大为辨证要点。若表证未解，无汗发热，口不渴；或脉浮细或脉沉者；或血虚发热，脉洪不胜重按；或真寒假热等，均不可误投本方。吴鞠通《温病条辨》指出："若其人脉浮弦而细者，不可与也；脉沉者，不可与也；不烦渴者，不可与也；不汗出者，不可与也。"正是此意。

（2）后世以本方为主加减使用颇多，适用范围也逐步扩大。如本方加羚羊角（水牛角代）、水牛角，用治温热病气血两燔的高热烦渴、神昏谵语、抽搐等症者。加柴胡，又增和解之功，兼治寒热往来、热多寒少。加大黄、芒硝，又可泻热攻积，软坚润燥，治高热、口渴、汗出、神昏谵语、大便秘结、小便赤涩者。消渴证而见烦渴引饮，属胃热者，可加天花粉、芦根、麦冬等，以增强清热生津之力。

（3）现代常用本方加减治疗肺炎、流行性乙型脑炎、牙龈炎、急性疱疹性口腔炎、糖尿病、夏季热等，证属气分热盛者。

【附方】

（1）白虎加人参汤（《伤寒论》）：知母六两（18g），石膏一斤，碎，绵裹（50g），炙甘草二两（6g），粳米六合（9g），人参三两（9g）。用法：上五味，以水一斗，煮米熟汤成，去滓。温服一升，日三服。功用：清热，益气，生津。主治：气分热盛，气津两伤证。汗、吐、下后，里热炽盛，而见四大症者；或白虎汤证见有背微恶寒，或饮不解渴，或脉浮大而芤，以及暑病见有身大热属气津两伤者。

（2）苍术白虎汤（《伤寒论》）：知母六两（18g），炙甘草二两（6g），石膏一斤（50g），苍术、粳米各三两（各9g）。用法：如麻豆大，每服五钱，水一盏半，煎至八九分，去滓，取六分清汁，温服。功用：清热祛湿。主治：湿温病。身热胸痞，汗多，舌红苔白腻，以及风湿热痹，身大热，关节肿痛等。

【案例举隅】

（1）暑病案：缪仲淳治高存之次子，童时，夏月身热十昼夜，止饮白虎汤。诸医汗之不解，以麻仁丸下之热如故。缪诊曰：此伤暑也，白虎汤是其本方。因误汗下虚甚，加人参三钱，一剂微汗，瞑眩，少顷热解。更疏一方，防其疟痢，乃用人参二钱，兼健脾清暑导滞之剂。未几疟作，如方饮之，疟止，痢又作。存之不得已于生脉散中加益元散饮之，儿尫羸甚，痢少减。数日后，仲淳复至，语之故。曰：生脉益元散得之矣。不诊而谛视儿，问靡甘否？曰：甘。缪曰：病去矣。存之问故？曰：视儿目光炯炯，且饮食味甘，是精神已王，胃气转矣。寻果脱然起。（《续名医类案》）

（2）辨证思路：夏月伤热，热伤津，其气弥散，故见身热。此非表证，而误用发汗药，津液又伤，则热必不解。又服用泻下之药，里气更虚，是成此病。服白虎加参汤，清热生津，内热得除，津气来复，则弥散之邪热可自汗而解。然而里气本伤，又用寒凉之白虎汤，因此知其病后，有发下利的可能。

（五）竹叶石膏汤

【来源】 张仲景 《伤寒论》

【方歌】 竹叶石膏汤人参　　麦冬半夏竹叶灵

　　　　　甘草生姜兼粳米　　暑烦热渴脉虚寻

【组成】 竹叶两把（6g），石膏一斤（50g），半夏洗，半升（9g），麦冬去心，一升（20g），人参二两（6g），炙甘草二两（6g），粳米半升（10g）。

【用法】 上七味，以水一斗，煮取六升，去滓，内粳米，煮米熟，汤成去米，温服一升，日三服（现代用法：水煎服）。

【功用】 清热生津，益气和胃。

【主治】 伤寒、温病、暑病，余热未清，气津两伤证。身热多汗，心胸烦闷，气逆欲呕，口干喜饮，或虚烦不寐，舌红苔少，脉虚数。

【证治机制】 本方证乃热病后期，余热未清，气津两伤，胃气不和所致。热病后期，高热虽除，但余热留恋气分，故身热多汗、脉数；余热内扰，故心胸烦闷；口干，舌红少苔是阴津不足之兆；气短神疲，脉虚是气虚之征；胃失和降，致气逆欲呕。气分余热宜清，气津两伤宜补。治当清热生津，益气和胃。

【方义分析】 方以石膏清热除烦为君；麦冬养阴生津，兼除暑热为臣；佐以人参益气，半夏苦燥降逆，与人参相伍，则脾升胃降，呕逆自已。方中半夏性燥，然麦冬倍量于斯，则无伤津之虞，此乃仲师善用半夏独具匠心之妙。竹叶清热除烦，为佐，炙甘草、粳米和中养胃，用为佐使。诸药合用，共奏清热生津、益气和胃之功。其补虚而不恋邪，使热祛烦除，气津两复，胃气和降，诸症可愈。

该方清热与益气生津并用，以清而不寒，补而不滞，为其配伍特点。本方从白虎汤衍化而来。白虎汤证为正实邪盛，本证则为热势已衰，余热未清而气津两伤。热既衰且胃气不和，故去苦寒质润的知母，加人参、麦冬益气生津，竹叶除烦，半夏和胃。方中半夏虽温，但配入清热生津药中，则温燥之性去而降逆之用存，且有助于输转津液，使人参、麦冬补而不滞。如此，有石膏、竹叶之清热除烦；人参、麦冬之两补气阴；又有半夏、甘草、粳米之和中降逆，固护胃气。合而用之，清热兼和胃，补虚不恋邪，实为清补两顾之剂。与白虎汤相比，正如《医宗金鉴》所言："以大寒之剂，易为清补之方"。

【临床运用】

（1）本方为治热病后期，余热未清，气阴耗伤的常用方。临床应用以身热多汗，气逆欲呕，口干喜饮，舌红苔少，脉虚数为辨证要点。

（2）若胃阴不足，胃火上逆，口舌糜烂，舌红而干者，可加石斛、天花粉等以养阴生津；胃火炽盛，消谷善饥，舌红脉数者，可加天花粉、知母以增强清热生津之功。

（3）常用于糖尿病、小儿夏季热、中暑、流行性乙型脑炎、肺炎等，证属余热未清、气阴两伤者。

【案例举隅】

（1）痈疽发背案：通府张廷仪背患疽，作呕燄痛，大便秘结，口干作渴，此内蕴热毒。用竹叶石膏汤二剂，诸症顿退。用托里消毒散，四畔肿消。用仙方活命饮，疮亦寻愈。（《续名医类案》）

（2）辨证思路：案中虽言为疽，然而依症状分析，此病是痈非疽。因痈为热证，多红肿燄痛，疽为阴，多平塌。故知此乃痈病。背为诸阳经及督脉所过，阳气极盛。阳为六腑，腑气热则便秘口干。气血壅盛，郁而为火，便成痈疾。

（六）升阳散火汤

【来源】 李东垣 《脾胃论》

【方歌】 升阳散火葛升麻　　羌独防风参芍侪
　　　　　生炙二草加姜枣　　阳经火郁发之佳

【组成】 葛根、升麻、羌活、独活、人参、白芍各五钱（各15g），柴胡八钱（24g），生甘草二钱（6g），炙甘草三钱（9g），防风二钱半（7.5g）。

【用法】 加生姜、大枣，水煎服。

【功用】 升脾胃阳气，散中焦郁火。

【主治】 胃虚过食冷物，抑遏阳气，火郁脾土。症见四肢发热，肌热、骨髓中热，热如火燎，扪之烙手。

【证治机制】《黄帝内经》云："木郁达之，火郁发之。"张景岳言："凡火所居，其有结衣敛伏者，不易散遏，故当因其势而解之，散之，升之，扬之。"本证为肝脾失调，木郁及土，郁而化热，症见四肢发热，肌热、骨髓中热，热如火燎，扪之烙手。治宜以升阳散火、疏肝健脾为法。

【方义分析】 阳经火郁为本方主证。方用柴胡以散少阳之火为君。臣以升麻、葛根发散阳明之火，羌活、防风发散太阳之火，独活发散少阴之火。以上六药均为味薄气轻、上行升散之药，使三焦舒畅，阳气升腾，火郁得解。佐以人参、甘草益气健脾，白芍敛阴清热，生姜、大枣调和脾胃，酸敛甘缓，散中有收。

【临床运用】 本方有升阳散火之功，凡火邪内郁，而用清热方剂无效者，可选用本方升阳散火而发其内郁之火邪。

【案例举隅】

（1）疟案：杨有成先生，患疟两月，历试诸药弗效。其疟独热无寒，间日一发，口不渴，身无汗，自觉热从骨髓发透肌表，四肢如焚，扪之烙手，视舌润，脉又沉迟。窃思果属瘅疟，安得脉不弦数，口不作渴，且神采面色，不为病衰耶？此必过食生冷，抑遏阳气于脾土之中。阳既被郁，郁极不通，而脾主信，故至期发热如疟也。治之之法，必使清阳出上窍，浊阴归下窍，则中焦之抑遏可解。与升阳散火汤，果汗出便利而安。（《得心集医案》）

（2）辨证思路：疟多寒热相继，独瘅疟只寒而无热。"其气不及于阴"，故不见寒证。因此，从"间日一发，独热无寒"的症状分析，首先考虑瘅疟病。瘅疟表里皆热，发作时当口渴而脉大数，而患者反见沉迟，沉迟主寒，寒气困阻太阴，太阴主升清，"清阳实四肢"，阳气郁于太阴，太阴主肌肉四肢，故使四肢如焚，热透肌表。

（七）凉膈散

【来源】《太平惠民和剂局方》

【方歌】 凉膈硝黄栀子翘　　黄芩甘草薄荷饶

　　　　竹叶蜜煎疗膈上　　中焦燥实服之消

【组成】 川大黄，芒硝、甘草爁，各二十两（各6g），山栀子仁、薄荷叶去梗、黄芩各十两（各3g），连翘二斤半（12g）。

【用法】 上粗末，每二钱（6g），水一盏，入竹叶七片，蜜少许，煎至七分，去滓，食后温服。小儿可服半钱，更随岁数加减服之，得利下住服（现代用法：上药共为末，每服6g，用竹叶3g，水煎，入蜜少许，调服，亦可作汤剂煎服）。

【功用】 泻热通便，清上泄下。

【主治】 上中二焦火热证。烦躁口渴，面热头昏，舌肿目赤，口舌生疮，咽痛鼻衄，或睡卧不宁，谵语狂妄，便秘溲赤，或大便不畅，舌红苔黄，脉滑数。

【证治机制】 本方证由脏腑积热，聚于胸膈所致，故以上、中二焦见症为主。热聚心胸，故见烦躁口渴；火热炎上，故见面热头昏、舌肿目赤，口舌生疮或咽痛鼻衄；火热内扰心神，故见睡卧不宁、谵语狂妄；燥热内结，故见便秘溲赤；舌红苔黄，脉滑数，均为邪热炽盛之象。此时，上有无形之邪热，非清不去；中有有形之积滞，非下不除。故以泻火通便，清上泻下为治。

【方义分析】 本方为治疗胸膈积热之剂。方中重用连翘辛凉质轻，清热解毒，祛上焦之热，为君药；配伍黄芩以清胸膈郁热；山栀子通泻三焦引火下行；大黄、芒硝泻火通便，以荡涤中焦燥热内结，共为臣药。薄荷、竹叶味薄气轻，清疏上焦，以解热于上，兼有"火郁发之"之义，为佐药。使以白蜜少许，润燥生津，又缓芒硝、大黄之峻下；甘草调和药性。诸药相伍，共奏泻热通便、清上泻下之功。

全方既有连翘、黄芩、栀子、薄荷、竹叶，疏解清泄胸膈邪热于上；更用调胃承气汤合白蜜，通便导滞，荡热于中，使上焦之热得以清解，中焦之实由下而去。故其配伍特点为清上与泻下并行，其泻下以助清胸膈郁热，所谓"以泻代清"之法。

【临床运用】

（1）本方为治疗上中二焦邪热炽盛的常用方。以烦躁口渴，面赤咽痛，舌红苔黄，脉滑数为辨证要点。虽有通腑之力，但临床运用重在清胸膈邪热炽盛，即使无便秘之症亦可应用。

（2）若上焦热盛津伤而口渴较甚者，可加天花粉、芦根清热生津；若热盛而口舌糜烂者，可加黄连清热泻火；若咽喉肿痛较甚，可加玄参、山豆根利咽止痛；若兼见吐血者，可加白茅根、侧柏叶凉血止血。

（3）常用于急性扁桃体炎、咽炎、口腔炎、急性黄疸型肝炎、胆管感染、皮肤化脓性感染等，见上、中二焦邪热炽盛者。

【案例举隅】

（1）发斑案：胡孟绅乃弟季权，同时患黑斑苔秽，脉浑气粗面垢，孟英即以凉膈散投之。大解得行，脘亦不闷，斑皆透绽，脉显滑数而洪，遂与大剂凉润清肃之药。直俟其旬日外大解不泻，药始缓授。复又沉卧不醒，人皆疑之，孟英曰：痰热尚炽也。仍授大剂数帖，果频吐胶痰累日，而眠食渐安。是役也，当两病披猖之际，举家皇皇。他医或以前证为神不守舍，议投温补。后证则以为必败，闻者无不危之。赖季权之夫人，独具卓识，任贤不贰，孟英始无掣肘之虑，而咸得收功也。（《王孟英医案》）

（2）辨证思路：患者发斑，脉大气粗，舌苔秽浊，大便不通，此乃气血大热之象，热在血分则煎熬营血，热灼血瘀，发为黑斑。故先以凉膈散泻火活血通便，使内热得以外出，血分之热得以大减，故服之大解得行，脘亦不闷，斑皆透绽。而后见脉滑而洪，乃痰热停于气分之故，是以用大剂凉润清肃之药治之。

（八）清心莲子饮

【来源】《太平惠民和剂局方》

【方歌】 清心莲子石莲参　　地骨柴胡亦茯苓
　　　　　　茋草麦冬车前子　　躁烦消渴及崩淋

【组成】 黄芩、麦冬去心、地骨皮、车前子、炙甘草各半两（各15g），石莲肉去心、白茯苓、黄芪蜜炙、人参各七钱半（各22.5g）。

【用法】 上锉散，每服三钱（10g），水一盏半，煎取八分，去滓，水中沉冷，空心食前服。水煎服。

【功用】 清心火，益气阴，止淋浊。

【主治】 心火偏旺，气阴两虚，湿热下注证。遗精淋浊，血崩带下，遇劳则发；或肾阴不足，口干舌燥，烦躁发热。

【证治机制】 心火上炎，灼伤肺金，肾阴不足均可致口干舌燥，烦躁发热；心火亢于上，肾水亏于下则使心肾不交，湿热下注，出现遗精淋浊，血崩带下，遇劳则发等症。治宜清心补脾、交通心肾为法。

【方义分析】 方用人参、黄芪、甘草补益阳气而泻虚火，助气化为君。臣以地骨皮清肝肾虚热，佐以柴胡散肝胆相火，黄芩、麦冬清心肺之火，茯苓、车前子利下焦湿热，石莲子清心火，而交心肾。合方虚实兼顾，使气阴恢复，心火清宁，心肾交通，湿热分清，诸症自除。去猪苓，减三石一半，加人参、干葛、藿香、木香，加强补虚降逆以治伏暑脉虚水逆。

【临床运用】 现代临床常用本方治疗慢性肾盂肾炎、膀胱炎、肾结核的尿频、尿痛而属心火偏旺，气阴两虚，湿热下注者。

【案例举隅】

（1）咽痛案：一男子素善饮，咽喉作痛，内热作渴，小便不利，饮食如常，此膀胱积热。用四苓散加茵陈蒿、大黄，四剂诸症渐退，又用清心莲子饮而安。（《续名医类案》）

（2）辨证思路：酒气辛热，且为熟谷之液，有利尿之功。患者为酒客，经年饮酒，一则走泄津液，二则化生积热。膀胱与肾互为表里，久则肾水亦伤，虚火上灼咽喉，故咽喉作痛；津液不足故内热作渴；膀胱积热，故小便不利。

（九）甘露饮（附：桂苓甘露饮）

【来源】 《太平惠民和剂局方》

【方歌】 甘露两地与茵陈　　芩枳枇杷石斛伦
　　　　甘草二冬平胃热　　桂苓犀我可加均

【组成】 枇杷叶、熟地黄、天冬、枳壳、茵陈蒿、生地黄、麦冬、石斛、甘草、黄芩各等分。

【用法】 水煎服。

【功用】 养阴清热，宣肺利湿。

【主治】 胃中湿热上蒸证，齿龈肿烂，时出脓血或口舌生疮，咽喉肿痛，目赤肿痛，不任凉药及吐衄，齿龈出血等。

【证治机制】 "阳明经中热盛"，足阳明胃经循鼻外入上齿，挟口环唇，下交承浆，循颊车，上耳前，至额颅。胃中热盛，火热循经上攻，故见齿龈肿烂，时出脓血或口舌生疮，咽喉肿痛，目赤肿痛，不任凉药及吐衄，齿龈出血。治宜养阴清热，宣肺利湿。

【方义分析】 生地黄，熟地黄补益胃肾之阴，共为君药；天冬、麦冬、石斛滋阴清热为臣；佐以茵陈蒿、黄芩清热去湿，平肝泄热，枇杷叶、枳壳行气有助于化湿；使以炙甘草调药和中。

【临床运用】 本方是以甘寒滋阴为主的清热方剂，凡以胃中湿热上蒸证，齿龈肿烂，时出脓血或口舌生疮，齿龈出血皆可用本方化裁治疗。

【附方】

桂苓甘露饮（《黄帝素问宣明论方》）：茯苓去皮一两（30g），炙甘草二两（60g），白术半两（15g），泽泻一两（30g），桂去皮，半两（30g），石膏二两（60g），寒水石二两（60g），滑石四两（120g），猪苓半两（15g）（一方不用猪苓）。用法：上为末，每服三钱（9g），温汤调下，新汲水亦得，生姜汤尤良。小儿每服一钱（3g），同上法。现代用法：水煎服，用量参考原方比例酌定。功用：清暑解热，化气利湿。主治：暑湿证。发热头痛，烦渴引饮，小便不利，以及霍乱吐泻。

【案例举隅】

（1）咳血案 张戴人治灉阳刘氏男子，年二十余，病劳嗽咯血，吐唾黏臭不可闻。秋冬少缓，春夏则甚。寒热往来，日晡发作，状如痎疟，寝汗如水。累服麻黄根、败蒲扇止汗，汗自若也。又服宁神散、宁肺散止嗽，嗽自若也。戴人先以独圣散涌其痰，痰如鸡黄，汗随涌出，昏愦三日不醒，时时饮以凉水，精神稍开，饮食加进。乃与桂苓甘露饮、人参半夏丸，服之不辍，数日乃愈。（《古今医案按》）

（2）辨证思路：患者病咳嗽咯血，且冬轻夏重，故知病性为热。又有吐唾黏臭，故知痰热胶结。日晡时阴气盛，与热邪相争，故见寒热往来如疟；热迫津液，汗出如水。

（十）清胃散

【来源】 李东垣 《兰室秘藏》

【方歌】 清胃散用升麻连　　当归生地牡丹全
　　　　　　或益石膏平胃热　　口疮吐衄及牙宣

【组成】　生地黄、当归身各三分（各6g），牡丹皮半钱（10g），黄连六分，如黄连不好，更加一分，如夏月倍之（12～15g），升麻一钱（15g）。

【用法】　上为细末，都作一服，水一盏半，煎至七分，去渣，稍放冷服之（现代用法：水煎服）。

【功用】　清胃凉血。

【主治】　胃火牙痛。牙痛牵引头脑，面颊发热，其齿喜冷恶热，或牙宣出血，或牙龈红肿溃烂，或唇舌颊腮肿痛，口气热臭，口干舌燥，舌红苔黄，脉滑数。

【证治机制】　《脾胃论》言此方证的病机为"阳明经中热盛"，足阳明胃经循鼻外入上齿，挟口环唇，下交承浆，循颊车，上耳前，至额颅。胃中热盛，火热循经上攻，故见牙痛牵引头面痛，面颊发热，唇舌颊腮肿痛，其齿喜冷恶热；胃热上冲则口气热臭；胃为多气多血之腑，胃热波及血分，血络受伤，故牙宣出血，甚则牙龈溃烂；口舌干燥，舌红苔黄，脉滑数均为胃热之候。治宜清胃凉血。

【方义分析】　本方为治胃火牙痛的常用方。方中黄连性味苦寒，直清胃腑之火，为君药。升麻甘辛微寒，辛而能散，寒能清热解毒，一取其轻清升散透发，可宣达郁遏之火，有"火郁发之"之意，一取其清热解毒，以治胃火牙痛。黄连得升麻，降中寓升，则泻火而无凉遏之弊；升麻得黄连，则散火而无升焰之虞。胃热盛已侵及血分，进而耗伤阴血，故以生地黄凉血滋阴；牡丹皮凉血清热，皆为臣药。当归养血活血，以助消肿止痛，为佐药。升麻兼以引经为使。诸药合用，共奏清胃凉血之效，以使上炎之火得降，血分之热得除，于是循经外发诸症，皆可因热毒内彻而解。

《医方集解》载本方有石膏，则清胃之力更强。

【临床运用】

（1）本方主治胃火牙痛，以牙痛牵引头痛、口气热臭、舌红苔黄、脉滑数为辨证要点。

（2）若肠燥便秘者，加大黄以导热下行；若口渴饮冷者，加石斛、玄参、天花粉以清热生津；若胃火炽盛之牙衄，宜加牛膝引血热下行。

（3）常用于三叉神经痛、牙周炎、口腔炎等证属胃火上攻者。

【案例举隅】

（1）喘案：一膏粱之人，跌腿青肿作痛，服辛热之剂，反发热作喘，患处益痛，口干唇揭。此膏粱之人，内多积热，更服辛热之剂，益其胃火

而使然也。频饮童便，以清胃散加山栀、黄芩、甘草，治之顿止。患处以葱熨之，肿即消散。(《续名医类案》)

（2）辨证思路：患者多食膏粱，本中焦蕴热，此为一热；又跌扑导致血瘀，郁则热生，此为二热；服辛热伤津之药，此为三热。三者相合，阳胜阴消，内热无制，上冲于肺，故见喘症。

（十一）泻黄散

【来源】 钱乙 《小儿药证直诀》

【方歌】 泻黄甘草与防风　　石膏栀子藿香充
炒香蜜酒调和服　　胃热口疮并见功

【组成】 藿香叶七钱（21g），山栀子仁一钱（3g），石膏五钱（15g），甘草三两（90g），防风四两，去芦，切，焙（120g）。

【用法】 上药锉，同蜜、酒微炒香，为细末，每服一至二钱，水一盏，煎至五分，温服清汁，无时。

【功用】 泻脾胃伏火。

【主治】 脾胃伏火证。口疮口臭，烦渴易饥，口燥唇干，舌红脉数，以及脾热弄舌等。

【证治机制】 火热之邪伏于脾胃，胃不降浊，而见口疮口臭、烦渴易饥、口燥唇干、舌红脉数，以及脾热弄舌等。

【方义分析】 脾胃伏火为本方主证。方以石膏清胃热，泻脾经伏火；栀子清利三焦，使热从小便出为君。臣以防风疏散郁火。佐以藿香芳香醒脾、理气和中，助防风疏散脾火。使以生甘草泻火解毒，调和诸药。

【临床运用】 本方与清胃散同有清胃作用。前者泻脾胃伏火，清泻与升发并用，兼顾脾胃，兼以升散解毒，用治脾胃伏火口疮口臭，脾热弄舌等；后者清胃凉血，用治胃火牙痛、牙宣、颊腮肿痛等。

【案例举隅】

（1）小儿发黄案：薛立斋治一小儿，旬日内先两目发黄，渐及遍身，用泻黄散服之愈。钱氏泻黄散：藿香叶、甘草、石膏、山栀、防风，姜酒微炒为末。每服一二钱，水煎。(《续名医类案》)

（2）辨证思路：患儿身目皆黄，多为黄疸症。小儿脏气清灵，见黄疸，大多为脾家积热，泻黄散可泻脾胃伏火，服之故愈。

（十二）钱乙泻黄散

【来源】 王肯堂 《证治准绳》

【方歌】 钱乙泻黄升防芷　　芩夏石斛同甘枳

亦治胃热及口疮　　火郁发之斯为美

【组成】 升麻、防风、白芷、黄芩、枳壳各一钱半（各4.5g），半夏一钱（3g），石斛一钱二分（4g），甘草七分（2.1g）。

【用法】 加生姜三片，水煎服。

【功用】 泻胃热，散郁火。

【主治】 脾胃风热郁火。症见口唇燥裂，或生口疮。

【证治机制】 火热郁伏在脾胃，可致口唇燥裂，或生口疮。纯用清法则郁火不除，要采取"火郁发之"的治疗原则。

【方义分析】 脾胃风热郁火为本方主证。方用升麻、白芷散胃经风热，防风祛风而散脾火，为君。臣以黄芩泻中上二焦之热，枳壳利中上二焦之气，石斛清热养胃，甘草泻脾火。佐以半夏、生姜调和胃气。

【临床运用】 本方有泻胃热、散郁火之功，以脾胃风热郁火，症见口唇燥裂或生口疮为辨证要点。

【案例举隅】

（1）雪口疳案：吕　胃家湿热蒸腾，口中白点满布。甘露饮去二地，合泻黄散。（《谦益斋外科医案》）

（2）辨证思路：患儿脾胃郁火，口中白点满布，病为雪口疳。然单纯使用清热药，则郁火不除。当以"火郁发之"为治疗原则使其痊愈。

（十三）泻白散（附：加减葳白散）

【来源】 钱乙 《小儿药证直诀》

【方歌】 泻白桑皮地骨皮　　甘草粳米四般宜

参茯知芩皆可入　　肺炎喘嗽此方施

【组成】 地骨皮、桑白皮炒，各一两（各30g），炙甘草一钱（3g）。

【用法】 上锉散，入粳米一撮，水二小盏，煎七分，食前服（现代用法：共为粗末，每用9g，加粳米一撮，水煎食前服；或作汤剂，入粳米一撮水煎服）。

【功用】 泻肺清热，止咳平喘。

【主治】 肺热喘咳证。气喘，咳嗽，皮肤蒸热，日晡尤甚，舌红苔黄，脉细数。

【证治机制】 本方证为火热郁伏于肺，肺失肃降之职所致。肺主气，宜清肃下降。火热郁伏于肺，则肺失肃降而为气喘咳嗽；肺合皮毛，肺中火热伏郁，外蒸于皮毛，故皮肤蒸热；伏火郁热伤及阴分，故身热日晡尤甚。舌红苔黄，脉细数乃是火热之证。治宜泻肺清热，止咳平喘。

【方义分析】 本方为治肺中伏火郁热喘咳证的代表方剂。方中桑白皮甘寒性降，专入肺经，清泻肺热，下气平喘，为君药。地骨皮甘寒入肺，可助君药清降肺中伏火，为臣药。君臣相配，清泻肺中伏火郁热，以复肺气之肃降。粳米、炙甘草养胃和中，"培土生金"以扶肺气，共为佐使。四药配合，共奏泻肺清热、止咳平喘之功。本方的特点为清中有润，泻中有补，对小儿"稚阴"之体具有标本兼顾之功。

【临床运用】

（1）本方为治肺热喘咳证而设。以气喘咳嗽，皮肤蒸热，舌红苔黄，脉细数为辨证要点。若属风寒咳嗽或肺虚咳喘者，不宜使用。

（2）肺经热重者，加黄芩、知母等以增强清泄肺热之功；若属燥热咳嗽，可加瓜蒌皮、川贝母等润肺止咳；阴虚潮热者，加银柴胡、鳖甲滋阴退热；热伤阴津，烦热口渴者加天花粉、芦根。

（3）常用于支气管炎、百日咳、小儿麻疹或肺炎后期哮喘或肺气肿合并感染等，属肺中伏火郁热者。

【附方】

（1）加减泻白散（《医学发明》）：地骨皮七钱（21g），甘草、陈皮、青皮、五味子、人参各五钱（各15g），茯苓三钱（9g）。用法：水煎服。功用：泻肺清热，平喘止咳，益胃止呕。主治：肺热咳嗽，喘急呕吐。

（2）加减泻白散（《卫生宝鉴》）：桑白皮一两（30g），知母、陈皮、桔梗、地骨皮各五钱（各15g），青皮、甘草、黄芩各三钱（各9g）。用法：水煎服。功用：泻肺清热，平喘止咳，行气利膈。主治：咳嗽气喘，烦热口渴，胸膈不利。

【案例举隅】

（1）麻疹案：肖翁三郎心成兄，幼时出麻，冒风隐闭，喘促烦躁，鼻扇目瞓，肌肤枯涩，不啼不食，投药莫应。翁商于予，见其势已濒危，谓曰：此麻闭急证，药非精锐，蔑能挽救。方疏麻杏石甘汤与之。一服，肤

润麻渐发出，再服，周身麻出如痱，神爽躁安，目开喘定，继用泻白散，清肺解毒，复用养阴退阳之剂而愈。(《程杏轩医案》)

（2）辨证思路：患者病麻毒，又感于风，遂至麻毒不出。病本起于皮毛，皮毛为肺所主，冒风则表气虚，邪气内传。皮毛为肺所主，肺气被伤，津不布散，故见肌肤枯涩。津伤则热，肺热则气逆，故喘。热扰于神，故见烦躁。

（十四）泻青丸

【来源】 钱乙 《小儿药证直诀》

【方歌】 泻青丸用龙胆栀　　下行泻火大黄资

羌防升上芎归润　　火郁肝经用此宜

【组成】 当归去芦头，切，焙，秤、龙脑（即龙胆草）焙，秤、川芎、山栀子仁、川大黄湿纸裹煨、羌活、防风去芦头，切，焙，各等分（各3g）。

【用法】 上为末，炼蜜为丸，如芡实大（1.5g），每服0.5～1丸，煎竹叶汤，同砂糖，温开水化下。

【功用】 清肝泻火。

【主治】 肝经火郁证。目赤肿痛，烦躁易怒，不能安卧，尿赤便秘，脉洪实；以及小儿急惊，热盛抽搐等。

【证治机制】 足厥阴肝经，布胁肋连目系，上出额，会于巅；足少阳胆经，起于目锐眦，下耳后入耳中，出走耳前。肝火郁结，则目赤肿痛，烦躁易怒，不能安卧；肝脉绕阴器，湿热循经下注，则尿赤便秘，脉洪实；肝主风，肝经热盛可致小儿急惊，热盛抽搐等。

【方义分析】 肝火郁结为本方主证。方用龙胆草泻肝胆实火，为君药。大黄泻热通便，栀子清三焦利小便，助君药引热从二便而出，为臣药。川芎活血散风，当归养血柔肝，共为佐药。蜂蜜、砂糖调和诸药，为使药。

【临床运用】 现代医学常用本方治疗偏头痛、高血压病、急性结膜炎、角膜溃疡、急性化脓性中耳炎、急性胆囊炎、急性膀胱炎、外阴炎等，证属肝经火郁者。

【案例举隅】

（1）惊风案：薛立斋治举人杜克宏子，发热抽搐，口噤痰涌，此肝胆经实火之症，即急惊风。先用泻青丸一服，又用六味丸二服，诸症顿退。乃以小柴胡汤，加芎、归、山栀、钩藤而安，却用补中益气汤而愈。(《续

名医类案》)

（2）辨证思路：患者发热抽搐，抽搐者风之象，"诸风掉眩，皆属于肝"，故以泻青丸治之。

（十五）龙胆泻肝汤

【来源】　汪昂　《医方集解》

【方歌】　龙胆泻肝栀芩柴　　生地车前泽泻偕
　　　　　　木通甘草当归合　　肝经湿热力能排

【组成】　龙胆草酒炒（6g），黄芩炒（9g），栀子酒炒（9g），泽泻（12g），木通（6g），车前子（9g），当归酒炒（3g），柴胡（6g），生甘草（6g），生地黄酒炒（6g）（原书无用量）。

【用法】　水煎服。亦可制成丸剂，每服6～9g，每日2次，温开水送下。

【功用】　清泻肝胆实火，清利肝经湿热。

【主治】　①肝胆实火上炎证。头痛目赤，胁痛口苦，耳聋，耳肿，舌红苔黄，脉弦数有力。②肝经湿热下注证。阴肿，阴痒，阴汗，小便淋浊，妇女带下黄臭等，舌红苔黄腻，脉弦数有力。

【证治机制】　本方证是由肝胆实火上炎，或湿热循经下注所致。足厥阴肝经，布胁肋，连目系，上出额，会于巅；足少阳胆经，起于目锐眦，下耳后入耳中，出走耳前。肝胆实火上炎，故见头痛、目赤、口苦、耳聋、耳肿；实火循经至胁肋，故见胁痛。肝脉绕阴器，湿热循经下注，故见阴肿、阴痒、阴汗、小便淋浊、妇女带下等；舌红苔黄腻，脉弦数有力皆为火盛及湿热之象。治宜清泻肝胆实火，清利肝经湿热。

【方义分析】　本方既清泻肝胆实火，又清利肝经湿热。故方用龙胆草大苦大寒，主入肝胆二经，上清肝胆实火，下利肝经湿热，两擅其功，切中病机，《笔花医镜》称之为"凉肝猛将"，故为方中君药。黄芩、栀子性味苦寒泻火，燥湿清热，能清上导下，加强君药泻火除湿之力，用为臣药；湿热壅滞于下，故又用渗利湿热之泽泻、木通、车前子导湿热下行，使邪有出路，亦为臣药。肝主藏血，肝经实火，易耗伤阴血，且方中药物苦燥渗利易于伤阴，故佐以生地黄、当归滋阴养血，使邪去而阴血不伤。肝体阴而用阳，性喜条达而恶抑郁，火热内郁，肝胆之气不舒，方中骤用大剂苦寒降泄之品，亦恐肝胆之气被郁。故又佐入柴胡舒畅肝胆之气，并引诸药入肝胆之经，其与黄芩相配，以增清解肝胆火热之功；其与生地黄、当归相伍，以适肝体阴用阳之性。甘草护胃和中，调和诸药，为使药。综观全方，其用药是清热与渗利、滋养共施，但主之以清，辅之以利，佐之以养，具有泻中有补，降中寓升，祛邪而不伤正，泻火而不伐胃的配伍特点。

【临床运用】

（1）本方为肝胆实火上炎，肝经湿热下注之证而设，以口苦溺赤，舌红苔黄，脉弦数有力为辨证要点。方中药多苦寒，易伤脾胃，故对脾胃虚寒和阴虚阳亢者，不宜应用。

（2）若肝火上冲而见头痛头胀者，加菊花、夏枯草增强清泻肝胆之火之功；若胁痛偏重者，加郁金、川楝子，疏肝行气；若见黄疸，加茵陈蒿利湿退黄；若目赤肿痛，加木贼草、谷精草清肝明目；若见便秘，加大黄泻火通便。

（3）常用于顽固性偏头痛、高血压、急性结膜炎、角膜溃疡、急性化脓性中耳炎、急性黄疸型肝炎、急性胆囊炎、急性膀胱炎、外阴炎、急性盆腔炎、睾丸炎、带状疱疹等证属肝胆实火、湿热者。

【案例举隅】

（1）囊痈案：一男子囊痈，焮肿痛甚，小便涩，发热，脉数，以龙胆泻肝汤，倍用车前子、木通、茯苓，四剂势去其半。仍以前汤，止加黄柏、金银花，四剂又减二三，便利如常。惟一处不消，此欲成脓也，再用前汤加金银花、白芷、角刺，六帖微肿痛，脉滑数。乃脓已成，令针之，肿痛悉退。投滋阴托里药，及紫苏末敷之愈。（《续名医类案》）

（2）辨证思路：患者病囊痈，肿痛明显，乃阳证。前阴者宗筋之所聚，筋属肝所主，且肝经环阴器。因此，知此证为肝家之热所致，火热伤阴，故见脉数、发热、小便涩等症。

（十六）当归龙荟丸

【来源】 刘完素 《黄帝素问宣明论方》

【方歌】 当归龙荟用四黄　　龙胆芦荟木麝香

　　　　　黑栀青黛姜汤下　　一切肝火尽能攘

【组成】 当归焙、龙胆草、大栀子、黄连、黄柏、黄芩各一两（各30g），芦荟、青黛、大黄各半两（各15g），木香一分（0.3g），麝香半钱，别研（1.5g）。

【用法】 上为末，炼蜜为丸，如小豆大，小儿如麻子大。生姜汤下，每服二十丸。

【功用】 清泻肝胆实火。

【主治】 肝胆实火证。头晕目眩，神志不宁，谵语发狂，或大便秘结，小便赤涩。

【证治机制】 足厥阴肝经，布胁肋连目系，上出额，会于巅；足少阳胆经，起于目锐眦，下耳后入耳中，出走耳前。肝胆实火上攻可见头晕目眩；热扰心神则神志不宁，谵语发狂；热邪伤津或致大便秘结，小便赤涩。

【方义分析】 肝胆实火为本方主证。方以龙胆草、青黛、芦荟直入肝经而泻火为君。臣以大黄、黄连、黄柏、黄芩、栀子通泻三焦之火。佐以木香、麝香走窜通窍以调气，使诸药清热泻火力更迅猛；当归和血补肝，防苦寒太过为制。

【临床运用】 龙胆泻肝汤、泻青丸、当归龙荟丸同为泻肝经实火之剂。其不同点在于：龙胆泻肝汤泻肝胆实火并能清利湿热，且有滋养阴血之功，祛邪而不伤正，用治肝胆实火上炎，湿热下注之证；泻青丸泻肝火并能疏散肝胆郁火，宜于肝火内郁之证；当归龙荟丸则选大苦大寒之品，着重于泻肝胆实火，使从二便分消，乃攻滞降泻之剂，用治肝经实火证。

【案例举隅】

（1）胁痛案：虚山内人胸胁胀痛，五更嘈杂，则痛更甚，左寸关脉洪滑。孙谓此肝胆有郁火，胃中有胶痰，乃有余之病。经云：木郁则达之。又云：通则不痛。与以当归龙荟丸一钱五分，（琇按：既云木郁达之，却不用达之之药，而用逆折之法，火虽暂泄，而木之本性亦伤矣。此亦劫剂之类也。）大便行一次，痛随止。惟声不开，（却是何故？）以陈皮、柴胡、贝母、茯苓、甘草、白芍、酒芩、香附、杏仁、桔梗，调之而安。（《续名医类案》）

（2）辨证思路：患者脉象左脉寸关洪滑，洪脉主热，滑脉主痰，又兼患者胃中嘈杂，故知此乃痰湿反侮肝胆，致使肝家生热兼生心火，火热上冲胸胁，故见胸胁胀痛（注：当归龙荟丸本泻火除湿，痰湿去则木郁自达）。大便通则火去，故胀痛除。后余火热，喉为气之门，气郁则咽喉不开，故失音。

（十七）左金丸（附：戊己丸，连附六一汤）

【来源】 朱丹溪 《丹溪心法》

【方歌】 左金茱连六一丸　　肝经炎郁吐吞酸

再加芍药名戊己　　热泻热痢服之安
连附六一治胃痛　　寒因热用理一般

【组成】　黄连六两（180g），吴茱萸一两（30g）。

【用法】　上药为末，水丸或蒸饼为丸，白汤下五十丸（6g）（现代用法：为末，水泛为丸，每服2～3g，温开水送服。亦可作汤剂，用量参考原方比例酌定）。

【功用】　清肝泻火，降逆止呕。

【主治】　肝火犯胃证。胁肋疼痛，嘈杂吞酸，呕吐口苦，舌红苔黄，脉弦数。

【证治机制】　本方证是因肝郁化火，横逆犯胃，肝胃不和而成。肝脉布于胁肋，肝经自病，失其条达，故胁肋疼痛；肝郁化火，火逆犯胃，胃失和降，故嘈杂吞酸、呕吐口苦；舌红苔黄、脉弦数皆为肝郁化火之候。故治宜以清肝泻火为主，兼以降逆止呕。

【方义分析】　本方为肝火犯胃证而设。故方中重用黄连为君，清泄肝火，使肝火得清，自不横逆犯胃；又善清泻胃火，胃火清则气自和，一药两得，对肝火犯胃之证颇为适宜。肝之气郁化火证，纯用苦寒，恐有郁遏伤中之弊，应略施疏解之品以适肝性。故方中少佐辛热之吴茱萸，一则辛散解郁，疏泄肝经郁气，使肝气条达，郁结得开；二则反佐以制黄连之苦寒，使泻火而无凉遏之弊；三则取其下气之用，助黄连和胃降逆；四则可引黄连入肝经。如此一药四用，为佐使。两者配伍辛开苦降，肝胃同治，泻火而不凉遏，温通而不助热，相反相成，使肝火得清，胃气得降，则诸证自愈。

本方一名回令丸，《医方集解》又名萸连丸。

左金丸与龙胆泻肝汤皆用于肝经实火、胁痛口苦等证。但左金丸主要用于肝火犯胃之呕吐吞酸等证，有降逆和胃之功，而无清利湿热作用，且泻火作用较弱；龙胆泻肝汤主要用于肝经实火上攻之目赤耳聋，或湿热下注之淋浊阴痒等症，有清利湿热之功，而无和胃降逆作用，且泻火之力较强。

【临床运用】

（1）本方为治肝火犯胃证的常用方。以胁痛口苦，呕吐吞酸，舌红苔黄，脉弦数为辨证要点。

（2）吞酸重者，加乌贼骨、煅瓦楞以制酸止痛；胁肋痛较甚者，加川楝子、延胡索以加强行气止痛之功。

（3）常用于食管炎、浅表性胃炎、胃溃疡等属肝火犯胃者。

【附方】

（1）戊己丸（《太平惠民和剂局方》）：黄连、吴茱萸、白芍俱锉如豆，同炒赤，各五两（各15g）。用法：上为细末，面糊为丸，如梧桐子大。每服二十丸，浓煎米饮下，空心日三服。功用：疏肝理脾，清热和胃。主治：肝脾不和证。胃痛吞酸，腹痛泄泻。

（2）连附六一汤（《医学正传》）：黄连六钱（18g），附子一钱（3g）。用法：加生姜、大枣，水煎服。功用：清泻肝火。主治：肝火太胜，胃脘痛，呕吐酸水。

【案例举隅】

（1）吞酸嘈杂案：一妇人饮食后嘈杂吞酸。此热郁为痰，用六君子汤送越鞠丸渐愈，又用加味归脾汤而痊。后因怒，两胁胀痛，中脘作酸，用四君子汤送左金丸渐安，仍用六君汤送下越鞠丸而瘥。（《续名医类案》）

（2）辨证思路：嘈杂病本于胃，又兼吞酸，"诸呕吐酸皆属于火"，因此该病为痰热所致。痰之所生本为中土之虚，又兼大怒，怒则伤脾，是以酸症又作。

（十八）导赤散

【来源】 钱乙 《小儿药证直诀》

【方歌】 导赤生地与木通　　草梢竹叶四般攻
　　　　口糜淋痛小肠火　　引热同归小便中

【组成】 生地黄、木通、生甘草梢各等分（各6g）。

【用法】 上为末，每服三钱（9g），水一盏，入竹叶同煎至五分，食后温服（现代用法：水煎服，用量按原方比例酌情增减）。

【功用】 清心利水养阴。

【主治】 心经火热证。心胸烦热，口渴面赤，意欲饮冷，以及口舌生疮；或心热移于小肠，小溲赤涩刺痛，舌红，脉数。

【证治机制】 本方治证是心经火热或心热移于小肠所致。心经火热循经上炎，故见心胸烦热、面赤；舌为心之苗，心火上炎，故见口舌生疮；火热内灼，阴津被耗，故见渴欲饮冷；心与小肠相表里，心热移于小肠，故见小便赤涩刺痛。舌红，脉数均为心经火热之象。心经火热而又阴津被耗，故治法不宜苦寒直折，而宜清心与养阴兼顾，利水以导热下行，使蕴热从小便而去。

【方义分析】　本方为清心利水养阴的代表方剂。方中生地黄甘寒而润，入心、肾经，清热养阴以制心经火热；木通味苦性寒，入心、小肠经，降火利水，两药合用，清心养阴而不恋邪，利水通淋而不伤阴，共为君药。竹叶性味甘淡，清心除烦，淡渗利水，导心经火热下行，为臣药。生甘草梢泻火解毒，可直达茎中而止痛，并能调和诸药，为佐使。四药配伍，共奏清心利水养阴之效。

钱氏云本证为"心热"或"心气热"，但未明令其虚实之属，依据小儿稚阴稚阳、易寒易热、易虚易实的特点，治实当防其虚，治虚当防其实，故本方清热与养阴之品配伍，利水而不伤阴，清火而不伐胃，养阴而不恋邪，最宜于小儿。《医宗金鉴》以"水虚火不实"五字括之，较为贴切。

本方在《小儿药证直诀》治"小儿心热"，未言及"心移热于小肠"，至《奇效良方》则扩大其应用范围，用治小便赤涩热痛等。《医宗金鉴·删补名医方论》说："赤色属心，导赤者，导心经之热从小便而出……故名导赤散。"

【临床运用】

（1）本方为治心经火热证之常用方。以心胸烦热，口舌生疮，小便赤涩，舌红脉数为辨证要点。方中木通苦寒，生地黄阴柔寒凉，故脾虚便溏者慎用。

（2）若心火较盛，可加黄连清心泻火；若小便淋涩痛重，可加白茅根、海金沙、滑石通淋止痛；若尿中见血，可加旱莲草、小蓟凉血止血。

（3）常用于口腔炎、小儿鹅口疮、小儿夜啼、急性肾盂肾炎、急性膀胱炎等，证属心经火热或心热移于小肠者。

【案例举隅】

（1）小便淋沥案：侍卫金汉光，年逾花甲，初夏误饮新酒致病，前则淋沥涩痛，后则四痔肿突，此阴虚热陷膀胱也。先与导赤散，次进补中益气，势渐向安。惟孔中涩痛未除，或令进益元散三服，遂致遗溺不能自主，授剂不应。直至新秋脉渐软弱，因采肾沥之义，以羯羊肾制补骨脂，羊胚制菟丝子，浓煎桑根皮汁制螵蛸，连进三日，得终夜安寝，涓滴癃遗矣。（《续名医类案》）

（2）辨证思路：酒气辛热，伤阴。阴伤则生虚热，"三焦者入络膀胱约下焦，实则癃闭，虚则遗溺"。此人虽非三焦湿热，却为热入膀胱，致使尿液不得凉降而出，故淋沥涩痛。

（十九）清骨散

【来源】 王肯堂 《证治准绳》

【方歌】 清骨散用银柴胡　　胡连秦艽鳖甲符

地骨青蒿知母草　　骨蒸劳热保无虞

【组成】 银柴胡一钱五分（5g），胡黄连、秦艽、鳖甲醋，炙、地骨皮、青蒿、知母各一钱（各3g），甘草五分（2g）。

【用法】 水二盅，煎八分，食远服（现代用法：水煎服）。

【功用】 清虚热，退骨蒸。

【主治】 肝肾阴虚，虚火内扰证。骨蒸潮热，或低热日久不退，形体消瘦，唇红颧赤，困倦盗汗，或口渴心烦，舌红少苔，脉细数等。

【证治机制】 本方治证由肝肾阴虚，虚火内扰所致。阴虚生内热，虚热蕴蒸，发为骨蒸潮热，心烦口渴；虚火上炎，则唇红颧赤；虚火迫津外泄，故夜寐汗出；真阴亏损，不能充养肌肤，日久遂致形体消瘦；舌红少苔，脉象细数均为阴虚内热之候。治以清虚热为主。

【方义分析】 本方为治骨蒸潮热证之常用方。方中银柴胡味甘苦，性微寒，直入阴分而清热凉血，善退虚劳骨蒸而无苦燥伤阴之弊，为君药。知母滋阴泻火以退虚热，胡黄连入血分而清虚热，地骨皮凉血而退有汗之骨蒸，三药清阴分之虚热，以助银柴胡退骨蒸劳热，共为臣药。秦艽辛散透热，青蒿清透伏热，两者辛散清透，与咸寒滋阴之鳖甲为伍，可透解阴分之热，三者共为佐药。使以甘草，调和诸药，并防苦寒药物损伤胃气。本方集大队退热除蒸之品于一方，重在清透伏热以治标，兼顾滋养阴液以治本，共收退热除蒸之效。

【临床运用】

（1）本方针对肝肾阴虚，虚火内扰证而设。临床应用以骨蒸劳热，形瘦盗汗，舌红少苔，脉细数为辩证要点。

（2）若血虚甚加当归、芍药、生地黄，以益阴养血；嗽多者加阿胶、麦冬、五味子，以益阴润肺止咳。

（3）常用于肺结核、骨结核、淋巴结结核、再生障碍性贫血、夏季热等，证属肝肾阴虚，虚火内扰者。

【案例举隅】

（1）疟疾案：吴十四，阴疟后，内热。清骨散。（《医案类聚》）

（2）辨证思路：患者患阴疟后，阴虚生内热，虚热蕴蒸，发为骨蒸潮热。治疗当用大队退热除蒸之品，重在清透伏热以治标，兼顾滋养阴液以治本，共收退热除蒸之效。

（二十）普济消毒饮

【来源】 李东垣 《东垣试效方》

【方歌】　普济消毒芩连鼠　　玄参甘桔板蓝根
　　　　　升柴马勃连翘陈　　僵蚕薄荷为末咀
　　　　　或加人参及大黄　　大头天行力能御

【组成】 黄芩、黄连各半两（各15g），人参三钱（9g），橘红去白、玄参、生甘草各二钱（各6g），连翘、板蓝根、马勃、黍粘子各一钱（各3g），白僵蚕炒、升麻各七分（各2g），柴胡、桔梗各二钱（各6g）。

【用法】 上为细末，半用汤调，时时服之，半蜜为丸，嚼化之（现代用法：水煎服）。

【功用】 清热解毒，疏风散邪。

【主治】 大头瘟。恶寒发热，头面红肿焮痛，目不能开，咽喉不利，舌燥口渴，舌红苔黄，脉浮数有力。

【证治机制】 本方原治"大头天行"，为感受风热疫毒之邪，壅于上焦，攻冲头面所致。风热疫毒上攻，气血壅滞，故头面红肿焮痛，目不能开；疫毒郁于肌表，卫阳被郁，正邪相争，故恶寒发热；热毒壅滞咽喉，故咽喉不利；热毒炽盛，津液被灼，故舌燥口渴。舌红苔黄，脉浮数有力，均为风热疫毒之证。病位在上焦头面，故治宜疏散上焦之风热，清解上焦之疫毒。

【方义分析】 本方原为治"大头天行"（即大头瘟）的要方。方中重用黄连、黄芩清泄心肺热毒，为君药。牛蒡子、连翘、僵蚕辛凉，可疏散上焦头面风热，为臣药。玄参、马勃、板蓝根可加强本方清热解毒之力；橘红理气而散壅肿；人参补气，扶正以祛邪；桔梗、甘草清利咽喉，共为佐药。升麻、柴胡疏散风热，升阳散火，使风热疫毒之邪宣散透发，此即"火郁发之"之意，并协助诸药上达头面，共为佐使药。诸药配伍，清疏并用，升降共投，以奏清热解毒、疏风散邪之功。

本方出自《东垣试效方》，方中有人参，但其论述中有薄荷而无人参。

后世《普济方》《医方集解》等均从其论，用薄荷而不用人参。薄荷之用，意在疏散上焦之风热，且清利咽喉。

【临床运用】

（1）本方主治大头瘟。以头面红肿焮痛，恶寒发热，舌燥口渴，舌红苔黄，脉浮数有力为辨证要点。本方苦寒辛散，阴虚火旺者禁用。

（2）若热毒不甚，黄芩、黄连用量可减轻；若无表证，可去柴胡、薄荷；若热毒炽盛，可加金银花、野菊花；若大便燥结，可加大黄、芒硝。

（3）常用于流行性腮腺炎、急性扁桃体炎、头面部丹毒及蜂窝织炎等，证属热毒壅盛者。

【案例举隅】

（1）大头温案：王　风火袭入三阳，头额焮肿而为游火丹毒。证方初起，舌白不干，发热恶寒，先从解表立法。

普济消毒饮去黄芩、黄连。

二诊　肿势愈甚，恶寒已除。脉来弦数右大，舌苔微黄。风温兼夹痰食，已入胃中。防其化燥神昏。

前方加：芩、连、神曲、羚羊角、半夏。

三诊　头面滋水淋漓，而五日不大便，脘痞，苔黄，脉沉按之而实。温邪外郁化火而内结也。当乘势逐之。

前方加：制军（三钱）　芒硝（钱半）

四诊　便解神清，邪已外内俱泄。善后之法，清涤余邪。

金石斛（三钱）　川贝母（二钱）　栝蒌霜（钱半）　豆卷（三钱）　黑山栀（三钱）　天花粉（三钱）　谷芽（三钱）　连翘（三钱）　牡丹皮（三钱）（《环溪草堂医案》）（注：羚羊角现代以水牛角代）

（2）辨证思路：患者为风热袭于三阳经，虽见发热恶寒可从表解，然当表里双解为宜。医家以普济消毒饮治之，此药虽为治大头温主方，然则性寒主里，本不解表。故服之表热入里，成燥热之邪，故见脉大。又加黄芩、黄连、神曲、羚羊角（水牛角）、半夏。羚羊角（水牛角）大清内外温热，外热得清，故头面壅塞得除，而见滋水淋漓。而后内热已结，故投芒硝、大黄以荡涤燥热。

（二十一）清震汤

【来源】　刘完素　《素问病机气宜保命集》

【方歌】　清震汤治雷头风　　升麻苍术两般充

荷叶一枚升胃气　　　邪从上散不传中

【组成】　升麻、苍术各五钱（各15g），全荷叶一个。

【用法】　水煎服。

【功用】　升清解毒，健脾燥湿。

【主治】　雷头风。症见憎寒壮热，发病甚急，头面起疙瘩，红肿作痛。

【证治机制】　风热毒邪上攻头面则头面起疙瘩，红肿作痛；疫毒郁于肌表，卫阳被郁，正邪相争，故憎寒壮热。

【方义分析】　风热外攻，湿热内郁为本方主证。方用升麻升清气，解百毒；苍术燥湿健脾，发汗解肌；共为君药。荷叶升胃中清气，助辛温升散之药上行而发散，并保护胃气，使邪不传里。

【临床运用】　本方外散表邪，内除湿郁，不但能治雷头风，对于湿伤脾胃，表邪外束的多种症候均可参考本方应用。

【案例举隅】

（1）阴部湿痒案：高兵部连日饮酒，阴茎并囊湿痒，服滋阴药不应。谓前阴者，肝经络脉也。阴器纵挺而出，素有湿，继以酒，为湿热合于下部，引而竭之，遂以龙胆泻肝汤，及清震汤治之而愈。若服此药不应，宜补肝汤，或四生散治之。（《续名医类案》）

（2）辨证思路：患者连日饮酒，阴气耗伤，阴伤则水不涵木，导致肝家生热。下乘脾土，脾伤则生湿。阴器为肝经所过，湿热相合遂至湿痒。湿热之邪治当清泄，故投滋阴药无效。

（二十二）桔梗汤

【来源】　严用和　《济生方》

【方歌】　桔梗汤中用防己　　桑皮贝母瓜蒌子
　　　　　甘枳当归薏杏仁　　黄芪百合姜煎此
　　　　　肺痈吐脓或咽干　　便秘大黄可加使

【组成】　桔梗、防己、桑白皮、贝母、瓜蒌子、枳壳、当归、薏苡仁各五分（各1.5g），黄芪七分（2.1g），杏仁、百合、甘草各三分（各1g）。

【用法】　加生姜五片，水煎服。

【功用】　清热补肺，利气除痰，消痈排脓。

【主治】　肺痈，心胸气壅，咳嗽脓血，心神烦闷，咽干多渴，两脚肿满，小便赤黄，大便多涩。

【证治机制】 肺热气壅，化腐成脓，肺失宣降，则咳嗽脓血；肺不能不散津液，则咽干多渴，两脚肿满，小便赤黄，大便多涩等。

【方义分析】 方用桔梗祛痰止咳，消肿排脓，为君。臣以桑白皮泻肺，薏苡仁消痈，百合、瓜蒌子、贝母、杏仁润肺清火，降气除痰。佐以黄芪补肺气；当归和血；防己散肿除风，泻湿清热；枳壳利气；甘草与桔梗相配能清利咽膈；便秘可加大黄。

【临床运用】 常用于肺炎、急性支气管炎、慢性支气管炎合并感染、肺脓肿、百日咳等，证属肺热气壅，化腐成脓者。

【案例举隅】

（1）肺痈案：一妇人感冒风寒，或用发表之剂，反咳嗽喘急，饮食少思，胸膈不利，大便不通，右寸关浮数，欲用疏通之剂。薛曰：此因脾土亏损，不能生肺金，若更利之，复耗津液，必患肺痈矣。不信，仍利之，虚症悉至，后果吐脓。乃朝用补中益气汤，夕用桔梗汤，各数剂，吐脓渐止。又朝仍用前汤，夕用十全大补汤，各五十剂，喜其善调理获愈。（《续名医类案》）

（2）辨证思路：患者初得风寒表证，本应以辛温发表散之，服之反致案中诸症，应为服发散药太过。大汗后，表气被伤，津液损耗，邪气入里。肺主皮毛，津液不足则肺金失润，故喘急气逆。入里之邪困阻脾胃，清浊不分，导致不思饮食、胸膈不利、大便不通等症，肠腑不通，本易生热，再服通利之药，津液又伤，肺家被火热所灼，便生肺痈。

（二十三）清咽太平丸

【来源】 汪昂 《医方集解》

【方歌】 清咽太平薄荷芎　　柿霜甘桔及防风
　　　　犀角蜜丸治膈热　　早间咯血频常红

【组成】 薄荷一两（30g），川芎、柿霜、甘草、防风、犀角（现代用水牛角代）各二两（各60g），桔梗三两（90g）。

【用法】 共研细末，和白蜜为丸如弹子大，每服一丸。

【功用】 清热止血，清利咽喉。

【主治】 肺火咯血，咽喉不清利，两颊泛红等。

【证治机制】 肺火盛，肺火循经上炎，灼伤肺络，则出现咯血、咽喉不清利、两颊泛红等症。

【方义分析】　膈上有热，肺燥阴伤为本方主证。方用犀角（水牛角代）清热凉血为君。臣以川芎升清散瘀而调血气；薄荷、防风消散风热；桔梗、甘草清咽利膈。佐以柿霜生津润肺。白蜜调和诸药为使，并能润燥。

【临床运用】　本方治疗膈上有热，肺燥阴伤的咯血，咽喉不清利，两颊泛红等。

【案例举隅】

（1）咯血案：松氏，早间咯血，两颊常赤，咽痛膈热，寸关洪数。系忧郁气滞，肝木火盛，肺金受克，故致咯血，早间寅卯木旺生火之时，两颊肺肝之部也。即用清咽太平丸以凉心疏肝、清咽利膈，使诸火下降，而咯血自止。（《临证医案笔记》）

（2）辨证思路：患者早间咯血，属咯血证。两颊常赤，咽痛膈热，寸关洪数，当知膈上有热，灼伤肺阴，拟用清咽太平丸清热止血，清利咽喉而愈。

（二十四）消斑青黛饮

【来源】　陶节庵　《伤寒六书·杀车槌法》

【方歌】　消斑青黛栀连犀　　知母玄参生地齐

　　　　　石膏柴胡人参草　　便实参去大黄跻

　　　　　姜枣煎加一匙醋　　阳邪里实此方稽

【组成】　青黛、栀子、黄连各6g，犀角（现代用水牛角代）3g，知母9g，玄参、生地黄各12g，石膏、柴胡、人参各6g，甘草3g。

【用法】　加生姜一片，大枣二枚，水煎，加苦酒一匙服。

【功用】　泻火解毒，凉血化斑。

【主治】　温病或伤寒化热，邪入营分，身热不退，皮肤斑疹，色红而深，口渴烦躁，舌质红，苔干少液。

【证治机制】　热邪入营则身热不退；营热伤及血络则皮肤斑疹，色红而深；热邪灼伤营阴，可见口渴烦躁、舌质红、苔干少液。

【方义分析】　热邪入营为本方主证。方用犀角（水牛角代）清营解毒，凉血散瘀，清心安神；生地黄清营凉血，滋阴生津，共为君药。臣以石膏清胃火，青黛清肝火，黄连泻心火，栀子清三焦之火。佐以玄参、知母清热养阴；柴胡引邪透达肌表；生姜、大枣调和营卫；人参、甘草益气和胃。斑已外见，不宜再用升散之药，本方在用大量寒药的同时，用一味柴胡，清透并用，免毒邪内陷，又加醋敛酸以防柴胡过散，又能引药入肝经血分为使。便实者去人参加大黄以通结泻热为佐。

【临床运用】 现代临床常用本方治疗温病或伤寒化热，邪入营分的病证。以身热不退，皮肤斑疹，色红而深，口渴烦躁，舌质红，苔干少液为辨证要点。

【案例举隅】

（1）伤寒案：四肢发斑，细如蚊迹，舌燥胎黄，口渴唇焦，鼻如烟煤，脉浮大弦数。此伤寒当汗失汗，解，热邪传里，里实表虚，以致阳毒发斑也。亟用消斑青黛饮去人参，以解诸经郁热之毒。幸色淡而隐，且胸腹无斑，尚易痊耳，遂连服两剂，甚效。更以犀角地黄汤加黄芩、栀子、柴胡，通身即得大汗，热邪顿解，调理乃安。（《临证医案笔记》）

（2）辨证思路：患者里实表虚，热邪入营，营热伤及血络则四肢发斑，细如蚊迹，舌燥胎黄，口渴唇焦，鼻如烟煤，脉浮大弦数。拟用本方，以清泻三焦之火，透邪外达肌表，调和营卫。

（二十五）辛夷散

【来源】 严用和 《济生方》

【方歌】 辛夷散里薁防风　　白芷升麻与木通
　　　　芎细甘草茶调服　　鼻生息肉此方攻

【组成】 辛夷、薁本、防风、白芷、升麻、木通、川芎、细辛、甘草各等分。

【用法】 上研细末，每服三钱（9g），清茶调下。

【功用】 利窍生清，散热除湿。

【主治】 肺虚又感风寒湿热之气，鼻肉壅塞，涕出不止；或鼻生息肉，气息不通，不闻香臭。

【证治机制】 鼻为肺之窍，肺气不足，又感受风寒湿热之气，则浊邪壅滞致鼻肉壅塞，涕出不止；或鼻生息肉，气息不通，不闻香臭等症。

【方义分析】 肺虚感风寒湿热之气为本方主证。方用辛夷、升麻、白芷引胃中清阳上行于脑，为君。臣以防风、薁本上入巅顶，以祛风燥湿清热；细辛散热通窍；川芎散郁而助阳气上行。以上五味均为上行升散、清热通窍之品，恐辛燥太过，故佐以木通泻火下行，甘草甘缓，绿茶降火，升降并用。

【临床运用】　本方为治疗鼻炎、鼻旁窦炎等鼻窍疾病的常用方剂。

【案例举隅】

（1）鼻息肉案：北圻庄。鼻痔形如榴子，渐渐垂下，窒塞鼻孔中，有碍气息。此乃肺经风热郁久而成。宜辛夷散肺饮主之。（《外证医案汇编》）

（2）辨证思路：患者肺经风热日久，浊邪壅滞导致鼻生息肉，气息不通，本方拟用多味上行升散，清热通窍之品，同时佐以木通升降并用，方可痊愈。

（二十六）苍耳散

【来源】　**严用和 《济生方》**

【方歌】　苍耳散中用薄荷　　辛夷白芷四般和
　　　　　葱茶调服疏肝肺　　清升浊降鼻渊瘥

【组成】　苍耳子二钱半（7.5g），薄荷叶、辛夷各半两（各15g），白芷一两（30g）。

【用法】　共研细末，每服二钱（6g），葱茶调服。

【功用】　清热疏风，通利鼻窍。

【主治】　鼻渊，流黄浊鼻涕，鼻塞不通。

【证治机制】　鼻为肺窍，风热上扰，肺失宣降，浊阴上逆则致出现鼻渊，流黄浊鼻涕，鼻塞不通等。

【方义分析】　风热上扰脑中，清阳不升，浊阴上逆为本方主证。方用苍耳子疏风散湿，上通脑顶；辛夷散风热，通九窍；为君。臣以白芷上行头面，祛风通窍，协辛夷通利之功；薄荷疏肝泄肺，清利头目，助苍耳上达之力。佐以葱白升阳，清茶降浊。

【临床运用】　本方为治疗鼻炎、鼻旁窦炎等鼻窍疾病的常用方剂。

【案例举隅】

（1）鼻渊案：戴　鼻流浊涕不止，诊脉浮数。乃风热烁脑，血液下渗而然。经曰：脑渗为涕。又曰：胆移热于脑，则辛颏鼻渊。鼻渊者，浊涕下而不止也。宜服苍耳散，使清升浊降，风热散而脑液自固矣。（《临证医案笔记》）

（2）辨证思路：患者胆热上扰于脑，清阳不升，浊阴上逆，故发为鼻渊。拟用本方使得清阳升而浊阴降，诸症自除。

（二十七）妙香散

【来源】 王荆公 《杂病源流犀烛》

【方歌】 妙散山药与参芪　　甘桔二茯远志随
　　　　少佐辰砂木香麝　　悸悸郁结梦中遗

【组成】 山药二两（60g），人参、黄芪、茯苓、茯神、远志各一两（各30g），甘草、辰砂（即朱砂）另研，各二钱（各6g），桔梗三钱（9g），木香二钱半（7.5g）　麝香一钱（3g）

【用法】 研极细末和匀，每服二钱（6g），酒送下。

【功用】 安神宁志，涩精止遗。

【主治】 忧思郁结，惊悸不安，梦遗失精。

【证治机制】 长期忧思郁结，情志化火，则使心火亢于上，肾水亏于下，出现惊悸不安、梦遗失精等证属心肾不交者。

【方义分析】 心气不足为本方主证。方用山药益阴清热，固涩精液，为君。臣以人参、黄芪补益心气；远志、茯苓、茯神清心宁神。佐以桔梗开肺气，木香舒肝脾，麝香解郁结，辰砂镇心神。使以甘草调诸药，并补脾气。

【临床运用】 本方有补益心脾、交通心肾之功，凡属心肾不交所致的惊悸不安、梦遗失精者皆可以本方加减化裁治疗。

【案例举隅】

（1）遗精案：吴生梦泄不禁，腰膝痠疼，余以王荆公妙香散合茯菟丸两方加减与之。沙苑子、菟丝子、杜仲各三钱，茯苓、神、龙骨各二钱，石莲四钱，远志八分，益智七分，调入辰砂一字，服二剂后竟止。如不服则病又来，语余曰：此真仙方也。予命其多服以除根。（《松心医案笔记》）

（2）辨证思路："心怵惕思虑则伤神，神伤则恐惧自失，流淫不止。"患者病梦遗，多由心神不安，致神不能与志合，肾精不守所致。妙香散安神益志，固涩精气，故能收效。

增 辑

（一）紫雪丹

【来源】《太平惠民和剂局方》

【方歌】 紫雪犀羚牛朴硝　　硝磁寒水滑和膏
　　　　 丁沉木麝升玄草　　更用赤金法亦超

【组成】 黄金百两（300g）、寒水石、石膏、磁石、滑石三斤（各144g）、玄参一斤（500g）、羚羊角（现代用水牛角代）屑，五两（4.5g），犀角（现用水牛角代）屑，五两（9g），升麻一升（48g），沉香五两，青木香五两（15g），丁香一两（3g），炙甘草八两（24g）。

【用法】 上十三味，以水一斛，先煮五味金石药，得四斗，去滓后内八物，煮取一斗五升，去滓，取消石四升（96g），芒硝亦可，用芒硝精者十斤（480g）投汁中，微炭上煎，柳木篦搅，勿住手，有七升，投在木盆中，半日欲凝，内研朱砂三两（9g），细研麝香五分，内中搅调，寒之二日，成霜雪紫色。患者强壮者一服两分（0.6g），当利热毒；老弱人或热毒微者，一服一分（0.3g），以意节之。

【功用】 清热开窍，熄风止痉。

【主治】 热闭心包、热盛动风证。高热烦躁，神昏谵语，痉厥，口渴，唇焦，尿赤便秘，舌红绛，苔干黄，脉数有力或弦数；以及小儿热盛惊厥。

【证治机制】 本方证因热邪炽盛，内陷心包，热盛动风所致。心主神明，为君主之官，若温热之邪，内陷心包，侵扰心神，必然影响神明，导致神志异常，轻者烦躁不安，重则神昏谵语；邪热炽盛，充斥内外，以致高热。热盛伤津，则口渴唇焦，尿赤便秘。热盛扰动肝风，风火相煽，则为痉厥。小儿热盛痉厥，亦为邪热内陷心包，引动肝风而致。治当清热开窍，熄风止痉为法。

【方义分析】 本方是为热邪炽盛，内陷心包，引动肝风之证而设。方中犀角（水牛角代）咸寒，主清心、肝经火热，善透包络之邪热；羚羊角（水牛角）咸寒，长于凉肝熄风，为惊狂抽搐专药；麝香芳香开窍醒神，三药配伍，清热开窍熄风，是针对高热、神昏、痉厥而设。生石膏、寒水石辛而大寒，清热泻火，除烦止渴；滑石甘淡而寒，清热利窍，引热下行，三石并用，清泄气分大热；黄金重镇，有镇心安神、平肝熄风、解毒之效；硝石、芒硝泻热通便，即原著所谓"服后当利热毒"，正如张寿颐所说："重用二硝，则通地道，泄热下行，尤为釜底抽薪要诀，凡气火甚盛，有升无降诸证，尤为相宜"（《阎氏小儿方论笺正》）。玄参滋阴清热凉血；升麻清热解毒透邪。青木香、丁香、沉香辛温芳香，行气通窍，与麝香配伍，增强开窍醒神之功；朱砂、磁石重镇安神，朱砂又能清心解毒，磁石又有潜镇肝阳之功；甘草调和诸药。综合全方，共奏清热开窍、熄风止痉之效。诚如徐大椿所言："此乃坠热通关之剂，为火壅猝厥之专方"（《徐大椿医书全集·杂病证治》）。

本方以金石重镇、甘咸寒凉与芳香开窍之品配伍，清热开窍，熄风止痉。而兼顾护阴液。

由于本药呈"霜雪紫色"，且药性大寒犹如"霜雪"，故取"紫雪"之名。

本方原用黄金百两，与诸"石"先煎。与诸"石"类先煎，虽有重镇之功，属非必用之品，尚待细究深研。或可以金箔及其廉价重镇之物代之。张寿颐诠释本方，谓："但犀、羚并用，在今日已是价值昂贵，而益之以黄金煎熬，贵而无裨实用，此乃方士之陋，惟以价重欺人，而不问其有用与否，亦是向来医药之一大弊"。后人理当遵法明鉴。

【临床运用】

（1）本方为清热开窍镇痉的主要方剂，以高热烦躁，神昏谵语，痉厥，便秘，舌红绛苔干黄，脉数有力为辨证要点。脱证、虚证、小儿慢惊，非本方所宜，妊娠女性忌服。

（2）如伴见气阴两伤者，宜用生脉散煎汤送服本方，或与生脉注射液同用。如热入营血可配用犀角地黄汤。

（3）常用于流行性乙型脑炎、流行性脑脊髓膜炎、病毒性脑炎、重症肺炎、猩红热、化脓性感染等疾病的败血症期，肝性脑病及小儿高热痉厥、麻疹等发热性感染性疾病，证属热陷心包热盛动风者。

【案例举隅】

（1）昏厥案：沈新予令岳母，陡患昏厥，速孟英视之。病者楼居，酷热如蒸，因曰：此阴虚肝阳素盛之体，暑邪吸入包络，亟宜移榻清凉之地。随以紫雪丹一钱，新汲水调下可安。而病者自言手足已受缫绁，坚不肯移。家人惊以为祟，闻而束手。孟英督令移之，如法灌药，果即帖然。（《王孟英医案》）

（2）辨证思路：患者素体阴虚阳亢，又受暑热，暑热伤津伤气，阴气更伤，阳气无制。肝胆之热上冲心宫，导致热闭神昏，故突然昏厥。紫雪清心开窍，故服之可愈。

（二）至宝丹

【来源】《太平惠民和剂局方》

【方歌】　至宝朱砂麝息香　　雄黄犀角与牛黄
　　　　　金银二箔兼龙脑　　琥珀还同玳瑁良

【组成】　生乌犀（现用水牛角代）、生玳瑁、琥珀、朱砂、雄黄各一两（各30g），牛黄、龙脑、麝香各一分（各0.3g），安息香一两半，酒浸，重汤煮令化，滤去滓，约取一两净（30g），金箔、银箔各五十片。

【用法】　上药丸如皂子大，人参汤下一丸，小儿量减（现代用法：研末为丸，每丸重3g。每服一丸，每日一次，小儿量减）。

【功用】　清热开窍，化浊解毒。

【主治】　痰热内闭心包证。神昏谵语，身热烦躁，痰盛气粗，舌绛苔黄垢腻，脉滑数，以及中风、中暑、小儿惊厥，证属痰热内闭者。

【证治机制】　本方所治各种病证，皆为痰热壅盛、内闭心包所致。心主神明，温热之邪炽盛，灼液为痰，痰热闭阻心包，故神昏谵语、身热烦躁、痰盛气粗；舌绛苔黄垢，脉滑数，均为痰热之征象；而中风、中暑、小儿惊厥，皆可因痰热内闭，而见神昏谵语、痰盛气粗，甚至时作惊厥等。叶天士谓本方"舌绛而苔黄垢腻，中夹秽浊之气，急加芳香逐之"，治以清解热毒、芳香开窍、豁痰化浊之品。

【方义分析】　本方是为痰热浊邪内闭心包之证而设。方中犀角（现用水牛角）清心凉血解毒；麝香芳香走窜，通达十二经，为芳香开窍之要药，两药相配，清心开窍，共为君药。安息香芳香透窍，直入心经，辟秽化浊；龙脑（即冰片）辛香开窍，清热辟秽，同助麝香芳香开窍；牛黄、玳瑁皆为寒凉之品，玳瑁镇心安神，清热解毒，熄风定惊，《本草纲目》云："玳瑁清热解毒之功同于犀角，古方不用，至宋时至宝丹始用之也。"而牛黄具幽香之性，又善豁痰开窍，两药同助犀角（现用水牛角代）清热凉血解毒，以上四药同为臣药。佐以朱砂重镇安神，清泄心火；琥珀镇惊安神；雄黄豁痰解毒；金箔、银箔镇心安神定惊，与朱砂、琥珀同用，重镇安神之功明显，同为佐药。诸药相合，共奏清热开窍、化浊解毒之功。

至宝丹与安宫牛黄丸、紫雪皆为凉开的常用方，合称"凉开三宝"。

但同中有异，"安宫牛黄丸最凉，紫雪次之，至宝又次之"（《温病条辨》）。其中安宫牛黄丸长于清热解毒，尤宜于邪热偏胜之高热较重者；紫雪长于熄风止痉，尤宜于热盛动风之高热痉厥者；至宝丹中芳香化浊之品较多，长于芳香开窍、化浊避秽，尤宜于痰浊较盛之神昏较重者。

【临床运用】

（1）本方为治痰热内闭心包证的常用急救药方。以神昏谵语，身热烦躁，痰盛气粗为辨证要点。因方中芳香辛燥之品较多，有耗液劫阴之弊，故阳盛阴虚之神昏谵语者不宜；妊娠女性慎服。

（2）本方原用人参汤送服，以借人参之力扶正祛邪，启复神明，并可防其外脱，但以病情较重，正气虚弱，脉弱体虚者为宜；《太平惠民和剂局方》另有童子小便合生姜汁三、五滴化服一法，取童便益阴行瘀，姜汁和中祛痰止呕，故以痰热脉实者为宜。

（3）常用于流行性乙型脑炎、流行性脑脊髓膜炎、脑血管意外、肝性脑病、中毒性痢疾，以及中暑、小儿抽搐等，证属痰热内闭心包证者。

【案例举隅】

（1）暑热案：阊门内香店某姓，患暑热之证，服药既误，而楼小向西，楼下又香燥之气，薰烁津液，厥不知人，舌焦目裂，其家去店三里，欲从烈日中抬归以待毙。余曰：此证固危，然服药得法，或尚有生机。若更暴于烈日之中，必死于道矣。先进以至宝丹，随以黄连香薷饮，兼竹叶石膏汤，加芦根诸清凉滋润之品，徐徐灌之。一夕而目赤退，有声，神气复而能转侧；二日而身和，能食稀粥，乃归家调养而痊。（《洄溪医案按》）

（2）辨证思路：患者因暑热时受辛香之气熏烁，阴液受损，发暑热病。暑为火热，火通于心，心主神明，开窍于舌，是以暑热伤阴，心火无制，则昏厥舌焦。五脏六腑之精皆上注于目，今阴气亏耗，则目干而裂。"因于暑，汗，烦则喘喝静则多言，体若燔炭，汗出而散"，因暑为阳热之邪，人中暑热，若得自汗出，则热随汗出泄越，则病解。病者阴伤较重，不得自汗，故治疗当清热醒神，养阴生津。

（三）万氏牛黄丸（附：安宫牛黄丸）

【来源】 万密斋 《痘疹世医心法》

【方歌】 万氏牛黄丸最精　芩连栀子郁砂并

　　　或加雄角珠冰麝　　退热清心力更宏

【组成】 牛黄二分五厘（10g），朱砂一钱五分（60g），生黄连五钱（200g），黄芩、山栀各三钱（各120g），郁金二钱（80g）。

【用法】 炼蜜为丸，蜡封，每服一丸（潮重），小儿酌减，研碎开水和服。

【功用】 清热解毒，开窍安神。

【主治】 温邪内陷，热入心包，神昏谵语，身热，烦躁不安；小儿惊厥，中风窍闭等。

【证治机制】 心主神明，温热之邪炽盛，灼液为痰，痰热闭阻心包，故神昏谵语，身热烦躁，痰盛气粗；小儿惊厥，皆可因痰热内闭而致。

【方义分析】 热邪内陷心包为本方的主证。方中牛黄清热解毒，豁痰开窍，熄风定惊为君。臣以黄连、黄芩、山栀泻火解毒，导热下行，助君药清心包之火；郁金开窍醒神。佐以朱砂镇心安神。

【临床运用】 万氏牛黄丸较安宫牛黄丸清热开窍之力较弱，宜用于热闭轻证。

【附方】 安宫牛黄丸（《温病条辨》）：牛黄一两（100g），郁金一两（100g），犀角（现用水牛角代）一两（100g），黄连一两（100g），朱砂一两（100g），梅片二钱五分（25g），麝香二钱五分（25g），真珠五钱（50g），山栀一两（100g），雄黄一两（100g），黄芩一两（100g）。用法：上为极细末，炼老蜜为丸，每丸一钱（3g），金箔为衣，蜡护。脉虚者人参汤下，脉实者金银花、薄荷汤下，每服一丸。大人病重体实者，日再服，甚至日三服；小儿服半丸，不知，再服半丸。功用：清热解毒，豁痰开窍。主治：邪热内陷心包证。高热烦躁，神昏谵语，口干舌燥，或舌謇肢厥，舌红或绛，脉数。亦治中风昏迷，小儿惊厥，属邪热内闭者。

【案例举隅】

　　（1）暑温案：姚（常熟），恶寒无汗，之下，身热不除，甫经三日，神气渐昏，不知人事，面垢遗尿，谵语时甚致肢动头摇，气急痰声，口干苔剥，脉弦滑数，左右无神。暑先入心，亦必伤气，都被冷风外遏，袭入手足厥阴，有进无退，骤变之形已露，奈何奈何！勉拟方以尽医力。

　　薄荷（七分）　滑石（三钱）　生草（四分）　羚羊角（一钱五分）　当归（一钱五分）　赤芍（一钱五分）　细生地黄（四钱）　川芎（五分）　防风（二钱）　茯神（三钱）　远志（一钱五分）　竹沥（一两）　石菖蒲汁（一钱）　杏仁（三钱）　川贝（三钱）　另藿香　正气（四钱入煎）　安宫牛

黄丸（八分）（《曹伯仁医案》）

（2）辨证思路：以案中所述，推测患者病时应值暑季。然则恶寒无汗，却非暑热之候，依症推断，发热恶寒无汗乃伤寒之象，应以汗解，反用下法，邪气内传，入于阳明。阳明经气血俱盛，热入阳明则热势大盛，故见神昏谵语等症。《伤寒论》曰："三阳合并，腹满身重，难以转侧，口不仁，面垢，谵语遗尿。"然则患者脉见弦象，且肢动头摇，乃是热极生风之象，此时若大用寒凉，恐生变症，只得从育阴清热，开窍醒神着手。

（四）玉女煎

【来源】 张景岳 《景岳全书》

【方歌】 玉女煎中地膝兼　　石膏知母麦冬全
　　　　　阴虚胃火牙疼效　　去膝地生温热痊

【组成】 生石膏三至五钱（15～30g），熟地黄三至五钱或一两（9～30g），麦冬二钱（6g），知母、牛膝各一钱半（各5g）。

【用法】 水一盅半，煎七分，温服或冷服（现代用法：水煎服）。

【功用】 清胃热，滋肾阴。

【主治】 胃热阴虚证。头痛，牙痛，齿松牙衄，烦热干渴，舌红苔黄而干。亦治消渴，消谷善饥等。

【证治机制】 本方证治，原书为"少阴不足，阳明有余"，阳明胃经上行头面，过齿环唇，阳明有余，则胃热循经上攻，故头痛、牙痛；热伤胃经血络，故牙衄；肾主骨，齿为骨之余，热耗阴津，少阴肾水不足，故烦热口渴、牙齿松动。舌红苔黄而干等，乃胃热阴伤之象。所治之消渴，是因胃热炽盛，而见消谷善饥等。总之，本方证为热盛水亏相因为病，但以胃热为主，治宜清胃热，兼滋肾阴。

【方义分析】 本方为清胃滋阴之剂。方中石膏辛甘大寒，清阳明有余之热，为君药。熟地黄味甘性温，滋补肾水之不足，为臣药。君臣配伍，清胃热而滋肾阴，泻实补虚，虚实兼顾。知母苦寒质润，滋阴清热兼备，既助石膏清阳明有余之热，又助熟地黄滋养肾阴；麦冬微苦甘寒，滋阴养液，配熟地黄滋少阴肾水不足，而兼清胃热，共为佐药。牛膝导热，引血下行，且能滋补肝肾，用为佐使药。五药合用，清胃与滋肾并进，虚实兼治，但以治实为主，使胃热得清，肾阴得补，共奏清胃热、养肾阴之效。

本方与清胃散同治胃热牙痛，但清胃散重在清胃火，以黄连为君，其性苦寒，配伍升麻，意在升散解毒，兼用生地黄、牡丹皮等凉血散瘀之品，可清胃凉血，主治胃火炽盛的牙痛、牙宣等症。本方以清胃热为主，而兼滋肾阴，故用石膏为君，配伍熟地黄、知母、麦冬等滋肾阴之品，牛膝引热下行，属清润兼降之剂，功用清胃热滋肾阴，主治胃经有热而肾水不足的牙痛及牙宣诸证。

【临床运用】

（1）本方为治胃热阴虚牙痛之常用方。以牙痛，齿松牙衄，烦热干渴，舌红苔黄而干为辨证要点。脾虚便溏者，不宜使用本方。

（2）如火盛者，加山栀子、地骨皮以清热泻火；血分热盛，齿衄出血量多者，去熟地黄，加生地黄、玄参以增强清热凉血之功。

（3）常用于急慢性口腔炎、牙龈炎、牙周炎、糖尿病等，证属胃热阴虚者。

【案例举隅】

（1）温毒案：史，二十二岁。温毒三日，喉痛胀，滴水不下，身热脉洪数，先以代赈普济散五钱煎汤，去渣嗽口与喉，嚼化少时，俟口内有涎，即控吐之。再嗽再化再吐，如是者三五时，喉即开，可服药矣。计用代赈普济散二两后，又用五钱一次与服，每日十数次，三日而喉痛止，继以玉女煎五帖，热全退，后用复脉汤七帖收功。（《吴鞠通医案》）

（2）辨证思路：肺家属金，最畏温热。"天气通于肺"，"喉主天气"，故肺为温热所伤，则热邪上攻于喉，故见喉痛胀。肺主皮毛，温热伤肺，故身热脉数。诸症皆温热伤阴所致。

（五）清瘟败毒饮

【来源】　余师愚　《疫疹一得》

【方歌】　清瘟败毒地连芩　　丹石栀甘竹叶寻
　　　　　　犀角玄翘知芍桔　　瘟邪泻毒亦滋阴

【组成】　生石膏大剂，六至八两（180～240g），中剂二至四两（60～120g），小剂八钱至一两二钱（24～36g），小生地黄大剂，六钱至一两（18～30g）；中剂，三至五钱（9～15g），小剂二至四钱（6～12g），乌犀角（现用水牛角代）大剂，六至八钱（18～24g），中剂，三至四钱（9～15g）；小剂，二至四钱（6g～12g），川连大剂，四至六钱（12～18g），中剂，二至四钱（6～12g）；小剂，一钱至一钱半（3～4.5g），栀子、桔梗、黄芩、知母、赤芍、玄参、连翘、甘草、牡丹皮、竹叶（以上十味，原书无用量）。

【用法】 先煎石膏数十沸，后下诸药。犀角磨汁和服（现代用法：先煎石膏、水牛角，后下诸药）。

【功用】 清热泻火，凉血解毒。

【主治】 瘟疫热毒，气血两燔证。大热渴饮，头痛如劈，谵语神昏，口干咽痛，或发斑，或吐血、衄血，或四肢抽搐，或厥逆，脉沉细而数，或沉数，或浮大而数，舌绛唇焦。

【证治机制】 本方是针对瘟疫热毒，充斥内外，气血两燔之证而设。由于热毒化火，火盛伤津，故见大热烦渴、口干咽痛、舌绛唇焦；热毒上攻清窍，内扰神明，乃致头痛如劈，谵语神昏；热迫营血妄行，故有发斑、吐衄；热深厥深，发为肢厥。脉沉细而数者，为火毒深重，郁闭而不外达之象；脉沉数者，为火毒郁闭不甚；脉浮大而数，则为火毒稍轻。总之，证属温热疫毒，充斥内外，干扰气分、血分乃至气血两燔。治宜清热解毒，凉血泻火，以奏气血两清之功。

【方义分析】 本方主治瘟疫热毒，气血两燔证。此证病重势急，一般清解之剂，难以奏效。故方中重用石膏配伍知母、甘草，取法白虎汤，意在清热保津，使气分热清、壮热烦渴等证可除。犀角（水牛角代）、生地黄、赤芍、牡丹皮相配，即犀角地黄汤（芍药地黄汤），是为清热解毒、凉血散瘀而设，使血分热清，则发斑、吐衄、舌绛、神昏等症可解。黄芩、黄连、栀子共用，是仿黄连解毒汤之义，意在清泻三焦火热，使热清毒解。更配玄参滋阴降火解毒；连翘清热散结解毒；竹叶清心除烦；桔梗清利咽喉，载药上行。余霖说："此皆大寒解毒之剂，故重用石膏，则甚者先平，而诸经之火，自无不安矣"（《疫疹一得》），可知本方虽三方而成，但以白虎汤大清气分邪热为主，辅以凉血救阴、泻火解毒，相辅相成，共奏气血两清、清瘟败毒之功。

【临床运用】

（1）本方为气血两清之剂，乃治瘟疫热毒之主方。以大热，渴饮，头痛，谵语狂躁，发斑吐衄，舌绛唇焦，脉数为辨证要点。

（2）如热毒重，而见斑色紫暗，可加大青叶、紫草以凉血化斑；神昏痉厥者，加羚羊角（水牛角）、郁金等以熄风开窍，也可与紫雪或安宫牛黄丸同用。

（3）常用于流行性脑脊髓膜炎、流行性乙型脑炎、流行性出血热、败血症、毒血症、尿毒症、肝性脑病、血小板减少性紫癜、急性白血病等，证属火热炽盛、气血两燔者。

【案例举隅】

（1）温病案：吴赐福，上海虹口。灼热无汗，神识如狂，舌苔干黑，齿龈亦焦，脉洪数。温邪动烁津液，勉拟大剂凉泄救津。

犀角汁（七分）　片（一钱半）　薄荷（五分）　鲜沙参（二两）　知母（五钱）　鲜生地黄（四两）　元参（七钱）　鲜石斛（三两）　翘心（三钱）　淡豆豉（五钱）　金银花（五钱）　甘中黄（一钱半）　竹芯（三十枚）　水苇根（四两）

昨进大剂泄邪凉解，神醒片时，已得微汗，热如炽炭，赤斑密布，再用余氏清瘟败毒饮。前方去翘、竹，加大青叶一钱半、玉泉散四两。另以六一泥井水调澄，冲入雪水、梨汁、玉泉散，代茶恣饮。绿豆和蜜作粥饮食。共用大梨二百枚、雪水四大坛、玉泉散三斤，外用青布二尺，井水浸，暗胸前二日而热淡斑化，黑苔渐退，语仍无次，改用景岳伏蛮煎加减，数帖而疗。（《慎五堂治验录》）

（2）辨证思路：患者见脉象洪数，为火热之象，火热伤阴，汗出乏源，故见身热无汗；热扰心神，故见躁动如狂。舌干黑，齿龈焦，皆为阴伤所致。热盛极则动血，血溢络外，故见赤斑密布。

（六）化斑汤

【来源】　吴鞠通　《温病条辨》

【方歌】　化斑汤用石膏元　　粳米甘犀知母存
　　　　　　或入银丹大青地　　温邪斑毒治神昏

【组成】　石膏一两（30g），知母四钱（12g），生甘草三钱（10g），玄参三钱（10g），犀角（现用水牛角代）磨冲，二钱（60g），白粳米一合（9g）。

【用法】　水八杯，煮取三杯，日三服。滓再煮一盅，夜一服。

【功用】　清气凉血。

【主治】　温病热入气血之证。症见发热烦躁，斑疹色赤，口渴，脉数等。

【证治机制】　热毒化火，火盛伤津，故见大热、口渴、脉数；热毒上攻清窍，内扰神明，乃致烦躁；热迫营血妄行，故有发斑、斑疹色赤等症。治宜清营凉血。

【方义分析】　温毒入里，营血热炽为本方主证。方用石膏清阳明经热；犀角（水牛角代）清营解毒，凉血散瘀为君。臣以知母清热护阴，玄参滋阴凉血解毒。佐以甘草、粳米益胃护津。若再加金银花、大青叶泻心胃热毒，生地黄助玄参滋阴，牡丹皮助犀角（水牛角代）凉血散瘀，效果更好。

【临床运用】　本方可治疗温病热入气血之证，以发热烦躁、斑疹色赤、口渴、脉数为辨证要点。

【案例举隅】

（1）发斑案：全本然伤寒旬日，邪入于阳明。俚医以津液外出，脉虚自汗，进真武汤实之，遂致神昏如熟睡。其家邀元膺问死期。切其脉，皆伏不见，而肌热灼指，告其家曰：此必荣热致斑而脉伏，非阳病见阴脉比也，见斑则应候，否则蓄血耳。乃视其隐处及小腹，果见赤斑，脐下石坚，且痛拒按。为进化斑汤，半剂即斑消脉出，复用韩氏生地黄汤逐其血，是夕下黑血。后三日，腹又痛，遂用桃仁承气以攻之，所下如前，乃愈。（《古今医案按》）

（2）辨证思路：患者伤寒旬日不解，见自汗症，脉虚。以脉证推断，应为太阳中风症，而非阳明病（阳明病当见脉大）。风邪伤卫，卫伤则营气盛，又服真武汤，此乃辛热之药，导致患者卫气走泄，营热更甚，营血得热则不循常道，故见发斑。热病伤津，患者必小溲不利，热邪久留膀胱经，遂致下焦蓄血，瘀血停滞，故腹痛拒按。

（七）神犀丹

【来源】　王孟英　《温热经纬》

【方歌】　神犀丹内用犀芩　　元参菖蒲生地群
　　　　　豉粉银翘蓝紫草　　温邪暑疫有奇勋

【组成】　乌犀角尖（现用水牛角代）磨汁、石菖蒲、黄芩各六两（各180g），真怀生地黄绞汁、金银花各一斤（各500g），金汁、连翘各十两（各300g），板蓝根九两（270g），香豉八两（240g），玄参七两（210g），天花粉、紫草各四两（各120g）。

【用法】　各生晒研细，以犀角（现用水牛角代）、生地黄、金汁和捣为丸，每重一钱（3g），凉开水化服，日2次，小儿减半。

【功用】　清热开窍，凉血解毒。

【主治】　温热暑疫，邪入营血，热深毒重，耗液伤阴。症见高热昏谵，斑疹色紫，口咽糜烂，目赤烦躁，舌紫绛等。

【证治机制】　温热暑疫，热毒化火，火盛伤津，故见高热、口咽糜烂、目赤烦躁、舌紫绛；热毒上攻清窍，内扰神明，乃致谵语神昏；热迫营血妄行，故有发斑、斑疹色紫等。

【方义分析】　温热毒邪内陷为本方主证。方用犀角（水牛角代）清心凉血解毒为君。臣以紫草、金银花、板蓝根清热解毒；黄芩、连翘泻火；生地黄、玄参、天花粉养阴生津；石菖蒲开窍；香豉宣郁，引内陷之邪热外透。佐以金汁镇心神。

【临床运用】　本方具有较好的清热开窍、凉血解毒之功，凡温热暑疫，邪入营血，热深毒重，耗液伤阴，症见高热昏谵、斑疹色紫、口咽糜烂、目赤烦躁、舌紫绛等者皆可以本方化裁治疗。

【案例举隅】

（1）风温案：陈建周令郎，患春温，初起即神气躁乱，惊惧不眠，两脉甚数。孟英谓温邪直入营分也。与神犀丹，佐紫雪，两剂而瘥。夏间，吴守旃暨高若舟令郎，胡秋纫四令爱患温，初起即肢瘛妄言，神情瞀乱，孟英皆用此法，寻即霍然。世人每执汗解之法，为初感之治。孰知病无定体，药贵得宜，无如具眼人稀，以致夭枉载道，归诸天数，岂尽然哉！（《王孟英医案》）

（2）辨证思路：患者初病即神明躁乱，惊惧不眠，非一般外感之病，且患者两脉甚数，故知患者所得之病为温病，而非外感风寒。温热邪气传变迅速，最易伤营血。营血者，神气也，为心之所主，热入营分，则扰动心神，故见神气躁乱、惊惧不眠。

（八）青蒿鳖甲汤

【来源】　吴鞠通　《温病条辨》

【方歌】　青蒿鳖甲知地丹　　阴分伏热此方攀
　　　　　夜热早凉无汗者　　从里达表服之安

【组成】　青蒿二钱（6g），鳖甲五钱（15g），细生地黄四钱（12g），知母二钱（6g），牡丹皮三钱（9g）。

【用法】　水五杯，煮取二杯，日再服（现代用法：水煎服）。

【功用】　养阴透热。

【主治】　热病后期，邪伏阴分证。夜热早凉，热退无汗，舌红苔少，脉细数。

【证治机制】　本方治证为温病后期，邪热未尽，深伏阴分，阴液已伤所致。人体卫阳之气，日行于表，而夜入于里。阴分本有伏热，阳气入阴则助长邪热，两阳相加，阴不制阳，故入夜身热，卫气晨行于表，阳出于阴，则热退身凉；温病后期，阴液已伤，加之邪热深伏阴分，则阴津益耗，无以作汗，故见热退无汗；舌红少苔，脉象细数皆为阴虚有热之候。此阴虚邪伏之证，若纯用滋阴，则滋腻恋邪；若单用苦寒，则又有化燥伤阴之弊。故治宜养阴与透邪兼顾。

【方义分析】 本方为清虚热的代表方。方中鳖甲咸寒，直入阴分，滋阴退热，入络搜邪；青蒿苦辛而寒，其气芳香，清热透络，引邪外出。两药相配，滋阴清热，内清外透，使阴分伏热宣泄而解，共为君药，即如吴瑭自释："此方有先入后出之妙，青蒿不能直入阴分，有鳖甲领之入也；鳖甲不能独出阳分，有青蒿领之出也"。生地黄甘寒，滋阴凉血；知母苦寒质润，滋阴降火，共助鳖甲以养阴退虚热，为臣药。牡丹皮辛苦性凉，泄血中伏火，为佐药。诸药合用，共奏养阴透热之功。

本方的配伍特点是清养兼备，邪正兼顾，清中有透，使养阴而不恋邪，祛邪而不伤正，阴复邪去而热退。

【临床运用】

（1）本方主治温病后期，邪伏阴分证。以夜热早凉，热退无汗，舌红少苔，脉细数为辨证要点。阴虚欲作动风者不宜用。

（2）若暮热早凉，汗解渴饮，可去生地黄，加天花粉以清热生津止渴；兼肺阴虚，加沙参、麦冬滋阴润肺；如小儿夏季热，加白薇、荷梗祛暑退热。

（3）本方可用于原因不明的发热、各种传染病恢复期低热、慢性肾盂肾炎、肾结核等，证属阴虚内热，低热不退者。

【案例举隅】

（1）疟案：冶青介弟冠三君病疟。每日午后发。发时先觉恶寒。旋即大热。口渴心烦。头晕不支。脉息细数。左尺尤甚。溲赤苔少。盖平日用脑太过。阴液素衰。而复受暑也。乃与青蒿鳖甲汤去生地黄、牡丹皮。加川连、苡仁、沙参、银茈胡、元胡、六一散等。覆杯而愈。（《丛桂草堂医案》）

（2）辨证思路：患者受暑伤阴，致使阴不能与阳相营，在表之阳不得内守，故病发时，先见恶寒。而后大热、口渴心烦、头晕等症，皆为阴虚所致。尺脉细数，亦为阴虚之脉。故知此寒热如疟，为暑热伤阴、营卫不和所致。

十六、除痰之剂

以祛痰药为主组成，具有消除痰涎的作用，用于治疗痰证的一类方剂，统称除痰之剂，属于"八法"中的"消法"。

痰为病理产物，可留滞于脏腑、经络、肢体而致诸证由生，如咳嗽、喘证、头痛、眩晕、胸痹、呕吐、中风、痰厥、癫狂、惊痫、痰核、瘰疬等。

究痰证之因，有内、外因素的不同。属内伤而致者，多为脏腑功能失调，尤其是肺、脾、肾功能失调，以致机体津液输布失常，水液凝聚而成。盖脾不健运，湿聚成痰；脾肾阳虚，则水泛为痰；肺失宣降，"通调水道"失司，津结为痰；或肺燥津亏，烁液成痰。故有谓："脾为生痰之源""肾为成痰之本"，而肺则"为贮痰之器"，说明脾主运化、肾主水的功能协调，与痰证的形成关系尤为密切，正如张景岳所云："五脏之病虽能生痰，然无不由乎脾肾。盖脾主湿，湿动则为痰，肾主水，水泛亦为痰，故痰之化，无不在脾，而痰之本，无不在肾"（《景岳全书·痰饮》）。然外因而致者，主要有六淫、饮食不节等病因的不同。若外邪袭肺，肺失宣降，则聚津为痰；酒食过度，致积湿生痰；火热邪盛，可灼津成痰。种种因素，以致痰饮之生。至于痰与饮，异名同类，均为津液凝聚而成，形质不同而已，大抵稠而浊者为痰，清而稀者为饮，亦即张景岳"饮清澈而痰稠浊"（《景岳全书·痰饮》）之谓也。

痰证的范围广泛，成因很多，变化复杂，但概而言之，无非一是指滞留于肺之痰，并可阻滞气道，使肺失宣降而产生喘、咳之证；一是指在脏腑组织中逐渐积聚而形成之痰，多为津液凝聚而成，并随气机的升降出入而流注于脏腑、经络、肌肤、骨节，无处不到，以变生诸证，如痰核、流注、瘰疬、中风、癫痫等，其治法亦因之而异。

痰证种类虽多，但依其性质而言，无非以寒痰、热痰、湿痰、燥痰、风痰区别。故痰证的论治，凡属脾不运湿，湿聚成痰者，宜燥湿化痰；火热内郁，炼津为痰者，宜清热化痰；肺有燥热，灼津成痰者，宜润燥化痰；脾肾阳虚，寒饮内停，或肺寒留饮者，宜温化寒痰；肝风挟痰，上扰清窍者，宜熄风化痰。于是祛痰剂具体分为燥湿化痰、清热化痰、润燥化痰、温化寒痰、化痰熄风五类方剂。

痰证之治，古人强调"善治者，治其生痰之源"（《景岳全书·杂证谟》）。故治痰必须结合调肺、理脾、温阳化气等"治本"之法，以杜生痰之源。此即张介宾所谓"善治痰者，惟能使之不生，方是补天之手"（《景岳全书》）。

再之，痰随气而升降，气壅则痰聚，气顺则痰消，故祛痰剂多配伍理气之品。诚如严用和所谓："善治痰者，不治痰而治气，气顺则一身之津液亦随气而顺矣。"（《济生方》）

另外，对于痰流经络、肌腠而为瘰疬、痰核者，治当结合疏通经络、软坚散结之法；若属痰迷心窍，或痰浊壅盛，引动肝风而致惊厥、癫痫、中风者，又须结合通窍、治风之法以调之，方可奏效。

应用祛痰剂时，首先应辨别痰证的性质，分清寒热燥湿的不同而选用相应的方剂；对痰嗽咯血者，则不宜应用辛温燥烈之剂，防其加重出血之虞；表邪未解或痰多者，慎用滋润之品，以防壅滞留邪，病久不愈。

（一）二陈汤（附：导痰汤，温胆汤，润下丸）

【来源】《太平惠民和剂局方》

【方歌】　二陈汤用半夏陈　　益以茯苓甘草成

　　　　　　利气调中兼去湿　　一切痰饮此方珍

　　　　　　导痰汤内加星枳　　顽痰胶固力能训

　　　　　　若加竹茹与枳实　　汤名温胆可宁神

　　　　　　润下丸仅陈皮草　　利气祛痰妙绝伦

【组成】　半夏汤洗七次、橘红各五两（各15g），白茯苓三两（9g），炙甘草一两半（4.5g）。

【用法】　上药㕮咀，每服四钱，用水一盏，生姜七片，乌梅一个，同煎六分，去渣热服，不拘时候（现代用法：加生姜七片，乌梅一枚；水煎服）。

【功用】　燥湿化痰，理气和中。

【主治】　湿痰证。咳嗽痰多，色白易咯，胸膈痞闷，不欲饮食，恶心呕吐，或头眩心悸，肢体困倦，舌苔白滑，脉滑。

【证治机制】　本方所治湿痰证，以脾肺功能失调为主要病机。湿痰之生，责之于脾，脾失健运，湿聚成痰，即所谓"脾为生痰之源"；而湿痰郁积，又可阻滞气机，以致胸脘痞满等诸症由生；且"肺为贮痰之器"，湿痰上犯于肺，肺失宣降，则见咳嗽，痰多色白而易咯出；痰阻气机，胃失和降，则胸膈痞闷，恶心呕吐；湿痰凝聚，阻碍清阳，则头眩、心悸；脾为湿困，运化失司，则肢体困倦，不欲饮食；舌苔白滑，脉滑亦为湿痰之象。脾气不运而生湿，治当理气调中；水湿凝聚而生痰，又宜燥湿祛痰，使中焦健运，则湿痰无由以生。正如张秉成所谓："湿痰者，由于湿困脾阳，水饮积而成痰，其嗽则痰多而易出，治之又当燥湿崇土，如此方者是也。"（《成方便读·卷三》）

【方义分析】　方中君以半夏辛温而性燥，尤善燥湿化痰，为治湿痰之药，又能降逆和胃止呕，兼以辛散而消痞满。故《本草从新》谓半夏为"治湿痰之主药"。盖湿痰之生，每因于气机失调，湿痰既成，又可阻滞气机，遂臣以辛苦温燥之橘红，理气行滞，体现了治痰先治气，气顺则痰消之意，又兼燥湿化痰。其与君药相配，功善燥湿化痰、理气和中，用治湿痰阻滞之证。脾为生痰之源，茯苓甘淡渗湿健脾，用之可使湿无所聚，则痰无由生，以治其生痰之源。《时方歌括》中陈修园称二陈汤中茯苓"只此一味是治痰正药"，强调"痰之本，水也。茯苓制水以治其本；痰之动，湿也，茯苓渗湿以镇其动"；而且半夏与茯苓配伍，燥湿化痰与渗利水湿相合，而达湿化痰消之功，亦体现了朱丹溪所谓"燥湿渗湿则不生痰"之理。生姜之用，既能助半夏、橘红以降逆化痰；又制半夏之毒；复以少许乌梅收敛肺气，与半夏相伍，散中有收，相反相成，使祛痰而不伤正，均为佐药。炙甘草和中调药，为使药。诸药合而用之，共奏燥湿化痰，理气和中之功。

本方中半夏、橘红两药，"陈久"者良，即《医方集解》所云："陈皮、半夏贵其陈久，则无燥散之患，故名二陈。"

【临床运用】

（1）本方为燥湿化痰基础方，被誉为"痰饮之通剂"（《时方歌诀》）。临症以咳嗽，痰多色白易咯，胸闷，苔白腻，脉滑为辨证要点。但本方用药性偏辛燥，若阴虚燥咳、痰中带血，不宜应用。

（2）本方广泛应用于各种痰证。如寒痰而见咳吐痰稀、胸膈满闷者，加干姜、细辛以温肺化痰；热痰而见痰黄而稠，舌苔黄腻者，加瓜蒌、黄芩、贝母以清热化痰；风痰而见眩晕头痛，舌苔白腻者，加制胆南星、白附子、僵蚕以祛风化痰；食痰而见脘胀纳呆，嗳腐吞酸者，加莱菔子、枳实、神曲以消食化痰；顽痰不化、咳痰艰难者，加海浮石、青礞石以攻逐陈伏之痰。

（3）常用于慢性支气管炎、肺气肿、慢性胃炎、耳源性眩晕、妊娠呕吐、癫痫等属于湿痰内蕴或痰阻气滞者。

【附方】

（1）导痰汤（《妇人大全良方》）：半夏汤泡七次，四两（12g），天南星（炮，去皮）、枳实去瓤，麸炒、赤茯苓去皮、橘红各一两（各3g），炙甘草半两（1.5g），生姜十片。功用：燥湿祛痰，行气开郁。主治：痰厥证。头目眩晕，或痰饮壅盛，胸膈痞塞，胁肋胀满，喘急痰嗽，头痛呕逆，涕唾稠黏，坐卧不安，舌苔厚腻，脉滑者。

（2）温胆汤（《三因极一病证方论》）：半夏汤洗七次、竹茹、枳实麸炒，去瓤，各二两（各6g），陈皮三两（9g），炙甘草一两（3g），茯苓一两半（4.5g）。用法：上锉散，每服四大钱（8g），水一盏半，姜五片，枣一枚，煎七分，去滓，食前服（现代用法：加生姜五片、大枣一个，水煎服）。功用：理气化痰，清胆和胃。主治：胆胃不和，痰热内扰证。胆怯易惊，虚烦不眠，口苦吐涎，或呕吐呃逆，或惊悸不宁，或癫痫，舌苔腻，脉弦滑或略数。

（3）润下丸（《证治准绳》）（即二贤散）：广陈皮去白，盐水浸洗，八两（240g）甘草蜜炙，二两（60g）。用法：蒸饼糊丸。功用：利气祛痰。主治：膈中痰饮，积块少食。

【案例举隅】

（1）痰饮案：沈大参玉阳老先生，中焦有食积痰饮而作痞滞，以故大便了而不了，间或作胀。予脉之，两寸短弱，关滑，两尺沉滑有力。予曰：脾胃经有湿痰，蕴而为热，但清其中宫，使清阳升，浊阴降，而气血自旺，此不补之补也。以二陈汤加枳实、酒连、酒芩、滑石、姜黄、木香、干葛、山楂，两剂而愈。（《三吴治验》）

（2）辨证思路：患者脉象寸短关滑，滑主痰湿，故知中焦为痰湿阻隔。湿滞中焦，则清浊升降失常，水谷停积，故见大便不畅。湿阻中焦，气机不通，又有浊阴时而上逆，故间或作胀。

（二）涤痰汤

【来源】 严用和 《济生方》

【方歌】 涤痰汤用半夏星 甘草橘红参茯苓

竹茹草蒲兼枳实　　痰迷舌强服之醒

【组成】 半夏汤洗七次，胆南星姜制，各二钱半（各7.5g），橘红一钱半（4.5g），枳实（麸炒）、茯苓去皮，各二钱（各6g），人参、石菖蒲各一钱（各3g），竹茹七分（2g），甘草半钱（1.5g）。

【用法】 加生姜五片、大枣，水煎服。

【功用】 涤痰开窍。

【主治】 中风痰迷心窍。舌强不能言，喉中痰鸣，沥沥有声，舌苔白腻，脉沉滑或沉缓。

【证治机制】 若痰邪上蒙清窍，心开窍于舌，则发舌强不能言，喉中痰鸣，沥沥有声；舌苔白腻，脉沉滑或沉缓均为痰涎壅盛之象。

【方义分析】 中风痰迷心窍为本方主证。方用橘红、半夏、胆南星利气燥湿而化痰为君。臣以石菖蒲开窍通心，竹茹清化热痰，枳实破痰利膈。佐以人参、茯苓、甘草补益心脾而泻火。诸药共用，使痰消火降，经络通利。

【临床运用】 常用于精神分裂症、神经官能症、癫痫等，证属痰涎壅盛者。

【案例举隅】

（1）癫狂案：潘信夫君哲嗣，年二十五岁，自去年八月病狂，妄言骂詈，弃掷杯具，延医服药，祈祷鬼神，病日以剧，其家另以僻屋居之。今年二月，始延予诊，骂詈妄语，终日不休，亦不能寐，面色如平人，舌尖红而苔腻，大便三日未行，饮食如常，脉息沉滑，此胃热有痰，病尚可治。盖胃热则登高而歌，弃衣而走，今彼骂詈妄语，与登高而歌无异，而舌苔腻，能饮食，数月之病毫无倦容，大便又常秘结，此皆实象，而非虚症也。乃以小陷胸汤合涤痰汤，去人参、南星，加麦冬、茯神、知母等药，黄连用八分，蒌仁、竹茹、麦冬、茯神各三钱，余各一二钱，接服两剂，大便通利，夜间能睡，惟梦遗泄精，舌苔仍腻，原方去枳壳、竹茹、知母，减轻川连，合宁志膏，仍作煎剂，又服两剂，诸恙悉瘥，但觉困倦欲睡，遂以饮食调养，不劳余药而瘳。(《丛桂草堂医案》)

（2）辨证思路：患者病狂6个月余，妄言骂詈，弃掷杯具，亦不能寐，大便秘结，脉沉而滑。《黄帝内经》中有阳明经脉动则病"上高而歌，弃衣而走""主狂、疟"。结合脉沉而滑，舌苔腻，患者应为痰热结于胃中，痰热黏滞，故大便不通，久则热邪不得出路，上扰心神，而见躁狂之状。

（三）青州白丸子

【来源】《太平惠民和剂局方》

【方歌】 青州白丸星夏并　　白附川乌俱用生
　　　　 晒露糊丸姜薄引　　风痰瘫痪小儿惊

【组成】 生天南星三两（9g），生半夏七两（210g），生白附子二两（60g），生川乌半两（15g）。

【用法】 研极细末，盛绢袋中，用井水摆出粉，手搓以尽为度，将药置瓷盆中，日晒夜露，每日换清水搅之，春五日，夏三，秋七，冬十日，晒干，糯米糊丸如绿豆大。初服五丸，加至十五丸，姜汤下。瘫痪每服二十丸，温酒下。小儿惊风每服二、三丸，薄荷汤下。

【功用】 燥湿散寒，祛风化痰。

【主治】 风痰壅盛。症见呕吐涎沫，半身不遂，口眼㖞斜，手足瘫痪，以及小儿惊风等。

【证治机制】 风痰壅盛，阻滞气机，胃失和降，故呕吐涎沫；风痰上蒙清窍，则发半身不遂、口眼㖞斜、手足瘫痪等。

【方义分析】 风痰壅盛为本方主证。方中生半夏、生天南星燥湿散寒，祛风逐痰为君。臣以生川乌、生白附子温经逐风。四药浸而晒之用沉淀，是杀生药之毒，化刚为柔；半夏与乌头相反，是取其相反相成。全方借星、附之醒豁，乌、半之冲激，可以奋起一身机能。生姜、薄荷和胃利清窍为佐。

【临床运用】 本方为治风痰壅盛的主方，以呕吐涎沫、半身不遂、口眼㖞斜、手足瘫痪为辨证要点。

【案例举隅】

（1）流注案：一妇人禀弱性躁，胁臂肿痛，胸膈痞闷，服流气败毒药反发热。以四七汤数剂，胸宽气利。以小柴胡对四物加陈皮、香附，肿痛亦退。大抵妇人性执着，不能宽解，多被七情所伤，遂致遍身作痛，或肢节肿痛，或气填胸满，或如梅核塞喉，咽吐不出，或痰涎壅盛，上气喘急，或呕逆恶心，甚者渴闷欲绝，产妇多有此症。宜服四七汤，先调滞气，更以养血之药。若因忧思，致小便白浊者，用此汤吞青州白丸子，屡效。（《续名医类案》）

（2）辨证思路：患者七情所伤，加之风痰壅盛，阻遏气机，则出现肢节肿痛，或气填胸满，或如梅核塞喉，咽吐不出，或痰涎涌盛，上气喘急，或呕逆恶心，甚者渴闷欲绝之症。拟用本方燥湿散寒，祛风化痰。

（四）清气化痰丸

【来源】　吴崑　《医方考》

【方歌】　清气化痰星夏橘　　杏仁枳实瓜蒌实
　　　　　芩苓姜汁为糊丸　　气顺火消痰自失

【组成】　陈皮去白、杏仁去皮尖、枳实麸炒、黄芩酒炒、瓜蒌仁去油、茯苓各一两（各12g），胆南星、制半夏各一两半（各15g）。

【用法】　姜汁为丸。每服二至三钱，温开水下（现代用法：姜汁为丸，每服6～9g，温开水送下；亦可加生姜五片，水煎服）。

【功用】　清热化痰，理气止咳。

【主治】　热痰咳嗽证。咳嗽痰黄，黏稠难咯，胸膈痞闷，甚则气急呕恶，舌质红，苔黄腻，脉滑数。

【证治机制】　本方所治之痰咳证，是因痰热壅结于肺而致。热淫于内，灼津成痰，痰热互结，肺失清宁，故咳嗽痰黄，黏稠难咯；痰热内结，气机阻滞，则胸膈痞闷，甚则气逆于上，故气急呕恶。舌质红，苔黄腻，脉滑数，亦为痰热之象。痰热之治，汪昂有云："气有余则为火，液有余则为痰，故治痰者必降其火，治火者必顺其气也"（《医方集解》），故治以清热化痰、理气止咳之法。

【方义分析】　本方由二陈汤去甘草，加胆南星、瓜蒌仁、杏仁、黄芩、枳实而成。方中胆南星味苦性凉，主入肺经，功善豁痰清热，以祛壅闭于肺之痰热，为君药。瓜蒌仁甘寒质润而性滑，"体润能去燥，性滑能利窍"（《本草化义》），故长于清热滑痰，正如《本草正》所谓："瓜蒌仁，性降而润，能降实热痰涎，开郁结气闭，解消渴，定胀喘，润肺止嗽"；黄芩苦寒，功善清泻肺火；两者合用，助君药增强清肺热，化痰结之力；制半夏虽为辛温之品，但与黄芩等苦寒之剂相伍，避性温助热之弊，而独取化痰散结，降逆止呕之功，共为臣药。治痰须理气，故以枳实行气消痰，散结通痞；陈皮理气行滞，燥湿化痰，使气顺则痰消。脾为生痰之源，肺为贮痰之器，故又用茯苓健脾渗湿，以治生痰之源；杏仁降利肺气，止咳平喘，均为佐药。以生姜汁为丸，既可制半夏之毒，又可增强祛痰降逆之力。诸药相合，共奏清热化痰、理气止咳之效，使热清火降，气顺痰消，则咳喘可除。

【临床运用】

（1）本方为治痰热咳嗽证的主方，《医方考》称"此痰火通用之方也"。临症以咳嗽痰黄，黏稠难咯，胸闷，舌质红，苔黄腻，脉滑数为辨证要点。本方性寒清热，凡寒痰、燥痰者不宜应用。

（2）若肺热壅盛而见发热、烦渴者，加鱼腥草、蚤休、石膏以清泻肺热；痰热互结甚而痰稠难咯者，加天花粉、海浮石以清化痰热；兼肺热腑实而大便秘结者，加大黄以泻热通便。

（3）常用于急性支气管炎、肺炎、肺脓肿、肺气肿合并感染等，证属痰热内结者。

【案例举隅】

（1）痛风案：宫詹吴少溪先生，有酒积，常患胃脘疼，近右腰眼足跟肢节皆痛。予谓此皆由湿热伤筋，脾肺痰火所致，法宜清肃中宫，消痰去湿，俾经络流通，筋骨自不疼矣。切不可作风痛而用风剂。公极然之。用二陈汤加威灵仙、苍术、黄柏、五加皮、枳实、葛根、山栀子进之，肢节痛减，改用清气化痰丸加瓦楞子、苍术、枳实、姜黄，用竹沥、神曲打糊为丸，调理而安。（《孙氏医案》）

（2）辨证思路：患者为酒客，中焦必宿积湿热，中焦属土，湿热久积不散，必反伤肝肾。肝主筋，肾主骨，筋骨为湿热所灼，故见肢节疼痛。

（五）顺气消食化痰丸

【来源】　沙图穆苏　《瑞竹堂》

【方歌】　顺气消食化痰丸　　青陈星夏菔苏攒
　　　　　曲麦山楂葛杏附　　蒸饼为糊姜汁抟

【组成】　胆南星、半夏各一斤（各480g），青皮、陈皮、生莱菔子、炒苏子、炒神曲、炒麦芽、炒山楂、杏仁、制香附各一两（各30g）。

【用法】　研细末，用姜汁和蒸饼煮糊成丸如梧桐子大，每服三钱（9g）。

【功用】　消食化痰，通顺气机。

【主治】　酒湿食积生痰。症见痰多而黏，胸膈胀闷，早晨咳嗽等。

【证治机制】　饮食不节，酒湿食积伤脾，脾的运化功能失职，肺失肃降致生痰生湿，且痰多而黏；痰湿阻滞气机，影响肺的宣降功能，故出现胸膈胀闷、早晨咳嗽等证。

【方义分析】　酒食生痰为本方主证。方用胆南星、半夏燥湿化痰，为君。臣以炒苏子、生莱菔子、杏仁降气，青皮、陈皮、制香附行气。佐以葛根、炒神曲解酒，炒山楂、炒麦芽消食。诸药合用，使湿去食消，痰除气顺，诸症自消。

【临床运用】　本方有消食化痰、通顺气机之功，可治疗酒湿食积所生之痰。以痰多而黏，胸膈胀闷，早晨咳嗽为辨证要点。

【案例举隅】

（1）痰饮案：吴山尊学士，饮食后胸膈膨闷，咳嗽多痰，脉滑数大。此缘酒食不节，过饮则脾湿，多食辛热油腻则生痰，痰壅于中脘，故满闷，火气流入肺中，故嗽。议投顺气消食化痰丸，则诸证自愈。(《临证医案笔记》)

（2）辨证思路：患者平素喜食肥甘厚味之品，脾胃运化失职，肺失肃降，痰湿内生。痰湿阻滞气机，与食后胸闷，咳嗽痰多，脉滑数大之症相符合。拟用本方，使湿去食消，痰除气顺，诸症自消。

（六）礞石滚痰丸

【来源】　王隐军　《丹溪心法附余》

【方歌】　滚痰丸用青礞石　　大黄黄芩沉水香
　　　　　百病多因痰作祟　　顽痰怪症力能匡

【组成】　大黄酒蒸、片黄芩酒洗净，各八两（各240g），礞石捶碎，同焰硝一两，投入小砂罐内盖之，铁线缚定，盐泥固济，晒干，火煅红，候冷取出，一两（30g），沉香半两（15g）。

【用法】　上为细末，水丸如梧桐子大。每服四五十丸，量虚实加减服，清茶、温水送下，临卧食后服（现代用法：水泛小丸，每服6～9g，日1～2次，温开水送下）。

【功用】　泻火逐痰。

【主治】　实热老痰证。癫狂惊悸，或怔忡昏迷，或不寐或寐怪梦，或咳喘痰稠，或胸脘痞闷，或眩晕耳鸣，或绕项结核，或口眼蠕动，或骨节卒痛难以名状，或噎塞烦闷，大便秘结，舌苔黄厚腻，脉滑数有力。

【证治机制】　本方所治，乃实热老痰，久积不去而变生的癫狂惊悸等多种"怪证"，即《泰定养生主论》所谓："痰证，变生千般怪症"。若实热老痰，上蒙清窍，则发为癫狂，或为昏迷；扰乱心神，则发为惊悸，甚则怔忡、梦寐怪状；壅郁于肺，则咳喘痰稠，甚则噎塞烦闷；阻滞气机，则胸脘痞闷；痰火上蒙，清阳不升，则发为眩晕；壅塞清窍，则耳鸣时作；痰热留于经络、关节，则口眼蠕动，绕项结核，或骨节卒痛；痰火内积，腑气不通，则大便秘结；舌苔黄厚，脉滑数有力，均为实热顽痰之征。故其治当以降火逐痰为法。

【方义分析】 本方为治实热老痰之峻剂。方中礞石味甘咸，性平质重，咸能软坚，质重沉坠，且制以火硝，攻逐下行之力尤强，为治顽痰之要药，故以为君药，下气坠痰以攻逐陈积伏匿之顽痰，并平肝镇惊而治痰火攻心之惊痫。正如《本草纲目·金石部》云其善"治积痰惊痫，咳嗽喘急"。臣以大黄苦寒降泄，荡涤实热，开痰火下行之路，《神农本草经》云其可除"留饮宿食，荡涤肠胃，推陈致新，通利水谷"，《名医别录》亦谓其能"下气，除痰实，肠间结热，心腹胀满"。且大黄与礞石相伍，攻下与重坠并用，攻坚涤痰泻热之力尤胜。黄芩苦寒清肺及清上焦之实热，与大黄相合，两者用量独重，俾泻火逐邪力著，是如张秉成所谓："黄芩之苦寒，以清上焦之火；大黄之苦寒，以开下行之路"（《成方便读》），寓澄本清源之意。复用沉香辛温而散，苦降下行，既可行气开郁，降逆平喘，令气顺痰消，共为佐药。四药相合，药简而效宏，确为泻火逐痰之峻剂。正如吴谦所云："二黄得礞石、沉香，则能迅扫直攻老痰巢穴，浊腻之垢而不少留，滚痰之所由名也"（《医宗金鉴·删补名医方论》）。礞石入药，须用火硝煅制，《本草问答》谓："礞石，必用火硝煅过，性始能发，乃能坠痰，不煅则石质不化，药性不发。又毒不散，故必煅用"。

【临床运用】

（1）本方专治实热顽痰之证，临症以大便干燥、苔黄厚腻、脉滑数有力为辨证要点。因药力峻猛，凡体虚之人及妊娠女性禁用，以免损伤正气。

（2）常用于精神分裂症、神经官能症、癫痫、慢性支气管炎、肺部感染、慢性结肠炎、病毒性脑炎等属于实热顽痰胶结者。

【案例举隅】

（1）头痛案：马元仪治一人患头痛，经年不愈，早则人事明了，自午至亥，神气昏愦不宁。作风治，治无效。诊之两脉俱沉且滑，此太阴、阳明痰厥头痛也。用礞石滚痰丸，间服导痰汤以荡涤之，次以六君子少加秦艽、全蝎，调理而安。（《续名医类案》）

（2）辨证思路：患者得头痛病，发作时神气昏愦。脉象沉滑，沉滑主痰，痰阻头部经络，气血不通，故见疼痛。痰蒙心神，故发病时神气昏愦。

故从痰治之获效。从午至亥，为太阴阳明当令，故知痰湿阻于太阴阳明之脉。

（七）金沸草散（附：局方金沸草散）

【来源】 朱肱 《类证活人书》

【方歌】 金沸草散前胡辛　　半夏荆甘赤茯因
　　　　 煎加姜枣除痰嗽　　肺感风寒头目眩
　　　　 局方不用细辛茯　　加入麻黄赤芍均

【组成】 旋覆花（即金沸草的花）、前胡、细辛各一钱（各3g），荆芥一钱半（4.5g），半夏五分（1.5g），炙甘草三分（1g），赤茯苓六分（2g）。

【用法】 上为末，每服二钱（6g），水一盏，加生姜、大枣，同煎至六分，热服。如汗出，并三服（现代用法：加生姜五片，大枣一枚，水煎服）。

【功用】 发散风寒，降气化痰。

【主治】 中脘停痰，又感受风寒。症见伤风咳嗽，恶寒发热，咳嗽痰多，鼻塞流涕，舌苔白腻，脉浮。

【证治机制】 素有痰饮，又外感风寒，外寒引动内痰，故咳嗽痰多；风寒伤表，正气抗邪可见发热恶寒；风寒束表，肺失宣降，肺开窍于鼻，外合皮毛，故出现头目昏痛、鼻塞声重等。

【方义分析】 中脘停痰为本方主证。发热恶寒、头昏痛、鼻塞为复感风寒的兼证。方用旋覆花消痰降气为君。臣以前胡、半夏化痰止咳。佐以荆芥发汗散风寒；细辛温经散寒；赤茯苓行水；生姜、大枣和胃。甘草和中调药为使。

【临床运用】 在消痰方面，金沸草散除应用解表药外，还加入了温经散寒之细辛及赤茯苓，以增强其行水之效。而局方金沸草散不用细辛、赤茯苓，加麻黄宣肺发表；赤芍凉血清热，既防辛温发汗太过，又解风寒郁经之邪热。故其适应证以风痰为主；而朱肱的金沸草散适用于原有寒痰，复感风寒而发者。

【附方】

局方金沸草散（《太平惠民和剂局方》）：麻黄、前胡各三两（各9g），荆芥穗四两（12g），甘草、半夏、赤芍各一两（各3g）。用法：加生姜三片，枣一个，水煎服。功用：宣肺发表，消痰止咳，凉血清热。主治：外感风寒，咳嗽喘满，痰涎不利。

【案例举隅】

（1）呕哕案：周，胸痛吐清水，自幼酒湿蕴蓄胃中，阳气不宣，浊气凝聚。据述前年又得暴喘上气。额汗淋漓，发作数次。今又增心嘈若饥，此皆胃病。用小半夏汤。渊按：暴喘额汗，肺肾亦病，不独胃也。复诊，停饮生痰，呕吐酸水，胸中板痛。前用小半夏汤，所以蠲其饮也。今风邪伤肺，咳嗽内热。拟金沸草散宣风降气，仍寓祛痰蠲饮，肺胃兼治之方。（《环溪草堂医案》）

（2）辨证思路：患者平素因酒湿蕴胃，阳气不能宣达，导致浊聚生痰。症见呕吐酸水，胸中板痛，可知胸中有痰饮。又外感风寒，风邪伤肺引动内痰，咳嗽痰多。故应用金沸草散可发散风邪，降气化痰。旋覆花可消痰降气，前胡、半夏化痰止咳。佐以荆芥发汗散风寒；细辛温经散寒；赤茯苓行水；生姜、大枣和胃。甘草和中调药为使。

（八）半夏白术天麻汤

【来源】 李东垣 《脾胃论》

【方歌】 半夏白术天麻汤　　参芪橘柏及干姜
　　　　　　苓泻麦芽苍术曲　　太阴痰厥头痛良

【组成】 半夏一钱五分（9g），天麻、茯苓、橘红各一钱（各6g），白术三钱（18g），甘草五分（3g）。

【用法】 生姜一片，大枣二枚，水煎服（现代用法：生姜三片，大枣二枚，水煎服）。

【功用】 化痰熄风，健脾祛湿。

【主治】 风痰上扰证。眩晕，头痛，胸膈痞满，痰多，呕恶，舌苔白腻，脉弦滑。

【证治机制】 本方所治的眩晕、头痛乃因风痰上扰清空所致。《素问·至真要大论》谓："诸风掉眩，皆属于肝。"脾主运化水湿，若脾胃内伤，湿浊不化，凝聚成痰，加之肝风内动，风痰上扰清空，则眩晕、头痛，所谓"无痰不作眩"（《丹溪心法》）。痰湿内阻，气机郁滞，痰气交阻，故胸膈痞闷；痰湿中阻，胃失和降，故恶心呕吐；舌苔白腻，脉弦滑，亦为痰湿挟风之象。可见本方证乃脾虚所生之痰与内生之风相挟，风痰上扰而致，风痰上扰为标，脾虚生湿为本，故治宜化痰熄风，健脾祛湿之法。

【方义分析】　本方乃以二陈汤去乌梅，加天麻、白术、大枣而成。方中半夏味辛性温而燥，功善燥湿化痰，且能降逆消痞；天麻甘平柔润，能入肝经，尤善平肝熄风而止眩晕。《本草纲目》云："天麻乃肝经气分之药，入厥阴之经而治诸病，按罗天益云：眼黑头旋，风虚内作，非天麻不能治。天麻乃定风草，故为治风之神药。"其与半夏相配，化痰熄风而止眩之力尤强，两药均为治风痰眩晕头痛之要药。李东垣云："足太阴痰厥头痛，非半夏不能疗，眼黑头旋，风虚内作，非天麻不能除"（《脾胃论》）。天麻、半夏共为君药。脾为生痰之源，故又以白术健脾而燥湿，茯苓健脾而渗湿，共治生痰之本，使脾运健则湿痰去，湿痰去则眩晕可除，均为臣药。治痰须理气，气顺痰自消，橘红理气化痰，燥湿和中，既助半夏以祛痰湿，又调气以消痰；生姜、大枣调和脾胃，共为佐药。使以甘草和中而调和诸药。诸药相合，共奏化痰熄风、健脾祛湿之效，为治风痰眩晕之良方。

《医学心悟》另有一半夏白术天麻汤，较本方多蔓荆子一钱，但减白术为一钱，再加入生姜二片，大枣三枚，虽健脾之力稍弱，但兼有清利头目之功，主治"痰厥头痛，胸膈多痰，动则眩晕"之证。

【临床运用】

（1）本方为治风痰眩晕、头痛的常用方。临症以眩晕头痛，胸闷，苔白腻，脉弦滑为辨证要点。凡阴虚阳亢、气血不足之眩晕头痛者，不宜应用本方。

（2）若眩晕较甚，加僵蚕、胆南星以加强化痰熄风之效；头痛甚者，加白蒺藜、川芎以祛风止痛；气虚乏力者，加党参、黄芪以益气补脾。

（3）常用于耳源性眩晕、高血压、神经衰弱、神经性眩晕、癫痫等，证属风痰上扰者。

【案例举隅】

（1）烦热案：薛立斋治一妊妇，烦热吐痰，恶热，恶心头晕。此脾虚风痰为患，用半夏白术天麻汤，以补元气、祛风邪，渐愈。惟头昏未痊，乃用补中益气汤加蔓荆子，以升补阳气而愈。（《续名医类案》）

（2）辨证思路：气血之源，在于脾胃，患者为妊娠女性，妊娠时必分精血以养胎，遂致脾胃不堪重负，虚而生痰。痰阻气机，郁而为热，故见烦热吐痰等症。气血不足，清窍失养，兼有痰蒙，故见头晕。

（九）常山饮

【来源】《太平惠民和剂局方》

【方歌】 常山饮中知贝取　　乌梅草果槟榔聚

　　　　　姜枣酒水煎露之　　劫痰截疟功堪诩

【组成】 常山二钱（6g），知母、贝母、草果、槟榔各一钱（各3g），乌梅二个，生姜三片，大枣一枚。

【用法】 水酒各半煎，露一宿，空腹服。

【功用】 劫痰截疟。

【主治】 疟疾。

【证治机制】 疟疾的成因，每与痰湿有关，前人曾谓"无湿不成痰，无痰不成疟"。疟疾数发不止，治当截之，宜采用燥湿祛痰，理气截疟之法。

【方义分析】 常山苦寒，治疟疾有特效，为截疟之要药，且能祛痰，《本经》谓其主"热发温疟……胸中痰结"，故为君药；槟榔下气破积，消食行痰为君。臣以贝母助君除痰。佐以知母滋阴清热，乌梅生津清热，草果温脾除寒，生姜、大枣调和营卫。

【临床运用】 常用于各型疟疾属体壮痰湿盛者。

【案例举隅】

（1）疟疾案：上海陈以垣，患子午疟，久治不愈，年逾花甲，骨瘦如柴。延予往诊，余始拟常山饮，服后，吐黄痰碗许，病势大减。后用六君加归芍坎炁末等，始愈。（《重订温热经解》）

（2）辨证思路：前人曾谓"无湿不成痰，无痰不成疟"。湿性缠绵，故患者疟疾久治不愈。痰湿阻胃，脾失健运，导致食谷精微不足，无法充养全身，故患者骨瘦如柴。"治病求本"唯有燥湿祛痰，以除有形之邪后，方可进补益之剂。医家故用常山饮燥湿截疟，使患者呕吐碗升黄痰，致使湿邪除。后进六君子汤健脾燥湿，祛湿的同时重在补益脾胃，以求充养形体。

（十）截疟七宝饮

【来源】《太平惠民和剂局方》

【方歌】 截疟七宝常山果　　槟榔朴草青陈伙

　　水酒合煎露一宵　　阳经实疟服之妥

【组成】　常山、陈皮、青皮、槟榔、草果仁、炙甘草、厚朴姜汁制，各等分（各6g）。

【用法】　上为粗末，每服半两（15g），用水一碗，酒一盏，同煎至一大盏，去滓，露一宿，次早温服（现代用法：用水酌加酒煎，疟发前2小时温服）。

【功用】　燥湿祛痰，理气截疟。

【主治】　痰湿疟疾。寒热往来，数发不止，舌苔白腻，脉弦滑浮大，以及食疟，不服水土，山岚瘴气，寒热如疟等。

【证治机制】　疟疾的成因，每与痰湿有关，前人曾谓"无湿不成痰，无痰不成疟"。本方证是因外感疟邪，内有痰湿，内外之邪，纠结为患。发作时，邪入与阴争，则恶寒；其后，邪出与阳争，则发热。痰湿不除，邪气不去，则疟发不止。舌苔白腻、脉滑者，为痰湿之证，脉弦为疟疾之主脉，脉浮大者，为邪气正盛也。疟疾数发不止，治当截之，宜采用燥湿祛痰、理气截疟之法。它如食疟、水土不服和山岚瘴气等也无不与痰湿有关，故均可治疗。

【方义分析】　常山苦寒，治疟疾有特效，为截疟之要药，且能祛痰，《本经》谓其主"热发温疟……胸中痰结"，故为君药。臣以槟榔行气散结，草果燥湿祛痰，两味药均可截疟，与常山配伍相得益彰。佐以厚朴、青皮、陈皮燥湿行气化痰。甘草益气和中，不致诸药辛烈耗气，以为佐使药。以上七药合用，既能除邪截疟，又能消除痰湿，故称"截疟七宝饮"。加入酒煎，善于温通逐湿，促进药效的发挥。

　　本方亦见于《杨氏家藏方》，名七宝散。《医家正传》亦载此方，名曰截疟七宝饮。

【临床运用】

（1）本方为截疟的代表方。适用于疟疾数发，体壮痰湿盛，以寒热往来、舌苔白腻、脉弦滑浮大为辨证要点。

（2）疟疾数发不止，必由气及血，形成癥积，可于本方中加入五灵脂、桃仁等活血祛瘀之品，以防止疟母的形成；若恶寒重，可加桂枝以散寒；若呕吐，可加半夏、生姜以燥湿祛痰止呕。

（3）常用于各型疟疾证属体壮痰湿盛者。

【案例举隅】

（1）妊娠鼻衄案：戊申秋，荆人妊八月而患咳嗽碍眠，鼻衄如射，面浮指肿，诸药不应。谛思其故，素属阴虚，胎因火动，上凑心胸，肺受其冲，咳逆乃作，是不必治其嗽，仍当以子悬治之。因以七宝散去参、芍、生姜，为其胸满而内热也，加生石膏以清阳明之火，熟地黄以摄根蒂之阴，投匕即安。(《王孟英医学全书》)

(2)辨证思路：患者妊娠8个月，平素阴虚体质，阴虚火旺，内火自盛，导致胎动不安。邪气上凑心胸，损伤于肺，故气逆咳嗽。因而用七宝散加生石膏清阳明之火，以除胸满之内热，熟地黄以摄根蒂之阴。

增　辑

(一) 三子养亲汤 (附：外台茯苓饮)

【来源】　韩懋　《韩氏医通》

【方歌】　三子养亲痰火方　　芥苏莱菔共煎汤
　　　　　外台别有茯苓饮　　参术陈姜枳实尝

【组成】　白芥子 (9g)，苏子 (9g)，莱菔子 (9g)(原著本方无量)。

【用法】　上三味各洗净，微炒，击碎。看何症多，则以所主者为君，余次之。每剂不过三钱 (9g)，用生绢小袋盛之，煮作汤饮，代茶水啜用，不宜煎熬太过。

【功用】　降气快膈，祛痰消食。

【主治】　痰壅气滞。咳嗽喘逆，痰多胸痞，食少难消，舌苔白腻，脉滑等。

【证治机制】　本方原为老年咳嗽，气逆痰痞者而设。年迈中虚，脾运不健，津液不布，每致停湿生痰，痰湿壅肺，气机阻滞，故见咳嗽喘逆，痰多胸痞，食少难消，舌苔白腻，脉滑等。

【方义分析】　老年人中虚，痰壅气滞为本方主证。方中白芥子温肺利气，快膈消痰；苏子降气行痰，止咳平喘；莱菔子消食导滞，行气祛痰。三药合用能使气顺痰消，食积得化，咳喘得平；临证观何症居多，则以何药为君。有降气祛痰平喘作用。但本方重在降气祛痰消食，适用于痰食气阻之喘咳。

【临床运用】

(1)本方为治痰壅气滞常用方。以咳嗽喘逆，痰多胸痞，食少难消，舌苔白腻为辨证要点。

（2）现代临床常用本方治疗慢性支气管炎、支气管哮喘、肺源性心脏病等，证属痰壅气滞者。

【附方】

外台茯苓饮（《外台秘要》）：茯苓、人参（或党参）、白术、陈皮、生姜各三钱（各9g），枳实二钱（6g）。用法：水煎服。功用：健脾除痰。主治：心胸中有停痰宿水，自吐水涎，气满不能食。

【案例举隅】

（1）痰饮案：翁（媪）　痰饮内阻，肺气失降，咳嗽痰多气逆，卧着尤甚，食入胀满。脉象沉弦，舌苔白腻。宜温开饮邪，用重药轻服法。

麻黄（蜜炙，后入，三分）　淡干姜（三分）　北细辛（二分）　长牛膝（盐水炒，三钱）　白芍（酒炒，一钱）　桂枝（三分）　五味子（同干姜打，四粒）　炙草（三分）　茯苓（三钱）

二诊　辛温以开太阳，喘咳稍轻，痰略见少。再用三子养亲汤，以温肺蠲饮。（《张聿青医案》）

（2）辨证思路：患者咳嗽有痰，且脉象沉弦，沉主里，弦主痰饮，结合舌苔白腻，知患者所得乃痰饮证，肺为贮痰之器，痰饮停肺，肺失宣降，故见气逆而咳。脾为生痰之源，脾虚，故见食入胀满。

（二）指迷茯苓丸

【来源】　朱丹溪　《丹溪心法》

【方歌】　指迷茯苓丸最精　　风化芒硝枳半并
　　　　　臂痛难移脾气阻　　停痰伏饮有嘉名

【组成】　茯苓一两（3g），枳壳麸炒去瓢，半两（1.5g），半夏二两（6g），风化芒硝一分（0.3g）。

【用法】　上四味为细末，生姜自然汁煮糊为圆，如梧桐子大，每服三十圆（6g），生姜汤下（现代用法：姜汁糊丸，每服6g，姜汤或温开水送服；亦可作汤剂，加生姜3～5片，水煎服，用量据病情酌定；其中风化芒硝宜冲服）。

【功用】　燥湿行气，软坚消痰。

【主治】　痰停中脘，流于经络证。两臂疼痛，手不得上举，或左右时复转移，或两手麻木，或四肢浮肿，舌苔白腻，脉弦滑等。

【证治机制】　本方原治臂痛，属于痰停中脘，"滞于肠胃，流于经络"

（《徐大椿医书全集·杂病证治》）。盖四肢皆禀气于脾，脾湿生痰，痰饮流于四肢，故见两臂或四肢疼痛，甚则浮肿。如《是斋百一选方》云："伏痰在内，中脘停滞，脾气不流行，上与气搏，四肢属脾，滞而气不下，故上行攻臂。"舌苔白腻，脉弦滑，乃湿痰内阻之象，此痰停中脘，流于四肢之证，切不可以风湿论治，法当燥湿行气化痰。

【方义分析】　方中半夏为君，燥湿化痰。臣以茯苓健脾渗湿，以治生痰之源。两者相配，既消已成之痰，又杜生痰之源。枳壳理气宽中，使气顺则痰消。然痰伏中脘，流注肢节，非一般化痰药所能及，故加味咸而苦之风化朴硝，使其软坚润下，荡涤中脘之伏痰。用姜汁糊丸，生姜汁既可制半夏之毒，又助半夏化痰散结，共为佐药。诸药合用，燥湿涤痰之力较强，确有推陈涤垢之效，对于痰停中脘，流于四肢的臂痛证，之所以不治四肢，但去中脘之结癖停痰，盖脾运复健，自然流于四肢之痰亦潜消默运，实属"治病求本"之意。

【临床运用】

（1）本方善治痰停中脘，流于经络之臂痛证。临症以两臂酸痛，舌苔白腻，脉弦滑为辨证要点。

（2）临症若痰湿内阻而见咳嗽痰多、胸膈满闷、舌苔白腻、脉弦滑，也可应用本方加减治疗。若两臂酸痛或肢体麻木较甚，可加桂枝、姜黄、鸡血藤等活血通络之品；手臂抽掣者，可酌加全蝎、僵蚕等以熄风止痉；用治咳嗽稠黏，可酌加海浮石、瓜蒌等以润燥化痰。

（3）可用于慢性支气管炎、上肢血管性水肿等，证属顽痰停伏者。

【案例举隅】

（1）狂症案：朱养心后人名大镛者，新婚后神呆目瞪，言语失伦。或疑其体弱神怯，与镇补安神诸药，驯致善饥善怒，骂詈如狂。其族兄已生邀孟英诊之，右脉洪滑。与犀角、石膏、菖蒲、胆星、竹沥、知母，吞礞石滚痰丸而愈。（《王孟英医案》）

（2）辨证思路：患者见善怒善骂，言语失伦等诸躁狂之候，"诸躁狂越皆属于火"。脉象洪滑，洪主热，滑主痰。痰热扰动心神，令人骂詈如狂。

（三）紫金锭

【来源】　万全　《片玉心书》

【方歌】　紫金锭用麝朱雄　　慈戟千金五倍同

太乙玉枢名又别　　祛痰逐秽及惊风

【组成】　雄黄一两（30g），文蛤一名五倍子，捶碎，洗净，焙，三两（90g），山慈菇去皮，洗净，焙，三两（90g），红芽大戟去皮，洗净，焙干燥，一两半（45g），千金子一名续随子，去壳，研，去油取霜，一两（30g），朱砂一两（30g），麝香三钱（9g）。

【用法】　除雄黄、朱砂、千金子、麝香另研外，其余三味为细末，却入前四味再研匀，以糯米糊和剂，杵千余下，作饼子四十个，如钱大，阴干。体实者一饼作二服，体虚者一饼作三服，凡服此丹但得通利一二行，其效尤速；如不要行，以米粥补之。若用涂疮，立消。孕妇不可服（现代用法：上为细末，糯米糊作锭。外用，醋磨外搽，涂于患处，每日3～4次。内服，1～3岁，每次0.3～0.5g；4～7岁，每次0.7～0.9g；8～10岁，每次1.0～1.2g；11～14岁，每次1.3～1.5g；15岁以上每次1.5g，每日2～3次，温开水送服）。

【功用】　化痰开窍，辟秽解毒，消肿止痛。

【主治】　暑令时疫。脘腹胀闷疼痛，恶心呕吐，泄泻，痢疾，舌润，苔厚腻或浊腻，以及痰厥。外敷治疗疮肿毒，虫咬损伤，无名肿毒，以及痄腮、丹毒、喉风等。

【证治机制】　本方所治病证范围较广，主要病机为秽恶痰浊之邪郁阻，气机闭塞，升降失常。夏季暑湿当令，易感秽恶痰浊或疫毒之邪，干于肠胃，运化失司，气机逆乱，升降失常，则脘腹胀痛、恶心呕吐、泄泻、下痢；若秽恶痰浊之邪闭阻气机，蒙蔽清窍，则头晕胸闷，甚则猝然昏仆而为痰厥。至于疗疮丹毒、痄腮、喉风等，多由湿热酿毒而成。治宜化痰开窍，辟秽解毒，消肿止痛。

【方义分析】　方中山慈菇性味辛寒，有小毒，功能化痰解毒，消肿散结，《本草正义》谓其"能散坚消结，化痰解毒，其力颇峻"；麝香芳香开窍，辟秽解毒，散瘀止痛，共为君药。千金子霜辛温，能泻下逐水、破血消癥、杀虫攻毒；大戟苦辛，能泻下逐水、消肿散结，两药皆能以毒攻毒，荡涤肠胃，攻逐痰浊，使邪毒速从下行，用为臣药；五倍子化痰解毒；雄黄辟秽解毒；朱砂重镇安神，均为佐药。诸药配伍，共奏辟秽解毒、化痰开窍之功，并有缓下攻逐邪毒之用。至于疗疮肿毒、痄腮、丹毒、喉风等，以此外敷，可收消肿止痛之功。本方配伍特点是辟秽解毒与开窍化痰并用，重在解毒辟秽，兼以化痰开窍。

【临床运用】

（1）本方为治暑令时疫的常用成药，以脘腹胀闷疼痛、呕恶泻痢、舌润、苔厚腻或浊腻为辨证要点。本方集多味有毒之品于一方，性猛峻烈，不宜过服、久服，妊娠女性、老年体弱者忌服。

（2）本方为锭剂，使用时可加药磨服或外敷。时疫或霍乱，上吐下泻，可用生姜汁磨服，以开痰下气；痰盛或癫狂痫证，可用石菖蒲煎汤磨服，以化浊开窍。

（3）常用于急性胃肠炎、中毒性痢疾、食物中毒、流行性脑脊髓膜炎、癫痫、食管癌、贲门癌等，证属秽恶痰浊者；外用治疗毛囊炎、急性淋巴结炎、急性淋巴管炎、蜂窝织炎、急性乳腺炎、接触性皮炎、药源性静脉炎、带状疱疹等。

【案例举隅】

（1）暑症案：余寓郡中林家巷，时值盛暑，优人某之母，忽呕吐厥僵，其形如尸，而齿噤不开，已办后事矣。居停之，仆怂怂求救于余。余因近邻往诊，以箸启其齿，咬箸不能出。余曰：此暑邪闭塞诸窍耳。以紫金锭二粒水磨灌之，得下，再服清暑通气之方。明日，余泛舟游虎阜，其室临河，一老妪坐窗口榻上，仿佛病者。归访之，是夜黄昏即能言，更服煎剂而全愈。（《泂溪医案》）

（2）辨证思路：患者值暑热时发病，先呕吐后僵厥。《黄帝内经》曰："诸呕吐酸皆属于火""阳气者烦劳则张，精绝，辟积于夏，使人煎厥"。患者受暑热熏蒸，内热而气上逆，故见呕吐。暑热伤阴，阴伤则内热，内外之热相合，则阳气暴亢，冲塞清窍，内闭神志，故僵厥不知人。

（四）小陷胸汤 ［附：大陷胸汤（丸）］

【来源】 张仲景 《伤寒论》

【方歌】 小陷胸汤连夏蒌　　宽胸开结涤痰周

邪深大陷胸汤结　　甘遂硝黄一泻柔

大陷胸丸加杏葶　　项强柔至病能休

【组成】 黄连一两（6g），半夏洗，半升（12g），瓜蒌实大者一枚（20g）。

【用法】 上三味，以水六升，先煮瓜蒌实，取三升，去渣，内诸药，煮取二升，去渣，分温三服（现代用法：水煎服）。

【功用】 清热化痰，宽胸散结。

【主治】 痰热互结之小结胸证。胸脘痞闷，按之则痛，或咳痰黄稠，口苦，舌苔黄腻，脉滑数。

【证治机制】　本方原治伤寒表证误下，邪热内陷，痰热结于心下之小结胸证。《伤寒论》云："小结胸病，正在心下，按之则痛，脉浮滑者，小陷胸汤主之。"痰热互结于心下，气郁不通，升降失司，故胸脘痞闷，按之则痛；痰热互结，肺失宣降，则咳吐黄痰，质黏而稠；舌苔黄腻，脉滑数，无不为痰热之象。故其治，当以清热化痰、宽胸散结为法。

【方义分析】　本方治证乃属痰热为患，故其治重在清化痰热。方中瓜蒌实味甘性寒，善入肺经，用之既可清热涤痰，以除胸中之痰热邪气，又能利气散结而宽胸，以治气郁不畅之胸满痞痛，为君药。正如《本草思辨录》所谓："栝楼实之长，在导痰浊下行，故结胸胸痹，非此不治。"配以苦寒的黄连，泻热降火，为臣，与瓜蒌实相合则清热化痰之力更强。半夏祛痰降逆，开结消痞，为佐药。而且半夏与黄连同用，辛开苦降，既能清散痰热之郁结，又能开郁除痞。全方药虽三味，配伍精当，合而具有清热化痰、宽胸散结之效。如程扶生所谓："小陷胸汤以半夏之辛散之，黄连之苦泻之，瓜蒌之苦润涤之，所以除热散结于胸中也。"（《古今名医方论》）故本方为治痰热互结、胸中痞痛证之良剂。

【附方】

大陷胸汤（丸）（《伤寒论》）：大黄去皮，六两（12g），芒硝一升（12g），甘遂一钱匕（1g）。用法：上三味，以水六升，先煮大黄，取二升，去滓，纳芒硝，煮一二沸，纳甘遂末，温服一升。得快利，止后服（现代用法：水煎，溶芒硝，冲甘遂末服）。功用：泻热逐水。主治：结胸证。从心下至少腹硬满而痛不可近，大便秘结，日晡小有潮热，或短气躁烦，舌上燥而渴，脉沉紧，按之有力。

小陷胸汤与大陷胸汤虽皆主治热实结胸。但大陷胸汤证为水热互结心下，涉及胸腹，其病情较重，病势较急；临症以心下痛、按之石硬，甚则从心下至少腹硬满而痛不可近，脉象沉紧为特征；其治宜泻热逐水、破结通便，故方用大黄、芒硝与甘遂配伍，以泻热逐水破结。而小陷胸汤证则为痰热互结心下，病位局限，病情相对较轻，病势较缓；临症仅见胸脘痞闷，按之始痛，脉象浮滑者；故其治宜清热化痰，宽胸散结为法；是方用瓜蒌与黄连、半夏相伍，重在清热涤痰散结。

【案例举隅】

（1）喘证案：万密斋治一儿四岁，忽作喘，气逆痰壅，鼻孔开张。万曰：此马脾风也。（以鼻煽命名也）如胸高肩耸，汗出发润，（皆下脱也）则不可治。须急治之，以葶苈丸去防己，加大黄，除肺之热，合小陷胸汤，

除肺之痰。碾为细末，竹沥调服。(《续名医类案》)

（2）辨证思路：患者为小儿，忽发喘症，知前无外感，应为内伤之病。此或因小儿后天脾胃虚弱，饮食失宜，渐生痰湿，久则痰湿郁而为热。脾家之痰，随热上涌，肺为贮痰之器，痰热壅肺，肺气不得清肃，遂致气逆喘急，鼻孔开张。

（五）十枣汤（附：控涎丹，葶苈大枣泻肺汤）

【来源】 张仲景 《伤寒论》

【方歌】 十枣汤中遂戟花　　强人伏饮效堪夸

控涎丹用遂戟芥　　葶苈大枣亦可嘉

【组成】 芫花、甘遂、大戟各等分。

【用法】 三味等分，各捣为散，以水一升半，先煮大枣肥者十枚，取八合去滓，内药末。强人服一钱匕，羸人服半钱，温服之，平旦服。若下后病不除者，明日更服，加半钱。得快下利后，糜粥自养（现代用法：三药等分为末，每服1g，以大枣十枚煎汤送服，每日1次，清晨空腹服用）。

【功用】 攻逐水饮。

【主治】 ①悬饮。咳唾胸胁引痛，心下痞硬，干呕短气，头痛目眩，胸背掣痛不得息。②实水。一身悉肿，尤以身半以下肿甚，腹胀喘满，二便不利，舌苔滑，脉沉弦。

【证治机制】 本方所治悬饮、实水皆为水饮壅盛于里所致。水停胸胁，气机受阻，故胸胁引痛，甚则胸背掣痛不得息；水饮迫肺，宣降失常，故见咳唾短气；水停心下，气结于中，故心下痞硬；水气犯胃，胃失和降，则干呕；水停脘腹，气机不利，故腹胀，二便不利；饮邪阻滞，清阳不升，故头痛目眩；水饮外溢于肌肤，则为水肿。本证病机要点为水饮内停胸胁脘腹，或外溢经隧肌肤，气机阻滞。由于水饮壅盛，证情急重，非一般化饮渗利之品所能胜任，治当以攻逐水饮为法。

【方义分析】 本方为攻逐水饮之峻剂，方中甘遂苦寒有毒，善行经隧络脉之水湿，《神农本草经》谓其主"腹满，面目浮肿，留饮宿食"。大戟苦寒有毒，善泻脏腑之水邪，《本经》谓之主"蛊毒，十二水，腹满急痛，积聚"。芫花辛温有毒，善消胸胁伏饮痰癖，《名医别录》言其"消胸中痰水，喜唾，水肿"。三药峻烈，各有专功，合而用之，攻逐水饮之功甚著，共为君药。但三者皆为峻泻有毒之品，易伤正气，故用大枣煎汤送服，取其益脾和中，顾护脾胃，兼补土制水之意；并缓和诸药毒性，使邪去而正不伤。

本方药性峻烈，当中病即止。其服法要点为：①大戟、芫花、甘遂等分为末，以大枣十枚煎汤送服。②从小剂量（1g）开始，下少明日加量，以防下多伤正。③每日1次，清晨空腹时服用。④服药得快利后，食糜粥以保养脾胃。

【临床运用】

（1）本方为攻逐水饮之峻剂，临床以体质壮实，咳唾胸胁引痛，或水肿腹胀，二便不利，脉沉弦为辨证要点。本方逐水之力峻猛，只宜暂用，不可久服；妊娠女性忌用。

（2）水饮未尽去时，可与健脾利水药交替使用。《丹溪心法》改为丸剂，名"十枣丸"，是"治之以缓，行之以缓"，可用于本病轻证或体弱不耐本方峻攻者。

（3）现代临床主要用于渗出性胸膜炎、肝硬化腹水、慢性肾炎腹水等，证属水饮内盛，形气俱实者。

【附方】

（1）控涎丹（又名妙应丸、子龙丸）（《三因极一病证方论》）：甘遂去心、紫大戟去皮、白芥子各等分。用法：上为末，煮糊丸如梧子大，晒干，食后临卧，淡姜汤或熟水下五、七丸，甚至十丸。如痰猛气实，加数丸不妨。功用：祛痰逐饮。主治：痰涎伏在胸膈上下，忽然胸背、手脚、颈项、腰胯隐痛不可忍，筋骨牵引钓痛，走易不定，或令头痛不可忍，或神志昏倦多睡，或饮食无味，痰唾稠黏，夜间喉中痰鸣，多流涎唾，手脚重，腿冷痹等。

（2）葶苈大枣泻肺汤（《金匮要略》）：葶苈子熬令色黄，捣丸如弹子大（9g）、大枣十二枚（4枚）。用法：上药先以水三升煮枣，取二升，去枣，内葶苈，煮取一升，顿服。功用：泻肺行水，下气平喘。主治：痰涎壅盛，咳喘胸满。

【案例举隅】

（1）痰饮案　一人饮茶过度，且多愤懑，腹中常漉漉有声。秋来寒热似疟，以十枣汤料，黑豆煮晒干研末，枣肉和丸芥子大，以枣汤下之。初服五分不动，又服五分，无何腹痛甚，以大枣汤饮之，大便五六行，时盖日晡也。夜半，乃大下数斗积水而积平。当其下时，瞑眩特甚，手足厥冷，绝而复苏，举家号泣，咸咎药峻。嗟乎，药可轻用哉。（《续名医类案》）

（2）辨证思路：患者多饮茶水，又常愤懑，致使中土脾胃受克，茶水不得运化，停于肠胃，故常漉漉有声。仲景言："其人素盛今瘦，水走肠间，沥沥有声，谓之痰饮。"痰饮久不去，必阻塞气机，致表里不和，故发寒热如疟。

（六）千金苇茎汤

【来源】 孙思邈 《备急千金要方》

【方歌】 千金苇茎生薏仁　　瓜瓣桃仁四味邻

吐咳肺痈痰秽浊　　凉营清气自生津

【组成】 锉苇一升（60g），薏苡仁半升（30g），桃仁五十个（9g），去皮尖两仁者，瓜瓣半升（30g）。

【用法】 上药㕮咀。以水一斗，先煮苇令得五升，去滓，悉纳诸药，煮取二升，分两次服（现代用法：水煎服）。

【功用】 清肺化痰，逐瘀排脓。

【主治】 肺痈，痰热瘀血证。身有微热，咳嗽痰多，甚则咳吐腥臭脓血，胸中隐隐作痛，舌红苔黄腻，脉滑数。

【证治机制】 本方主治之肺痈乃因热毒壅肺，痰瘀互结所致。热壅于肺，则身热；邪热壅肺，气失清肃，肺气上逆，则发为咳嗽；伤及血络，热壅血瘀，久不消散，血败肉腐，则咳吐腥臭脓血；痰热瘀血，互阻胸中，肺络不通，则胸中隐隐作痛。舌红苔黄腻，脉滑数，乃痰热之象。治宜清肺化痰，逐瘀排脓。

【方义分析】 本方为治肺痈的常用方剂。方以苇茎甘寒轻浮，善清肺热，《本经逢源》谓其"专于利窍，善治肺痈，吐脓血臭痰"，为治肺痈要药，用以为君。薏苡仁甘淡微寒，上清肺热以排脓，下利肠胃以渗湿；瓜瓣（冬瓜仁）性味甘凉，清热化痰，利湿排脓，能清上彻下，与苇茎配伍则清肺涤痰排脓，共为臣药。桃仁活血逐瘀，可助消痈，用为佐药。全方药仅四味，结构严谨，药性平和，共奏清肺化痰、逐瘀排脓之功。

方中苇茎一药，现代临床上多用芦根，是古今用药习惯不同。瓜瓣一药，《张氏医通》认为"瓜瓣即甜瓜子"，《温热经纬》则云"瓜瓣即冬瓜子"。后世多用冬瓜子，两者功用相近。

【临床运用】

（1）本方为治肺痈之良方，历代医家甚为推崇，无论肺痈将成或已成皆可应用。以咳嗽，吐脓血腥臭，胸痛，舌红苔黄，脉滑数为辨证要点。

本方药味滑利，并有活血祛瘀作用，妊娠女性慎用。

（2）若肺痈脓未成者，宜加金银花、鱼腥草、连翘等以增加清热解毒之力；若脓已成者，可加桔梗、甘草、贝母等以增强化痰排脓之功。

（3）常用于肺脓肿、大叶性肺炎、支气管炎、百日咳等证属热毒壅肺，痰瘀互结者。

【案例举隅】

（1）肺痈案：崔左　咳呛已延月余，胸膺牵痛，痰味腥臭，临晚潮热，脉数苔黄，烦劳过度，五志化火，平素嗜酒，酒湿生热，肝火湿热互蒸于肺，肺脏生痈也。急拟千金苇茎汤加味。

鲜苇茎（去节）一两五钱　冬瓜子四钱　生苡仁四钱冬桑叶三钱　光杏仁三钱　川象母各二钱　枳椇子三钱　栝蒌皮三钱　丝瓜络二钱　通草八分　鲜金丝荷叶（去背上白毛）十张　枇杷叶露（后入）半斤

另单方：陈芥菜卤一钱，豆腐浆二两和入炖温，每日服之。（《丁甘仁医案》）

（2）辨证思路：患者脉数苔黄，知病机应为火热，火热伤阴烁肺，肺气逆，故见咳嗽，临晚潮热者，正阴虚之候也。肺气不宣，痰饮渐停。痰热相合，则火郁于肺，血败肉腐，化为肺痈，故见胸膺牵痛，痰味腥臭。

（七）苓桂术甘汤（附：雪羹汤）

【来源】　张仲景　《伤寒论》

【方歌】　苓桂术甘痰饮尝　　和之温药四般良
　　　　　　雪羹定痰化痰热　　海蜇荸荠共合方

【组成】　茯苓四两（12g），桂枝去皮，三两（9g），白术二两（6g），炙甘草二两（6g）。

【用法】　上四味，以水六升，煮取三升，去滓，分温三服（现代用法：水煎服）。

【功用】　温阳化饮，健脾利水。

【主治】　痰饮病中阳不足证。胸胁支满，目眩心悸，短气而咳，舌苔白滑，脉弦滑或沉紧。

【证治机制】　脾主中州，职司运化，若脾阳不足，健运失职，则水津停滞，聚而成饮。饮停心下，则胸胁支满；饮阻于中，清阳不升，则头晕目眩；痰饮凌心犯肺，则心悸，短气而咳。舌苔白滑，脉弦滑或沉紧，亦为痰饮内停之征。诸症皆因阳虚饮停而致，故仲景曰："病痰饮者，当以温药和之"（《金匮要略》），治以温阳化饮、健脾利水之法。

【方义分析】　本方是为中阳不足，饮停心下之证而设。方中茯苓健脾利水，渗湿化饮，既消已聚之饮，又杜生痰之源，为君药。臣以桂枝温阳化气，合茯苓有温化痰饮之功。佐以白术健脾燥湿，配茯苓彰健脾化饮之效。炙甘草合桂枝辛甘化阳，以襄助温补中阳之力；合白术益气健脾，以崇土而增制水之功；并可调和诸药，而兼佐使之用。本方温而不燥，利而不峻，标本兼顾，配伍严谨，为治疗痰饮病之和剂。

服此方后，小便增多，乃饮从小便而去之征，故原书用法之后注云"小便当利"，颇合仲景"夫短气有微饮者，当从小便去之"之旨。

本方与五苓散皆含茯苓、桂枝、白术三药，均有温阳化饮之功，可治疗痰饮病。五苓散以泽泻为君，臣以茯苓、猪苓直达下焦，利水渗湿为主，适宜于饮停下焦，阻遏清阳之脐下悸、吐涎沫、头眩等症；苓桂术甘汤以茯苓为君，臣以桂枝温阳化饮为主，四药皆入中焦脾胃，适宜于饮停中焦之胸胁支满、目眩等症。

【临床运用】

（1）本方为治疗中阳不足之痰饮病的代表方。临床应用以胸胁支满，目眩心悸，舌苔白滑为辨证要点。若饮邪化热，咳痰黏稠者，不宜使用。

（2）若咳嗽痰多者，可加半夏、陈皮以燥湿化痰；若兼神疲乏力、便溏者，可加党参、黄芪以增补脾益气之功。

（3）常用于慢性支气管炎、支气管哮喘、心源性水肿、慢性肾小球肾炎水肿、梅尼埃病、神经官能症等，证属水饮停于中焦者。

【附方】

雪羹汤（《绛雪园古方选注》）：海蜇一两（30g），荸荠四个。用法：水煎服。功用：泄热止痛，消痰化结。主治：肝经热厥，少腹攻冲作痛。

【案例举隅】

（1）滞下案：陈杏千，上洋人，年三十三岁。素有湿痰，脾阳不运，肾阴有亏，右脉虚滑，左脉虚弦，非无以也。病起半载，医以滚痰丸、三子养亲汤辈，徒以消痰为法，脾土日亏，病势反增。又有作湿火治，投以苦寒辈清之，致令腹痛不食，泻多白沫，寒热，灯后畏寒。病颇棘手，乃尊甘谷特求治于余。余细绎病情，色脉合参，证缘误治日久，中焦失运化之职，先以仲景苓桂术甘汤加木香、半夏曲、淡干姜等煎服。

服后，寒热减，腹痛泻积，积下红白，日五六次，口不干，胸中闷，舌白泥，仍宜温舒中宫。十七日复诊方列下：

煨葛根（一钱半）　桂枝（一钱）　姜厚朴（一钱）　茯苓（二钱）　神曲（三钱，炒）　半夏曲（一钱半）　红曲（三钱）　甘草（八分）　木香（六分，切片）　陈皮（八分）

加青葱管七寸、生姜皮八分。

服初帖，泻积如前。次帖积止，腹痛未平，舌白减半，胸中渐爽，身热退，尚畏寒。偶食梨一二片，即腹疼且响。

复诊：仍宜轻疏和胃，以冀进食为妥。

用二陈汤加冬术、苡仁、厚朴、木香、淡茱萸、鸡内金等。

加煨姜、砂仁、生谷芽等煎汤代水煎药。

服此，次日早晨大便成堆，并不腹痛，小溲赤少，舌转淡黄，食饮渐增。原方去厚朴、茱萸，加石斛、泽泻、砂仁等，煎服全愈。（《竹亭医案》）

（2）辨证思路：患者素体脾阳不足，脾阳不足则寒湿内生，致令后天不化，先天不充。故脉兼虚滑，虚弦者，滑、弦为痰湿，虚为脾肾之不足。又服苦寒消导之药，脾气又伤。脾阳不振则清气不升，水谷并停于肠胃，滞而不行，故腹痛不食，泄泻多沫而畏寒。

（八）金水六君煎（附：神术散）

【来源】　张景岳　《景岳全书》

【方歌】　金水六君用二陈　　再加熟地与归身
　　　　　别称神术丸苍术　　大枣芝麻停饮珍

【组成】　当归、半夏、茯苓各二钱（各6g），熟地黄三至五钱（9～15g）　陈皮一钱半（4.5g），炙甘草一钱（3g），生姜三五七片。

【用法】　水煎服。

【功用】　滋补肺肾，祛湿化痰。

【主治】　肺肾阴虚，湿痰内盛证。咳嗽喘逆，呕恶多痰，舌苔花剥者。

【证治机制】　肺肾阴虚，肺虚不能布散津液，肾虚水泛为痰致湿痰内盛，症见咳嗽呕恶、喘逆多痰、舌苔花剥。

【方义分析】　肾虚水泛为痰为本方主证。方用熟地黄滋养肺肾；半夏健脾燥湿，降逆化痰为君。臣以陈皮理气燥湿，当归养血和血。佐以茯苓健脾渗湿；生姜降逆化痰，制半夏之毒。使以甘草调诸药，润肺和中。

【临床运用】 金水六君煎是二陈汤去乌梅再加熟地黄、当归而成，熟地黄、当归滋阴养血，补肺肾之不足，故本方适用于年迈阴虚，或血气不足所致之咳嗽痰多之证。

【附方】

神术散（《本事方》）：苍术一斤（500g），芝麻五钱（15g），大枣十五枚。用法：和匀杵丸，如梧桐子大，每服五十丸（三钱）。功用：燥湿，健脾，滑痰。主治：脾虚停饮成癖，呕吐酸水，吐已复作。

【案例举隅】

（1）咳嗽兼便血案：某 痰饮咳嗽，脾胃两亏。柯氏云：脾肾为生痰之源，肺胃为贮痰之器。近增气急，不得右卧，右卧则咳剧，肺亦伤矣。素患肛门漏疡，迩来粪后有血，脾肾亏矣。幸胃纳尚可，议从肺脾肾三经合治。然年近六旬，爱养为要，否则虑延损症。

熟地黄（砂仁末拌炒） 半夏 陈皮 五味子 川贝母 阿胶（蒲黄拌炒） 炮姜炭 冬术 归身炭 款冬花

此金水六君煎合黑地黄丸，加阿胶、款冬、川贝三味，补金水土三虚，上能化痰，下能止血。虽有炮姜，勿嫌温燥，有五味以摄之。（《王旭高医案》）

（2）辨证思路：痰嗽久不愈，必致脾肾两虚。患者气急而不得右卧，故知痰停肺中。脾肺皆为太阴，主湿土之气，湿盛则下克肾水。二阴皆为肾所主，脾虚不得统血，肾虚而不得封藏，导致血不循经，故见便血。

（九）止嗽散

【来源】 程钟龄 《医学心悟》

【方歌】 止嗽散中用白前　　陈皮桔梗草荆添
　　　　紫菀百部同蒸用　　感冒咳嗽此方先

【组成】 桔梗炒、荆芥、紫菀蒸、百部蒸、白前蒸，各二斤（各1kg），甘草炒，十二两（375g），陈皮水洗，去白，一斤（500g）。

【用法】 上为末。每服三钱（9g），食后、临卧开水调下；初感风寒，生姜汤调下（现代用法：共为末，每服6～9g，温开水或姜汤送下。亦可作汤剂，水煎服，用量按原方比例酌减）。

【功用】 宣利肺气，疏风止咳。

【主治】 风邪犯肺证。咳嗽咽痒，咳痰不爽，或微有恶风发热，舌苔薄白，脉浮缓。

【证治机制】 本方治证为外感风邪，或因治不如法而解表不彻，或因迁延失治而其邪未尽，邪郁于肺，肺气不宣而咽痒咳嗽，津凝不布而咳痰不爽。此时外邪十去八九，而微有恶风发热。舌苔薄白，脉浮缓为风邪外袭之象。针对本证肺气不宣、表邪留恋之病机，治当重在理肺止咳，并佐以疏表之品，以逐余邪。

【方义分析】 方中紫菀、百部为君，两药皆入肺经，温而不热，润而不燥，长于止咳化痰，治咳嗽不分新久。臣以桔梗、白前，一宣一降，宣通肺气，以增强君药止咳化痰之力。佐以橘红理气化痰；荆芥辛而微温，疏风解表，以逐余邪外出。甘草调和诸药，合桔梗又有利咽止咳之功，是为佐使之用。诸药相配，共奏宣利肺气、疏风散邪止咳之功。

本方具有温润和平，不寒不热，温而不燥，润而不腻，散寒不助热，解表不伤正的配伍特点。充分照顾到肺为娇脏，不耐寒热的生理特性，故对于新久咳嗽，加减运用得宜，皆可获效。

【临床运用】

（1）本方为治疗表邪未尽，肺失宣降而致咳嗽的常用方。临床以咳嗽咽痒，微恶风发热，苔薄白为辨证要点。阴虚劳咳或肺热咳嗽者，不宜使用。

（2）若外感风寒初起，头痛鼻塞，恶寒发热等表证较重者，加防风、紫苏、生姜以解表散邪；湿聚生痰，痰涎稠黏者，加半夏、茯苓、桑白皮以除湿化痰；燥气焚金，干咳无痰者，加瓜蒌、贝母、知母以润燥化痰。

（3）本方常用于上呼吸道感染、支气管炎、百日咳等，证属表邪未尽，肺气失宣者。

【案例举隅】

（1）咳血案：徐晓窗，年逾五十，形伟体强，忽患潮热咳血，楚南诸医，咸称血因火动，叠进寒凉，渐至胸紧头疼，不能自支。于是检囊归家，坐以待毙。延医数手，无非养阴清火。迨至饮食愈减，咳红日促，予按脉象，紧数之至，且病经数月，而形神未衰，声音犹重，肌肤虽热，而厚衣不除。久病面色苍黑，额痛时如锥刺。内外谛审，并无内伤确据，一派外感明征。伏思表邪入阴，扰乱营血，必当提出阳分，庶几营内可安，乃以参苏饮除半夏，加入止嗽散与服二剂，助以热粥，始得微汗，似觉头疼稍减，潮热颇息。以后加减出入不越二方，或增金钗麦门冬，或参泻白散，

调理一月，药仅十服，沉疴竟起。未尝稍费思索也。(《得心集医案》)

（2）辨证思路：患者忽发潮热咳血，服寒凉药不效，肌热畏寒，额头时刺痛，而脉紧数。此症若为阴虚，脉当见细数之类，反见紧象，则断非单纯阴虚证。脉紧主寒，数主热，以脉证推测，患者外感于寒，阳气拂郁而化热，热则伤阴动血，故见潮热咳血。又服寒凉之药，导致寒气内侵，郁热更甚，故见咳血加重。阴血虚则内热生，故见肌肤热；寒郁阳气而体表失于温煦，故畏寒。

十七、收涩之剂

以固涩药为主组成，具有收敛固涩的作用，用以治疗气、血、精、津液耗散滑脱之证的方剂，统称收涩之剂。本类方依《素问·至真要大论》"散者收之"之论立法，属于"十剂"中的"涩剂"。

《灵枢·本脏篇》曰："人之血气精神者，所以奉生而周于性命者也。"说明气、血、精、津液是维系身体健康的宝贵营养物质。一般情况下，气、血、精、津液既不断被消耗，又不断得到补充，盈亏消长，周而复始。一旦气、血、精、津液发生耗散滑脱，轻者有碍健康，重者危及生命。治宜收敛固涩之法，以减少或制止气、血、精、津液的耗散滑脱。

气、血、精、津液耗散滑脱之证，由于病因和病变部位不同，临床常表现为自汗、盗汗、久咳不止、久泻久痢、遗精滑泄、小便失禁，以及崩漏带下等。

耗散滑脱之证皆由正气虚损而致，所以运用时根据气血、阴阳、精气、津液耗散程度，适当配伍相应的补益药，标本兼顾。若元气大伤，亡阳欲脱者，又应急用大剂参附之类回阳固脱。

收涩之剂适宜于正虚无邪者，凡外邪未去，里实尚存者，均应慎用，以免"闭门留寇"，转生他变。故凡热病汗出、痰饮咳嗽、火扰遗泄、湿热或伤食泻痢、血热或瘀阻崩漏等因实邪所致者，皆非本类方剂所宜。

（一）金锁固精丸

【来源】 汪昂 《医方集解》

【方歌】 金锁固精芡莲须　　龙骨蒺藜牡蛎需

　　　　莲粉糊丸盐酒下　　涩精秘气滑遗无

【组成】 沙苑蒺藜炒、芡实蒸、莲须各二两（各15g），龙骨酥炙、牡蛎盐水煮一日一夜，煅粉，各一两（各10g）。

【用法】 莲子粉为糊丸，盐汤下（现代用法：丸剂，每日2～3次，每次9g，淡盐汤或开水送下，亦可按原方用量比例酌减，加入适量莲子肉，水煎服）。

【功用】 补肾涩精。

【主治】 肾虚不固之遗精。遗精滑泄，腰痛耳鸣，神疲乏力，舌淡苔白，脉细弱。

【证治机制】 遗精滑泄，常与心、肾、肝、脾密切相关，尤其与肾虚精关不固最为密切。《素问·六节藏象论》曰："肾者主蛰，封藏之本，精之处也。"肾虚则封藏失职，精关不固，故遗精滑泄；腰为肾之府，耳为肾之窍，肾虚精亏故腰痛耳鸣；肾虚气弱则神疲乏力，舌淡苔白，脉细弱。治宜补肾涩精。

【方义分析】 本方为肾虚不固之遗精、滑泄而设。方中用甘温入肾的沙苑蒺藜补肾固精为君药。《本经逢原》云：其"益肾，治腰痛，为泄精虚劳要药，最能固精。"臣以莲须固肾涩精，芡实、莲子益肾涩精，补脾养心，莲子并能交通心肾，三药共助君药以增强补肾涩精之力。佐以煅龙骨、煅牡蛎之收敛固涩，助君臣涩精止遗。诸药合用，共奏涩精补肾之功。

本方配伍特点是集多味补肾涩精于一方，重在涩精止遗治其标，兼以补肾治其本。因其能秘肾气，固精关，效如"金锁"，故名金锁固精丸。

【临床运用】

（1）本方为治肾虚不固所致遗精滑泄的常用方。以遗精滑泄、腰痛乏力，或耳鸣，舌淡苔白，脉细弱为辨证要点。

（2）若遗精、滑泄不禁，加桑螵蛸、金樱子、覆盆子补肾固精；腰膝冷痛，小便清长或频数者，加附子、菟丝子、补骨脂温阳补肾；梦遗频作者加远志、茯神、酸枣仁交通心肾，安神定志。

（3）常用于性神经功能衰弱、慢性前列腺炎、精囊炎、乳糜尿、重症肌无力等，证属肾虚不固者。

【案例举隅】

（1）遗精案：周（常熟） 肾阴不足，易于梦遗，腰酸胸闷，胃不开，舌垢，脉软弦。肾为胃关，肾病及胃，胃气渐衰。宜补不足，损有余，循法调理，方能日起有功。

南沙参（四钱） 橘白（一钱） 川苑子（三钱，盐水炒） 杜芡实（三钱） 元参（三钱） 盐半夏（三钱） 金樱子（三钱，盐水炒） 粘鱼胶（三钱五分，蛤粉炒珠） 整玉竹（三钱） 茯苓（四钱） 川断（三钱，盐水炒） 生熟谷芽（各五钱，绢包） 金锁固精丸（三钱，绢包）

如稍能得愈者，即服知柏八味丸三钱、聚精丸三钱，每日早晚两次吞

服。(《曹沧洲医案》)

（2）辨证思路：患者素肾阴不足，寐时阳入于阴，阴虚则不能与阳相守，遂致精于梦中遗出。腰者肾之府，肾精久亏则见腰酸。肾水久虚，则湿土必盛，湿郁于中，故见舌垢。湿邪阻滞，气机不得宣通，故见胸闷。

（二）茯菟丸

【来源】《太平惠民和剂局方》

【方歌】 茯菟丸疗精滑脱　　菟苓五味石莲末

　　　　酒煮山药为糊丸　　亦治强中及消渴

【组成】 菟丝子十两（300g），五味子八两（240g），茯苓、石莲肉各三两（各90g），山药六两（180g）。

【用法】 先酒浸菟丝子，余酒煮山药为糊，和余药末为丸，每服三钱（9g），日二三次。遗精用淡盐汤下；白浊用茯苓汤下；赤浊用灯心草汤下；消渴及强中证用米汤下。

【功用】 固肾涩精，镇益心神，渗湿止浊。

【主治】 心气不足，思虑太过，肾经虚损，真阳不固。症见溺有余沥，小便白浊，梦寐频泄，强中消渴。

【证治机制】 遗精滑泄，常与心、肾、肝、脾密切相关，尤其与肾虚精关不固最为密切。《素问·六节藏象论》曰："肾者主蛰，封藏之本，精之处也。"心气不足，思虑太过，则致心火亢于上，肾水亏于下，心肾不交，肾虚则封藏失职，精关不固，则溺有余沥，小便白浊，梦寐频泄；阴虚火旺可致强中消渴。治宜固肾涩精，渗湿止浊。

【方义分析】 肾水亏，心火亢为本方主证。方用菟丝子强阴益阳，补肾益精为君。臣以五味子涩精生津，石莲肉清心止浊，山药健脾涩精，茯苓淡渗利湿，通心气于肾。

【临床运用】 常用于性神经功能衰弱、慢性前列腺炎、精囊炎、乳糜尿、重症肌无力等，证属心肾不交者。

【案例举隅】

（1）梦遗案：吴生梦泄不禁，腰膝痠疼，余以王荆公妙香散合茯菟丸两方加减与之。沙苑子、菟丝子、杜仲各三钱，茯苓、龙骨各二钱，石莲四钱，远志八分，益智七分，调入辰砂一字，服二剂后竟止。如不服则病又来，语余曰：此真仙方也。予命其多服以除根。(《松心医案笔记》)

（2）辨证思路：《黄帝内经》曰："心怵惕思虑则伤神，神伤则恐惧自失，流淫不止。"患者病梦遗，多由心神不安，神不能与志合，肾精不守所致。妙香散安神益志，固涩精气，故能收效。

（三）治浊固本丸

【来源】 虞抟 《医学正传》引李东垣方

【方歌】 治浊固本莲蕊须　　砂仁连柏二苓俱
　　　　益智半夏同甘草　　清热利湿固兼驱

【组成】 莲须、黄连、猪苓各二两（各60g），砂仁、黄柏、益智仁、半夏、茯苓各一两（30g），炙甘草三两（9g）。

【用法】 上为末，汤浸蒸饼和丸，梧桐子大，每服五七十丸（三钱即9g），空腹温酒下。

【功用】 清热利湿，健脾温肾。

【主治】 胃中湿热，渗入膀胱。症见小便下浊不止。

【证治机制】 湿热渗入膀胱，致膀胱气化功能失常，故见小便下浊不止。

【方义分析】 湿热下渗膀胱为本方主证。方用黄连、黄柏清热利湿为君。臣以茯苓、猪苓淡渗利湿；半夏除痰。佐以砂仁、益智仁利气益脾固肾，防湿热郁滞所伤；莲须收涩止浊。使以炙甘草调诸药，防苦寒伤胃。

【临床运用】 本方为治疗湿热渗入膀胱而见小便下浊不止的常用方剂。

【案例举隅】

（1）淋浊案：孟（大郎桥巷），肾虚湿热下陷，溲遫，有渴，腰酸，脉软数，舌白，头痛。宜清理主之。

细生地（四钱） 淡竹叶（三钱） 茯苓（四钱） 治浊固本丸（四钱，包） 川柏（三钱五分，盐水炒） 黑山栀（三钱） 丹皮（三钱五分） 川断（盐水炒，三钱） 知母（盐水炒，三钱五分） 甘草梢（四分） 远志炭（七分，去心） 朱灯芯（三分） 生谷芽（五钱，绢包）(《曹沧洲医案》)

（2）辨证思路：患者小便频，伴腰酸，可知病在肾。"不荣则痛"，血虚上不荣清窍，故见头痛。外加患者口渴，脉数，为一派热象，知是热入膀胱，故医家诊断为肾虚湿热下陷，应清热为主。用治浊固本丸以清热利湿，健脾温肾，其中黄连、黄柏可清热利湿为主，茯苓、猪苓淡渗利湿；

半夏除痰。佐以砂仁、益智仁利气益脾固肾，防湿热郁滞所伤；莲须收涩止浊。使以炙甘草调诸药，防苦寒伤胃。

（四）诃子散（附：河间诃子散）

【来源】 李东垣 《兰室秘藏》

【方歌】 诃子散用治寒泻　　炮姜粟壳橘红也
　　　　　河间木香诃草连　　仍用术芍煎汤下
　　　　　二者药异治略同　　亦主脱肛便血者

【组成】 煨诃子七分（2.1g），炮姜六分（1.8g），罂粟壳、橘红各五分（各1.5g）。

【用法】 水煎服。

【功用】 涩肠止泻，固肾收脱。

【主治】 虚寒泄泻，肠鸣腹痛，米谷不化，脱肛不收，或久痢，便脓血。

【证治机制】 脾肾阳虚，命门火衰，则肠鸣腹痛，久泻不止，严重者脱肛不收，或久痢，便脓血。

【方义分析】 肾虚不固，虚寒泄泻为本方主证。方用诃子酸涩止泻收脱，罂粟壳固肾涩肠为君。臣以炮姜温中散寒而补脾阳；橘红升阳调气，以固气脱（泄泻），亦收形脱（脱肛）。

【临床运用】 常用于慢性痢疾、慢性肠炎、慢性结肠炎、痢疾综合征等，证属脾肾虚寒者。

【附方】

河间诃子散（《素问病机气宜保命集》）：诃子一两（半生半煨，30g），木香五钱（15g），甘草一钱（3g），黄连三钱（9g）。为末，每服二钱（6g），用白术、芍药汤调下。功用：涩肠止泻。主治：泻久腹痛渐已，泻下渐少。

诃子散与河间诃子散均能治久泻不止而脱肛，前方有炮姜，不能用于湿热下痢，纯是脓血；后方无炮姜而有黄连，可用于湿热下痢脓血证。

【案例举隅】

（1）痢疾案：下痢半年，米谷不化，肠鸣腹痛，脱肛红白，日夜无度，按脉虚沉细。乃虚寒久泻，元气受伤，脾肾俱损，以致气脱形脱也。即服诃子散，用人参汤空心调服，以固虚脱而止久泻。（《临证医案笔记》）

（2）辨证思路：患者下痢半年，米谷不化，肠鸣腹痛，说明胃中有寒，故食谷不化。其外有脱肛红白，日夜无度，脉虚沉细，为脾胃虚弱，中气下陷。故用诃子散涩肠止泻，固肾收脱，其外用人参汤调服是以补元气，助诃子散固脱止泻。

（五）桑螵蛸散

【来源】 寇宗奭 《本草衍义》

【方歌】 桑螵蛸散治便数　　参茯龙骨同龟壳
　　　　 草蒲远志及当归　　补肾宁心健忘觉

【组成】 桑螵蛸、远志、石菖蒲、龙骨、人参、茯神、当归、龟甲酥炙以上各一两（各10g）。

【用法】 上为末，夜卧人参汤调下二钱（6g）（现代用法：共研细末，每服6g，睡前人参汤调下；或作汤剂，睡前服用，用量依据病情酌定）。

【功用】 调补心肾，涩精止遗。

【主治】 心肾两虚证。小便频数，或尿如米泔色，或遗尿遗精，心神恍惚，健忘，舌淡苔白，脉细弱。

【证治机制】 肾藏精主水，与膀胱相表里，肾气不摄，则膀胱失约，以致小便频数，或尿如米泔，或遗尿。肾虚精关不固，又致遗精。心主神，心气不足则心神不宁。肾之精气不足，不能上达于心，心神失养，故心神恍惚、健忘。舌淡苔白，脉细弱，亦为心肾不足之象。治宜调补心肾，涩精止遗。

【方义分析】 本方为治心肾两虚、水火不交之小便频数及遗尿、遗精的常用方。方中桑螵蛸甘咸入肾，补肾涩精止遗尿为君药。《本经逢原》曰："肝肾命门药也，功专收涩，故男子虚损，肾衰阳痿，梦中失精，遗溺白浊，方多用之。"龙骨甘平，涩精止遗，镇心安神；龟甲咸甘性平，可滋阴潜阳、补益心肾，共为臣药。桑螵蛸得龙骨相助，其涩精止遗之力更强，得龟甲相助，其补肾益精之功更佳。佐以人参大补元气，当归补养营血。两者合用气血双补。茯神宁心安神，使心气下达于肾；远志安神定志，通肾气上达于心；石菖蒲开心窍，益心志。三者相合，则心肾交通，亦为佐药。诸药合用，共奏调补心肾、涩精止遗之功。

原方作散剂，各药用量相等，然在服用时，又以人参汤调服，其量独重，意在增强益气涩精之力。

本方配伍特点是涩补同用，心肾并养，寓补于涩，标本同治，对于心肾两虚之遗精、遗尿用之颇宜。

本方与金锁固精丸均为涩精止遗之方。但金锁固精丸纯用补肾涩精之品组成，专治肾虚精关不固之遗精滑泄；本方则是涩精止遗为主，配伍调补心肾之品，主治心肾两虚之尿频、遗尿、遗精。

【临床运用】

（1）本方治证为心肾两虚，以尿频或遗尿、遗精、心神恍惚、舌淡苔白、脉细弱为辨证要点。若下焦湿热，或肾阳虚弱，或相火妄动之尿频、遗尿或遗精者忌用。

（2）若尿频或遗尿甚者，加乌药、益智仁；遗精频发者，加芡实、煅牡蛎、金樱子等。

（3）常用于小儿遗尿、神经性尿频、糖尿病、神经衰弱等，证属心肾两虚，水火不交者。

【案例举隅】

（1）小便不禁案：薛立斋治一产妇人，小便频数，时忽寒战，乃属脾肺虚弱，用补中益气汤加山药为主，佐以桑螵蛸散而安。（《续名医类案》）

（2）辨证思路：案中患者为产妇，产妇多因用力及失血，致使脾肺虚弱，因脾主肌肉，肺主气司呼吸，产妇用力过度，必致脾肺过劳。况且，血统于脾，血伤则脾亦伤。"饮入于胃，游溢精气，上归于脾，脾气散精，上归于肺。"脾肺既伤，则水津不得上输，反趋于下，故见小便频数。

（六）真人养脏汤

【来源】《太平惠民和剂局方》

【方歌】　真人养脏诃粟壳　　肉蔻当归桂木香
　　　　　术芍参甘为涩剂　　脱肛久痢早煎尝

【组成】　人参、当归去芦、白术焙，各六钱（18g），肉豆蔻面裹，煨，半两（15g），肉桂去粗皮、炙甘草各八钱（24g），白芍一两六钱（48g），木香不见火，一两四钱（42g），诃子去核，一两二钱（36g），罂粟壳去蒂，蜜炙，三两六钱（108g）。

【用法】　锉为粗末，每服二大钱（6g），水一盏半，煎至八分，去渣，食前温服。忌酒、面、生冷、鱼腥、油腻（现代用法：作汤剂，用量按原方比例酌减，水煎，饭前温服）。

【功用】　涩肠固脱，温补脾肾。

【主治】　久泻久痢，脾肾虚寒证。大便滑脱不禁，甚或脱肛坠下，腹痛喜温喜按，或下痢赤白，或便脓血，日夜无度，里急后重，倦怠食少，舌淡苔白，脉沉细迟。

【证治机制】 肾阳者，主一身之阳，中阳亦赖肾阳之温煦。若久泻久痢，损伤脾肾，终成脾肾虚寒之证。肾司开阖，为胃之关，司二便，脾肾虚寒，关门不固，故泻痢无度，腹痛喜温喜按；中气不足则滑脱不禁、脱肛坠下；脾虚运化不及，则食少倦怠。舌淡苔白，脉迟细，皆示脾肾虚寒之证。本证虽是脾肾虚寒为本，固摄无权为标，但标重于本，故治当以涩肠止痢为主，温补脾肾为辅。

【方义分析】 本方为治脾肾虚寒，久泻久痢的常用方。方中重用罂粟壳涩肠止痢固脱，为君药。《本草纲目》曰：罂粟壳能"止泻痢，固脱肛"。诃子苦酸温涩，涩肠止泻；肉豆蔻辛温而涩，既可与诃子助君药涩肠止泻，又能温中散寒、行气止痛，均为臣药。君臣合用，以治标之急，即所谓"滑者涩之"之法。佐以肉桂温肾暖脾，兼散阴寒；人参、白术益气健脾；当归、白芍补血和血，共治其本；木香芳香醒脾，行气导滞，与当归、白芍相伍，调气和血，既止脐腹之痛，又寓"行血则便脓自愈，调气则后重自除"之法。炙甘草配白芍缓急止痛，助人参、白术益气健中，亦可调和诸药，用为佐使。诸药相合，共奏涩肠固脱、温补脾肾之功。

本方敛中有补，标本兼顾，以治标为主；涩中寓行，补而不滞，以收涩为重。诚为治疗虚寒泻痢、滑脱不禁之良方，故费伯雄云其为"于久病正虚者尤宜"。

【临床运用】

（1）本方为治脾肾虚寒，久泻久痢的常用方。以大便滑脱不禁，腹痛喜温喜按，食少神疲，舌淡苔白，脉迟细为辨证要点。

（2）若手足不温、食少难消等脾肾阳虚较甚者，加附子、干姜温补脾肾；脱肛坠下等中气下陷重者，加黄芪、升麻、柴胡补气健脾，升举阳气。

（3）常用于慢性痢疾、慢性肠炎、慢性结肠炎、痢疾综合征等，证属脾肾虚寒者。

【案例举隅】

（1）痢疾案：冯杰观察子茂才进京乡试，病痢，日厕无数，他医重用桂附论斤，病剧。延余诊视，脉数，知系热邪，拟黄芩汤加减，一服见效。月余，痢仍一日数次，改真人养脏汤数服，全愈。（《许氏医案》）

（2）辨证思路：患者病痢疾，痢疾者必兼里急后重。患者日下数次，服桂枝、附子之热药，病情反剧。又兼脉数，数主热，故知此病为热痢。肠为腑，以通降为顺，热邪胶结肠道，肠腑通降失常，时时便意急迫，却排出不畅，以致日厕无数。

（七）当归六黄汤

【来源】 李东垣 《兰室秘藏》

【方歌】 当归六黄治汗出　芪柏芩连生熟地
　　　　泻火固表复滋阴　加麻黄根功更异
　　　　或云此药太苦寒　胃弱气虚在所忌

【组成】 当归、生地黄、黄芩、黄柏、黄连、熟地黄各等分（各6g）。黄芪加一倍（12g）。

【用法】 上为粗末，每服五钱（15g），水二盏，煎至一盏，食前服，小儿减半服之（现代用法：水煎服）。

【功用】 滋阴泻火，固表止汗。

【主治】 阴虚火旺盗汗证。发热盗汗，面赤心烦，口干唇燥，大便干结，小便黄赤，舌红苔黄，脉数。

【证治机制】 本方治证是因阴虚火扰所致。肾阴亏虚不能上济心火，则心火独亢，致虚火伏藏于阴分，寐则卫气行阴，助长阴分伏火，两阳相加，迫使阴液失守而盗汗；虚火上炎，故见面赤心烦；火耗阴津，故见口干唇燥、大便干结、小便黄赤；舌红苔黄，脉数皆内热之象。治宜滋阴泻火，固表止汗。

【方义分析】 本方为治阴虚火旺盗汗之常用方。方中当归养血增液，血充则心火可制；生地黄、熟地黄入肝肾而滋肾阴。三药合用，使阴血充则水能制火，共为君药。盗汗因于水不济火，火热熏蒸，故臣以黄连清泻心火，合以黄芩、黄柏泻火以除烦，清热以坚阴。六药相伍，热清则火不内扰，阴坚则汗不外泄。汗出过多，导致卫虚不固，故倍用黄芪既益气实卫以固表，又合当归、熟地黄益气养血，亦为臣药。诸药合用，共奏滋阴泻火、固表止汗之效。

本方的配伍特点：一是养血育阴与泻火除热并进，标本兼顾，使阴固而水能制火，热清则耗阴无由；二是益气固表与育阴泻火相配，育阴泻火为本，益气固表为标，以使营阴内守，卫外固密，发热盗汗诸症相应而愈。

【临床运用】

（1）本方主治阴虚火旺之盗汗，以发热盗汗、面赤心烦、舌红、脉数为辨证要点。本方养阴泻火之力颇强，对于阴虚火旺，中气未伤者适用。

若脾胃虚弱，纳减便溏者不宜使用。

（2）本方滋阴清热之力较强，且偏于苦燥。若阴虚而实火较轻者，可去黄连、黄芩，加知母，使其泻火而不伤阴；汗出甚者，可加浮小麦、山茱萸增强止汗作用；阴虚阳亢、潮热颧赤者，加白芍、龟板滋阴潜阳。

（3）常用于甲状腺功能亢进、结核病、糖尿病、更年期综合征等，证属阴虚火旺者。

【案例举隅】

（1）产后盗汗案：一产妇盗汗不止，遂至废寐，神思疲甚，口干引饮。薛谓血虚有热，用当归补血汤以代茶。又以当归六黄汤，内黄芩、连、柏炒黑，倍加人参、五味子，二剂而愈。（《续名医类案》）

（2）辨证思路：产后阴血亏少，内生虚热。"阳加于阴谓之汗"，寐时阳气内藏，与内里虚热相合，迫津外泄，故见盗汗。汗出伤阴，阴虚则阳气不得内藏，故见不寐。久则虚热更甚，兼血不养神，故见神思疲甚，口干引饮。

（八）柏子仁丸

【来源】 许叔微 《普济本事方》

【方歌】 柏子仁丸人参术　　麦麸牡蛎麻黄根
　　　　　　再加半夏五味子　　阴虚盗汗枣丸吞

【组成】 柏子仁二两（60g），人参、白术、牡蛎、麻黄根、半夏、五味子各一两（各30g），麦麸五钱（15g）。

【用法】 上为末，枣肉和丸，如梧桐子大，每服五十丸（三钱即9g），空腹米汤送下，日二三次。

【功用】 养心宁神，清热收敛。

【主治】 阴虚火旺。症见夜寐不安，盗汗。

【证治机制】 肾阴亏虚不能上济心火，则心火独亢，致虚火伏藏于阴分，寐则卫气行阴，助长阴分伏火，两阳相加，迫使阴液失守而盗汗，夜寐不安。

【方义分析】 阴虚盗汗为本方主证。方中柏子仁养心清热安神为君。臣以牡蛎、麦麸咸寒，清热收敛；五味子酸敛涩收。佐以半夏和胃燥湿；人参、白术补气。麻黄根专走肌表，引人参、白术以固卫气为使。

【临床运用】 现代临床常用本方治疗甲状腺功能亢进、结核病、糖尿病、更年期综合征等，证属阴虚火旺者。

【案例举隅】

（1）盗汗案：汤，内热盗汗，口不渴。仿柏子仁丸。（柏仁　冬术　茯神　骨皮　浮麦　麦冬　牡蛎　川斛　白芍）（《缪松心医案》）

（2）辨证思路：患者以盗汗为主，兼有内热。盗汗多主肾阴亏虚，虚则阳盛，虚热内生，阴气空虚，睡则卫气乘虚陷入阴中，表无护卫，肌表不密，荣中之火独旺于外，蒸热，迫津外泄则汗。肾阴亏虚不能上济心火，则心火独亢，丛生内热。故以养心宁神，清热收敛为主。

（九）牡蛎散（附：扑法，扪法）

【来源】《太平惠民和剂局方》

【方歌】　阳虚自汗牡蛎散　　黄芪浮麦麻黄根

　　　　　　扑法芎藁牡蛎粉　　或将龙骨牡蛎扪

【组成】　黄芪去苗土、麻黄根洗、牡蛎米泔浸，刷去土，火烧通赤，各一两（各30g）。

【用法】　上三味为粗散，每服三钱（9g），水一盏半，小麦百余粒，同煎至八分，去渣，热服，日二服，不拘时候（现代用法：为粗末，每服9g，用小麦30g，煎水送服药末。亦可按原方比例酌定用量，加小麦30g，水煎服）。

【功用】　敛阴止汗，益气固表。

【主治】　自汗、盗汗证。常自汗出，夜卧尤甚，心悸惊惕，短气烦倦，脉细弱。

【证治机制】　本方证多由气虚卫外不固所致。《素问·阴阳应象大论》曰："阴在内，阳之守也；阳在外，阴之使也。"《灵枢·本藏篇》又曰："卫气者，温分肉，充皮肤，肥腠理，司开阖者也。"阳气虚弱，卫外不固，营阴不能内守而外泄，故自汗。汗为心之液，卫气夜行于阴，卫外之功衰竭，故汗出夜卧尤甚。汗为心之液，汗出过多，不仅心阴受损，心气亦耗，心神失养，又见心悸惊惕、短气烦倦。卫外不固，阳不潜藏，阴液不守为主要病机，治宜补气固表，收涩止汗。

【方义分析】　本方为治自汗、盗汗日久不止之常用方。方中煅牡蛎咸涩微寒，敛阴潜阳，收涩止汗，为君药。黄芪甘而微温，益气实卫，固表止汗，为臣药，与煅牡蛎相配，标本兼顾，止汗效果明显。张秉成曰："此方用黄芪固卫益气……牡蛎咸寒，潜其虚阳，敛其津液。"麻黄根，功专收敛止汗；小麦甘凉，专入心经，养心阴，益心气，退虚热，共为佐使药。四药合用，共奏敛阴止汗、益气固表之功。

　　本方与玉屏风散均为固表止汗之剂，主治表虚自汗证，然牡蛎散是以固涩药为主，配以补气，重在敛汗固表，善治诸虚日久之自汗、盗汗。玉屏风散是以补气药为主，配合疏风散邪，意在固表止汗，补中有疏，补疏同用，相得益彰，适宜表虚自汗或气虚易感风邪者。

　　【临床运用】

　　（1）本方为治气虚卫外不固，阴液外泄，心阳浮越之自汗、盗汗的常用方。以汗出，心悸，短气，舌淡，脉细弱为辨证要点。阴虚火旺之盗汗者不宜用。

　　（2）若汗出畏寒肢冷者，加附子、桂枝温阳补虚；气短乏力自汗甚者，加人参、白术补益脾肺，益气固表；盗汗者，重用牡蛎，或加龙骨、糯稻根，涩津止汗。

　　（3）常用于病后、产后、术后体弱、肺结核之自汗、盗汗及自主神经功能紊乱、内分泌失调、慢性消耗性疾病，证属气虚卫外不固所致的多汗、自汗等。

　　【附方】

　　（1）扑法：牡蛎、川芎、藁本各二钱半（7.5g），糯米粉一两半（45g）。用法：共研极细，盛绢袋中，扑周身。功用：止汗。主治：自汗不止。

　　（2）扪法：牡蛎、龙骨、糯米粉各等分。用法：研极细末，扑周身。功用：止汗。主治：自汗不止。

　　【案例举隅】

　　（1）疟疾案：疟发二旬不解，寒多热少，是为牝疟。进牡蛎散。龙骨　蜀漆　白芍　大枣　牡蛎　云母　肉桂　炙草（《叶天士医案》）

　　（2）辨证思路：《黄帝内经》云"牝疟者，但寒无热，以阳气不足，亦阴邪之胜也。"阳气不足不能固表，阴邪盛，心热蒸液外越，则迫使阴液外泄，出现心阳浮越之自汗。患者发疟20日左右，仍旧寒多热少，说明阴邪更胜，阳气越发不足，故用牡蛎散加减止汗。煅牡蛎咸涩微寒，可敛阴潜阳，收涩止汗。其中由龙骨、蜀漆、云母组成的蜀漆散为治牝疟的常用方。《订正仲景全书金匮要略注》云："李彣曰：牝疟证多阴寒，治宜助阳温散为主。云母之根为阳起石，下有云母，上多云气，性温气升，乃升发阳气之物；龙骨属阳，能逐阴邪而起阳气；蜀漆乃常山之苗，功能治疟，不用根而用苗者，取其性多升发，能透达阳气于上之义也。温疟加蜀漆，亦取其升散之功。"

增　辑

（一）桃花汤

【来源】　张仲景　《伤寒论》

【方歌】　桃花汤用石脂宜　　粳米干姜共用之

为涩虚寒少阴利　　热邪滞下切难施

【组成】　赤石脂一半全用，一半筛末一斤（30g），干姜一两（10g），粳米一升（20g）。

【用法】　上三味，以水七升，煮米令熟，去滓，温服七合，内赤石脂末方寸匕（5g），日三服。若一服愈，余勿服（现代用法：水煎服）。

【功用】　温中涩肠止痢。

【主治】　虚寒痢。下痢不止，便脓血，色暗不鲜，日久不愈，腹痛喜温喜按，舌淡苔白，脉迟弱或微细。

【证治机制】　下痢便脓血初起多属实证，日久不愈多属虚证。本证即为久痢不愈之脾肾阳虚，滑脱不禁。脾肾阳虚，阴寒凝滞腹中，故腹痛喜温喜按；气滞血凝，脉络损伤，则下痢脓血；阳虚寒凝，则脓血色暗不鲜；固摄无权，肠道不固，则下痢不止；舌淡苔白，脉迟弱或微细，皆为虚寒。治宜温中散寒，涩肠止痢。

【方义分析】　本方为治虚寒痢的常用方。方中重用性涩味酸之赤石脂，涩肠止痢为君。《本草逢源》曰："赤石脂功专止血固下。仲景桃花汤治下痢便脓血者，取赤石脂的重涩，入下焦血分而固脱。"用辛温之干姜温脾暖肾散寒为臣，与赤石脂为伍，是以标本兼顾。粳米甘缓性平，养胃和中为佐。三药合用，共奏温中散寒、涩肠止痢之功。

本方与理中丸、归脾汤均可治脾虚之便血证。然理中丸以温里散寒为主，用于中焦阳虚之证；归脾汤以益气补血为功，用于脾不统血之证；本方以涩肠温中为法，用于脾肾虚寒下痢、日久便血之证。

【临床运用】

（1）本方为治虚寒痢的常用方。以久痢不愈，便脓血，色暗不鲜，腹痛喜温喜按，舌淡苔白，脉迟弱为辨证要点。

（2）若脾肾阳虚甚时，加附子、肉桂增强温暖脾肾之力；气血虚弱明显时，加党参、黄芪、当归、白芍补养气血。

（3）常用于慢性阿米巴痢疾、慢性结肠炎、胃及十二指肠球部溃疡合并出血、功能失调性子宫出血等，证属脾肾阳虚，滑脱不禁者。

【案例举隅】

（1）腹痛下痢案：毛方来忽患真寒症，腹痛自汗，四肢厥冷，诸医束手，予用回阳汤急救而痊。吴石虹曰：症暂愈，后必下脓血则危矣。数日后，果下痢如鱼脑，全无臭气，投参、附不应。忽思三物桃花汤，仲景法也，为丸与之，三四服愈。（《续名医类案》）

（2）辨证思路：患者初症腹痛自汗，四肢厥冷，应为太阴少阴俱病，内里为寒气所乘，阳气不行，经脉不通，故四肢厥冷、腹痛自汗。回阳救急汤乃通脉散寒，故服之腹痛，肢厥得解。然而，太阴里实寒，则阳明亦必虚冷，胃中无火，水谷蓄积肠胃。服温里药，脏寒虽解，而腑寒未去，故后作下痢。全无臭气，此亦寒象。

（二）威喜丸

【来源】 《太平惠民和剂局方》

【方歌】　威喜丸治血海寒　　梦遗带浊服之安
　　　　　　茯苓煮晒和黄蜡　　每日空心嚼一丸

【组成】　黄蜡、茯苓用猪苓一分，同煮二十余沸，取出晒干，去猪苓，各四两（各120g）。

【用法】　以茯苓为末，熔黄蜡为丸，弹子大，每服一丸，空腹嚼下。

【功用】　行水渗湿，收涩补髓。

【主治】　元阳虚衰，精气不固，小便余沥白浊，梦寐频泄；及妇人血海久冷，白带白淫等。

【证治机制】　肾司开阖，司二便，肾阳虚衰，关门不固，故小便余沥白浊，梦寐频泄，白带白淫等。

【方义分析】　阳虚带浊为本方主证。方中茯苓补脾宁心，行水渗湿为君。臣以猪苓利水渗湿，加强导湿浊下行之力；黄蜡收涩补髓，使精不下流。一行一收，清浊自分。

【临床运用】　本方为治疗肾阳虚衰，精气不固之小便白浊，梦遗，白带白淫的常用方剂。

【案例举隅】

（1）痰嗽案：屠敬思索属阴亏，久患痰嗽，动即气逆，夜不能眠，频服滋潜，纳食渐减，稍沾厚味，呕腐吞酸。孟英视脉左弦而微数，右则软滑兼弦，水常泛滥，土失堤防，肝木过升，肺金少降，良由久投滋腻，湿浊内蟠，无益于下焦，反碍乎中运，左强右弱，升降不调。以苁蓉、黄柏、当归、芍药、熟地黄、牡丹皮、茯苓、楝实、砂仁研为末，藕粉为丸，早服温肾水以清肝；以党参、白术、枳实、菖蒲、半夏、茯苓、橘皮、黄连、蒺藜生晒研末，竹沥为丸，午服培中土而消痰；暮吞威喜丸，肃上源以化浊，三焦分治，各恙皆安。悉用丸剂者，避汤药之助痰湿耳。（《王孟英医案》）

（2）辨证思路：患者咳嗽有痰，痰嗽病位在肺，亦本于脾。病久不愈则脾肺两虚。又服寒凉滋阴之药，脾胃运化无力。金土既虚，则肝木必盛。"木曰曲直，曲直以作酸"，是以稍沾厚味，则脾土虚怯，肝木亢盛而作酸。左脉弦数，主肝木亢盛，右脉软滑主脾虚生痰，兼有弦象故知此病为脾虚反为肝木所乘导致。

（三）济生乌梅丸

【来源】 严用和　《济生方》

【方歌】 济生乌梅与僵蚕　　共末为丸好醋参
　　　　　便血淋漓颇难治　　醋吞惟有此方堪

【组成】 乌梅肉一两半（45g），僵蚕一两（30g）。

【用法】 共研细末，好醋糊丸，如梧桐子大，每服四五十丸（二钱即6g），空腹醋汤送下。

【功用】 敛肺涩肠，消风散结。

【主治】 肠风便血，淋漓不止。

【证治机制】 《成方便读》认为："肠风者，下血新鲜，直出四射，皆由便前而来……多属风热之故"，热与风合为肠风，治宜消风为主。

【方义分析】 肠风便血为本方主证。方中乌梅味酸，敛肺涩肠，入肝止血为君。臣以僵蚕消风散结；醋助乌梅涩肠止血，又能散瘀而无留瘀之弊。

【临床运用】 常用本方治疗痔疮便血、结肠炎、肠癌便血或其他大便下血，证属肠风便血者。

【案例举隅】

（1）下血案：钱塘张调梅先生，年四十余，下血有年。丁亥九月，在吴山太岁庙斗坛召诊。神气委顿，诊其脉弦细芤迟，正仲景所云革脉也。男子则亡血失精，妇人为半产漏下。余曰：察脉审症，当主腹痛亡血。曰然。余曰：此症乃木强土弱。盖肝主藏血，脾主统血。今肝木之疏泄太过，则血不内藏而下泄矣。伊芳云：下血数年，一日数行，气若注下，后重难忍。超时便又溏泄。腰尻酸疼，少腹胀急，行动气逆，坐卧必竖足方快，形如伛偻。余曰：此奇脉为病也。小腹两傍名曰少腹，乃冲脉之所循行。督脉行于背脊，其一道络于腰尻，挟脊贯臀，入腘中，而带脉又横束于腰间。夫冲脉为病，逆气里急。督脉为病，腰溶溶若坐水中。又督脉虚则脊不能挺，尻以代踵，脊以代头。诸病形状如绘。凡奇经之脉，皆丽于肝肾。方用归、芍、川断、山药、枸杞、鹿角胶、熟地、龟板、牡蛎、寄生、小茴、木香、防风，煎送济生乌梅丸三钱，数剂血止，后重亦减。乃去木香、防风、乌梅丸、加血肉之品，以峻固奇经。或为汤，或为膏，多方图治，诸恙渐安。惟肾气从小腹上冲，如贲豚状。后灸中脘。关元、石门，调理两月而愈。凡奇脉亏损，必多用血肉有情，乃克有效。《内经》云：精不足者，补之以味是也。至于灸法，则尤宜三致意焉。（《一得集》）

（2）辨证思路：患者主诉为便血多年，且一日数次，有里急后重之感，且容易大便溏泄，精神不振困倦，脉弦细芤迟。《伤寒论·辨脉法》云："脉弦而大，弦则为减，大则为芤，减则为寒，芤则为虚，寒虚想搏，此名革，妇人为半产漏下，男子则亡血失精。"故诊断为脾虚之便血。脾主统血，脾失健运可导致脾不统血。盖肝主藏血，脾主统血，肝木疏泄太过，木强土弱则血不内藏而下泄。此外，患者还有腰膝酸软、少腹胀急、气逆等症状，形如伛偻，多责之于肝肾亏虚。少腹及小腹两旁有冲脉循行所过。督脉行于背部，挟脊贯臀，入腘中，络于腰尻，患者腰背不能挺，当为督脉虚。冲脉为病，则逆气里急。

乌梅味酸，具有敛肺涩肠、入肝止血的功效。僵蚕消风散结；醋助乌梅涩肠止血，又能散瘀而无留瘀之弊，故济生乌梅丸可治肠风便血。此外患者具有肝肾亏虚的症状，因而医家方用"归、芍、川断、山药、枸杞、鹿角胶、熟地黄、龟板、牡蛎、寄生、小茴、木香、防风"等补养肝肾药物煎汤送服济生乌梅丸。

（四）封髓丹

【来源】 董宿　《奇效良方》

【方歌】 失精梦遗封髓丹　　砂仁黄柏草和丸
　　　　　大封大固春常在　　巧夺先天报自安

【组成】 砂仁一两（30g），黄柏三两（90g），炙甘草七钱（21g）。

【用法】 共研细末，蜜和作丸，如梧桐子大，每服三钱（9g），空腹淡盐汤送下。

【功用】 降心火，益肾水。

【主治】 遗精梦交。

【证治机制】 遗精滑泄，常与心、肾、肝、脾密切相关，尤其与肾虚精关不固最为密切。《素问·六节藏象论》曰："肾者主蛰，封藏之本，精之处也。"心气不足，思虑太过，则致心火亢于上，肾水亏于下，心肾不交，肾虚则封藏失职，精关不固，则遗精梦交。治宜降心火，益肾水。

【方义分析】 心火旺，肾水不足为本方主证。方用黄柏坚肾清火为君。砂仁温健脾运，引五脏六腑之精归藏于肾为臣。佐以炙甘草益脾气，并调和黄柏、砂仁之寒温。合方使水火既济，相火不再妄动。

【临床运用】 常用于性神经功能衰弱、慢性前列腺炎、精囊炎等，证属心肾不交者。

【案例举隅】

（1）霍乱案：詹耀堂子年二十，患霍乱。服姜桂数剂，泻不止。素吸鸦片，疑为虚漏，补之泻益甚。孟英视之，大渴而脉弦数。幸而起病不因暑热，然阴分素亏，虽饮冷贪凉，热药岂堪过剂。设无便泻以分其药力，则津液早枯矣。予白头翁汤合封髓丹，加银花、绿豆、石斛，一剂知，二剂已。(《王氏医案绎注》)

（2）辨证思路：患者素体阴虚，又因过食寒凉而患霍乱。霍乱者，呕吐下利，挥霍缭乱也。盖因素有虚热，与寒饮食相合，抟聚胃肠，渐化为热，遂成霍乱病。口渴，脉象弦数，乃是素有阴虚，又过服热药，伤阴所致。

十八、杀虫之剂

以安蛔、杀虫药物为主组成，用于治疗人体消化道寄生虫病的方剂，统称杀虫之剂，属于"八法"中的"消法"。

人体消化道寄生虫病种类很多，每因饮食不洁，虫卵随饮食入口而引起。多见脐腹作痛，时发时止，面色萎黄，或面白唇红，或面生干癣样白色虫斑，或睡中龇齿，或胃中嘈杂，呕吐清水，舌苔剥落，脉象乍大乍小等症。如迁延失治，日久则形体消瘦，不思饮食，精神萎靡，目暗视弱，毛发枯槁，肚腹胀大，青筋暴露，成为疳积之证。此外，如耳鼻作痒，嗜食异物，下唇内侧有红白疹点，白睛上有青灰色斑块，亦可是蛔虫的见证。若蛔虫窜入胆道，则会出现右上腹部钻顶样疼痛，时发时止，手足厥冷，甚至呕吐蛔虫等蛔厥症状。

杀虫之剂宜在空腹时服用，尤以临睡前服用为佳，并应忌食油腻香甜之物。有时还需要适当配伍泻下药物，以助排出虫体。有的杀虫药（如槟榔、使君子等）本身就有缓下作用，则无须配用泻药。服药后应检查便内有无虫体排出。虫去之后，应适当调补脾胃，使虫去而正不伤。尤其是脾虚的患者，纵有虫病，还当以健脾为主，若专事驱虫，恐虫去而正气亦伤，招致他变。此外，更要讲究卫生，注意饮食，避免重复感染。一定时间后，当复查大便，必要时可反复使用驱虫之剂。

另外，在运用安蛔杀虫剂时，还应根据人体寒热虚实的不同，适当配伍清热药，如黄连、黄柏；温里药，如干姜、附子；消导药，如神曲、麦芽；补益药，如人参、当归等。杀虫药多为攻伐或有毒之品，年老、体弱及妊娠女性宜慎用。同时还要注意用量，剂量过大或连续服用易伤正或中毒，剂量不足则难以达到驱虫之目的。

（一）乌梅丸

【来源】 张仲景 《伤寒论》

【方歌】 乌梅丸用细辛桂　　人参附子椒姜继

黄连黄柏及当归　　温藏安蛔寒厥剂

【组成】 乌梅三百枚（100枚），细辛六两（18g），干姜十两（30g），黄连十六两（48g），当归四两（12g），附子炮，去皮六两（18g），蜀椒出汗，四两（12g），桂枝去皮，六两（18g），人参六两（18g），黄柏六两（18g）。

【用法】 上十味，异捣筛，合治之，以苦酒渍乌梅一宿，去核，蒸之五斗米下，饭熟捣成泥，和药令相得，内臼中，与蜜、杵二千下，丸如梧桐子大。先食饮服十丸，日三服，稍加至二十丸。禁生冷、滑物、臭食等（现代用法：乌梅用50%醋浸泡一宿，去核捣烂，和入余药捣匀，炼蜜为丸，每服9g，日服2～3次，空腹温开水送下。亦可作汤剂，水煎服，用量按原方比例酌减）。

【功用】 温脏安蛔。

【主治】 蛔厥证。腹痛时作，手足厥冷，时静时烦，时发时止，得食而呕，常自吐蛔。兼治久利。

【证治机制】《医宗金鉴》云："蛔厥者，谓蛔痛手足厥冷也。"蛔厥之证，是因患者素有蛔虫，伤寒传至厥阴，形成上热下寒，蛔上入膈所致。蛔虫本寄生于肠内，喜温恶寒，肠胃虚寒则蛔不安，为避寒就温，故蛔虫扰动，上入其膈，而致腹痛时作。脏寒痛剧，有碍阳气运行，故手足厥冷。时静时烦，时发时止，是因虫动则发，虫伏则止，暂安而复动。蛔闻食臭则动，动则上扰，故饥不欲食，食而呕又烦，甚至食则吐蛔。本证既有虚寒的一面，又有虫扰气逆化热的一面，针对寒热错杂，蛔虫上扰之机，治宜寒热并调，温脏安蛔之法。

至于久利，亦属久病寒热错杂而气血亏虚。厥阴乃阴尽阳生之脏，与少阳互为表里。其本阴，其标热，内寄相火。厥阴经脉属肝络胆上贯膈，肝气横逆莫制，循经上逆膈中，故气上撞心；气有余便是火，消烁津液，故消渴而心中疼热。若以苦寒误下之，则胃阳败绝，而致下利不止。

【方义分析】 方中重用乌梅，其性酸，味平，可收敛肝气、生津止渴，尤以酸能安蛔。更以苦酒（醋）渍之，益增其效，用为君药。臣以蜀椒、细辛辛热，辛能伏蛔，温能温脏祛寒，共为臣药。黄连、黄柏苦能下蛔，寒能清泄肝胃，以除因蛔上扰所生之热。附子、干姜、桂枝大队辛热之品温脏祛寒，使蛔虫能安居肠内，不致上窜。佐以人参、当归，补养气血，扶助正气。加蜜为丸，以蛔得甘则动，略用甘味，从虫所好以诱蛔，使之更好地发挥药效，是为反佐药；且蜜能调和诸药，又为使药。合而成方，寒热并用，寒以清上热，热以温下寒；酸辛苦并投，酸以安蛔，辛以

伏蛔，苦以下蛔，共奏温脏安蛔之效。正如柯琴所说："蛔得酸则静，得辛则伏，得苦则下。"（《伤寒来苏集·伤寒附翼》）

至于久痢、久泻，属寒热错杂，正气虚弱者，本方集酸收涩肠、温中补虚、清热燥湿诸法于一方，亦为切中病机，故多可奏效。

【临床运用】

（1）本方为治疗蛔厥证的代表方剂，以腹痛、手足厥冷、得食而呕，甚则吐蛔为辨证要点。

（2）热象多者，可去附子、干姜；寒象多者，可去黄柏；大便不通者，可加槟榔、枳实、玄明粉以驱虫泻下。

（3）常用于胆道蛔虫病、慢性菌痢、慢性胃肠炎、结肠炎等，证属寒热错杂、气血虚弱者。

【案例举隅】

（1）腹痛泄泻案：沈友闻令郎厚栽，久患羸弱，驯致腹痛便泻，恶谷形消，诸医束手，求孟英图之。脉虚弦而空软，曰：不可为矣。虽然，治之得法，尚可起榻，可虞者，其明年春令乎。爰以潞参、鳖甲、芪、芍、甘、柏、薏、斛、木瓜、橘皮为方，吞仲景乌梅丸。不旬日而便坚食进，又旬日即下楼而肌充矣。（《王氏医案三编》）

（2）辨证思路：患者病泄泻，身形羸瘦，不欲进谷，腹痛即泄，脉象弦软。脾主肌肉，患者不欲进食，肌肉不得谷气充养，故见形消羸瘦，此为脾虚。弦者为肝脉，脾病得肝脉，与病相逆，故言不可治。但脉弦又兼空软，知此为脾虚而肝木疏泄过度所致泄泻。肝家尚未过乘脾土，故脉见弦软，而非弦硬刚强之象，此尚有转机，故以养脾柔肝，淡渗收涩并用或可收功。

（二）化虫丸

【来源】《太平惠民和剂局方》

【方歌】　化虫鹤虱及使君　　槟榔芜荑苦楝群
　　　　　白矾胡粉糊丸服　　肠胃诸虫永绝氛

【组成】　胡粉（即铅粉）炒、鹤虱去土、槟榔、苦楝根去浮皮，各五十两（各1500g），白矾枯十二两半（375g）。

【用法】　上为末，以面糊为丸，如麻子大。一岁儿服五丸，温浆水入生麻油一二点，打匀下之，温米饮下亦得，不拘时候。其虫细小者皆化为

水，大者自下（现代用法：上药为末，面糊为小丸，每次6g，一岁小儿服
1g，每日1次，空腹米汤送下）。

【功用】　驱杀肠中诸虫。

【主治】　肠中诸虫。发作时腹中疼痛，往来上下，时作时止，痛甚
剧，甚至呕哕涎沫，或吐清水。

【证治机制】　肠中有诸虫，每因脏腑寒热不和而使虫动不安。因虫攻
动，故腹痛阵作；胃失和降，则呕哕涎沫或吐清水。虫病而正气尚未大虚
者，当以驱虫为首治之法。

【方义分析】　方中胡粉（亦名铅粉、锡粉）辛寒有毒，可杀虫，为君
药；鹤虱苦辛平，有小毒，专杀蛔虫；苦楝根苦寒，有小毒，既可驱杀蛔
虫，又可缓解腹痛；槟榔苦温，既能杀绦虫、姜片虫，又能行气导滞，促
进虫体排出；白枯矾酸咸而寒，能燥湿杀虫，以上共为臣佐药。合而成方，
则杀虫之力更强，凡肠内诸虫，如蛔虫、绦虫、蛲虫、姜片虫等，皆可用
以治疗。

【临床运用】

（1）本方集诸多杀虫药于一方，效专而力雄，为治疗肠道寄生虫病之
通剂。临床运用以腹中疼痛，往来上下，时作时止，甚至呕哕涎沫或吐清
水为辨证要点。方中胡粉有毒，使用时当掌握剂量，不可太过。驱虫后即
当调理脾胃，益气扶正。妊娠女性忌服。

（2）属绦虫、姜片虫病者，宜重用槟榔；若虫积内阻，腹胀便秘，可
加牵牛子、大黄。

（3）常用于多种肠道寄生虫病及虫积腹痛等。

【案例举隅】

（1）虫积腹痛案：苏州黄四房女，年十二，患腹痛，愈医愈甚。余偶
至其家，昏厥一夕方苏，舌俱咬破，流血盈口，唇白而目犹直视，脉参错
无常。余曰：此虫痛也。贯心则死，非煎药所能愈。合化虫丸与之，痛稍
缓，忽复更痛，吐出虫二十余条，长者径尺，紫色，余长短不齐，淡红色，
亦有白者，自此而大痛不复作，小痛未除，盖其窠未去也。复以杀虫之药，
兼安胃补脾之方，调之而虫根遂绝。（《洄溪医案按》）

（2）辨证思路：该患腹痛，一般医治不愈，疼痛甚至出现昏厥。并伴
有舌俱咬破，流血盈口，唇口色白而目犹直视，脉象参错无常等症状。《症
因脉治》记载虫积腹痛时，提到"虫积腹痛之症，腹中有块，块或耕起，
痛而能食，时吐清水，或下长虫，面见白点，唇无血色，或爱食一物，肚

大青筋，此虫积腹痛之症也；虫积之脉，乍大乍小，乍数乍缓，或见沉滑，或见沉涩，虫积牢固，其脉沉实"。蛔厥多见于突然昏厥，因虫积腹中搅动中焦脏腑或阻滞气机而致厥。而小儿"脏腑娇嫩，行气未充"，易受到虫毒损害，因而用化虫丸驱杀肠中诸虫。

增　辑

集效丸（附：雄槟丸）

【来源】 陈无择 《三因极一病证方论》

【方歌】 集效姜附与槟黄　　芜荑诃鹤木香当
　　　　雄槟丸内白矾入　　虫啮攻疼均可尝

【组成】 大黄一两半（45g），干姜、附子、槟榔、芜荑、诃子肉、鹤虱、木香各七钱半（各21g）。

【用法】 蜜和作丸，每丸二、三钱（6g或9g），食前乌梅汤送下。

【功用】 杀虫，温中。

【主治】 虫啮腹痛，作止有时，四肢常冷。

【证治机制】 肠中有诸虫，每因脏腑寒热不和而使虫动不安，故腹痛，作止有时；脏寒痛剧，有碍阳气运行，故四肢常冷。

【方义分析】 虫积夹寒为本方主证。方用诃子肉、乌梅酸以伏虫；干姜、附子温以安虫；共为君药。臣以槟榔、芜荑、鹤虱苦以杀虫。佐以木香调气，大黄泻下，使虫有去路。

【临床运用】 现代临床多用此方治疗多种肠道寄生虫病及虫积腹痛等。

【附方】

雄槟丸（《医方集解》）：雄黄、槟榔、白矾各等分。为末，饭和作丸，如梧桐子大，每服五分（1.5g）。功用：杀虫止痛。主治：虫痛。

两方均能杀虫止痛，集效丸有干姜、附子温中，适用于虫积挟寒者；雄槟丸杀虫效力不及集效丸。

十九、痈疡之剂

痈疡之剂，即痈疡剂，是以解毒消肿、托里排脓、生肌敛疮药为主组成的方剂，用于治疗体表痈、疽、疗、疮、丹毒、流注、瘰、瘤、瘰疬等，以及内在脏腑的痈疽等外科疾病的方剂。体表痈疡可分为阳证及阴证，阳证来势暴急，红肿焮痛，易溃易消；阴证来势缓慢，平塌漫肿，难溃难消。治疗原则，阳证宜清热解毒，活血消肿散结；阴证宜温补和阳，通滞化痰祛瘀。外可用薄贴围药渗药及刀针手术等。内在脏腑痈疡应以清热解毒、逐瘀排脓、散结消肿为主。

（一）真人活命饮

【来源】 陈自明 《校注妇人良方》

【方歌】
真人活命金银花　　防芷归陈草节加
贝母天花兼乳没　　穿山角刺酒煎嘉
一切痈疽能溃散　　溃后忌服用毋差
大黄便实可加使　　铁器酸物勿沾牙

【组成】 白芷六分（3g），贝母、防风、赤芍药、生归尾、甘草节、皂角刺炒、穿山甲炙、天花粉、乳香、没药各一钱（各3g），金银花、陈皮各三钱（各9g）。

【用法】 用酒三碗，煎至一碗半。若上身，食后服；若下身，食前服。再加饮酒三、四杯，以助药势，不可更改（现代用法：水煎服，或水酒各半煎服）。

【功用】 清热解毒，消肿溃坚，活血止痛。

【主治】 痈疡肿毒初起。红肿焮痛，或身热凛寒，苔薄白或黄，脉数有力。

【证治机制】 本方主治疮疡肿毒初起，红肿焮痛，证属于阳证者。痈疡肿毒一证，多为热毒内壅，气滞血瘀痰结而成。《灵枢·痈疽》云："营卫稽留于经脉之中，则血泣不行，不行则卫气从之而不通，壅遏不得行，故热。大热不止，热盛则肉腐，肉腐则为脓，故命曰痈。"《素问·生气通天论》云："营气不从，逆于肉理，乃生痈肿。"热毒壅聚，营气郁滞，气滞血瘀，聚而成形，故局部红肿焮痛；正邪交争，故身热凛寒。正邪俱盛，相搏于经，故脉数而有力。阳证痈疡肿毒初起之治，应以清热解毒为主，辅以理气活血、消肿止痛为法，使热毒消解，气行血畅，则痈肿自消。

【方义分析】 本方为治痈疡肿毒阳证之主方。方中金银花性味甘寒，最善清热解毒，为治疮疡肿毒之要药，故重用为君。唯取清热解毒，则气滞血瘀难消，肿结不散，遂以当归尾、赤芍、乳香、没药、陈皮行气活血通络，消肿止痛，共用为臣。疮疡初起，其邪多羁留于肌肤腠理之间，则用白芷、防风，疏风解毒，又可散结消肿，使热毒得以透解；热毒壅滞，气血不畅，复致液聚成痰，故伍用贝母、天花粉清热化痰，散结排脓，可使脓未成即消，穿山甲、皂角刺通行经络，透脓溃坚，可使脓成即溃，均为佐药。甘草清热解毒，调和诸药，煎药加酒者，借其通瘀而行周身，助药力直达病所，共为佐使。诸药合用，共奏清热解毒、消肿溃坚、活血止痛之功。

综观全方，以清热解毒、活血化瘀、消肿溃坚药为主，配以透表、行气活血、化痰散结之品，具"未成者即散，已成者即溃"（《校注妇人良方》）之功。故罗美称本方为"此疡门开手攻毒之第一方也"（《古今名医方论》）。其配伍特点较全面地体现了外科阳证疮疡内治消法之基本配伍法则。

【临床运用】

（1）本方为治阳证痈疡肿毒的常用方。临床应用以痈疡红肿焮痛，身热凛寒，脉数有力为辨证要点。

（2）若热毒重，痈疡红肿甚者，加连翘、蒲公英、紫花地丁等，以加强清热解毒之力；若兼见血热舌绛，可加牡丹皮、玄参、生地黄，以凉血解毒；若兼大便秘结，可加大黄，以泻热通便。不善饮酒者，可用酒水各半或用清水煎服。此外，还可以根据疮疡肿毒所在部位，适当加入引经药，使药力直达病所。

（3）常用于多发性疖肿、蜂窝织炎、乳腺炎、化脓性扁桃体炎、脓疱疮等，证属阳证、实证者。

【案例举隅】

（1）对口痈案：陶，右，马鞍浜。正月十九日。三阴虚久，三阴并亏，湿热蒸痰结为对口痰痈，肿胀而痛，往来寒热，成脓象也。拟疏通提毒法。

真人活命饮加茄蒂

二诊：对口痰痈，刺溃，脓出颇多。

生芪皮　赤芍　桔梗　甘草　白归身　陈皮　茯苓　土贝　川芎　制蚕（《陈莘田外科方案》）

（2）辨证思路：患者三阴久虚，必生痰湿，痰郁化热，煎熬肾阴。如此，则阴不制阳，阴虚亦生内热。湿热瘀于经脉，营血周流不畅，得热则化为痈脓。

（二）金银花酒（附：蜡矾丸）

【来源】　齐德之　《外科精义》

【方歌】　金银花酒加甘草　　奇疡恶毒皆能保
　　　　　护膜须用蜡矾丸　　二方均是疡科宝

【组成】　鲜金银花五两（150g），甘草一两（30g）。

【用法】　水、酒各半煎，分三次服。

【功用】　消肿散瘀，托毒止痛。

【主治】　一切痈疽恶疮，及肺痈肠痈初起。

【证治机制】　痈疡肿毒一证，多为热毒内壅、气滞血瘀痰结而成。《灵枢·痈疽》云："营卫稽留于经脉之中，则血泣不行，不行则卫气从之而不通，壅遏不得行，故热。大热不止，热盛则肉腐，肉腐则为脓，故命曰痈。"《素问·生气通天论》云："营气不从，逆于肉理，乃生痈肿。"治宜清热解毒。

【方义分析】　热毒痈疽恶疮为本方主证。方以金银花甘寒为君，甘能养血补虚，寒能清热解毒，为痈疮圣药。臣以甘草解毒扶胃。佐以酒性走散。

【临床运用】　一切痈疽恶疮，以及肺痈、肠痈初起均可以本方化裁治疗。

【附方】

蜡矾丸（《景岳全书》）：黄蜡二两（60g），白矾一两（30g）。用法：先将蜡熔化，少冷，入矾和丸，如梧桐子大，每服十丸，渐加至百丸，酒送下，日二三次。功用：护膜托里，使毒不攻心。主治：金石发疽，痈疽疮疡，肺痈乳痈，痔漏肿痛，及毒虫蛇犬咬伤。

【案例举隅】

（1）肺痈案：薛立斋治陆司厅子仁，春间咳嗽，吐痰腥秽，胸满气促，皮肤纵，项强脉数，此肺疽也。盖肺系在项，肺伤则系伤，故牵引不能转侧。肺者气之本，其华在毛，其充在皮，肺伤不能摄气，故胁胀气促而皮肤纵。东垣云：肺疮之脉微紧而数者，未有脓也；紧甚而数者，已有脓也。其脉来紧数，则脓已成，遂以人参、黄芪、当归、川芎、白芷、贝母、麦冬、蒌仁、桔梗、防风、甘草，兼以蜡矾丸及太乙膏治之，脓尽脉涩而愈。至冬，脉复数。经云，饮食劳倦则伤脾，脾伤不能生肺金。形寒饮冷则伤肺，肺伤不能生肾水，肾水不足则心火炽盛，故脉来洪数。经云，冬见心脉而不治。后果殁于火旺之月。（凡肺疽愈而复作，多不治。余常治三人，一间三年，两间一年，皆复作而殁。）（《续名医类案》）

（2）辨证思路：患者春季出现咳嗽，且吐痰伴有腥秽气味，出现胸满气促的症状，说明肺有痈脓。"肺手太阴之脉，起于中焦，下络大肠，还循胃口，上膈属肺，从肺系横出腋下"，肺经循项，故肺伤则肺系伤，故牵引不能转侧。《黄帝内经》曰："肺者气之本，其华在毛，其充在皮"，肺伤不能摄气，故胁胀气促而皮肤纵。东垣云："肺疮之脉微紧而数者，未有脓也；紧甚而数者，已有脓也。"其脉来紧数，则脓已成。脓成则应用，托法以扶助正气，托毒外出。因此，用人参、黄芪等补益之剂扶正以托毒，兼以蜡矾丸护膜托里以助排脓，使毒不攻心。

（三）托里十补散

【来源】《太平惠民和剂局方》

【方歌】　托里十补参芪芎　　归桂白芷及防风

　　　　　　甘桔厚朴酒调服　　痈疡脉弱赖之充

【组成】　黄芪、当归、人参各二钱（各6g），川芎、肉桂、白芷、防风、甘草、桔梗、厚朴各一钱（各3g）。

【用法】　为细末，每服二钱（6g），加至六钱（18g），热酒调服。

【功用】　益气和血，温通消散。

【主治】　痈疡初起，毒重痛甚，形体羸瘦，脉弱无力。

【证治机制】　痈疡肿毒一证，多为热毒内壅，气滞血瘀痰结而成。日久耗气伤津致形体羸瘦，脉弱无力。

【方义分析】　痈疡体虚为本方主证。方用人参、黄芪补气，当归、川芎和血为君。臣以肉桂温通血脉，白芷、甘草解毒，防风散风，桔梗排脓。佐以厚朴散满。合为补里散表，消散、内托并用之方。

【临床运用】 本方有益气和血，温通消散之功，治疗痈疡初起，以毒重痛甚，形体羸瘦，脉弱无力为辨证要点。

【案例举隅】

（1）乳痈案：一男子左乳肿硬，痛甚，以仙方活命饮，二剂而止。更以十宣散（托里十补散）加青皮，四剂脓成，针之而愈。若脓成未破，疮头有薄皮剥起者，用代针之剂，点起皮处，以膏药覆之，脓亦自出，不若及时针之，不致大溃。如出不利，更纤搜脓化毒之药。若脓血未尽，辄用生肌之剂，反助邪气，纵早合，必再发，不可不慎也。（《续名医类案》）

（2）辨证思路：患者左乳肿硬，痛甚，可知痈疡初起，脓未成，故硬。当为实证，此时以毒重痛甚为特点。痈疽之初，未溃之时，为热毒初蕴，内外俱实，应以苦寒之药亟转利之，而一旦脓溃，即须内外合治，托里排脓，不能攻伐。故初用仙方活命饮清热解毒，消肿溃坚，活血止痛，以治疗痈疡肿毒初起属阳证者，而十宣散可益气活血，补离散表并用，起扶正兼祛邪之效，故后用十宣散（托里十补散），补益气血助正气抗邪以促脓成，进一步起到补里散表，消散、内托的作用。

（四）托里温中汤

【来源】 罗谦甫 《卫生宝鉴》

【方歌】 托里温中姜附羌　 茴木丁沉共四香
　　　　 陈皮益智兼甘草　 寒疡内陷呕泻琅

【组成】 炮姜、羌活各三钱（各9g），炮附子四钱（12g），木香一钱半（4.5g），茴香、丁香、沉香、陈皮、益智仁、炙甘草各一钱（各3g）。

【用法】 加生姜五片，水煎服。

【功用】 温中托毒，散寒消疮。

【主治】 疮疡属寒，疮毒内陷，脓汁清稀，心下痞满，肠鸣腹痛，大便溏泻，食则呕逆，时发昏愦等。

【证治机制】 寒性疮疡内陷为本方主证。心下痞满为疮气内攻，聚而为满；胃寒则呕吐呃逆，不下食，便溏；邪扰清窍则昏愦，均为次要症状。

【方义分析】 方用附子、干姜温中助阳，祛寒托毒为君。臣以羌活透利关节；炙甘草温补脾胃，行经络，通血脉。佐以益智仁、沉香、丁香温胃散寒以平呕逆；木香、陈皮、小茴香散痞消满。

【临床运用】 本方具有温中托毒、散寒消痞之功，可治疗寒性疮疡内陷证。以疮毒内陷，心下痞满，肠鸣腹痛，大便溏泻，食则呕逆为辨证要点。

【案例举隅】

（1）腋痈案：一男子腋下患毒，咳逆不食，肠鸣切痛，四肢厥冷，脉细，以托里温中汤，二剂顿愈。更以香砂六君子汤、三神丸，而饮食顿进。以十全大补汤，二十剂而敛。（《续名医类案》）

（2）辨证思路：以案中所述分析，患者病腋痈溃破不收。见肠鸣腹痛、肢冷脉细，此乃痈毒破溃，耗伤营血。"脾藏营"，营气少则寒入太阴，太阴脾主四肢，与阳明相表里，故太阴寒则四肢冷，阳明寒则肠鸣切痛。阳明之寒上逆迫肺，故见咳逆不食。治疗当温中散寒，托疮生肌。

（五）托里定痛汤

【来源】 顾世澄 《疡医大全》

【方歌】 托里定痛四物兼　　乳香没药桂心添
　　　　再加蜜炒罂粟壳　　溃疡虚痛去如拈

【组成】 熟地黄、当归、白芍、川芎各15g，乳香（去油）、没药（去油）、肉桂、罂粟壳（蜜制）各9g。

【用法】 水煎服。

【功用】 托里充肌，消肿止痛。

【主治】 痈疽溃后不敛，血虚疼痛。

【证治机制】 痈疽溃后久不收口，气血亏虚，伤口疼痛。

【方义分析】 痈疽溃后血虚为本方主证。方用四物汤补血调血，托里充肌为君。臣以乳香、没药透毒消肿，罂粟壳收敛止痛。佐以肉桂温通血脉。

【临床运用】 本方适用于痈疽溃后不收口，气血亏虚，伤口疼痛者。

（六）散肿溃坚汤

【来源】 李东垣 《兰室秘藏》

【方歌】 散肿溃坚知柏连　　花粉黄芩龙胆宣
　　　　升柴翘葛兼甘桔　　归芍棱莪昆布全

【组成】 黄芩八钱（24g），知母、黄柏、天花粉、龙胆草、桔梗、昆布各五钱（各15g），黄连一钱（3g），柴胡四钱（12g），升麻、连翘、炙甘草、三棱、莪术各三钱（各9g），葛根、当归尾、芍药各二钱（各6g）。

【用法】　水煎服。

【功用】　泻火散结，消肿溃坚。

【主治】　马刀疮，结硬如石，或在耳下至缺盆中，或于肩上，或于胁下；及瘰疬遍于颏，或至颊车，坚而不溃；或上二证已破流水者。

【证治机制】　肝胆郁遏，相火升腾，痰结火郁，则发马刀疮及瘰疬。治宜泻火散结，消肿溃坚。

【方义分析】　肝胆三焦相火与痰湿风热结聚为本方主证。方用黄芩、黄连、黄柏、龙胆草、知母泻肝胆三焦相火；柴胡、连翘清热散结；共为君药。臣以升麻、葛根解毒升阳；天花粉、桔梗清肺排脓；当归尾、芍药润肝活血；三棱、莪术行气破血；昆布化痰软坚；炙甘草化毒和中。桔梗载药上行，柴胡引药入肝胆经络为使。

按：瘰疬生于颈项两侧，小者为瘰，大者为疬，连贯如串者为瘰疬。形长如蛤翊，色赤而坚，痛如火烙者为马刀。

【临床运用】　本方泻火散结，消肿溃坚之力较大，凡属痈疽毒热壅盛，肿硬热痛属实、属热者，均可以本方化裁治疗，但不可久服，以免苦寒伤中。

【案例举隅】

（1）耳肿案：一妇人耳肿痛，发寒热，与荆防败毒散四剂，表症悉退。以散肿溃坚汤数剂，肿消大半。再以神效栝蒌散，四剂而平。（《续名医类案》）

（2）辨证思路：患者耳痛兼表症，《热论》言："少阳经循胁络耳"，今此患者病在太阳少阳二经，太阳受寒，则发寒热，少阳火热上攻，故见耳肿痛。

增　辑

（一）醒消丸

【来源】　王洪绪　《外科全生集》

【方歌】　醒消乳没麝雄黄　专为大痈红肿尝

每服三钱陈酒化　　醉眠取汗是良方

【组成】　乳香、没药各一两（各30g），雄黄五钱（15g），麝香一钱半（4.5g）。

【用法】　上为末，黄米饭一两（30g），捣为丸，莱菔子大，每服三钱（9g），陈酒送下。

【功用】　活血散结，解毒消痈。

【主治】　痰湿阻滞而致的痈疽肿毒，坚硬疼痛，未成脓。

【证治机制】　痈肿初起，痰湿阻滞，不通则痛，故痈疽肿毒、坚硬疼痛。

【方义分析】　方用雄黄豁痰解毒去瘀为君。臣以乳香、没药活血行气，消瘀散肿而止痛；麝香解毒通络。酒性走散协诸药以消痈为使。

【临床运用】　本方具有活血散结，解毒消痈之功。用于痈肿初起，痰湿阻滞证，以痈疽肿毒、坚硬疼痛、未成脓为辨证要点。

【案例举隅】

（1）臁疮案：王洪绪治马悠也，右足背连小腿转弯处，初因汤毒而成烂腿，三十余年，其肿如斗，孔可容拳，有时出血，以布团填塞，否则空痛。时年七十有四，令以老蟾破腹，身刺数孔，以肚杂填患孔，蟾身覆之。早晚煎葱椒汤，温洗一次，以蟾易贴。用醒消丸，早晚二服。三日后取地丁、牛蒡子鲜草，捣烂填孔，外贴乌金膏，日服醒消丸。其四围硬块出水处，以嫩膏加五味散敷。其发痒者，以白花膏贴。内有硬块如石者，以生商陆捣烂涂孔内。出血时，先以参三七末糁之，然后填药。如此二十余日，肿退痒止，块平，黑肉渐红活，孔亦收浅，止以草填，日以五宝散糁，仍贴乌金膏。因老人精神不衰，饮食不减，始终不用补而收功。（《续名医类案》）

（2）辨证思路：患者小腿连脚背处患溃烂不收，此为臁疮。《医宗金鉴》言："臁疮在外为湿热，在内为虚热。"然则此人病三十余年，已有阴证。病属寒热错杂，治当寒热并用。外用以性寒之蟾蜍去其疮毒，性热之葱椒解其寒凝，内服醒消丸活血解毒。寒凝去，经脉通，新肉生，方能愈病。

（二）小金丹

【来源】　王洪绪　《外科证治全生集》

【方歌】　小金专主治阴疽　　鳖麝乌龙灵乳储
　　　　　黑炭胶香归没药　　阴疮流注乳癌除

【组成】　白胶香、草乌、五灵脂、地龙、木鳖各制末，一两五钱（各150g），没药、当归身、乳香各净末，七钱五分（各75g），麝香三钱（15g），墨炭一钱二分（12g）。

【用法】　以糯米粉一两二钱，为厚糊，和入诸末，捣千捶为丸，如芡实大。此一料，约为二百五十丸，晒干忌烘，固藏。临用取一丸，布包放平石上，隔布敲细，入杯内，取好酒几匙浸药，用小杯合盖，约浸一二时，以银物加研，热陈酒送服，醉盖取汗。如流注初起，及一应痰核、瘰疬、乳岩、横痃，初起服，消乃止。幼孩不能服煎剂及丸子者，服之甚妙。如流注等证，成功将溃及溃久者，当以十丸作五日早晚服，服则以杜流走，患不增出。但内有五灵脂与人参相反，不可与有参之药同日而服。

【功用】　化痰除湿，祛瘀通络。

【主治】　寒湿痰瘀阻于经络之流注、痰核、瘰疬、乳岩、横痃、贴骨疽、蟮拱头等，初起肤色不变，肿硬作痛者。

【证治机制】　本方所治亦属阴疽之证。若疽生于肌肉深处，日久成脓，流走不定，注无定处，则为流注；若生于肌肤、腠理之间，结块如核，推之可移，乃为痰核；若生于颈项，结块累累如珠，是为瘰疬；若生于乳间，乳中结块，坚硬如石，是为乳癌；若生于股腹之间，结块如杏核，坚硬不痛，或溃后流脓，久不收口，是为横痃；若附筋着骨而生，痛如针刺，溃后稀脓淋沥不尽，不易收口，则为贴骨疽；若生于头处，其根坚硬，形如蟮之拱头，疮疖破溃后有如蝼蛄窜穴，为蟮拱头。诸证多因寒湿痰瘀，阻滞凝结肌肉、筋骨之间而致，故每伴见初起皮色不变，肿硬作痛，或流脓，质稀如痰等虚寒之象。治当温化寒湿，祛瘀通络。

【方义分析】　方中木鳖味苦微甘而性温，善能通行经络，消肿散结，攻毒疗疮，为"除痈毒之要药"（《本草经疏》），王洪绪谓其"能搜筋骨入髓之风湿，祛皮里膜外凝结之痰毒"（《外科全生集》）；草乌祛寒胜湿，逐痰消肿，两药相合，则祛寒除湿、逐痰散结、攻毒消肿之力益彰，共为君药。臣以五灵脂、白胶香、乳香、没药活血祛瘀，消肿定痛；地龙性善走窜而通利经络。佐以当归活血补血，使破瘀而不伤血；麝香长于活血散结，辛窜通络，消肿止痛；墨炭色黑入血，消肿化痰；三药合用，则活血破瘀、通络开结、消肿定痛之力甚强。佐使以糯米粉为丸，是取其养胃和中；陈酒送服以助药势，使诸药速达病所。合而成方，有温通散瘀、祛湿化痰、消肿止痛之功，尤宜用于寒湿凝聚、痰瘀互结之阴疽诸证。

本方以祛寒除湿、攻毒消肿之品与活血祛瘀之品相合而用，体现了温通、活血、散结、消痈之主旨。

【临床运用】

（1）本方亦为治疗阴疽诸证之常用方。以流注、痰核、瘰疬、乳癌、横痃、贴骨疽、蟮拱头诸证，伴见皮色不变，肿硬作痛为辨证要点。

（2）《外科全生集》用本方，常与阳和汤并进，或交替使用。

（3）常用于甲状腺瘤、甲状腺癌、多发性神经纤维瘤、淋巴肉瘤、脂肪瘤、骨肿瘤、乳癌、胃癌、乳房纤维瘤、腮腺炎、肠结核、骨与关节结核、性病腹股沟淋巴结肿大等，证属寒湿凝聚、痰瘀互结者。

（4）本方药力峻猛，易伤正气，唯体实者相宜，正虚者宜慎用，马培之云："实症可用，夹虚者不宜"（《马评陶批外科全生集》）；方中五灵脂反人参，故忌与参剂同服；妊娠女性忌用。

【案例举隅】

（1）肩痛案：王洪绪治姚氏女，年二十九，小产月余，左肩手搭处，先发一毒，周尺有五。半月，背添一毒，上下长三寸，上阔下尖，皆白陷。十日后始延治，势甚笃，连服阳和汤三剂，能起坐，五剂自能便溺，十二剂其续发者全消，先发之搭手亦消。剩疮顶如棋子大，不痛而溃，四日收功。后云背上如负一版，转舒不快，以小金丹十丸，每日三进全愈。（《续名医类案》）

（2）辨证思路：患者小产后，气血不足。肩背为阳经所主，气血不充，则局部经脉为寒气所乘，郁闭营卫，而发痈肿，此病亦名搭手疮。

（三）梅花点舌丹

【来源】 王洪绪 《外科证治全生集》

【方歌】 梅花点舌用三香　　冰片硼珠朱二黄
　　　　　没药煎葶蟾血竭　　一丸酒化此方良

【组成】 熊胆、冰片、雄黄、硼砂、血竭、葶苈子、沉香、乳香、没药各一钱（各3g），珍珠三钱（9g），牛黄、麝香、蟾酥、朱砂各二钱（各6g）。

【用法】 蟾酥用人乳化开，余药为细末，药汁为丸，绿豆大，金箔为衣，每服一丸，入葱白打碎，陈酒送服；或用醋化开外敷。

【功用】 清热解毒，消肿止痛。

【主治】 疔毒恶疮，无名肿痛，红肿痈疖，乳蛾，咽喉肿痛。

【证治机制】 热毒内盛，气血瘀阻，痰火上壅则可致疔毒恶疮，无名肿痛，红肿痈疖，乳蛾，咽喉肿痛等。治宜清热解毒，消肿止痛。

【方义分析】　痈疽疔毒，诸疮肿痛属阳为本方主证。方用蟾酥散热消肿，解疔疮之毒为君。臣以乳香、没药、血竭行瘀活血止痛；冰片、朱砂、雄黄清热解毒消肿；硼砂散瘀解疮毒；麝香、珍珠止疔毒疼痛，托里消肿。佐以石决明镇肝散血热；沉香行气化结；葶苈子利水泻热；牛黄、熊胆清心肝烦热，凉血解毒。

【临床运用】　本方的功用为清热解毒、消肿止痛，治疗热毒内盛、气血瘀阻、痰火上壅所致的疔毒恶疮，无名肿痛，红肿痈疖，乳蛾，咽喉肿痛。

【案例举隅】

（1）乳核案：仲秋，偶觉左乳微疼，按之更甚，始知有坚核如小豆大，外微肿。即取外科药围涂，而以纸盖之，迨药干揭之甚痛。余不能忍，且金云：必破而不易收功。以其在乳盘之内也。余不畏死，而惧不能受此楚毒，因往求吕君慎庵视之，曰：无虑也。扫榻款留。日以葱白寸许，嵌入梅花点舌丹一粒，旋覆花三钱煎汤下。外用洞溪束毒围（方载《潜斋医话》。）围之，亦以纸盖之，而药干自然脱落，略无粘肉伐毛之苦。此玉精炭之妙用也。凡十二日，核渐消尽。深佩吕君之德，谨录之以识其手眼之不可及。而方药之效验，俾后人亦有所征信也。（《王孟英医案》）

（2）辨证思路：乳中生核，按之痛甚而坚硬，应为乳核病。此病由肝脾二经，气郁结滞而成。《医宗金鉴·外科心法》言："此病轻则成乳劳，重则成乳岩"，宜当早治。肝郁则气血瘀滞而化热，故治疗当活血通络，清热解毒。

（四）保安万灵丹

【来源】　陈实功　《外科正宗》

【方歌】　万灵归术与三乌　　辛草荆防芷活俱
　　　　　　天斛雄麻全蝎共　　阴疽鹤膝湿痹须

【组成】　苍术八两（240g），麻黄、羌活、荆芥、防风、细辛、天麻、全蝎、川乌、草乌、石斛、生何首乌、朱砂、当归、川芎、甘草各一两（各30g），雄黄六两（180g）。

【用法】　上为细末，炼蜜为丸，弹子大，朱砂六钱（18g）为衣，每服一丸。

【功用】 散风祛湿，活血解毒。

【主治】 湿痰流注，外受风寒引起。风寒湿痹，阴疽，疔疮，对口发颐，附骨疽，鹤膝风，破伤风，中风瘫痪，口眼㖞斜，半身不遂，皮肤紫斑，舌苔薄白，脉浮紧等症。

【证治机制】 风寒湿邪侵犯经络，气机不通，阻滞经络，加之血瘀，寒湿闭塞，故发为风寒湿痹、阴疽、疔疮、对口发颐、附骨疽、鹤膝风、破伤风、中风瘫痪、口眼㖞斜、半身不遂、皮肤紫斑等症；舌苔薄白，脉浮紧为外受风寒之象。治宜散风祛湿，活血解毒。

【方义分析】 阴寒痰湿凝结为本方主证。方用麻黄辛温发汗，通腠理，调血脉为君。臣以羌活、荆芥、防风散风热，清头目，利咽喉，消疮肿；细辛通窍，可治疗风湿痹痛，痰饮咳逆；天麻熄风镇痉，可治疗中风瘫痪，麻木不仁，偏正头痛；全蝎性温善走，疗中风不语，祛风解毒，又能散结消肿；川乌、草乌温散寒湿，祛风通痹；生何首乌解毒疗疮止痒；朱砂清热解毒，安神镇怯，雄黄燥湿杀虫，辟秽解毒。佐以苍术健脾燥湿；石斛清热养阴；当归、川芎和血活血，消肿止痛。甘草调诸药为使。

【临床运用】 本方有通经活络，逐寒搜风祛湿之功，对于寒湿阻滞经络所致的周身疼痛、四肢麻木及阴疽疔毒等阴证均有效果。因本方辛燥，阳热证候者不宜使用。

【案例举隅】

（1）下部痈毒案：一男子暑月欲后，当风睡卧，致寒气袭于左腿，遂成肿痛，寒热交作，胸痞不食。以保安万灵丹葱汤化服，洗浴发汗，以散骨髓寒毒。后以大防风汤去羌活加红花、破故纸温暖肾经，通行经络，肿痛渐消，血脉渐和，后以三因胜骏丸间服调理，两月而愈。（《外科正宗》）

（2）辨证思路：《黄帝内经》云："醉以入房，汗出当风，伤脾。"暑夏之时，气候炎热，人体毫毛腠理易开，患者外加劳欲之后，内热盛，腠理大开，津液外泄，遇风寒之邪则易袭表，寒热交争。寒性凝滞，易承袭阳位。寒邪袭表，则腠理闭塞，致使湿气难出，寒湿凝结遂成为阴证肿疡。里寒外热，寒热交作，故胸痞不食。保安万灵丹中麻黄可辛温发汗，通腠理，调血脉，以除寒湿痹痛，羌活、荆芥、防风等散风热，消疮肿；细辛、天麻、全蝎、川乌、草乌等祛风湿解毒，温散寒湿，散结消肿，以治疗痹痛，对于寒湿阻滞经络所致的阴疽具有良好作用。

（五）蟾酥丸

【来源】　陈实功　《外科正宗》

【方歌】　蟾酥丸用麝蜗牛　　乳没朱雄轻粉俦

　　　　　铜绿二矾寒水石　　疔疮发背乳痈瘳

【组成】　蟾酥、雄黄各二钱（各6g），轻粉五分（1.5g），枯矾、煅寒水石、铜绿、乳香、没药、胆矾、麝香各一钱（各3g），蜗牛二十一个，朱砂三钱（9g）。

【用法】　上为末，先将蜗牛研烂，同蟾酥和研稠黏，再入各药为丸，如绿豆大，每服五丸，用葱白五寸嚼烂后，包药在内，热酒一盅送下，盖被取汗；或外敷用。

【功用】　解毒消毒，止痛消肿。

【主治】　疔疮，发背，脑疽，乳痈，附骨臂腿等疽，以及各种恶疮，不痛或麻木，或呕吐，甚至昏愦。

【证治机制】　因热毒壅滞，血瘀不和，郁腐化热，发为各种恶疮，为本方主证。呕吐、昏愦为次证，因疮毒风痰上泛或上蒙清窍而致。

【方义分析】　方中蟾酥内服能治疔毒发背，外用则止痛去腐肉，为君药。蜗牛内服清热解毒，外用消疮肿；铜绿去风痰而治恶疮；枯矾、胆矾、雄黄去痰解毒；乳香、没药行气活血，消肿止痛；轻粉劫痰通经络；麝香解毒而通经络；均为臣药。煅寒水石清热解毒，兼解诸石之毒为佐药。

【临床运用】　本方能清热毒，消疮肿。内服能治疔疮发背，外用则去腐止痛，主治疔疮痈疽、乳痈及一切恶疮。体虚之人、妊娠女性忌服。

【案例举隅】

（1）疔疮案：掌心疔顶虽溃，未曾得脓，四围肿硬疼痛，湿火蕴结，血凝毒滞，症势非轻。急拟清解托毒。

　　　甘菊花五钱　　地丁草三钱　　京赤芍二钱　　薄荷叶八分　　生草节六分　　大贝母三钱　　炙僵蚕三钱　　金银花三钱　　连翘壳三钱　　草河车一钱五分　　丝瓜络二钱

　　　外科蟾酥丸开水化服，二粒。

　　　外用九黄丹、太乙膏，四周用玉露散、菊花露调敷。（《丁甘仁医案》）

（2）辨证思路：患者疔疮已溃，却未见脓出，反而根盘处肿硬疼痛，为湿热火毒未解，瘀毒凝滞之象。肿疡已溃，当用托毒之法，托法分为补托和透托，前者见于正虚毒盛，正气不能托毒外达，疮形平塌、根脚散漫不收、难溃难腐的虚证,而后者用于毒气虽盛而正气未衰者。患者疗疮顶已溃,但未曾有脓,因此用故拟用透托之清解托毒法,以菊花、地丁草、赤芍等清热解毒、凉血之剂内服,以清解体内湿热毒邪,兼服蟾酥丸,起解毒消毒、止痛消肿之效,以解热毒壅滞、活血化瘀、祛腐化热。另外外用九黄丹、太乙膏提毒拔脓,祛瘀化腐,止痛平胬,四周用玉露散、菊花露清热消肿以止痛。

(六)一粒珠

【来源】 谢元庆 《良方集腋》

【方歌】 一粒珠中犀甲冰　　珍朱雄麝合之能
　　　　痈疽发背无名毒　　酒化一丸力自胜

【组成】 穿山甲二十四两(75g),牛黄、珍珠各三钱(各1.5g),朱砂、麝香、冰片、雄黄各四钱(各1.5g),蟾酥一钱二分(0.45g)。

【用法】 共研为细粉,人乳拌糊丸,每服一丸(1.6g),人乳化开,陈酒冲服。

【功用】 解毒,消肿,止痛。

【主治】 痈疽疮疖,乳痈乳癌,一切无名肿毒,红肿疼痛。

【证治机制】 因热毒壅滞,血瘀不和,郁腐化热,发为各种恶疮,痈疽疮疖,乳痈乳癌,一切无名肿毒,红肿疼痛。治宜解毒,消肿,止痛。

【方义分析】 痈疽疮疖为本方主证。方中重用穿山甲消肿排脓,下乳通经,散瘀通络为君。臣以牛黄、麝香、冰片清热解毒,消肿开窍;珍珠、朱砂安神定惊,清热解毒;雄黄、蟾酥解毒,消肿,祛痰。佐以人乳补虚润燥。使以陈酒升散。

【临床运用】 本方长于解毒、通经、散结、破坚,故对痈疽疮疖、乳痈乳癌、一切无名肿毒、红肿疼痛有效。

(七)六神丸

【来源】 雷允上 《雷允上诵芬堂方》

【方歌】 六神丸治烂喉痧　　每服十九效可夸
　　　　珠粉腰黄冰片麝　　牛黄还与蟾酥加

【组成】 珍珠粉、犀牛黄、麝香各一钱五分(各4.5g),腰黄、冰片、蟾酥各一钱（各3g）。

【用法】 制成小水丸，每服十粒，每日2次，将药放在舌心噙化，徐徐咽下，或温开水送下。

【功用】 清热解毒，消肿止痛。

【主治】 咽喉肿痛，烂喉丹痧，乳蛾喉痹，水浆不下，口舌腐烂，腮项肿痛，痈疽疮疖，无名肿毒，舌尖红，脉浮数等。

【证治机制】 肺胃热盛壅阻致各种痈疽疮疖，尤其是位于口腔咽喉部者为本方主证。

【方义分析】 方用牛黄清热豁痰为君。臣以麝香芳香开窍，辟秽化浊，消肿止痛；珍珠解心肝二经之热，益阴潜阳解毒；雄黄辟秽解毒；蟾酥拔毒攻毒，辟恶通窍；冰片散郁火，解热毒。

【临床运用】

（1）本方有清热解毒，消肿止痛之功，对肺胃热盛壅阻致各种痈疽疮疖，尤其在口腔咽喉部者均有较好效果。

（2）现代临床常用本方治疗急性扁桃体炎、咽炎、白喉等。

【案例举隅】

（1）锁喉风案：锁喉痰毒，漫肿疼痛，根盘焮红，风温痰热，蕴结上焦。拟辛凉清解。

荆芥穗一钱　青防风一钱　薄荷叶八分　炒牛蒡二钱　生草节八分　苦桔梗一钱　轻马勃八分　大贝母三钱　炙僵蚕三钱　金银花三钱　连翘壳三钱　海蛤粉四钱　六神丸（吞服）十粒

二诊：解后，证象较松，药既合病，仍宗原法进步。

薄荷叶八分　生草节八分　大贝母三钱　熟牛蒡二钱　苦桔梗一钱　炙僵蚕二钱　青防风一钱　轻马勃八分　京赤芍二钱　金银花三钱　海蛤粉三钱　山慈菇片八分　六神丸（吞服）十粒（《丁甘仁医案》）

（2）辨证思路：锁喉风之病，由心于小肠素有积热，火热烁肺所致，肺热则灼津而为痰热。喉为肺所主，痰热结于喉部，便生此病。

（八）阳和汤

【来源】 王洪绪 《外科全生集》

【方歌】 阳和汤法解寒凝　　外症虚寒色属阴
　　　　　熟地鹿胶姜炭桂　　麻黄白芥草相承

【组成】 熟地黄一两（30g），麻黄五分（2g），鹿角胶三钱（9g），白芥子二钱，炒研（6g），肉桂一钱（3g），生甘草一钱（3g），炮姜炭五分（2g）。

【用法】 水煎服。

【功用】 温阳补血，散寒通滞。

【主治】 阴疽。如贴骨疽、脱疽、流注、痰核、鹤膝风等，证属阴寒者。症见患处漫肿无头，皮色不变，酸痛无热，或伴畏寒肢冷，口中不渴，舌淡苔白，脉沉细或迟细。

【证治机制】 阴疽一证多由素体阳虚，营血不足，寒凝痰滞，痹阻于肌肉筋骨血脉而成。阴寒为病，寒痰凝滞，故局部漫肿，皮色不变，酸痛无热。营血不足，阳气虚弱，故畏寒肢冷。口中不渴，舌淡苔白，脉沉细或迟细均为虚寒之象。本方病证以阳虚血弱为本，寒凝痰滞为标，治疗当温阳气，补营血以治其本；散寒邪，化痰浊，通凝滞以治其标。

【方义分析】 本方以熟地黄温补营血、补肾填精，鹿角胶补肾助阳、益精血、强筋骨，两药合用，以补阴疽之营血不足，共为君药。臣以辛热之肉桂、姜炭，两药均入血分，温阳气，散寒凝，温经脉，畅血行，合而用之，以除阴疽之阳虚寒凝。君臣四药相伍，温补并用，以补为主，温阳补血，重治病本。佐以辛温之白芥子，直达皮里膜外，温化寒痰，通络散结。再佐少量麻黄，辛温走肌腠，宣通经络，开散寒凝，与肉桂、姜炭兼施，温散寒凝，从血脉至肌腠，无所不至，引阳气畅行。使以生甘草，解毒而调和诸药。熟地黄、鹿角胶得麻黄、肉桂、姜炭、白芥子之辛通，滋补而不滞邪；麻黄、肉桂、姜炭、白芥子得熟地黄、鹿角胶之补益，温散而不伤血。综观本方，诸药合用，温阳散寒，温补营血，温化寒痰，可使营血得补，寒凝痰滞得除，阳气运行通畅。犹如离照当空，阴霾自散，故名"阳和汤"。

本方具有温阳与补血并用，祛痰与通脉兼施，温补不恋邪，辛散不伤正之特点。

【临床运用】

（1）本方是治疗阴疽的常用方剂。以患处漫肿无头，皮色不变，酸痛无热为辨证要点。阳证疮疡红肿热痛，或阴虚有热，或疽已溃破者忌用。马培之云："此方治阴证，无出其右，用之得当，应手而愈。乳岩万不可用，阴虚有热及破溃日久者，不可沾唇。"（《外科症治全生集》卷四·马培之评注）

（2）方中熟地黄用量宜重，麻黄用量宜轻。若气虚明显者，可加党参、黄芪等甘温补气；阴寒重者，可加附子温阳散寒；肉桂亦可改用桂枝，加强温通血脉、和营通滞作用。

（3）常用于治疗骨结核、腹膜结核、慢性骨髓炎、骨膜炎、慢性淋巴结炎、类风湿关节炎、血栓闭塞性脉管炎、肌肉深部脓疡等，证属阴寒凝滞者。

【案例举隅】

（1）乳岩案：一男子患乳岩，贴鲫鱼膏两日，发大如拳，色红。王令揭去膏药，与阳和汤四剂，色仍红。以阳和汤、犀黄丸轮服，至十六日，四围皆消。独患顶溃，用蟾拔毒三日，半月收功。(《续名医类案》)

（2）辨证思路：乳岩即癌肿一类，多由肝脾两伤，气血凝滞而成。治疗宜散寒解凝，消肿解毒。初起即当早治，免成溃烂翻花，药石无灵之坏证。

二十、经产之剂

经产之剂即治疗妇女特有的经、带、胎、产等疾病的方剂。

经即月经，月经病包括月经的周期、经量、经色、经质等的改变。治宜分清寒热虚实及发病先后，以确定调经及治疗其他疾病的主次。

带即带下，有青、赤、黄、白、黑五色之分，常见白带、黄带、赤带三种。同样治分寒热虚实，虚证适当伍以升提及固涩。

胎即怀胎，特殊的生理变化通常可致妊娠恶阻、胎漏、胎动不安、妊娠肿胀、小产等妊娠病。治宜以护胎为原则，去病为目的。

产即因生产引起的各种疾病，或预防难产等。常见的产后病有产后腹痛、产后发热、产后痉、血晕、恶露不净、缺乳等。治疗除寒热虚实一般原则外，产后气血耗损，选方用药必须照顾气血，使补不助邪，攻不伤正，散寒不过用温燥，清热不过用寒凉。

此外，绝经前后诸症的治疗方药也在此列。

（一）妊娠六合汤（附：表虚六合汤，表实六合汤，柴胡六合汤，石膏六合汤，茯苓六合汤，栀子六合汤，风湿六合汤，升麻六合汤，胶艾六合汤，朴实六合汤，附子六合汤，大黄六合汤，温六合汤，连附六合汤，热六合汤，寒六合汤，气六合汤，风六合汤）

【来源】 王海藏 《医垒元戎》

【方歌】
海藏妊娠六合汤	四物为君妙义长
伤寒表虚地骨桂	表实细辛兼麻黄
少阳柴胡黄芩入	阳明石膏知母藏
小便不利加苓泻	不眠黄芩栀子良
风湿防风与苍术	温毒发斑升翘长
胎动血漏名胶艾	虚痞朴实颇相当
脉沉寒厥亦桂附	便秘蓄血桃仁黄

安胎养血先为主　　余因各症细参详
后人法此治经水　　过多过少别温凉
温六合汤加芩术　　色黑后期连附商
热六合汤栀连益　　寒六合汤加附姜
气六合汤加陈朴　　风六合汤加芄羌
此皆经产通用剂　　说与时师好审量

【组成】 熟地黄、白芍、当归、川芎各一两（各30g）。

（1）表虚六合汤：四物汤加桂枝、地骨皮各七钱（各21g）。

（2）表实六合汤：四物汤加麻黄、细辛各半两（各15g）。

（3）柴胡六合汤：四物汤加柴胡、黄芩各七钱（各21g）。

（4）石膏六合汤：四物汤加石膏、知母各半两（各15g）。

（5）茯苓六合汤：四物汤加茯苓、泽泻各半两（各15g）。

（6）栀子六合汤：四物汤加栀子、黄芩各半两（各15g）。

（7）风湿六合汤：四物汤加防风、制苍术各七钱（各21g）。

（8）升麻六合汤：四物汤加升麻、连翘各半两（各15g）。

（9）胶艾六合汤：四物汤加阿胶、艾叶各半两（各15g）。

（10）朴实六合汤：四物汤加厚朴、炒枳实各半两（各15g）。

（11）附子六合汤：四物汤加炮附子、肉桂各半两（各15g）。

（12）大黄六合汤：四物汤加大黄半两（15g），桃仁十个（5g）。

【用法】 水煎服。

【功用】 养血安胎，分别兼以解肌止汗；发汗解表；清热生津；利水通小便；清三焦虚热；散风燥湿；清温（热）解毒；暖宫止血；消痞散满；散寒回阳；泻结破瘀。

【主治】 妊娠而病伤寒，分别侧重于以下内容。①伤风，表虚自汗，头痛项强，身热恶寒，脉浮缓。②伤寒，表实无汗，头痛身热，恶寒，脉浮紧。③寒热往来，心烦喜呕，胸胁满痛，脉弦。④阳明经证见身热不恶寒，有汗口渴，脉长而大。⑤足太阳膀胱腑病见小便不利。⑥发汗或攻下后，虚烦不得眠。⑦感受风湿，四肢骨节烦疼，头痛发热而脉浮。⑧下后过经不愈，转为温毒发斑如锦纹。⑨发汗或攻下后，血漏不止，胎气受损，胎动不安。⑩发汗或攻下后，心下虚痞，腹中胀满。⑪少阴证见脉沉而迟，四肢拘急，腹中痛，身凉有微汗。⑫阳明、太阳本病见大便色黑而硬，小便色赤而畅，腹胀气满而脉沉数（蓄血）。

【附方】

（1）温六合汤（黄芩六合汤）：熟地黄、白芍、当归、川芎、黄芩、白术各一两（各30g）。水煎服。功用：清阳凉血，健脾统血。主治：气虚血热，月经过多。

（2）连附六合汤：熟地黄、白芍、当归、川芎各一两（各30g），黄连、香附各适量。水煎服。功用：养血调经，清热行气。主治：气滞血热，月经后其色黑不畅。

（3）热六合汤：熟地黄、白芍、当归、川芎各一两（各30g），黄连、栀子各适量。水煎服。功用：养血调经，清热凉血。主治：血虚有热，月经妄行，发热心烦，不能睡卧。

（4）寒六合汤　熟地黄、白芍、当归、川芎、附子、干姜各一两（30g）。水煎服。功用：养血调经，温阳散寒。主治：虚寒脉微自汗，气难布息，清便自调。

（5）气六合汤　熟地黄、白芍、当归、川芎、厚朴、陈皮各一两（各30g）。水煎服。功用：养血调经，理气开郁。主治：气郁经阻，月经不畅，腹胁胀痛。

（6）风六合汤　熟地黄、白芍、当归、川芎、秦艽、羌活各一两（30g）。水煎服。功用：养血和血，祛风止眩。主治：产后血脉空虚，感受风邪而发痉厥。

（二）胶艾汤（附：妇人良方胶艾汤，妇宝丹）

【来源】 张仲景 《金匮要略》

【方歌】 胶艾汤中四物先　　阿胶艾叶甘草全
　　　　　　妇人良方单胶艾　　胎动血漏腹痛全
　　　　　　胶艾四物加香附　　方名妇宝调经专

【组成】 川芎二两（6g），阿胶二两（6g），甘草二两（6g），艾叶三两（9g），当归三两（9g），芍药四两（12g），干地黄六两（15g）。

【用法】 以水五升，清酒三升，合煮，取三升，去滓，内胶令消尽，温服一升，日三服。不瘥更作。

【功用】 养血止血，调经安胎。

【主治】 妇人冲任虚损，血虚有寒证。崩漏下血，月经过多，淋漓不止，产后或流产损伤冲任，下血不绝；或妊娠胞阻，胎漏下血，腹中疼痛。

【证治机制】 冲任虚寒，血失统摄，则见崩漏下血，月经过多，淋漓不止，产后或流产损伤冲任，下血不绝；血虚有寒则可致腹中疼痛等。

【方义分析】 方中阿胶补血止血，艾叶温经止血，两药为调经安胎，治崩止漏要药，共为君药。熟地黄、当归、白芍、川芎补血调血，止血防瘀，共为臣药。甘草调和诸药，加清酒温散行瘀，共为使药。

【临床运用】 本方有养血止血、调经安胎之功。凡属妇人冲任虚损，血虚有寒证的崩漏下血，月经过多，淋漓不止，或妊娠胞阻，胎漏下血皆可以本方加减化裁治疗。

【附方】

（1）妇人良方胶艾汤（《妇人良方》）：阿胶（蛤粉炒），炖化五钱（15g），艾叶五分（1.5g）。用法：煎汤冲服。功用：止血安胎。主治：胎动不安，腹痛漏血。

（2）妇宝丹（经验方）：熟地黄（12g），白芍、川芎、当归、阿胶、艾叶、香附（各9g）。用法：分别用童便、盐水、酒、醋各浸三日炒。功用：养血和血，行气调经。主治：血虚有寒，月经不调。

【案例举隅】

（1）经后腹痛案：经事后期腹痛，紫黑成块，腰酸背胀，足软筋掣，脉小滑，营虚阴亏，内热，五心燔灼，肝脾血虚，以胶艾汤法。

阿胶（蒲黄炒） 归身 茺蔚子 川斛 川断 白薇 艾绒 川芎 泽兰叶 香附 牡蛎（《沈菊人医案》）

（2）辨证思路：患者素有瘀血，加之月事后精血不足。瘀血则不通，血虚则不荣，故见腹部疼痛。精血亏虚，则腰背酸胀，血不养筋则足软筋掣。血属阴，阴虚则内热，故五心燔灼，脉小滑者亦主阴虚之病。

（三）当归散

【来源】 张仲景 《金匮要略》

【方歌】 当归散益妇人妊 术芍芎归及子芩
安胎养血宜常服 产后胎前功效深

【组成】 当归、黄芩、芍药、川芎各一斤（各480g），白术半斤（240g）。

【用法】 研细末，用酒调服方寸匕（6～9g），每日2次。

【功用】 清热去湿，养胎安胎。

【主治】 妇人妊娠，血少有热，胎动不安，以及曾经数次半产者。

【证治机制】 血少，血不养胎；加之有热，热伤胞宫，故胎动不安。

【方义分析】 方用当归养血和血，黄芩清热凉血安胎，共为君。臣以芍药、川芎养血活血；白术健脾利湿，共奏清热去湿、养胎安胎之功。

【临床运用】 常服本方可养血安胎，使临盆易产，本方还可治疗产后病。

【案例举隅】

（1）肥气案：张主簿妻，病肥气，初如酒杯大，发寒热，十五年余。后因性急悲盛，病益甚，惟心下三指许无病，满腹如石片，不能坐卧，针灸匝矣，徒劳力耳。张曰：此肥气也，得之季夏戊己日，在左胁下，如覆杯，久不愈，令人发痎疟。痎疟者，寒热也。以瓜蒂散吐之，如鱼腥黄涎，约一二缶。至夜，令用舟车丸、通经散投之，五更，黄涎浓水相半，五六行，凡有积处皆觉痛。后用白术散、当归散，和血流经之药，如斯涌泄，凡三四次方愈。（《续名医类案》）

（2）辨证思路：《黄帝内经》云："肝之积名肥气"，此病得之于戊己日，因戊己日脾气实，肝不能克，反积于本脏而发病，故曰肝之积。肝气积留，失于疏泄，则中焦气机亦不通畅，化生湿邪，痰湿久积不散，停于腹中，故见满腹石硬。

（四）黑神散

【来源】《太平惠民和剂局方》

【方歌】 黑神散中熟地黄　　归芍甘草桂炮姜
　　　　　蒲黄黑豆童便酒　　消瘀下胎痛逆忘

【组成】 熟地黄、当归尾、赤芍、蒲黄、肉桂、干姜、炙甘草各四两（各120g），黑豆半升（15g）。

【用法】 上为散，每服二钱（6g），温酒调下。原方用酒和童便各半盏同煎后调服。

【功用】 消瘀行血，下胎。

【主治】 产后恶露不尽，或攻冲作痛，或脐腹坚胀撮痛，以及胞衣不下，胎死腹中，产后瘀血等。

【证治机制】 产后败血瘀滞不下，则新血不能自生；且瘀血阻滞，气机不畅，攻冲作痛，或脐腹坚胀撮痛；瘀血阻滞经络，新血不得归经，是故产后恶露不净。故血瘀不行为本方主证。

【方义分析】 方用蒲黄、黑豆去瘀行血为君。熟地黄、当归尾、赤芍养血和血，肉桂、干姜温通血脉，共为臣药。佐以炙甘草甘缓益气，童便散瘀而引血下行。酒引药入血分而通经络为使。

【临床运用】 本方为通用预防性药，对一般产后体虚者颇为实用。如出现寒热虚实的其他病变，应随症加减，不可拘泥于一方而治万病。

【案例举隅】

（1）产后腹胀案：孙康泰内人，产后一日，畏寒发热，恶露不下，满腹作胀，手不可按，二便俱闭，胸紧气迫。危急邀视，知为产后受寒所致，盖血得寒则凝泣而不行，非温不通，先与失笑散二钱，次进黑神散，重用姜桂，加漆渣、山楂，急煎与服。顷刻小水先利，污水随下，腹始稍宽，气始稍平。是晚再进一剂，大便甚通。次日泄泻不止，腹痛口渴，当斯时也，于泄宜补，于痛宜通，是通补两难立法。询知临产，食鸡汤过多，缘腹中所蓄瘀血，今得温通，腹中宣畅，恶露已从前阴而下，食滞又从后阴而出，津液暴失，宜乎口渴，然喜脉无洪大，神不昏迷，许以无忧。但身中之津液下泄，精气不腾之症，当从釜底暖蒸，庶几氤氲彻顶，疏与苓桂、骨脂、姜炭、木瓜、甘草，投之渴泻腹痛俱止。（《得心集医案》）

（2）辨证思路：患者临产前过食鸡汤，又加产后用力及失血。用力则伤脾，脾虚则鸡汤之物不得运化，停于中焦，中气不运则气机痞塞不通，故见满腹作胀、胸紧气迫。血虚则生寒，寒则经脉不畅，阳气不行，故恶露、瘀血亦不下。所以畏寒发热者，未必源于外感，盖气郁则发热，血虚则畏寒。

（五）清魂散

【来源】 严用和 《济生方》

【方歌】 清魂散用泽兰叶　　人参甘草川芎协
　　　　荆芥理血兼祛风　　产中昏晕神魂贴

【组成】 泽兰叶、人参各一钱（各3g），炙甘草各三分（各1g），川芎五分（1.5g），荆芥一钱（3g）。

【用法】 上为末，每服一至二钱（3～6g），温酒、热汤各半盏调服。同时可用醋喷在炭火上，取烟熏鼻。

【功用】 益气血，散外邪。

【主治】 产后恶露已尽，气血虚弱，感冒风邪，忽然昏晕不知人事。

【证治机制】 产后气血虚弱，血海空虚，阴血不足，感受风邪，正气奋起抗邪，阴阳之气不相顺接，故发晕厥。

【方义分析】 方中人参为君，大补元气；臣以川芎、泽兰叶养血，荆芥疏散风邪；甘草补气和中为佐使，且以清酒引药入血分。

【临床运用】 本方具有补益气血、疏散风邪之功，可以治疗产后气血不足、外感风邪、忽然晕厥之证。

【案例举隅】

（1）血迷案：柴屿青治侍御李符千大令媳，半产，大汗发晕，昏不知人（即血迷也）。他医立方，俱不敢服，符千乃徒步邀视，先令其以韭叶斤许捣烂，用好醋炒之，乘热熏鼻。少苏，用清魂散，加童便黄酒服之，调理旬日而安。（《续名医类案》）

（2）辨证思路："阳气者，烦劳则张"，患者用力及大汗，失血，阴血虚少而阳气暴亢，充塞诸窍，故见突然神昏不知人。韭醋之气皆急而能通，乘热熏之，则充塞之气得散，故神清，而后以清魂散补益气血收功。

（六）羚羊角散

【来源】 严用和 《济生方》

【方歌】 羚羊角散杏薏仁　防独芎归又茯神
　　　　酸枣木香和甘草　子痫风中可回春

【组成】 羚羊角（现代用水牛角代）一钱（3g），独活、防风、川芎、当归、炒酸枣仁、茯神、杏仁、薏苡仁各五分（各1.5g），木香、甘草各二分半（各0.75g）。

【用法】 加生姜五片，水煎服。

【功用】 清热镇痉，活血安胎。

【主治】 妊娠中风，头项强直，筋脉挛急，言语謇涩，痰涎不利，或抽搐，不省人事的子痫证。

【证治机制】 诸风掉眩，皆属于肝。正气亏虚，风邪乘虚入中，气血痹阻，络脉不通，筋失所养，故头项强直、筋脉挛急；加之血弱不能养筋，故言语謇涩。由于风性主动，善行数变，风中经络，不拘一经，变化多端。故治宜疏风清热、活血安胎，兼补养气血安神之法。

【方义分析】 方用羚羊角（水牛角）平肝熄风，镇痉为君；臣以酸枣仁、茯神宁心安神，当归、川芎活血安胎，独活、防风散风邪；佐以杏仁、木香清肺和胃，薏苡仁调脾胃而舒痉挛，甘草益气和中为佐使药。

【临床运用】 本方主要是为子痫而设。有疏风清热、活血安胎、兼补养气血安神之效。适用于妊娠中风，头项强直，筋脉挛急，言语謇涩，或抽搐，不省人事的子痫证。

【案例举隅】

（1）妊娠抽搐案：一妊妇因怒卧地，良久而苏，吐痰发搐，口噤项强。用羚羊角散渐愈，更用钩藤散始痊，又用归脾汤而安。(《续名医类案》)

（2）辨证思路：患者妊娠时本耗气血，血虚则肝失所养，又加之大怒，肝气暴亢，而发风痉。

（七）当归生姜羊肉汤（附：当归羊肉汤，千金羊肉汤）

【来源】 张仲景 《金匮要略》

【方歌】 当归生姜羊肉汤　　产后腹痛蓐劳匡

　　　　亦有加入参芪者　　千金四物甘桂姜

【组成】 当归三两（9g），生姜五两（15g），羊肉一斤（48g）。

【用法】 水煎服。

【功用】 温中补虚，祛寒止痛。

【主治】 妇人产后腹中㽲痛，以及产后气血皆虚，发热自汗，肢体疼痛的蓐劳证。

【证治机制】 产后血虚有寒，寒性收引凝滞，故妇人产后腹中㽲痛；或气血两虚，气虚不能固表，故发热自汗。

【方义分析】 方用当归养血调营为君。生姜温气散寒；羊肉辛热，大补气血共为臣药，共奏温中补虚、祛寒止痛之功。

【临床运用】 本方可用于产后虚弱、虚痛、神经衰弱、贫血等。

【附方】

（1）当归羊肉汤（《济生方》）：黄芪一两（6g），人参、当归各七钱（各5g），生姜五钱（3g），羊肉一斤（100g）。用法：水煎服。功用：补益气血，祛寒止痛。主治：蓐劳。

（2）千金羊肉汤（《千金要方》）：干地黄五钱（15g），当归、芍药、生姜各三钱（各9g），川芎二钱（6g），甘草、肉桂各一钱（各3g）。用法：水煎服。功用：养血补虚，散寒止痛。主治：产后身体虚赢，腹中绞痛，自汗出。本方还可治气滞寒凝之寒疝，腹中痛，胁痛里急。

【案例举隅】

（1）少腹绞痛案：周吉人先生内人，冬月产后，少腹绞痛，诸医称为儿枕之患，去瘀之药，屡投愈重，乃至手不可触，痛甚则呕，二便紧急，欲解不畅，且更牵引腰胁俱痛，势颇迫切。急延二医相商，咸议当用峻攻，庶几通则不痛。余曰：形羸气馁，何胜攻击？乃临产胎下，寒入阴中，攻触作痛，故亦拒按，与中寒腹痛无异。然表里俱虚，脉象浮大，法当托里散邪。但气短不续，表药既不可用，而腹痛拒按，补剂亦难遽投。仿仲景寒疝例，与当归生姜羊肉汤，因兼呕吐，略加陈皮、葱白，一服微汗而愈，得心应手之妙，不知其然而然者有矣。（《得心集医案》）

（2）辨证思路：患者于冬日产后，患少腹绞痛之病。痛甚则呕，二便急而不畅，脉象浮大。应为失血之后，在表之营卫不足，感于冬日之寒，在表则见脉浮。表虚不能抗邪，故不见发热。寒气由表渐及于里，停于太阳、阳明，导致二便不畅，邪在阳明，故令脉大。腰胁俱痛者，寒凝血瘀之故。

（八）达生散（附：紫苏饮）

【来源】 朱丹溪　《丹溪心法》

【方歌】　达生紫苏大腹皮　　参术甘陈归芍随
　　　　　　再加葱叶黄杨脑　　孕妇临盆先服之
　　　　　　若将川芎易白术　　紫苏饮子子悬宜

【组成】　当归、芍药、人参、白术、陈皮、紫苏各一钱（各3g），炙甘草二钱（6g），大腹皮三钱（9g）。

【用法】　上为粗末，加青葱五叶，黄杨脑子（即叶梢）七个，或加枳壳、砂仁，水煎服。

【功用】　补气养血，顺气安胎。

【主治】　气血虚弱，胎产不顺。

【证治机制】　气血虚弱，因虚生瘀，气机不畅，以致胎产不顺。

【方义分析】　气血虚弱为本方主证。方用人参补气，当归养血为君。白术、炙甘草、芍药助君补益气血为臣。佐以紫苏、大腹皮、陈皮、葱叶疏利壅滞，黄杨木顺产。

【临床运用】　达生散又名束胎散。随症加减，如夏季加黄芩；春季加川芎；气虚倍用人参、白术；气滞加香附，倍用陈皮；血虚倍用当归，加地黄；形实倍紫苏；湿痰加滑石、半夏；食积加山楂；腹痛加木香、肉桂。

【附方】

紫苏饮（《普济本事方》）：当归三钱（9g），芍药、大腹皮、人参、川芎、陈皮各半两（各15g），紫苏一两（30g），炙甘草一钱（3g）。水煎服。功用：顺气和血，安胎止痛。主治：子悬胎气不和，胀满疼痛；兼治临产惊恐，气结连日不下。

【案例举隅】

（1）子悬案：程文彬治一孕妇，怀七月，胸膈饱闷气喘，忽吐一物。如小肠寸许，举家惊疑其胎烂。程至诊得寸口脉洪滑，知其气血少，胎气逆上，中焦素有湿热，湿生痰，知所吐之物乃痰结聚，病名子悬。以紫苏饮，加芩连贝母十剂获愈。（《奇症汇》）

（2）辨证思路：患者脉洪而滑，滑脉主痰，洪脉主热，痰阻则气机不通，故胸膈饱闷，热盛则气逆，故见气喘。久则痰随上逆之气而出，故忽吐凝痰。

（九）参术饮

【来源】 朱丹溪 《丹溪心法》

【方歌】 妊娠转胞参术饮　　芎芍当归熟地黄
　　　　　炙草陈皮兼半夏　　气升胎举自如常

【组成】 当归、人参、白术、甘草、熟地黄、川芎、白芍、陈皮、半夏各9g。

【用法】 加生姜，水煎服。

【功用】 补益气血，升气举胎。

【主治】 妊娠转胞，脐下急痛，小便频数或不通。

【证治机制】 妊娠女性气血虚弱为本方主证。痰饮壅滞，胎位压迫胞室（即膀胱）致脐下急痛，小便不利为次要症状。

【方义分析】 方用人参、熟地黄益气养血为君。臣以白术健脾燥湿，当归、白芍养血和营。佐以川芎活血行气，陈皮、半夏消痰化饮。甘草益气和中，调和诸药为使。诸药合用，使气得升降，胎位正常，胞室不受压迫。

按：本方即八珍汤去茯苓补益气血而不引气下行，再加陈皮、半夏而成。原方未著剂量。

【临床运用】　本方有补益气血、升气举胎之功。凡属气血两虚，清阳下陷所致的妊娠转胞，脐下急痛，小便不利皆可为本方所宜。

【案例举隅】

（1）小便不通案：近吴宅宠人患此，脉似涩，重则弦。予曰：此得之忧患。涩为血少气多，弦为有饮。血少则胎弱不能举，气多有饮，中焦不固而溢，则胎避而就下。乃以上药与饮，随以指探吐，候气定，又与之而安。此恐偶中，后治数人皆效。（《续名医类案》）

（2）辨证思路：患者病小便不通。脉涩而弦，脉涩则血少，弦则有寒饮，饮停则清气不升，浊气上逆。"肺通调水道，下输膀胱"，今气逆而上，则肺气不得下输，故膀胱不开，小便不通，此与转胞之病不同。由此可见，此方不独治转胞之病。

（十）牡丹皮散

【来源】　陈自明　《妇人大全良方》

【方歌】　牡丹皮散延胡索　　归尾桂心赤芍药
　　　　　牛膝棱莪酒水煎　　气行瘀散血瘕削

【组成】　牡丹皮、延胡索、当归尾、桂心各一两（各30g），牛膝、赤芍、莪术各二两（各60g），三棱一两半（45g）。

【用法】　上为粗末，每次三钱（9g），水酒各半煎服。

【功用】　化瘀行滞。

【主治】　血瘕。心腹间攻冲走注作痛，痛时见硬块，移动而不固定。

【证治机制】　血瘕为瘀血凝聚所致。瘀血阻滞，则心腹间攻冲走注作痛，痛时见硬块，移动而不固定。

【方义分析】　方以牡丹皮活血散瘀为君。臣以赤芍、当归尾养血活血，三棱、莪术、延胡索消瘀散结并行气，牛膝活血并引血下行，桂心温通血脉。使以酒引药入血分。诸药合用能行血中气滞、气中血滞，使气血周流，经脉通畅，瘀血可散。

【临床运用】　本方有化瘀行滞之功，可用于血瘕。以心腹间攻冲走注作痛，痛无定处为辨证要点。

【案例举隅】

（1）血瘕案：桃源赵（妇），经阻腹痛，结块如核，按之则坚，推之移易能动，此瘀血凝聚成瘕。痛久阳虚怯寒，阴虚骨蒸，心惕怔忡，业延

半载。幸谷食可餐，生气未衰，作中流之砥柱。理服牡丹皮散加鸡血藤膏、太子参，一消一补，方能却病。(《临症经应录》)

（2）辨证思路：患者病腹中结块，推之能动，故知为瘕聚之病。此乃瘀血结聚所致，结块阻塞经脉，不通则痛，故令经阻腹痛。血者，阴也，血虚则生虚热，兼心失所养，故心惕怔忡，骨蒸发热。

（十一）固经丸

【来源】 李梴 《医学入门》

【方歌】 固经丸用龟板君　　黄柏樗皮香附群
　　　　 黄芩芍药酒丸服　　漏下崩中色黑殷

【组成】 黄柏炒，三钱（9g），黄芩炒，一两（30g），椿根皮七钱半（22.5g），白芍炒，一两（30g），龟板炙，一两（30g），香附二钱半（7.5g）。

【用法】 上为末，酒糊丸，空心，温酒或白汤下五十丸（6g）（现代用法：丸剂，每次6～9g，每日2次；汤剂，水煎服，用量按原方比例酌定）。

【功用】 滋阴清热，固经止血。

【主治】 阴虚血热之崩漏。经血过多或过期不止或崩中漏下，血色深红或紫黑稠黏，手足心热，腰膝酸软，舌红，脉弦数。

【证治机制】 《素问·阴阳别论》曰："阴虚阳博谓之崩。"本方主治之证由阴虚内热所致。肝肾阴虚，相火炽盛，迫血妄行，故经血过多，过期不止，血色深红或紫黑稠黏。阴虚火旺，则手足心热、腰膝酸软。治宜滋阴清热，固经止血。

【方义分析】 本方为阴虚内热之崩漏而设。方中重用龟板咸甘，性平，可滋养肝肾、潜阳制火。《丹溪心法》曰："龟甲补阴，乃阴中之至阴也。"《神农本草经》又云其"主漏下赤白"。白芍酸苦微寒，敛阴益血以养肝，与龟板合用，可收肝肾并补之功，共为君药。黄芩清热泻火以止血，《本经》谓其"主崩中下血"；黄柏泻火坚阴，既助黄芩清热，又助龟板降火，共为臣药。椿根皮苦涩而凉，固涩止血；香附辛苦微温，既理气调经，又防寒凉太过而止血留瘀，共为佐药。诸药合用，共奏滋阴清热、固经止血之功。

本方配伍特点有二，一是滋补阴血辅以苦寒清泄，意在壮水制火；二是苦涩寒凉佐使辛温行散，功在涩而不滞。

【临床运用】

（1）本方治疗阴虚火旺，冲脉不固之月经过多或崩漏的常用方。以血色深红或紫黑稠黏，舌红，脉弦数为辨证要点。

（2）若内热不甚者，可减少黄芩、黄柏的用量，或去黄芩；出血日久者，酌加墨旱莲、茜草炭、地榆炭等涩血止血。

（3）常用于功能失调性子宫出血、人工流产术后月经过多、慢性附件炎、盆腔炎等属阴虚内热者。

【案例举隅】

（1）崩漏下血案：沈，癸水淋漓不断，色紫腰酸，纳减，神思疲乏，脉濡，头痛偏右，晨起面浮而肿，兼之伤风咳嗽。宜择要者先治。

归身（三钱）广藿梗（二钱）桑叶（三钱）煅瓦楞壳（一两，先煎）赤芍（三钱）前胡（三钱五分）蔓荆子（三钱）川断（三钱，盐水炒）固经丸（三钱，绢包）牛蒡（三钱）白蒺藜（四钱）泽泻（三钱）（《曹沧洲医案》）

（2）辨证思路：患者经期经水淋漓不断，色紫，为阴虚火旺之冲脉不固。伴有腰膝酸软，纳减，神思疲乏，脉濡，晨起头面浮肿者，为脾肾亏虚，气化失司，导致水溢四肢。此外，患者伴有伤风咳嗽，故选用固经丸滋阴清热，固经止血治疗崩漏下血，配以藿梗、桑叶、前胡、蔓荆子、牛蒡子之类疏风清热，川断补益肝肾、行血止血。泽泻利水渗湿，泻热以除水肿。

（十二）柏子仁丸

【来源】 陈自明 《妇人大全良方》

【方歌】 柏子仁丸熟地黄　　牛膝续断泽兰芳

　　　　　卷柏加之通血脉　　经枯血少肾肝匡

【组成】 柏子仁、牛膝、卷柏各五钱（各15g），泽兰、续断各二两（各60g），熟地黄一两（30g）。

【用法】 上为细末，炼蜜为丸，梧桐子大，每服三十丸（9g），空腹米汤送下。

【功用】 养心安神，补血通经。

【主治】 女子血少神衰，形体羸瘦，月经停闭。

【证治机制】 阴血不足，心失所养则心悸神疲；阴亏血少，虚火扰心则见虚烦失眠；阴血不足，肝肾功能失调则闭经。阴血不充为本方主证，血脉不充，血行迟缓而致瘀为兼证。

【方义分析】 方用柏子仁养心安神为君。臣以熟地黄、牛膝、续断补肝肾益冲任。佐以卷柏、泽兰活血通经。

【临床运用】 本方为治疗血少经闭的方剂，主要为心肝肾三精失养致使血瘀经闭而设，以女子血少神衰，月经停闭为主证。

【案例举隅】

（1）燥咳似痨案：病者：室女朱姓，年十五岁，住南门外朱家（土夭）。病名：燥咳似痨。原因：内因肝郁经闭，外因时逢秋燥，遂病干咳不止，专门产科作郁痨治，服过逍遥散加减，已十余剂。病势增剧，来延予治。症候：面黄肌瘦，唇燥咽干，懒言神倦，便结溲赤，夜间潮热，逢寅卯时，燥咳无痰，胸胁串疼，至天将明，寐时盗汗出而身凉，经停三月，饮食渐减。诊断：脉右浮涩，左沉弦涩，按之尚有胃气，舌红兼紫。此由肝郁气窒，以致血瘀，瘀血化火，冲肺作咳，似痨嗽而尚非真痨也。

疗法：姑先用解郁养营，以消息之。

处方：瓜蒌仁三钱，炒　干薤白钱半　焦山栀二钱　粉丹皮钱半　真新绛钱半　苏丹参三钱　京川贝三钱，去心　广郁金二钱，磨汁，冲　地骨皮露一两，分冲。

次诊：连服三剂，二便通畅，饮食大增，潮热盗汗渐减，脉象亦渐流利，解郁养营，幸中病机。惟咳久不止，恐将成痨。再照前方去蒌、薤，加归身一钱，鲜生地五钱，外用紫菀噙化丸三粒，以通降之。

三诊：三剂后潮热盗汗已止，干咳十减八九，面黄渐润，精神颇振，脉亦渐起而流利，舌紫亦退，转为红活。仍用前方，煎送当归龙荟丸钱半，仲景䗪虫丸钱半。

四诊：连进四剂，诸恙俱痊，寝食精神复旧。惟少腹隐隐作痛，此经水将通之候，脉象流利，两尺尤滑，其明征也。改用寇氏泽兰汤合柏子仁丸加减。连进四剂，经通脉和，寝食俱增而痊。(《全国名医验案类编》)

（2）辨证思路：患者起初因肝郁气滞以致血瘀，瘀血化火，冲肺作咳而见结溲赤，夜间潮热盗汗，燥咳无痰，胸胁串疼，故应先舒畅其气，故首用瓜蒌仁、干薤白以宣通上焦之气郁。郁久必从火化，内应乎肝，故继入当归龙荟丸合仲景大黄䗪虫丸直泻肝经之郁火以通其经。迨郁解火清，经水有流动之机，唯少腹隐隐作痛，然后用柏子仁丸温通消瘀因其势而利导之。

增　辑

（一）交加散

【来源】　陈自明　《妇人大全良方》

【方歌】　交加散用姜地捣　　二汁交拦各自妙

　　　　　姜不辛散地不寒　　产后伏热此为宝

【组成】　生姜十二两（360g），生地黄一两（30g）。

【用法】　各捣取汁，再将生姜汁拌生地黄渣，生地黄汁拌生姜渣，焙干研末，每服三钱（9g），温酒调下。

【功用】　滋阴清热，温中去寒，调和气血。

【主治】　妇人气血不和，腹痛结瘕，以及产后血虚，伏热不解。

【证治机制】　气血不和，感受寒邪，寒性收引，则腹痛结瘕；或产后血虚，虚火内扰，身热不解。

【方义分析】　气血不和或血虚伏热为本方主证。方用生地黄清热、凉血、滋阴；生姜温中散寒；两药相伍，则生地黄滋阴清热而不寒，生姜温中去寒而不辛不燥，均为君药而互为佐制。

【临床运用】　本方有滋阴清热、温中去寒、调和气血之功，可治疗气血不和的腹痛或产后血虚，伏热不解。

【案例举隅】

（1）血瘀发热案：王　向有淋带，月前血崩，崩止淋带不断，少腹板痛，脉象细数，身发寒热。脾胃大虚。此血瘀未尽，复兼肝气夹寒也。法当通补。鲜生地黄渣（姜汁炒焦）、当归炭、荆芥炭、杜仲、陈皮、生姜渣（鲜地汁炒焦）、香附炭（醋炒）、香谷芽。(《环溪草堂医案》)

（2）辨证思路：患者病带下淋沥，曾病血崩后崩止。现症少腹板痛，脉象细数，身发寒热。脉细数，主阴虚而有热。少腹板痛，多为血瘀所致。故此可知，此病为血瘀所致，瘀血阻滞则血不循经，故见血崩。血行不畅，则带脉失于温阳而生寒，遂见带下淋沥。血虚则生寒，气血瘀滞，郁而化热，故又兼身发寒热。

（二）天仙藤散

【来源】　陈自明　《妇人大全良方》

【方歌】　天仙藤散治子气　　香附陈甘乌药继

再入木瓜苏叶姜　　足浮喘闷此方贵

【组成】　炒天仙藤、炒香附、陈皮、炙甘草、乌药各等分。

【用法】　上为末，每服三钱（9g），加木瓜、紫苏叶、生姜各三片，水煎服。

【功用】　调气活血，疏表除湿。

【主治】　子气。症见妇人妊娠足肿，喘闷妨食，甚则脚趾出黄水。

【证治机制】　冲任二经感受风邪，水道不利，症见妇人妊娠足肿；水气上泛肺胃，肺失宣降则见喘闷；胃气上逆则不欲饮食或呕吐。

【方义分析】　方用天仙藤疏气活血，除血中风气为君。臣以香附、陈皮、乌药调畅郁气，气畅则水道自利；木瓜除湿利筋骨。佐以甘草和中益气；紫苏、生姜疏表散风，兼以和胃。

【临床运用】　本方为治疗妊娠后期妊娠女性下肢渐进性水肿的方剂，以妊娠足肿、喘闷为辨证要点。

【案例举隅】

（1）子肿案：女，25岁。三月。余姚。怀孕五月，下肢浮肿，小溲短少，头晕身重，胸闷腹胀。脉缓滑，苔白薄。症属子肿。治当健脾利水，理气安胎。

天仙藤三钱　带皮苓四钱　苏梗二钱半　清炙桑白皮三钱　炒陈皮钱半　冬瓜皮四钱　大腹皮三钱　炒白术二钱半　广木香八分　泽泻三钱　生姜皮钱半　阳春砂钱半杵，后下。

二诊：小溲增多，下肢浮肿渐消，胸闷腹胀得宽，头晕亦轻。仍步前方加减。

天仙藤三钱　带皮苓四钱　炒陈皮钱半　炒晒术二钱半　苏梗二钱　冬瓜皮四钱　桑寄生三钱　米炒上潞参三钱　泽泻三钱　炒杜仲三钱　生姜皮一钱　阳春砂一钱杵，后下。（《叶熙春医案》）

（2）辨证思路：患者妊娠5个月，见下肢浮肿、小溲短少、头晕身重、胸闷腹胀。太阴司胎，脾虚失其健运则，水谷之湿内聚，外溢皮肤而成肿。故宗天仙藤散合五皮饮，天仙藤散可调气活血、疏表除湿，兼加五皮饮行气化湿、利水消肿。诸药合用，旨在健脾利湿、理气安胎，脾得运则水自行，气得调则胎自安。

（三）白术散

【来源】 王贶 《全生指迷方》

【方歌】 白术散中用四皮　　姜陈苓腹五般奇

　　　　　妊娠水肿肢浮胀　　子肿病名此可医

【组成】 白术一钱（3g），生姜皮、陈皮、茯苓皮、大腹皮各五分（1.5g）。

【用法】 共研细末，米汤送下。

【功用】 健脾化湿，行气利水。

【主治】 子肿。症见妇人妊娠后期，面目四肢浮肿。

【证治机制】 妊娠后期，脾虚生湿，湿邪泛溢肌肤，则见面目、四肢浮肿。

【方义分析】 脾虚水湿泛滥为本方主证。方用白术健脾制水以治本为君。生姜皮、陈皮行气疏表使水从毛窍而出；大腹皮、茯苓皮下气行水使水从小便而出，治标而共为臣药。

按：子肿为脾虚不能制水，水湿泛滥致面目四肢俱肿；子气为冲任风气，水道不利而致，仅见足肿。临症当区别。

【临床运用】 本方有健脾化湿，行气利水之功，可用于妇人妊娠后期，面目、四肢浮肿的子肿。

【案例举隅】

（1）心痛案：薛立斋治一妊妇心痛，（非真心痛也。）烦热作渴，用白术散即愈。（《续名医类案》）

（2）辨证思路：患者初病心痛，烦热作渴，故知此病非真心痛，因真心痛，乃寒凝心脉，定无烦热之象。心下乃胃之所在，中焦停饮不化，故见口渴；水饮上凌于心，故见心痛。

（四）竹叶汤

【来源】 王肯堂 《证治准绳》

【方歌】 竹叶汤能台子烦　　人参苓麦茯苓存

　　　　　有痰竹沥宜加入　　胆怯闷烦自继根

【组成】 人参五分（1.5g），麦冬一钱半（4.5g），茯苓、黄芩各一钱（各3g），淡竹叶十片（6g）。

【用法】 水煎服。

【功用】 清心除烦，泻火安胎。

【主治】 子烦。症见妇人妊娠心惊胆怯，终日烦闷。

【证治机制】 心胆火旺，内扰心神则心惊胆怯，终日烦闷。

【方义分析】 方用竹叶清心除烦为君。臣以黄芩泻火安胎，茯苓宁心，麦冬凉肺。佐以人参补气。

【临床运用】 本方有清心除烦、泻火安胎之功，可治疗心胆火旺所致的子烦。若因停痰积饮，阻滞胸膈而致者，当用二陈汤或温胆汤。

（五）紫菀汤

【来源】 陈自明 《妇人大全良方》

【方歌】 紫菀汤方治子嗽　　天冬甘桔杏桑会
　　　　　更加蜂蜜竹茹煎　　孕妇咳逆此为最

【组成】 紫菀、天冬各一钱（各30g），桔梗五分（15g），炙甘草、杏仁、桑白皮各三分（各9g），淡竹茹二分（6g）。

【用法】 加蜂蜜，水煎服。

【功用】 清火润肺，降气止嗽。

【主治】 子嗽。症见妊娠咳嗽，津血不足，失于濡润。

【证治机制】 肺为清虚之脏，津血不足，肺失濡润，郁火上炎可见妊娠咳嗽。

【方义分析】 方用紫菀润肺下气，消痰止咳为君。臣以天冬清肺抑火，滋阴润燥；竹茹清热消痰；桑白皮清泻肺火；桔梗祛痰止咳；杏仁降气除痰；白蜜润肺。使以甘草调诸药。

【临床运用】 本方具有清火润肺、降气止嗽之功。可用于津血不足，肺失濡润之子嗽。

（六）失笑散（附：独圣散）

【来源】《太平惠民和剂局方》

【方歌】 失笑蒲黄及五灵　　晕平痛止积无停
　　　　　山楂二两便糖入　　独圣功同更守经

【组成】 五灵脂酒研，淘去沙土、蒲黄炒香，各等分（各6g）。

【用法】 上为末，先用酽醋调二钱熬成膏，入水一盏，煎七分，食前热服（现代用法：共为细末，每服6g，用黄酒或醋冲服，亦可每日用6～12g，用纱布包煎，作汤剂服）。

【功用】 活血祛瘀，散结止痛。

【主治】 瘀血疼痛证。心腹刺痛，或产后恶露不行，或月经不调，少腹急痛等。

【证治机制】 本方所治诸症，均由瘀血内停，脉络阻滞，血行不畅所致。瘀血内停，脉道阻滞，不通则痛，故见心腹刺痛，或少腹急痛；瘀阻胞宫，脉道阻滞，则月经不调，或产后恶露不行。症以痛为主，因瘀所致，故治宜活血、祛瘀、止痛。

【方义分析】 方中五灵脂苦咸甘温，入肝经血分，功擅通利血脉，散瘀止痛；蒲黄甘平，行血消瘀，《本经》谓其"消瘀血"，《本草纲目》谓其"凉血活血，止心腹诸痛"，炒用能止血，使之攻而勿伐，两者相须为用，为化瘀、散结、止痛的常用配伍。调以米醋，或用黄酒冲服，乃取其活血脉，行药力，化瘀血，以加强五灵脂、蒲黄活血止痛之功，且制五灵脂气味腥臊。诸药合用，药简力专，共奏祛瘀止痛、推陈出新之功，使瘀血除，脉道通畅，则诸症可解。前人运用本方，患者每于不觉中，诸症悉除，不禁欣然而笑，故以"失笑"名之。

【临床运用】

（1）本方是治疗瘀血所致多种疼痛的基础方，尤以肝经血瘀者为宜。临床应用以心腹刺痛，或妇人月经不调，少腹急痛等为辨证要点。胃气虚弱者慎用，本方妊娠女性禁用，脾胃虚弱及妇女月经期慎用。

（2）若瘀血甚者，可酌加当归、赤芍、川芎、桃仁、红花、丹参等，以加强活血祛瘀之力；若兼见血虚者，可合四物汤同用，以增养血调经之功；若疼痛较剧者，可加乳香、没药、延胡索等，以化瘀止痛；兼气滞者，可加香附、川楝子，或配合金铃子散，以行气止痛；兼寒者，加炮姜、艾叶、小茴香，以温经散寒。

（3）本方常用于痛经、冠心痛、高脂血症、异位妊娠、慢性胃炎等，证属瘀血停滞者。

【附方】

独圣散（《医宗金鉴》）：山楂二两（6g）。用法：水煎，加童便、砂糖服。功用：去胞中瘀血。主治：产后心腹绞痛。

【案例举隅】

（1）气喘案：汪石山曰，余一日庄居，一乡人踵门哀恳。道其妻产后，数喘促不能卧。痰与血交涌而上，日夜两人扶坐。才侧身壅绝，乞救疗之。余以意度，新产后，血气脾胃大虚顿损，故虚痰壅盛。而败血乘之。犀角六君子加失笑散。一服痰血俱下。喘亦立止。次日来谢云。诸病皆去。止不能食耳。与参苓白术散调理全愈。（《古今医案按》）

（2）辨证思路：患者于产后发气喘之病。盖因产后瘀血未除，肝主藏血，且主司血海，血瘀则令肝气不畅，肝郁而气逆，发为喘咳，与《黄帝内经》"血在胁下，令人喘咳逆气"之理相近。肝气克脾则生湿，加之喘逆气行不畅则津停，故生痰涎。瘀血致令血不循经，痰血随气逆而出，故见咳吐痰血。

（七）如圣散（附：升阳举经汤）

【来源】　王肯堂　《证治准绳》

【方歌】　如圣乌梅棕炭姜　　　三般皆煅漏崩良

　　　　　　升阳举经姜栀芍　　　加入补中益气尝

【组成】　乌梅、棕榈各一两（各30g），干姜一两半（45g）。

【用法】　煅成炭，研末，每服二钱（6g），乌梅汤送下。

【功用】　敛血止血，止崩漏。

【主治】　崩漏不止，血色淡而无血块。

【证治机制】　冲任虚寒，冲任虚寒，胞宫瘀阻。症见妇女崩漏，血色淡而无血块。

【方义分析】　方中棕榈炭涩能止血，乌梅酸能收敛，共为君药。臣以干姜温能守中。烧成炭，能止血，故均煅黑。

【临床运用】　本方用于冲任虚寒，胞宫瘀阻所致的崩漏不止，以下血色淡而无血块为辨证要点。

【附方】

升阳举经汤（《医方集解》引李东垣方）：黄芪一钱五分（4.5g），炙甘草五分（1.5g），人参、陈皮、升麻、柴胡、白术各三分（各0.9g），当归三分（0.6g），白芍、黑山栀、生姜、大枣各三分（各0.9g）。水煎服。功用：升阳补气，和营清火。主治：劳伤脾弱，气虚不能摄血之崩漏，并见身热、自汗、短气、倦怠、懒食等。

【案例举隅】

（1）崩漏案：王执中治皮匠妻，患血崩两月，饮食不进，与镇灵丹服，少减而未断。因检得《耆域方》如圣散，用棕榈、乌梅、干姜各一两，令烧存性为末，每服二钱，食前乌梅汤调下，合一剂与服而疾平。患甚者，不过三服。（《续名医类案》）

（2）辨证思路：此血崩乃冲任不固所致，冲脉为诸经之血海，而血统于脾，而藏于肝。故此患者血下不止，应由肝脾不统摄、藏血所致。

（八）生化汤（附：猪蹄汤）

【来源】 傅青主 《傅青主女科》

【方歌】 生化汤宜产后尝　　归芎桃草炮姜良
　　　　　　倘因乳少猪蹄用　　通草同煎亦妙方

【组成】 全当归八钱（24g），川芎三钱（9g），桃仁去皮尖研，十四粒（6～9g），干姜炮黑，五分（2g），炙甘草五分（2g）。

【用法】 黄酒、童便各半煎服（现代用法：水煎服，或酌加黄酒同煎）。

【功用】 养血活血，温经止痛。

【主治】 血虚寒凝，瘀血阻滞证。产后恶露不行，小腹冷痛。

【证治机制】 恶露是产后阴道排出的瘀浊败血，为正常现象。但因妇人产后，体虚极易感受寒邪，若寒凝血瘀，则恶露不行，瘀阻胞宫，不通则痛，故小腹疼痛。产后血虚，本当培补；瘀血不去，又当活血，且瘀血不去，则新血不生，故治宜养血活血、去瘀生新、温经止痛。

【方义分析】 本方为治疗产后瘀血腹痛的代表方剂。方中重用全当归补血活血、化瘀生新，为君药。川芎辛散温通、活血行气，为臣药。少佐桃仁活血祛瘀，炮姜温经散寒，寓"寒则泣而不流，温则消而去之"（《素问·调经论》）之理，共为佐药。炙甘草和中缓急，调和诸药，用为佐使。原方用黄酒、童便同煎，乃取其活血化瘀，引败血下行之意。全方配伍得当，寓生新于化瘀之内，使瘀血化新血生，诸症向愈。正如唐容川云："血瘀可化之，则所以生之，产后多用"（《血证论》），故名"生化"。

【临床运用】

（1）本方为妇女产后常用方。临床应用以产后恶露不行，小腹冷痛为辨证要点。但若产后血热而有瘀滞者不宜使用；若恶露过多，出血不止，甚则汗出气短神疲者，当属禁用。

（2）恶露已行而腹微痛者，可以桃仁易山楂；若瘀滞较甚，腹痛较剧者，可加蒲黄、五灵脂、延胡索、益母草等以祛瘀止痛；若小腹冷痛甚，可加肉桂以温经散寒；若气滞明显，加木香、香附、乌药等以理气止痛。

（3）本方常用于产后子宫复旧不良，产后子宫收缩痛，胎盘残留等，证属产后血虚寒凝、瘀血内阻者。

【附方】

猪蹄汤（《太平惠民和剂局方》）：猪蹄一只，通草30g。用法：水煎服。功用：通经下乳。主治：产后乳少。

【案例举隅】

（1）产后发热案：浒关李东阳乃室，年二十六岁。胎怀七月，五月下浣因时热小产。产后热势更甚，头疼胸闷，舌苔糙腻，口渴喜饮，腹中微痛，恶露全无，脉虚大而弦。邪乘虚入，若因壮热而误进寒凉，危在反掌。当以生化汤加味，俾恶露行而热渐退，庶有生机。

当归尾（三钱）　川芎（一钱）　桃仁泥（三钱）　炮姜（四分）　生甘草（六分）　葛根（一钱半）　淡豆豉（三钱）　陈皮（一钱，炒）　炒荆芥（一钱半）　防风皮（一钱半）　元胡索（一钱半，炒）加葱白两枚。前方归、芎、桃、姜、草五味即生化汤也，后六味予增之。

翌日复诊，果然热缓、血下、渴减，解结粪成堆，当进粥两碗。今晨又进如前，小腹尚阵痛，痛则血块随下。仍用前方去葛根、豆豉、防风，加黑豆皮、广木香。再剂而热退血止，神识安静，食饮倍增。继用异功散加归、芎、丹参。五剂，精神愈健。再以八珍汤调理，数剂而瘳。（《竹亭医案》）

（2）辨证思路：患者妊娠7个月，小产时正值五月，气温渐热，故产后热势更甚，出现头疼胸闷、舌苔糙腻、口渴喜饮等热象，因妇人产后体虚，邪乘虚而入，极易感受寒邪。若寒凝血瘀，则恶露不行，瘀阻胞宫，不通则痛，故小腹疼痛。脉象虚大而弦为妇人产后血虚，治当培补。然瘀血不去，则新血不生，故治以生化汤加味，以养血活血、去瘀生新、温经止痛，使恶露行而热渐退。其后热退血止，神志安静，食饮倍增，故用异功散、八珍汤等以养血、益气、健脾、调养为主。

（九）保产无忧方

【来源】 傅青主 《傅青主女科》

【方歌】 保产无忧芎芍归　　荆羌芪朴菟丝依

　　　　　枳甘贝母姜蕲艾　　功效称奇莫浪讥

【组成】 当归酒洗，一钱半（5g），川芎一钱半（5g），炒黑芥穗八分（2.5g），艾叶炒，七分（2g），面炒枳壳六分（2g），炙黄芪八分（2.5g），菟丝子酒炒，一钱四分（5g），羌活五分（1.5g），厚朴姜炒，七分（2g），川贝母去心，一钱（3g），白芍酒炒，一钱二分（4g），甘草五分（1.5g），姜三片。

【用法】 水煎温服。保胎，每月三五服；临产热服，催生。

【功用】 益气养血，理气安胎，顺产。

【主治】 妊娠胎动，腰疼腹痛，势欲小产，或临产时，交骨不开，横生逆下，或子死腹中。

【证治机制】 冲为血海，任主胞胎。若气血虚弱，血虚无以养胎，气虚无力固胎，则妊娠胎动，腰疼腹痛，势欲小产，或临产时，交骨不开，横生逆下，或子死腹中。气血不和致胎动不安或胎位不正为本方主证。

【方义分析】 方用川芎、当归、白芍和血，厚朴、枳壳理气，黄芪补气，共为君药。臣以荆芥、羌活泻肝经气血，贝母寒润并化痰，生姜温中，艾叶暖宫。合方看似杂乱，但安胎催生效甚佳。

【临床运用】 本方与泰山磐石散均能安胎，可治疗堕胎。泰山磐石散补气养血之力强，主治屡有堕胎、滑胎者；本方补气血之力较逊，但有理气顺产之功，主治难产，有未产能安，临产能催之用。

【案例举隅】

（1）养胎案：癸巳春，余寓都门，吾友冯念勤之室，本体素弱，且有腹痛便溏宿症，经水适两月不来，速余往诊。脉象虚细，按左关尺，颇有和滑之致，大似育麟吉兆，主人疑气血太亏，未能受胎，防成虚劳。答曰：脉象已见，为胎无疑。用和中益气法治之。嗣后，阅一月，或两月，必延余诊。余仍前法加减，又阅数月，果举一男。大凡妊娠至三月名始胎，手厥阴心胞络脉养之，此时最易堕胎，不可不慎。缘心经火盛故也。至六七月后，苟非起居不慎，决不小产。再按月服保产无忧汤，一二剂尤妙。（《诊余举隅录》）

（2）辨证思路：患者脉象虚细，然则左手关尺见滑象，尺脉以候肾，

"少阴脉动甚，为妊子"，故知月事不来乃妊娠所致。唯后天脾胃虚怯，脾虚湿盛，而作泄泻，如此则后天化源不足，当补益中气，方能生血而安胎。

（十）泰山磐石饮

【来源】 张景岳 《景岳全书》

【方歌】 泰山磐石八珍全　 去茯加芪芩断联
　　　　再益砂仁及糯米　 妇人胎动可安瘥

【组成】 人参二钱（5～10g），黄芪二钱（10～20g），白术五分（10～15g），炙甘草五分（3～5g），当归一钱（10～15g），川芎八分（3～4g），白芍八分（10～15g），熟地黄八分（10～20g），川续断一钱（10～15g），糯米一撮（10～20g），黄芩一钱（5～10g），砂仁五分（3～5g）。

【用法】 上用水半盅，煎七分，食远服。但觉有孕，三五日常用一服，四月之后方无虑也（现代用法：水煎服）。

【功用】 益气健脾，养血安胎。

【主治】 堕胎、滑胎。胎动不安，或屡有堕胎宿疾，面色萎白，倦怠乏力，不思饮食，舌淡苔薄白，脉滑无力。

【证治机制】 妇女妊娠，胎动不安，虽原因纷繁，但以气血虚弱，肝肾不足，最为多见。以其气虚则不能举胎，血虚则不能养胎，肾虚则胎失固护，故屡有滑胎、堕胎者。面色萎白，倦怠乏力，不思饮食，皆属气虚之象；脉滑本为妊娠之脉，然滑而无力，则为气血已虚之征。当此之时，最宜补气血、养肝肾，固护胎元之法。

【方义分析】 补气血者，八珍汤为主方，但方中之茯苓，乃渗利之品，恐有伤胎气，故去之不用。加黄芪，配人参、白术、炙甘草增强补气健脾之功，且以其升举之性，举胎防堕。方中四物汤补血即以养肝，因肝藏血，肝血足自能滋养胎元。加续断，补肝肾、续筋骨、调血脉，为安胎之要药，《本草汇言》谓其"补续血脉之药也……所损之胎孕非此不安"。与方中熟地黄相伍，俱能补肝肾、固冲任，所以能固胎。胎前多火，故加黄芩以清热安胎。方中多用补养之品，须防其滋腻碍胃，阻滞气机，故加砂仁芳香醒脾，理气和胃，并能安胎。再加糯米，补养脾胃而益胎元。综合全方，乃有补益气血、调养肝肾、安固胎元之效。故为气血虚弱，胎元不固，屡有滑胎、堕胎者之常用方剂。

本方亦由八珍汤加减而成，两者同具益气补血之功。但本方加续断补肝肾、益冲任，黄芪益气升阳以固胎元，黄芩、糯米、砂仁清热养胃安胎，且去茯苓之渗利，而颐养胎元之专剂。

【临床运用】

（1）本方为补虚安胎之常用方剂。临症以体倦乏力，腰酸腹坠，胎动不安，脉滑而无力为辨证要点。

（2）应视气、血、肝、肾亏损之轻重，调剂药量，气虚明显者，重用人参、黄芪；血虚重者，多用熟地黄；肾虚重者，常加山萸肉、刘寄生、杜仲等以滋肾养肝。

（3）常用于先兆流产、习惯性流产等，证属气血两虚者。

【案例举隅】

（1）滑胎案：朱即请以夫人小产数胎为忧，余诊视，脉沉无力，气血两虚。拟以泰山磐石散、千金保胎丸合参，令有孕时服三十剂，果胎安矣。连举二子。（《许氏医案》）

（2）辨证思路：患者数次小产，又兼脉沉无力，主气血不足。此必为妊娠时气血不足，胎儿不得气血充养所致。治当益气健脾、养血安胎，令化源充足，脾土固摄有权，方可令胎动得安。

（十一）抵当丸

【来源】 张仲景 《伤寒论》

【方歌】 抵当丸用桃仁黄　　水蛭虻虫共合方
　　　　　蓄血胞宫少腹痛　　破坚非此莫相当

【组成】 桃仁二十五个（12g），大黄三两（9g），水蛭二十枚（9g），虻虫二十个（9g）。

【用法】 上四味共为细末，捣分四丸。以水一升，煮一丸，取七合服之。晬时（即一昼夜的对头时间）刘渡舟《伤寒论诠解》当下血，若不下者，更服。蓄血不下，再服一丸，以下为度。

【功用】 破血下瘀。

【主治】 下焦蓄血。症见少腹满痛，而小便自利，精神发狂，大便易而色黑，脉沉结。

【证治机制】 瘀热互结于下焦，故少腹满痛；热在血分，与气分无涉，膀胱气化未受影响，故小便自利；心主血脉而藏神，瘀热上扰，故心神不宁，甚则其人如狂，谵语烦躁；瘀热内结，正气未虚，故脉象沉结。

【**方义分析**】　方中水蛭逐恶血，破血痛积聚；虻虫逐瘀血，破血积癥瘕，共为君药。臣以桃仁活血化瘀，大黄荡涤热邪，导瘀血下行。

【**临床运用**】　本方药物组成、功用及主治与抵当汤基本相同，水蛭、虻虫用量较抵当汤轻，汤分三次服，丸分四丸，分四次服，故药力较汤为轻，病情虽重而病久势缓者可用丸。

【**案例举隅**】

（1）伤寒案：凌东阳患伤寒，已经汗下，身体外不热，扪之则热极，不能食而饥不可忍，及强进稀粥，即胀不可任，必用力揉之一二时，始下大腹，甫下，又饥不能支，大便五六日不行，而少腹不硬满。医以汗下身凉，而用开胃养血顺气剂，病日甚。诊之，两寸关浮数，两尺沉数有力，曰：此蓄血症也。因下之太早，浊垢虽去，邪热尚留，致血结成瘀。胃中饥甚者，火也。食即胀者，邪热不杀谷也。揉下仍饥者，胃中空涸，邪热尚在也。法宜清上焦之热，去下焦之瘀，而后议补。或曰：许学士谓血在上则喜忘，血在下则发狂，今云瘀血，何以无此症也？曰：成无己固深于伤寒者也，谓不大便六七日之际，无喜忘如狂之症，又无少腹硬满之候，何以知其有蓄血？盖以脉浮数故也。浮则热客于气，数则热客于血，下后浮数俱去，则病已。如数去而浮仍在，则邪热独留于卫，善饥而不杀谷，潮热及渴也。浮去而数仍在，则邪独留于荣，血热下行，血得泄必便脓血。若大便六七日不行，血不得泄，必蓄在下焦而为瘀，须以抵当汤下之，此前贤之成案也。乃用淡盐汤送抵当丸三钱，取咸走血之意，以去荣中之结热；随浓煎人参汤，调凉膈散五钱，以去卫中之结热。用人参汤者，病久数下，恐元气不能支也。如此两日，结血去，浮热解，饮食进。后以清气养荣汤，调理旬日而愈。（《续名医类案》）

（2）辨证思路：患者身体外不热，扪之则热极，胃中饥甚，然食即胀，为热在胃且邪热不杀谷，因而强进稀粥则胀。大便五六日不行，血不得泄，必蓄在下焦而为瘀，而少腹不硬满为血热互结于下焦，故少腹满痛。两寸关浮数，两尺沉数有力，成无己认为"浮则热客于气，数则热客于血，下后浮数俱去，则病已。如数去而浮仍在，则邪热独留于卫，善饥而不杀谷，潮热及渴也。浮去而数仍在，则邪独留于荣，血热下行，血得泄必便脓血"，当用抵当汤类破血下瘀。咸走血，故用淡盐汤送抵当丸三钱，以去荣中之结热，方中水蛭逐恶血，破血痛积聚；虻虫逐瘀血，破血积癥瘕；共为君药。臣以桃仁活血化瘀，大黄荡涤热邪，导瘀血下行。后调凉膈散去卫中结热，以及恐病久元气大脱补用人参汤。结血去，浮热解，饮食进后用清气养荣汤调理。

（十二）安胎饮子（附：神造汤）

【来源】 王子接 《绛雪园古方选注》

【方歌】 安胎饮子建莲先　　青宁还同糯米煎

神造汤中须蟹爪　　阿胶生草保安全

【组成】 莲子肉、青苎麻根（包）、糯米各三钱（各9g）。

【用法】 水煎，去苎麻根，每早连汤服1次。

【功用】 预防小产。

【主治】 胎动不安，小产。

【证治机制】 相火妄动，胎气不固则胎动不安，小产。

【方义分析】 方用莲子肉清君相之火而固涩为君。苎麻根清瘀热而通子户为臣。佐以糯米补脾。使火清胎固，故能预防小产。

【临床运用】 可用本方治疗相火妄动，胎气不固所致的胎动不安，小产。

【附方】

神造汤（《千金方》）：蟹爪一升（30g），生甘草二尺（9g），阿胶烊化，三两（12g）。水煎顿服。功用：破胞堕胎，除宿血而下死胎。主治：胎死腹中不下。

（十三）固冲汤

【来源】 张锡纯 《医学衷中参西录》

【方歌】 固冲汤中芪术龙　　特蛎海蛸五倍同

茜草山萸棕炭芍　　益气止血治血崩

【组成】 白术炒，一两（30g），生黄芪六钱（18g），龙骨煅，捣细，八钱（24g），牡蛎煅，捣细，八钱（24g），萸肉去净核，八钱（24g），生杭芍四钱（12g），海螵蛸捣细，四钱（12g），茜草三钱（9g），棕边炭二钱（6g），五倍子轧细，药汁送服，五分（1.5g）。

【用法】 水煎服。

【功用】 固冲摄血，益气健脾。

【主治】 脾肾虚弱，冲脉不固证。血崩或月经过多，或漏下不止，色淡质稀，面色萎白，心悸气短，神疲乏力，腰膝酸软，舌淡，脉微弱。

【证治机制】　脾为后天之本，脾气健旺，气血生化有源，则冲脉盛，血海盈；肾为先天之本，肾气健固，封藏有司，则月事来止有期，经量适度。若脾虚而失摄，肾虚失封，则冲脉不固，遂致血崩或月经过多。气血不足，脾肾亏虚，故面色㿠白、心悸气短、神疲乏力、腰膝酸软、舌淡、脉微弱。治宜固摄冲任，益气健脾。

【方义分析】　本方是为脾肾两虚，冲脉不固，脾失统摄之崩漏而设。张锡纯云："然当其血大下之后，血脱而气亦随之下脱。"（《医学衷中参西录》）故方中重用白术、黄芪补气健脾，为君药，俟脾气健旺则统摄有权。肝司血海，肾主冲任，故以山茱萸、生白芍补益肝肾，养血敛阴，两者酸收之性，共增君药补涩之力，是为臣药。煅龙骨、煅牡蛎、棕榈炭、五倍子收涩止血；在众多固涩药中，又配海螵蛸、茜草化瘀止血，使血止而无留瘀之弊，以上共为佐药。综合全方，补气固冲以治其本，收涩止血以治其标，共奏固崩止血之效。冲为血海，血崩则冲脉空虚，而本方有益气健脾、固冲摄血之功，故方以"固冲"名之。

本方配伍特点：寓涩于补，固涩止血以治其标，益气健脾以补其虚。寄行于收，收敛固涩以救滑脱之急，行血化瘀以防止血留瘀。

【临床运用】

（1）本方为治疗脾肾两虚、冲脉不固之血崩、月经过多的常用方。以月经量多色淡质稀、腰膝酸软、舌淡、脉微弱为辨证要点。

（2）若出血量多，兼肢冷汗出，脉微欲绝者，加重黄芪用量，或合用参附汤，意在益气回阳。

（3）常用于功能失调性子宫出血、产后出血过多等，证属脾肾两虚、冲脉不固者。

【案例举隅】

（1）血崩案：长子荫潮，曾治一妇人，年四十许。骤得下血证甚剧，半日之间，即气息奄奄，不省人事。其脉右寸关微见，如水上浮麻，不分至数，左部脉皆不见。急用生黄芪一两，大火煎数沸灌之，六部脉皆出。然微细异常，血仍不止。观其形状，呼气不能外出，又时有欲大便之意，知其为大气下陷也（大气下陷也，详见《医学衷中参西录》第四卷升陷汤下）。遂为开固冲汤方，将方中黄芪改用一两。早十一点钟，将药服下，至晚三点钟，即愈如平时（后荫潮在京，又治一血崩证，先用固冲汤不效，加柴胡二钱，一剂即愈，足见柴胡升提之力，可为治崩要药）。（《医学衷中参西录》）

（2）辨证思路：患者突然大出血，气息奄奄，气血俱虚，且脉右寸关微见，如水上浮麻，不分至数，而左部脉皆不见，故先灌黄芪以补气升提。后六部脉皆出，然脉细微，血不止，为气虚，血虚。张锡纯云："然当其血大下之后，血脱而气亦随之下脱。"故出现呼气不能出、时有便意等中气下陷证。判断为气血两虚、冲脉不固。当用固冲汤，以固冲摄血、益气健脾。

附录A 便用杂方

（一）望梅丸

【来源】 汪韧庵 《医方集解》

【方歌】 望梅丸用盐梅肉　苏叶薄荷与柿霜
　　　　茶末冬冬糖共捣　旅行赍服胜琼浆

【组成】 盐制梅肉四两（120g），紫苏叶五钱（15g），薄荷叶、柿饼霜、细茶叶、麦冬各一两（各30g）。

【用法】 共研极细末，加白糖四两（120g），共捣作丸如芡实大。每用一丸，含口中。

【功用】 生津止渴，提神。

【主治】 旅行中口渴。

【证治机制】 旅行中耗失津液，失于濡润而致口渴为本方主证。

【方义分析】 方中梅肉生津止渴为君。臣以紫苏发汗解热，理气宽胸；薄荷清利咽喉；柿霜甘凉，能清热润燥；茶叶清头目，除烦渴；麦冬滋阴润燥。

【临床运用】 本方有生津止渴、提神之功，可用于旅行中耗失津液，失于濡润而致口渴者。

（二）骨灰固齿散

【来源】 不详

【方歌】 骨灰固齿猪羊骨　腊月腌成煅碾之
　　　　骨能补骨咸补肾　坚牙健啖老尤奇

【组成】 腊月腌制的猪骨或羊骨。

【用法】 火煅，研极细末，每晨用牙刷蘸药末擦牙。

【功用】 坚固牙齿，使牙洁亮。

【主治】 年老脱齿。

【证治机制】 肾主骨，齿为骨之余，老年人肾气衰，牙齿不固则脱齿。

【方义分析】　年老肾衰齿不固为本方主证。猪骨或羊骨均能补肾，强筋骨，固齿，治牙齿松动疼痛为君。用盐腌制引药入肾为使。

【临床运用】　本方可用于治疗老年人肾衰竭，牙齿不固的脱齿。

（三）软脚散

【来源】　不详

【方歌】　软脚散中芎芷防　　　细辛四味碾如霜
　　　　　轻撒鞋吉行远道　　　足无箴疮汗皆香

【组成】　川芎，细辛各二钱半（各7.5g），白芷、防风各五钱（各15g）。

【用法】　共研极细末，撒少许于鞋袜内。

【功用】　活血舒筋，止痛除臭，并能润滑。

【主治】　远行足底生疱，脚臭。

【证治机制】　远行足部疲劳致足底生疱，脚臭。

【方义分析】　方中川芎行气活血为君。臣以细辛、白芷、防风散风胜湿，解痉止痛。撒药粉于鞋袜内，可减少摩擦。

【临床运用】　本方有活血舒筋、止痛除臭，并能润滑足底之功，以远行足部疲劳致足底生疱，脚臭为辨证要点。

附录 B 幼 科

（一）回春散

【来源】 不详。

【方歌】 回春丹用附雄黄　　冰麝羌防蛇蝎襄
朱贝竺黄天胆共　　犀黄蚕草钩藤良

【组成】 白附子、雄黄、羌活、防风、全蝎、朱砂、天麻、僵蚕各三钱（各9g），冰片、麝香各一钱五分（各4.5g），蛇含石八钱（24g），川贝、天竺黄各一两（各30g），胆南星二两（60g），犀牛黄一钱（3g）。

【用法】 各研细末，再用甘草一两（30g），钩藤二两（60g）水煎，和蜜为丸，如花椒大，晒干后蜡封。1～2岁、3～4岁及10岁以上者每次分别服二、三、五粒，钩藤、薄荷煎汤送下；1周岁以内小儿，可用一粒化开，搽乳头上吮下。

【功用】 清热安神，镇惊熄风，化痰开窍。

【主治】 急慢惊风、抽搐、瘛疭、伤寒邪热、斑疹烦躁、痰喘气急、五痫痰厥等证。

【证治机制】 风痰夹热，上蒙清窍，肝风夹痰随气上逆，壅闭经络，蒙蔽清窍，以致卒然发作而见眩仆倒地，不省高下，痰涎直流，叫喊作声，五痫痰厥。肝风内动，则手足抽搐；故治宜清热安神、镇惊熄风、化痰开窍之法。

【方义分析】 风痰壅盛为本方主证。方中白附子、胆南星祛风痰，镇痉；天麻、全蝎、僵蚕、钩藤平肝熄风，镇痉化痰；犀牛黄开窍豁痰，熄风定惊，清热解毒；为君药。朱砂、蛇含石镇惊安神；冰片、麝香清热通窍；川贝、天竺黄清热化痰；雄黄解毒杀虫，燥湿祛痰；羌活、防风散风解痉；均为臣药。甘草调和诸药为使。

【临床运用】 方中纯是祛风、化痰、镇惊熄风、清热安神、开窍醒脑之品配合而成，服量虽小，但药力颇猛，非重证急病不用。

（二）抱龙丸（附：琥珀抱龙丸，牛黄抱龙丸）

【来源】 罗谦甫 《卫生宝鉴》

【方歌】 抱龙星麝竺雄黄　　加入辰砂痰热尝
　　　　　琥珀抱龙星草枳　　苓淮参竺箔朱香
　　　　　牛黄抱龙星辰蝎　　苓竺腰黄珀麝僵
　　　　　明眼三方凭选择　　急惊风发保平康

【组成】 胆南星四两（120g），麝香一钱（3g），天竺黄一两（30g），雄黄、辰砂各五钱（15g）。

【用法】 各研细末，煮甘草膏和丸，如皂角子大，朱砂为衣。每服一丸，薄荷汤送下。

【功用】 清热化痰，镇惊安神。

【主治】 急惊，身热昏睡，痰盛气粗，惊厥抽搐。

【证治机制】 本方所治小儿急惊是痰热壅盛、热盛动风所致。小儿脏腑娇嫩，形气未充，腠理不密，感受外邪，易入里化热生痰，引动肝风，故见身热昏睡，痰盛气粗，惊厥抽搐。治宜清热化痰，开窍安神。

【方义分析】 方中胆南星性味苦凉，长于清热化痰，熄风定惊，《景岳全书》云其"治小儿急惊必用"，故用量独重；麝香芳香开窍，除"小儿惊痫"（《药性论》），两药配伍，既能清热化痰，又能芳香开窍，共为君药。天竺黄清热豁痰，凉心定惊；雄黄祛痰解毒，两药助君药清热化痰，共为臣药。辰砂性寒重镇，安神定惊，为佐药。甘草调和诸药，为使药。诸药配伍，共奏清热化痰、熄风定惊之功。

【临床运用】

（1）本方为治小儿急惊风之痰热内盛之常用方。以身热昏睡，痰盛气粗，惊厥抽搐为辨证要点。

（2）临床使用时可酌加钩藤、僵蚕等煎汤调服，以加强熄风止惊之力。

（3）常用于流行性脑脊髓膜炎、流行性乙型脑炎、急性肺炎等，证属痰热抽搐者。

【附方】

（1）琥珀抱龙丸（《幼科发挥》）：琥珀、人参、天竺黄、茯苓、檀香各一两五钱（各45g），生甘草三两（90g），枳壳、枳实、胆南星各一两（各30g），朱砂五钱（15g），淮山药一斤（500g）。各研细末，和丸如芡实大，金箔为衣；每服一二丸，百日内小儿服半丸，薄荷汤下。功用：清化热痰，镇惊安神，兼以扶正。主治急惊，痰厥，高热抽搐。

（2）牛黄抱龙丸（《医学入门》）：牛黄五分（1.5g），胆南星一两（30g），辰砂、全蝎各一钱五分（4.5g），茯苓五钱（15g），天竺黄三钱五分（16.5g），腰黄（即好的雄黄）、琥珀各二钱五分（各7.5g），磨香二分（0.6g），僵蚕三钱（9g）。各研细末，将胆南星烊化和药末为丸，每丸潮重四分（1.2g），金箔为衣；每服一二丸，钩藤汤送下。功用：镇惊熄风，化痰开窍。主治：急惊，痰厥，高热抽搐。

三方主治虽同，但抱龙丸无祛风药，以化痰为主，宜于痰热内闭，将欲动风证；琥珀抱龙丸也无祛风药，但有人参、山药、茯苓、琥珀等，故安神中兼以补正，宜于小儿体质较虚而痰热不重证；牛黄抱龙丸加入全蝎、僵蚕，祛风豁痰之力最猛，不仅可治小儿风动痉厥，一切中风痰迷，温热内闭，神昏谵语均可服用。临证应细辨虚实缓急，酌情选用。

【案例举隅】

（1）小儿惊风案：一小儿沉困发热，惊搐不乳。视其脉纹如乱鱼骨，此风热急惊之症也，先用抱龙丸少许，却风化痰。后用六君子汤加柴胡，壮脾平肝，遂热退惊定而愈。（《续名医类案》）

（2）辨证思路：患者为小儿，患发热抽搐之病，脉纹如鱼骨，此言其脉纹细如鱼骨。《万病回春》有"脉纹如鱼刺，主惊风"之论述。此患者正为积热惊风之病。因小儿脾胃虚弱，脾虚则生痰，痰积则生热，热极则生风，故见沉困发热，惊搐不乳等症。

（三）肥儿丸（附：验方肥儿丸）

【来源】 吴谦 《医宗金鉴》

【方歌】　肥儿丸用术参甘　　麦曲荟苓楂二连
　　　　　更合使君研细末　　为丸儿服自安然
　　　　　验方别用内金朴　　苓术青陈豆麦联
　　　　　槟曲蟾虫连楂合　　砂仁加入积消瘥

【组成】 人参、芦荟各二钱五分（各7.5g），白术、胡黄连各五钱（各15g），黄连二钱（6g），茯苓三钱（9g），麦芽、神曲、山楂肉各三钱五分（各10.5g），炙甘草一钱五分（4.5g），使君子肉四钱（12g）。

【用法】 上为末,黄米糊为丸,黍米大,每服二十至三十丸,米汤化下。现改炼蜜为丸,每丸重一钱(3g),每服一二丸。

【功用】 杀虫消积,健脾清热。

【主治】 脾疳。症见面黄消瘦,身热,困倦嗜卧,心下痞硬,乳食懒进,好食泥土,肚腹坚硬疼痛,头大颈细,有时吐泻烦渴,大便腥黏等。

【证治机制】 本证由饮食不节,食滞脾胃,郁久化热,湿热生虫所致。《小儿药证直诀》曾云:"疳皆脾胃病"。脾虚失运,则大便泄泻;生化乏力,营养不良,则面黄体瘦;积阻气滞,则肚腹胀大或坚硬疼痛治宜健脾消食,清热驱虫之法。

【方义分析】 方中使君子、芦荟驱虫消积为君。臣以黄连苦寒清热下蛔,故黄连清热除湿消疳。佐以人参、白术、甘草、茯苓补脾,山楂、麦芽、神曲消积导滞。

【临床运用】

(1)本方为治小儿疳积之常用方。以面黄体瘦,肚腹胀大为证治要点。

(2)常用于小儿肠道蛔虫病、小儿慢性消化不良等,证属脾虚食积、虫积者。

【附方】

验方肥儿丸:鸡内金、厚朴、茯苓各四两(各120g),炒白术六两(180g),青皮、陈皮各二两(各60g),炒扁豆、炒麦冬、炒山楂各八两(各240g),槟榔一两五钱(45g),干蟾十一只,六神曲十二两(360g),五谷虫、胡黄连、砂仁各三两(各90g)。共研细末,蜜和作丸,每丸重二钱五分(7.5g);每服一丸,米汤送下。功用:杀虫消积。主治:脾疳。

两方均治脾疳。验方肥儿丸用槟榔、干蟾、五谷虫等杀虫,鸡内金、六神曲等消积,厚朴、青皮、陈皮、扁豆、白术燥湿除满,故杀虫消积力较强,但无人参等健脾,故临证小儿体虚用第一方,体实用第二方。

【案例举隅】

(1)小儿呕吐案:一儿自满月后,常吐乳,父母忧之,诸医不能止。一日问万,万曰:呕吐者,非常有之病也。今常吐乳,非病也。然小儿赖乳以生,频吐非所宜也。其间有母气壮乳多,纵儿饱足,饱则伤胃,所食之乳涌而出,此名溢乳,如瓶之注水,满而溢也,宜损节之,更服肥儿丸。(《续名医类案》)

(2)辨证思路:患者为小儿,小儿初生,脾土尚未充盛,又口不能言，不知饥饱。若食乳过多，则易致吐乳之病。因乳质清稀而脾土喜燥，乳多则脾胃被困，不及运化。又脾虚则清浊失司，浊气上逆，而见呕，是以未化之乳食亦随呕吐而出。

（四）八珍糕

【来源】 不详

【方歌】 八珍糕与小儿宜　　参术苓陈豆薏依
　　　　 淮药欠莲糯粳米　　健脾益胃又何疑

【组成】 党参三两（90g），白术二两（60g），茯苓、扁豆、薏苡仁、淮山药、芡实、莲子肉各六两（各180g），陈皮一两五钱（45g），糯米、粳米各五升（各150g）。

【用法】 共研细粉，加白糖十两（300g），蒸制成膏，开水冲调，或作茶点吃。

【功用】 补虚健脾。

【主治】 小儿脾胃虚弱。症见消化不良，形瘦色黄，腹膨便溏。

【证治机制】 小儿脾胃虚弱，脾虚失运，则大便泄泻；化源不足，营养不良，则面黄体瘦；积阻气滞，则肚腹胀大或疼痛。治宜补益脾气。

【方义分析】 方中党参健脾益胃为君。臣以白术、茯苓、扁豆、薏苡仁健脾利湿；淮山药、芡实、莲子肉健脾止泻；糯米、粳米健脾强胃。

【临床运用】 本方制成糕，并加白糖，变药物为食品，以利于小儿服食。

【案例举隅】

（1）平素体虚案：徐姓有遗腹子名遗儿，叔平胞侄也。年十岁，夏间病寒热如疟，日发一次，医治两月，未获一效。其母恳治于余。诊其脉，两寸关俱虚软无力，两尺俱滑大。每日疟发，寒不成寒，热不成热，退热无汗，热退又不能尽，饮食减少，神倦无力，二便俱通，面色青黄，舌色淡紫，无苔，似有亮光，惟舌根两边有两条白苔，口中微渴。已服藿香正气散数十剂矣。余与表弟蔡律初同诊，因与商曰：此子体质本弱，暑邪深伏，不能托邪外出，又为药伤，正气愈虚，阴阳已有两亡之象。若再驱邪，邪将内陷，乃不可为矣。惟阴阳两补，扶其正气，则邪不待驱而自解。表弟所见亦同，因用六君子汤加石斛、麦冬、白芍服。两帖便寒热分清，热因汗解，口味稍开。前医见而阻之曰：再服此药，定致喘满不救，为开藿香正气散方，又服两贴，病复如旧。其母知误，仍求治于余。余曰：以吾前方，服五六帖便愈。四贴后，果寒热止，饮食进，舌生薄苔，脉有起色。后开八珍糕方，令终年常服。数年来，俱无病。《崇实堂医案》

（2）辨证思路：患儿因热疟服藿香正气散，不愈，且患儿体质虚弱，用药后正气愈虚，出现阴阳两亡之象，故医者用六君子汤加石斛、麦冬、白芍以阴阳两补，扶其正气，后寒热止，饮食进，舌生薄苔，脉有起色。因小儿素虚，脾胃虚弱，因而常服八珍糕，方中党参健脾益胃，白术、茯苓、扁豆、薏苡仁健脾利湿；糯米、粳米健脾强胃；淮山药、芡实、莲子肉健脾止泻，故可与小儿常服以健脾养胃。

（五）保赤丹

【来源】《古今医方集成》

【方歌】　保赤丹中巴豆霜　　朱砂神曲胆星尝

　　　　　小儿急慢惊风发　　每服三丸自不妨

【组成】　巴豆霜三钱（9g），朱砂、胆南星各一两（各30g），神曲一两五钱（45g）。

【用法】　各研细末，用神曲糊丸，如绿豆大，朱砂为衣；每服二三粒，开水调化送下。

【功用】　清热导滞，化痰镇惊。

【主治】　小儿急慢惊风，胎火内热积滞，停食、停乳引起痰涎壅盛，肚腹胀满，身烧面赤，烦躁不安，大便秘结等。

【证治机制】　小儿脏腑娇嫩，形气未充，腠理不密，感受外邪，易入里化热生痰，引动肝风，故见小儿急慢惊风，内热积滞，停食停乳，进而引起痰涎壅盛，肚腹胀满，身热面赤，烦躁不安，大便秘结等。治宜清热导滞，化痰镇惊。内热积滞，痰涎壅盛为本方主证。

【方义分析】　方中巴豆霜荡涤积滞，祛痰开结为君，臣以胆南星祛风化痰定惊，神曲健胃消食化滞，朱砂镇静安神。

【临床运用】

（1）本方为治小儿急惊风之痰热内盛常用方。

（2）临床使用时可酌加钩藤、僵蚕等煎汤调服，以加强熄风止惊之力。

（3）常用于流行性脑脊髓膜炎、流行性乙型脑炎、急性肺炎等，证属内热积滞、痰涎壅盛者。

【案例举隅】

（1）食积热案：沈茂塘次子，辛酉三月。春温，身热口渴，用清解之剂，浃旬外已退，乃因食多，热复作。病孩私取养洋虫之红枣莲子食十余枚，热更炽。延诊。余思余邪得补，势必留恋。但此物入腹未久，以吐为佳。疏枳、豉、橘红、楂、曲、郁金、薏仁、瓜蒌、黑栀、莱菔、芦根之类。另以生白矾二分、月石三分、保赤丹七厘，研，和水吞，引之作呕。顿将枣莲等物呕出，热亦循退。(《惜分阴轩医案》)

（2）辨证思路：《黄帝内经》有云："冬伤于寒，春必温病"，患者春天发病，春天气温回暖，促使温病伏发，故表现出身热口渴之象。后因多食及食热性食物复作，多食易积，积而化热，故热复作。因而用橘红、山楂、神曲、莱菔子等以消食健脾理气，瓜蒌、黑栀、芦根之类以助呕，辅以保赤丹以清内热、导积滞，使得热退病安。

索　引

十一画